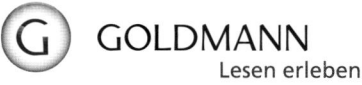

GOLDMANN

Lesen erleben

Buch

Bestimmte Lebensmittel können einen negativen Einfluss auf Gesundheit und Lebensqualität haben. Fühlen Sie sich oft energielos und fällt es Ihnen schwer abzunehmen? Leiden Sie an Haut- oder Verdauungsproblemen, Allergien oder chronischer Müdigkeit? Solche Symptome können direkt mit Ihrer Ernährung zusammenhängen. Mit dem Reset-Programm verzichten Sie 30 Tage lang auf bestimmte Lebensmittel wie Zucker und Getreideprodukte, die Heißhungerattacken fördern, den Stoffwechsel durcheinanderbringen, den Verdauungstrakt schädigen und das Immunsystem belasten. Nach 30 Tagen hat Reset Ihre Einstellung zum Essen und auch die Beziehung zu Ihrem Körper verändert, und Sie fühlen sich fitter und schlanker als je zuvor! Neben dem Ernährungsprogramm bietet Reset außerdem einen 7-Tage-Essensplan und eine große und fantasievolle Auswahl an gluten- und laktosefreien Rezepten. Einfach und schnell, lecker und gesund!

Autoren

Die New-York-Times-Bestsellerautoren Melissa und Dallas Hartwig sind Ernährungsspezialisten und ausgebildete Sport- und Physiotherapeuten. Weltweit bekannt wurden sie durch den Erfolg ihres 30-Tage-Reset-Programms. Über ihren Blog, ihre Homepage und ihre Bestseller haben sie bereits Tausende von ihrer sensationellen Foodphilosophie überzeugt. Sie leben in Salt Lake City, Utah.

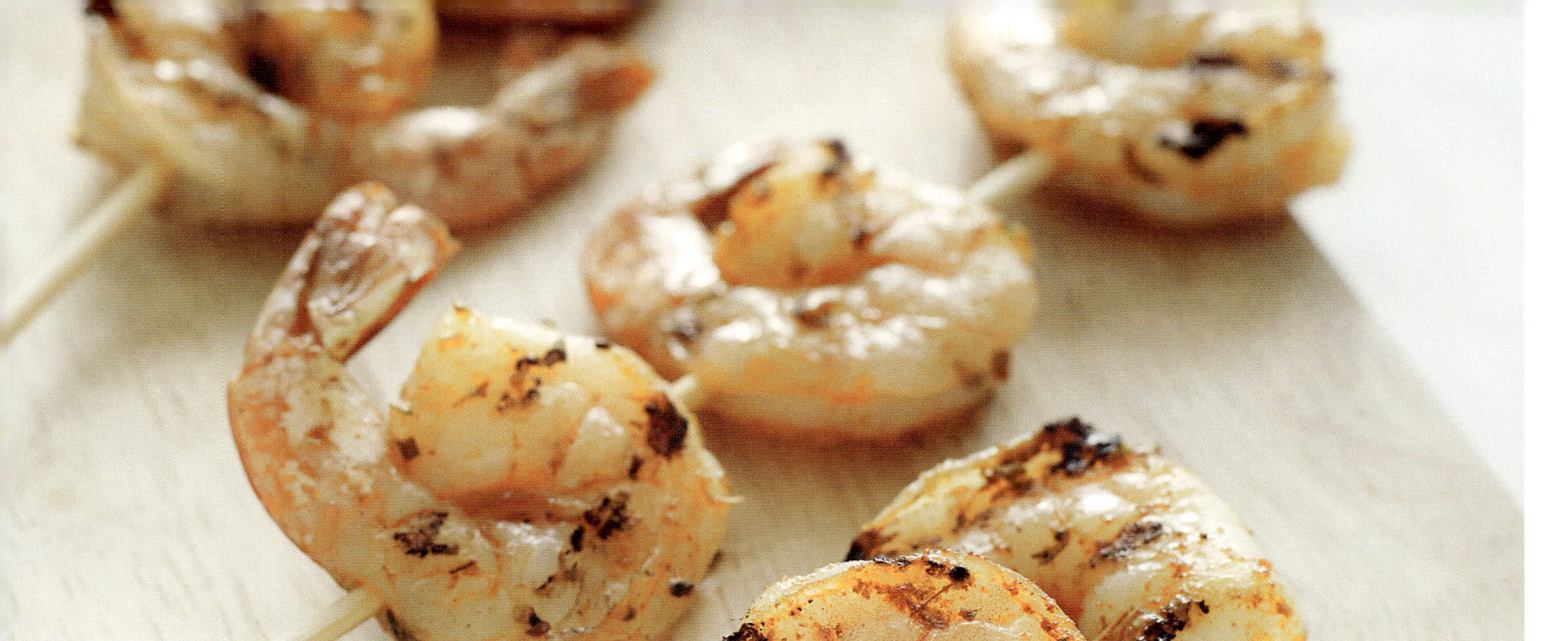

Melissa und Dallas Hartwig

RESET

**Schalten Sie Ihre Ernährung
auf gesund**

Das 30-Tage-Programm

Aus dem Amerikanischen von Gabriele Lichtner

GOLDMANN

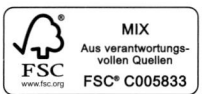

Verlagsgruppe Random House FSC® N001967
Das für dieses Buch verwendete FSC®-zertifizierte Papier
Profi Matt liefert Sappi, Ehingen.

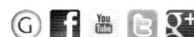 Dieses Buch ist auch als E-Book erhältlich.

1. Auflage
Deutsche Erstausgabe Februar 2016
Wilhelm Goldmann Verlag, München,
in der Verlagsgruppe Random House GmbH
© 2016 der deutschsprachigen Ausgabe
Wilhelm Goldmann Verlag, München,
in der Verlagsgruppe Random House GmbH
© 2015 Whole9 Life, LLC
Originalverlag: Houghton Mifflin Harcourt Publishing Company, New York
Originaltitel: The Whole30
Umschlaggestaltung: Uno Werbeagentur, München
Fotos Innenteil: Alexandra Grablewski
Satz: Uhl + Massopust, Aalen
Druck und Bindung: Těšínská Tiskárna, a. s., Český Těšín
AB · Herstellung: IH
Printed in Czech Republic
ISBN 978-3-442-17561-1
www.goldmann-verlag.de

Besuchen Sie den Goldmann Verlag im Netz

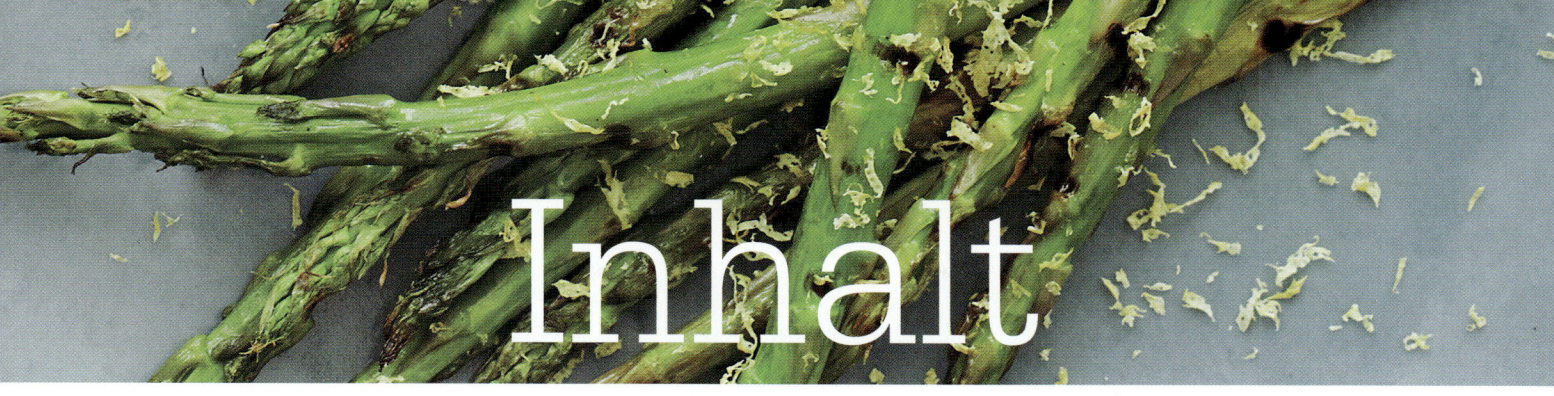

Inhalt

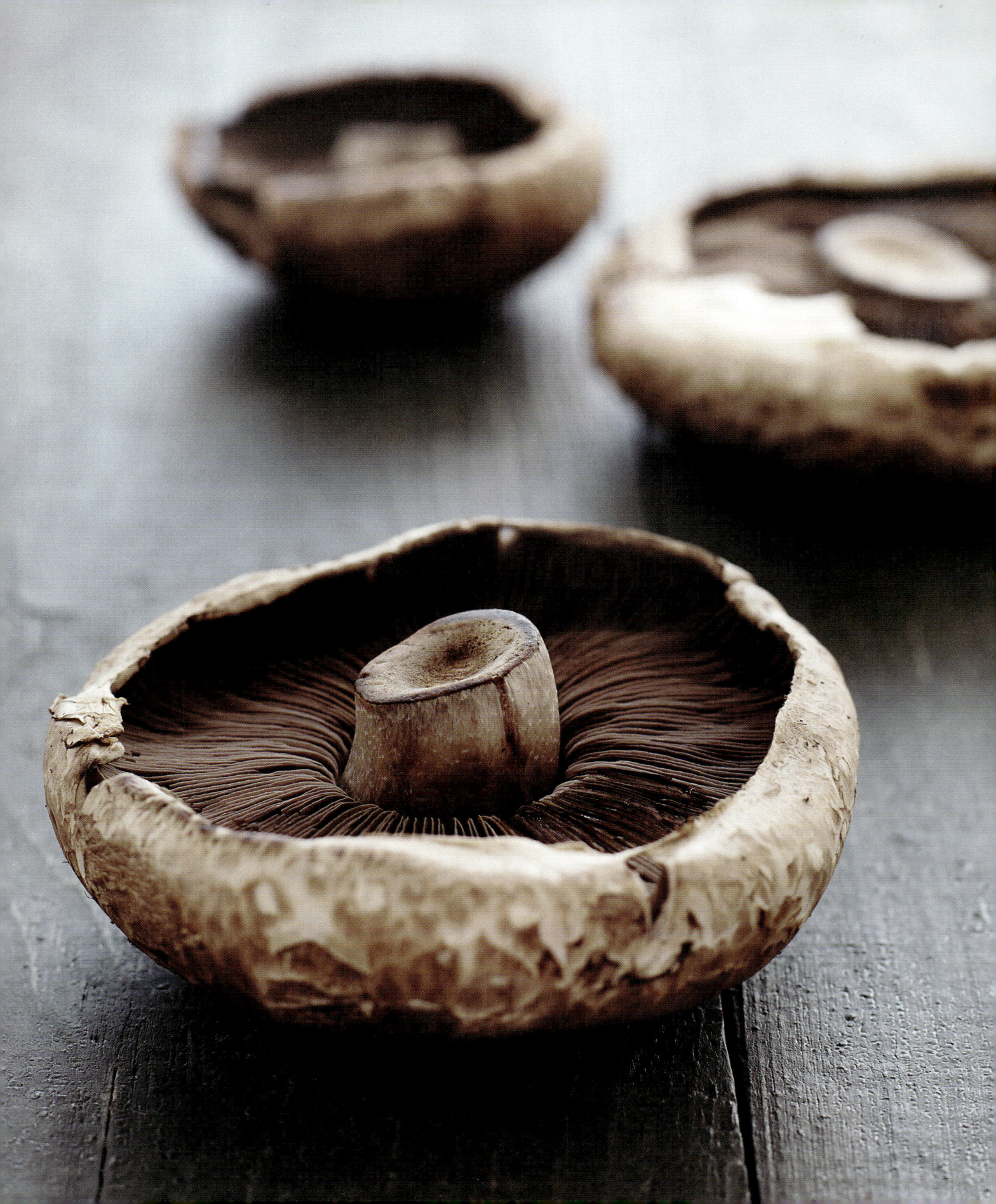

Vorwort

Den Satz, den wir am häufigsten zu Klienten sagen, die mit unserem Reset-Programm anfangen, ist dieser hier: »Reset ist nicht hart. Erzählen Sie uns nicht, dass es hart ist. Mit Heroin aufzuhören ist hart. Krebs zu bekämpfen ist hart. Ihren Kaffee schwarz zu trinken **IST NICHT HART**.«

Seit wir Reset entwickelten, wurde uns von Tausenden gesagt, dass dies der Satz war, der sie letztlich dazu motiviert hat, mit dem Programm anzufangen und ihr Leben zu verändern. Wenn Sie zu den Menschen gehören, die auf liebevolle Strenge positiv reagieren (dafür ist Reset bekannt), dann ist dieser Satz für Sie geschrieben. Er ist wie ein gut gemeinter Tritt in den Allerwertesten, damit Sie die Herausforderung richtig einschätzen, sich keine Ausreden zurechtlegen und endlich die Veränderung in Gang setzen, die Sie sich in Ihrem Leben wünschen.

Es ist nicht hart. Sie haben schon ganz andere Dinge geschafft. Sie können es tun, es ist nur ein Monat.

Wir werden diesen Satz häufig wiederholen. Denn er beschreibt unser Kernkonzept von Reset, und seine Botschaft hat bereits viele motiviert.

Aber wir wollen Ihnen auch noch etwas anderes sagen: Wir wissen, dass es hart ist.

Es ist nicht zu vergleichen mit der körperlichen Herausforderung einer Geburt oder der emotionalen Belastung durch den Tod einer geliebten Person, aber es ist hart, seine Einstellung zum Essen zu verändern.

Denn unsere Beziehung zum Essen ist sehr emotional. Essen bedeutet für uns Trost und Belohnung. Einen Freund, auf den man sich verlassen kann, mütterliche Liebe. Man hat Essgewohnheiten, Esstraditionen und mit Essen zusammenhängende Assoziationen, die bis in die Kindheit zurückreichen. Man kann sich nicht vorstellen, ohne bestimmte Nahrungsmittel (glücklich) leben zu können. Und nun verlangen wir von Ihnen, viele Nahrungsmittel einen Monat lang aufzugeben.

Ja, diese Vorstellung ist bedrohlich. Angsteinflößend. Geradezu lähmend. Wie sollen Sie in dieser Zeit feiern, mit Stress klarkommen, die harten Tage im Büro überstehen, was machen Sie bei Familientreffen, wie sollen Sie das Leben genießen ohne Kuchen, Schokolade, Wein oder Brot?

Wenn das Reset-Programm einfach nur eine weitere Diät wäre, eine schnelle kurzfristige Lösung, ein 30-tägiger Test Ihrer Willensstärke, dann wäre es einfacher. In einem Zeitraum von 30 Tagen können Sie alles schaffen. Denn das Wissen, dass Sie nach einem Monat (ein paar Kilo leichter) zu Ihren alten Essgewohnheiten zurückkehren können, würde die zeitlich begrenzten Einschränkungen leichter erträglich machen.

Aber das Reset-Programm ist keine Diät. Es ist keine schnelle Lösung. Es ist noch nicht einmal ein Programm zum Abnehmen. Reset ist dafür entwickelt, Ihr Leben zu verändern. Das Programm ist eine grundsätzliche Veränderung Ihrer Einstellung zum Essen, zu Ihrem Körper und eine Veränderung der Erwartungen an Ihr eigenes Leben. Es geht um so viel mehr als nur um Essen. Es ist ein Paradigmenwechsel der Art, wie Sie ihn nur wenige Male im Leben erfahren.

So große Veränderungen sind immer schwer.

Sie sollen also wissen, dass wir Sie verstehen. Tatsächlich haben wir genau deswegen dieses Buch geschrieben. Weil wir wissen, dass das Reset-Programm eine Herausforderung darstellen kann, und weil wir wollen, dass Sie sie erfolgreich bewältigen. Wir wollen Ihnen in den nächsten 30 Tagen so viel beibringen, wie wir können, damit Sie Ihr Leben verändern können.

Mit dem Essen fängt alles an.

Eine Verbesserung von Schlaf, Energie, Stimmung, Aufmerksamkeitsvermögen, körperlicher Fitness, Motivation, Selbstvertrauen und Lebensqualität fängt damit an, dass Sie das Essen verändern, das auf Ihren Teller kommt.

Ja, Reset beseitigt Heißhungerattacken, korrigiert hormonelle Schwankungen, beseitigt Verdauungsprobleme, lindert gesundheitliche Leiden und stärkt das Immunsystem. Aber das Programm wird noch so viel mehr bewirken, als Sie jetzt erwarten. Was als Ernährungsumstellung beginnt, erstreckt sich nach und nach in andere Lebensbereiche, von denen Sie nicht einmal wussten, dass Sie sie durch Ihre Ernährung verändern können. Die nächsten 30 Tage werden eine Kettenreaktion in Gang setzen, die ein Leben lang wirkt und zu der ein Gefühl von Selbstkontrolle, Freiheit, Stabilität und Vertrauen gehört. Dadurch werden Sie inspiriert, neue Ziele in Ihrer persönlichen Entwicklung anzustreben, große und kleine.

Sie werden sich besser fühlen, und daher werden Sie mehr tun wollen. Dadurch fühlen Sie sich noch besser und wollen noch mehr tun. Das ist das genaue Gegenteil des Kreislaufs, in dem viele gefangen sind – sich schlecht fühlen, Junkfood essen, sich noch schlechter fühlen, noch mehr Junkfood essen. Das Reset-Programm haben wir so gestaltet, dass sich neue, gesunde Gewohnheiten herausbilden, durch die Sie immer weiter vorankommen – dauerhafter und gesünder, als es eine Diät jemals erreichen könnte.

Wir wissen also, wie wichtig das Programm ist, aber wir wissen auch, wie hart es sein kann, und deshalb möchten wir Ihnen mehr geben als nur Regeln und Rezepte. Wir haben eine kurze Anleitung entwickelt, sodass wir bei jedem Ihrer Schritte auf dem Weg durch die nächsten 30 Tage bei Ihnen sein können. In dieses Buch sind mehr als fünf Jahre Erfahrung mit Hunderttausenden Programmteilnehmern und die Auswertung Dutzender Umfragen und Berichte eingeflossen.

Daher wissen wir genau, was Sie brauchen, um Reset erfolgreich zu absolvieren. Und wir geben Ihnen all das mit auf den Weg, weil wir nichts

mehr wollen, als dass Sie zu den gleichen wunderbaren Ergebnissen kommen, von denen uns so viele Teilnehmer des Programms berichtet haben.

Der erste Teil von *Reset* erklärt das Was, Warum und Wie des Programms. Die Regeln und Empfehlungen geben Ihnen Anhaltspunkte, wir begleiten Sie mit genauen Tagesplänen auf Ihrer dreißigtägigen Reise und geben Ihnen eine Idee für die Zeit danach.

Im zweiten Teil finden Sie eine ausführliche »Häufigste-Fragen-Sammlung« zum Programm. Wir haben so viele Antworten und Ratschläge zusammengetragen, wie wir von unserem Team und den Experten unserer Online-Community erhalten konnten. Wir sprechen darüber, was Sie essen und trinken können und was nicht und womit Sie das Weggelassene ersetzen können; wie viel Sie essen können; wie Sie am besten einkaufen; wie Sie sich erfolgreich unterwegs und auf Reisen ernähren; wie Sie mit Heißhungerattacken, mit Stress und mit der Waage umgehen. Und zum Schluss finden Sie unsere vollständigen Empfehlungen und Richtlinien für die Zeit nach den 30 Tagen.

Im dritten Teil helfen wir Ihnen dabei, Ihre Küche auf Vordermann zu bringen, und zeigen Ihnen die wichtigsten Grundlagen beim Kochen, die Sie in den nächsten 30 Tagen brauchen werden. Wir haben das mit aufgenommen, weil wir wissen, dass für manche das Kochen der bedrohlichste Teil des Programms ist. Wir zeigen Ihnen hier, dass Sie keine komplizierten Mahlzeiten mit ausgefallenen Zutaten zubereiten müssen. Sie müssen nur wissen, wie Sie die schmackhaften Basics zubereiten. Und das erklären wir so ausführlich, dass sogar die »Ich-kann-gerade-mal-Wasser-kochen«-Leute sich küchenkompetent fühlen werden. Tatsächlich können Sie die gesamten 30 Tage nach Anleitungen aus diesem Teil kochen.

Doch wahrscheinlich werden Sie mit der Zeit Spaß daran bekommen, sich in der Küche zu betätigen, und damit kommen wir zu Teil 4.

Im vierten Teil hat unser Koch Richard Bradford

mehr als 100 Rezepte in zehn verschiedenen Kategorien entwickelt, die von supereinfach bis etwas raffinierter (aber immer noch absolut machbar) reichen. Es werden keine Zutaten verwendet, nach denen Sie erst suchen müssen, und man braucht auch keine komplizierten Küchengeräte. Eine genaue Auflistung der Dinge, mit denen Sie alle Rezepte in diesem Buch nachkochen können, beginnt auf Seite 140.

Das Beste an den Rezepten – auch an den allereinfachsten – ist, dass sie alle unglaublich lecker sind. Und natürlich auch, dass nur einfache Zutaten verwendet werden und sie leicht zuzubereiten sind.

Oh … und ja, es gibt auch einen Essensplan. Wir wussten, dass Sie das fragen würden. Er beginnt auf Seite 192. Vielleicht sieht er nicht so aus, wie Sie erwartet haben, aber dazu sagen wir später noch etwas.

Und jetzt, wenn Sie bereit sind, zu Ihrer Reset-Reise aufzubrechen, sollen Sie wissen, dass wir bei Ihnen sind, jeden Schritt dieses Weges. Bevor Sie also beginnen, lassen Sie uns unseren berühmten »Es-ist-nicht-hart«-Satz wiederholen, nur für Sie:

Es wird hart werden. Sie werden nicht perfekt sein. Versuchen Sie gar nicht erst, perfekt zu sein. Niemand kriegt Noten, niemand zählt Punkte und es gibt keinen Ärger, wenn man zugibt, dass es hart ist, dass man kämpfen muss und dass man Hilfe braucht. Seien Sie geduldig mit sich selbst, denn wirkliche Veränderungen brauchen Zeit. Seien Sie großzügig mit sich und feiern Sie selbst kleinste Siege, denn eine Reihe von kleinen Siegen ist alles, was nötig ist, um Ihr Leben zu verändern. Und schließlich machen Sie sich bewusst, dass es keine 30 Tage sind – es ist immer nur ein Tag. Eine Mahlzeit. Ein Bissen. Gehen Sie Schritt für Schritt vorwärts, wenn das nötig ist, denn Sie tun es für die wichtigste und lohnendste Sache auf Erden – für sich selbst.

Willkommen zu Reset!

Auf Ihre Gesundheit,
MELISSA HARTWIG und DALLAS HARTWIG

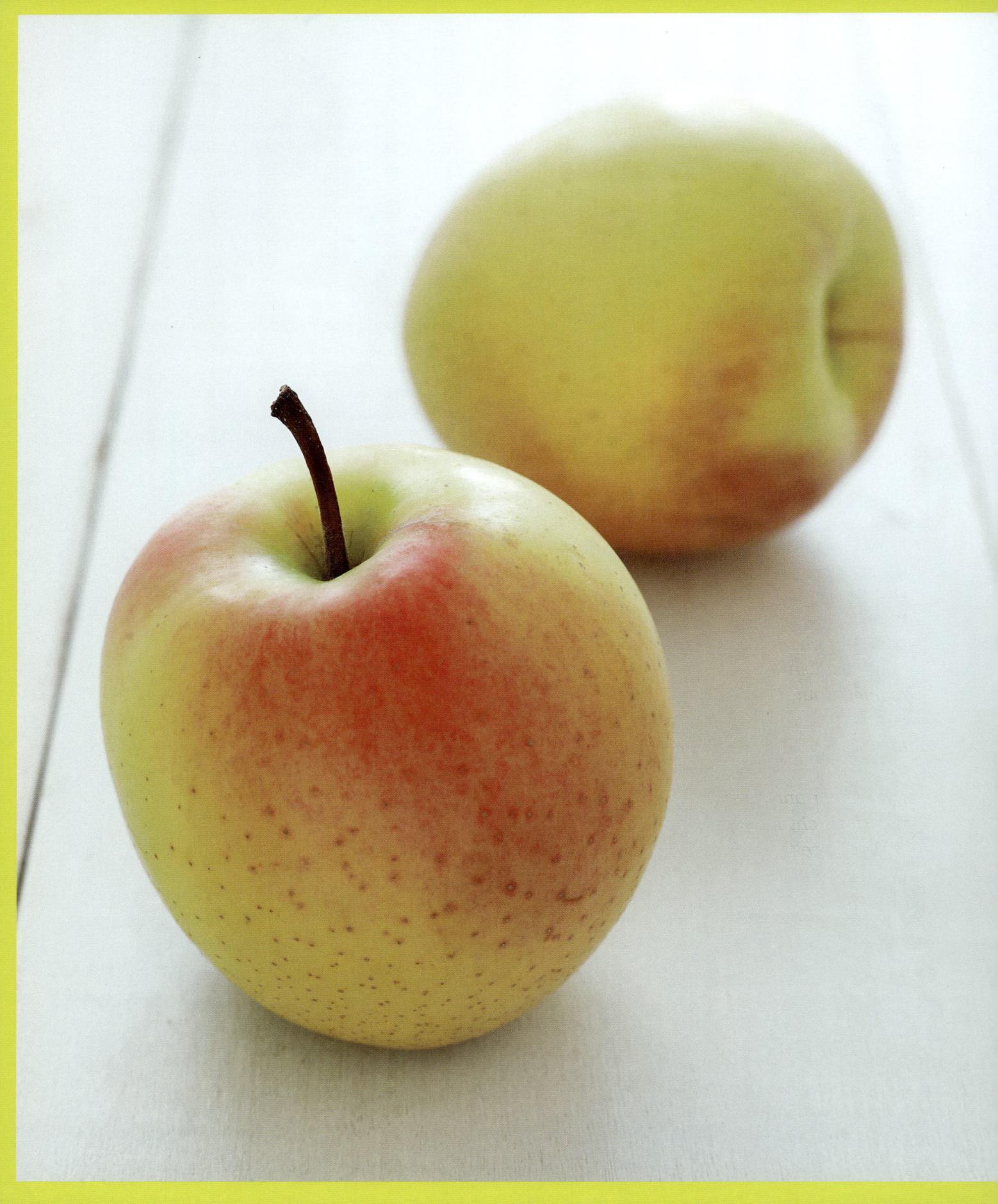

Teil 1

Willkommen zu Reset

»Reset als lebensverändernd zu bezeichnen wäre eine Untertreibung. Das Programm hat mir die Kontrolle über meine Gesundheit zurückgegeben, und das hat sich auf alle Lebensbereiche ausgewirkt. Natürlich gibt es körperliche Veränderungen: Ich habe abgenommen, bin kräftiger, habe mehr Kondition und fühle mich ganz allgemein wohler in meiner Haut. Und noch wichtiger – ich hatte ernsthafte Angst- und Panikattacken, die aus dem Nichts kamen und an Platzangst grenzten. Sie sind völlig verschwunden. Ich bin auf ganz natürliche und optimistische Art ruhig und glücklich. Es gibt noch schlechte Tage, aber mit denen kann ich jetzt viel besser umgehen. Ich glaube wirklich nicht, dass ich wieder anfangen werde, diese ungesunden Nahrungsmittel zu essen, die ich früher aß. Es macht mir Spaß, für mich selbst zu kochen, und ich habe das Gefühl, eine neue, bisher unbekannte Seite an mir entdeckt zu haben: eine glückliche, optimistische, energetische und innovative Seite.«

– DOMINIK, NEW YORK CITY

Was ist Reset?

Nun, das Programm wirkt so, als würden Sie einen Schalter umlegen – den »Reset-Schalter« – und damit einen Neuanfang auslösen, für sich, Ihre Gesundheit, Ihre Essgewohnheiten und Ihr Leben.

Unser Ausgangspunkt ist simpel: Bestimmte Lebensmittelgruppen können einen negativen Einfluss auf Ihren Körper, Ihre Gesundheit und Ihre allgemeine Lebensqualität haben, ohne dass Sie es überhaupt merken. Ist Ihr Energieniveau ungleichmäßig oder fühlen Sie sich oft kraftlos? Haben Sie Schmerzen und Beschwerden, die nicht durch Überanstrengung oder Verletzungen erklärt werden können? Fällt es Ihnen schwer abzunehmen, wie sehr Sie sich auch bemühen? Haben Sie Beschwerden wie Haut- oder Verdauungsprobleme, zeitweise auftretende Allergien oder chronische Müdigkeit, bei denen Medikamente nicht helfen? Solche Symptome können direkt mit dem zusammenhängen, was Sie essen – sogar mit vermeintlich »gesunden« Lebensmitteln.

Woher wissen Sie aber nun, ob und wie diese Lebensmittel Sie beeinflussen? Die Lösung ist einfach: Beseitigen Sie sie völlig aus Ihrer Ernährung. Lassen Sie 30 Tage lang alle Lebensmittelgruppen weg, die Ihre Psyche beeinträchtigen, Ihre Hormone durcheinanderbringen, Ihr Verdauungssystem stören oder Entzündungen hervorrufen könnten. Lassen Sie Ihren Körper gesunden und sich von Beschwerden erholen, die diese Lebensmittel vielleicht hervorgerufen haben. Legen Sie den »Reset-Schalter« um, für Ihren Stoffwechsel, für systemische Entzündungen und alle ungesunden Nebenwirkungen der Lebensmittelwahl, die Sie bisher getroffen haben. Lernen Sie ein für alle Mal, wie die Lebensmittel, die Sie gegessen haben, Ihr tägliches Leben und Ihre Gesundheit beeinflussen.

GEHT ES IHNEN GUT? WIRKLICH?

Nehmen wir einmal an, Sie wären allergisch gegen einen Baum vor Ihrem Haus. Jeden Morgen wachen Sie auf und Ihre Augen jucken ein bisschen, Ihre Nase läuft, Sie haben leichte Kopfschmerzen. Aber nachdem Sie Tag für Tag immer die gleiche allergische Reaktion bekommen und auch ertragen, wird dieser Zustand für Sie langsam zur Normalität. Sie bemerken die Kopfschmerzen und Ihre juckenden Augen nicht mehr, denn so fühlen Sie sich ja jeden Morgen. Doch dann machen Sie irgendwo Urlaub, wo diese Bäume nicht wachsen. Am ersten Morgen wachen Sie auf, Ihr Kopf ist frei, Ihre Augen jucken nicht, Sie haben keine Kopfschmerzen. Sie fühlen sich fantastisch. Und wenn Sie dann wieder nach Hause kommen, nehmen Sie plötzlich deutlich wahr, wie stark diese Bäume Ihre Gesundheit beeinträchtigen. Und genau diesen Prozess des Erkennens wollen wir mit dem Reset-Programm für Sie in Gang setzen – alle möglichen negativen Auslöser werden für 30 Tage ausgeschaltet, damit Sie sich bewusst werden, wie Ihre Gesundheit und Ihr Leben ohne diese aussehen kann.

Beim Reset-Programm werden 30 Tage lang Lebensmittel weggelassen, von denen die Wissenschaft und unsere Erfahrung gezeigt hat, dass sie Heißhungerattacken und ungesunde Essgewohnheiten fördern, den Stoffwechsel durcheinanderbringen, den Verdauungstrakt schädigen und das Immunsystem belasten. Nach diesen 30 Tagen beginnen Sie vorsichtig und systematisch, diese Lebensmittel wieder zu essen und beobachten die Auswirkungen auf Ihr Hungergefühl, Ihre Stimmung, Ihren Schlaf, Ihre Verdauung, Ihren Körper, Ihre sportliche Leistungsfähigkeit, Schmerzen und andere Gesundheitsprobleme. Mit diesem Wissen können Sie dann den perfekten Ernährungsplan für sich selbst zusammenstellen; einen Plan, der ausgeglichen und tragfähig ist, der auf neuen, gesunden Essgewohnheiten basiert und der Ihr Aussehen, Ihr Gefühl und Ihr Leben zum Besten wendet.

Der wichtigste Grund, um Reset auszuprobieren?

Es wird Ihr Leben verändern.

Wir können diese einfache Tatsache gar nicht genug betonen: Die nächsten 30 Tage werden Ihr Leben verändern.

Reset wird Ihre Einstellung zum Essen verändern, Ihre Geschmacksvorlieben, Ihre Essgewohnheiten und Ihre Essgelüste. Es wird wahrscheinlich Ihre emotionale Beziehung zum Essen und auch zu Ihrem Körper verändern. Und das vielleicht für den Rest Ihres Lebens. Wir wissen das, weil wir Reset selbst durchgeführt haben. Und weil es seitdem Hunderttausende getan haben, und es hat unser und deren Leben nachhaltig verändert.

Die körperlichen Vorteile von Reset sind tiefgreifend. 96 Prozent der Teilnehmer verlieren Gewicht und verbessern ihre körperliche Fitness, und das ohne dabei Kalorien zu zählen oder sich einzuschränken. Häufig berichtet wird auch von beständig hohem Energieniveau, verbesserter Schlafqualität, Aufmerksamkeit und mentaler Klarheit, Rückkehr zu gesunden Verdauungsfunktionen, besserer sportlicher Leistung und einer heitereren Stimmung. (Viele berichten, dass sie sich während der Durchführung des Reset-Programms und danach »merkwürdig glücklich« fühlten.)

Die psychischen Vorteile von Reset sind vielleicht noch umgreifender. Teilnehmer berichten davon, dass sie seit Langem bestehende ungesunde Essgewohnheiten ablegten, ein gesünderes Körperbild entwickelten und Heißhungerattacken weniger wurden oder ganz verschwanden, vor allem solche nach Zucker und Kohlenhydraten.

Diesen neuen Zustand beschrieben viele Reset-Teilnehmer mit dem Begriff »Essensfreiheit«.

Und schließlich dokumentieren Erfahrungsberichte von Tausenden die Verbesserung oder Heilung zahlreicher Krankheiten und Beschwerden, die man auch mit schlechter Ernährung und einem ungesunden Lebensstil in Verbindung bringen kann:

Bluthochdruck • zu hohe Cholesterinwerte • Diabetes Typ 1 • Diabetes Typ 2 • Asthma • Allergien • Nebenhöhlenentzündung • Nesselausschlag • Hautprobleme • Endometriose • PCOS • Unfruchtbarkeit • Migräne • Depression • bipolare Störung • Sodbrennen • GERD • Arthritis • Gelenkschmerzen • ADHS • Schilddrüsenstörung • Borreliose • Fibromyalgie • chronische Müdigkeit • Lupus • durchlässige Darmwand • Morbus Crohn • Reizdarmsyndrom • Zöliakie • Divertikulitis • Colitis ulcerosa • multiple Sklerose

ABER ICH BIN NICHT KRANK – MACHT RESET SINN FÜR MICH?

Auf jeden Fall! Reset macht für jeden von uns Sinn. Viele Ärzte haben uns von den beeindruckenden Ergebnissen berichtet, die sie mit Reset bei ihren Patienten erzielen konnten – eine Verbesserung von Cholesterinwerten, Bluthochdruck und chronischen Schmerzen und sogar das Verschwinden von Diabetes –, aber Sie müssen nicht krank sein, um von dem Programm zu profitieren. Wenn Sie sich mehr Energie, besseren Schlaf und mehr körperliche Fitness wünschen, wenn Sie jede existierende Diät ohne dauerhaften Erfolg versucht haben, wenn Sie Ihre Beziehung zum Essen und zu Ihrer Naschsucht als unkontrollierbar empfinden – dann ist Reset für Sie.

Unsere Maßstäbe für gutes Essen

»Ich lebe jetzt seit mehr als einem Jahr nach dem Reset-Lebensstil, und das hat mein Leben komplett verändert. In 15 Monaten ist mein Gewicht von 130 Kilo auf 80 Kilo zurückgegangen und meine Kleidergröße hat sich von 50 auf 38 verringert. Ich lasse nicht mehr zu, dass mein Essen mich kontrolliert. Ich habe keine unwiderstehlichen Gelüste nach Süßem mehr und kann locker an allem vorbeigehen, von dem ich weiß, dass mein Körper es nicht braucht. Sie haben mir die Kraft gegeben, an mich selbst zu glauben und mein Leben umzukehren, sodass ich nun mit meiner Tochter spielen kann, ohne müde zu werden. Ich jogge jetzt fünfmal in der Woche, um meinen gesunden Lebensstil noch zu unterstützen, und in diesem Frühling bin ich meinen ersten Halbmarathon gelaufen. Ich kann Reset nicht genug preisen. Es hat mein Leben zum Guten verändert!«

— KATIE, IOWA

Der Erfolg des Programms hängt zum großen Teil davon ab, dass Sie bestimmte »weniger gesunde« Nahrungsmittel für die Dauer des Programms meiden. Wir haben diese Nahrungsmittel ausgewählt, weil sie einigen (oder allen) unserer vier Maßstäbe für gutes Essen nicht entsprechen. Wir werden gleich darüber sprechen, welche Lebensmittel das sind, aber zuerst wollen wir die Wirkungen von Reset auf die Hauptprobleme unserer Gesundheit erläutern.

PROBLEM: Eine ungesunde Beziehung zum Essen

Reset wurde vor allem entwickelt, um ungesunde emotionale Beziehungen zum Essen zu beenden und Sie von Heißhungerattacken und schlechten Essgewohnheiten zu befreien. Nährwertarme, kalorienreiche, nicht sättigende Nahrungsmittel sind tabu – also die Sachen, bei denen man nicht mehr aufhören kann, wenn man erstmal einen Bissen probiert hat. Diese »Nahrungsmittel mit Suchtfaktor« sind Kekse, Kräcker, Chips, Schokolade, Eiscreme und andere Seelentröster, die einen unwiderstehlich anziehen, wenn man sich gestresst, einsam, ängstlich oder unglücklich fühlt.

Mit der Zeit erzeugt der Verzehr dieser Nah-

UNSERE MASSSTÄBE FÜR GUTES ESSEN

Unser Essen sollte

- eine gesunde psychische Reaktion fördern.
- eine gesunde hormonelle Reaktion fördern.
- einen gesunden Darm unterstützen.
- das Immunsystem kräftigen und Entzündungen minimieren.

rungsmittel im Gehirn neue Nervenbahnen, sodass Belohnung, Genuss und andere angenehme Emotionen gewohnheitsmäßig mit bestimmten Lebensmitteln in Zusammenhang gebracht werden. Es entsteht ein Teufelskreis aus Heißhunger, Überessen und Gewissensbissen. Allein die Tatsache, einer Fressattacke (wieder einmal) nachgegeben zu haben, setzt uns unter Stress, und emotionaler Stress hat körperliche Folgen, die wiederum die Gier nach Zucker verstärken.

Reset ist so gestaltet, dass es Heißhunger auf bestimmte Lebensmittel (besonders auf Zucker und leere Kohlenhydrate) beseitigt, Ihnen die Auslöser für Fressattacken deutlich macht und Sie in die Lage versetzt, andere Quellen des Trostes oder der Belohnung zu finden. So erlangen Sie wieder die Kontrolle und werden nicht mehr vom Essen kontrolliert.

PROBLEM: Ein träger Stoffwechsel

Die Regeln und Essensempfehlungen von Reset zielen auch darauf ab, einen trägen Stoffwechsel in Schwung zu bringen. Das trägt dazu bei, wieder eine gesunde hormonelle Balance herzustellen und den Blutzucker zu regulieren, sodass der Körper in die Lage zurückversetzt wird, sowohl das Nahrungs- als auch das Körperfett als Brennstoff einsetzen zu können. Denn im Laufe der Zeit konditioniert der übermäßige Verzehr von ungesunden Nahrungsmitteln den Körper darauf, Zucker direkt als Energiequelle zu nutzen, und dadurch verlernt er, das Fett zu verbrennen, das er eingelagert hat. Man muss nun ständig essen, um fit zu bleiben, sich zu konzentrieren und eine gute Stimmung aufrechtzuerhalten. Außerdem ist der Körper nach ständigem übermäßigem Verzehr von »leeren« Kalorien nicht mehr in der Lage, den Blutzucker im Gleichgewicht zu halten, diese empfindliche Balance von wichtigen Hormonen wie Insulin und Leptin. In der Folge erhält das Gehirn die Botschaften dieser Hormone nicht mehr, was zu starken Energieschwankungen, übermäßigem Hunger, Heißhungeranfällen und Gewichtszunahme führt

und oft den Beginn chronischer Krankheiten wie Fettleibigkeit und Diabetes bedeutet.

Die Lebensmittel, die Sie während des Reset-Programms essen, fördern einen stabilen Blutzuckerspiegel, befähigen den Körper, Fett in Brennstoff umzuwandeln, regulieren Hormone und verbessern deren Kommunikation mit dem Gehirn. Als Ergebnis werden Sie eine Zunahme an Energie spüren, zwischen den Mahlzeiten weniger Hunger haben, abnehmen und Ihre Biomarker wie Blutdruck, Cholesterin- und Blutzuckerwerte werden sich verbessern.

PROBLEM: Ein gestörtes Verdauungssystem

Eines der wichtigsten Organe für Ihre Gesundheit ist der Darm – insbesondere der Dünndarm, wo der größte Teil Ihrer Nahrung verdaut und die Nährstoffe resorbiert werden. Bestimmte Nahrungsmittel fördern das sogenannte *Leaky-Gut*-Syndrom, einen »durchlässigen Darm«, der dazu führt, dass der Dünndarm die verzehrten Nährstoffe nicht mehr richtig aufnehmen kann. Die gesunden Nahrungsmittel, die Sie kauen und schlucken, nähren Ihren Körper also nicht mehr wirklich, und gleichzeitig gelangen nur teilweise verdautes Essen, Bakterien oder andere Giftstoffe durch die Darmwand in den Blutstrom, wo sie nicht hingehören. Dies ruft eine Immunreaktion hervor und führt zu chronischen Entzündungen im ganzen Körper, nicht nur im Verdauungstrakt.

Reset schließt die Nahrungsmittel aus, die diesen durchlässigen Darm fördern oder verursachen, und lässt Ihren Verdauungstrakt wieder heilen und Ihr Immunsystem zur Ruhe kommen. Eine ganze Reihe von mit dem Darm zusammenhängenden Beschwerden lassen nach, zum Beispiel Sodbrennen, Verstopfung, Durchfall, Blähungen und die vielen Auswirkungen der chronischen Entzündung des Körpers werden verringert oder verschwinden ganz.

PROBLEM: Ein überaktives Immunsystem

Und schließlich wirkt Reset noch gegen Entzündungen, indem das überaktive Immunsystem beruhigt wird und die Symptome von Entzündungen weniger werden oder ganz verschwinden – Schmerzen und Gesundheitsprobleme, die Sie vielleicht niemals mit Ihrer Ernährung in Zusammenhang gebracht hätten. Eine systemische Entzündung beginnt im Darm, aber weil die Immunaktivität überallhin gelangt, wo das Blut hinfließt, können sich die Symptome im ganzen Körper und in jeder Form manifestieren – sogar im Gehirn.

Diese Art von Entzündung wird oft als »stille Entzündung« bezeichnet, aber wir halten sie nicht wirklich für still, man muss nur hinhören. Hier folgt eine umfassende (aber nicht erschöpfende) Liste von Beschwerden und Krankheiten, die mit syste-

WAS IST EINE CHRONISCHE SYSTEMISCHE ENTZÜNDUNG?

Das erste Ziel Ihres Immunsystems ist es, den Körper gegen Bedrohungen von außen zu verteidigen, zum Beispiel einer Erkältung entgegenzuwirken oder Gewebe wieder zu heilen, wenn Sie sich verletzt haben. Diese Immunaktivität ist aggressiv, aber kurzfristig – Ihr Immunsystem erkennt die Bedrohung, fährt schnell hoch, um sie abzuwehren, und kehrt dann wieder in seinen Normalzustand zurück. Doch auch während dieses Normalzustands spielt das Immunsystem eine wichtige Rolle bei der Reparatur und Aufrechterhaltung verschiedenster Körperfunktionen. Eine chronische systemische Entzündung ist eine andauernd gesteigerte Aktivität des Immunsystems, die den ganzen Körper betrifft. Stellen Sie es sich so vor, als sei man die ganze Zeit ein bisschen krank; wenn bestimmte Faktoren (wie Ihre Essenswahl) das System überladen und es die ganze Zeit hart arbeiten lassen, ist es weniger effektiv in der Erledigung seiner anderen Aufgaben wie zum Beispiel der Heilung dieser hartnäckigen Sehnenscheidenentzündung oder beim Sauberhalten der Arterien von Ablagerungen. Eine chronische systemische Entzündung steckt hinter zahlreichen mit dem Lebensstil zusammenhängenden Erkrankungen und Leiden; dazu gehören zum Beispiel Allergien, Asthma, Ekzeme, Autoimmunkrankheiten, zu hohe Cholesterinwerte, Herzkrankheiten, Schlaganfälle, Diabetes und Fettleibigkeit.

mischer Entzündung in Zusammenhang stehen. Wenn Sie unter einer der Beschwerden leiden, haben Sie eventuell auch eine »stille« Entzündung.

Mit einer stillen Entzündung zusammenhängende Leiden

Adipositas	Essenzieller Tremor	Myokarditis
Akne	Fibrom	Nierenentzündung
Allergien	Gastroenteritis	Ödeme
Alzheimer	Gefäßentzündung	Osteopenie
Anämie	Gelenkrheumatismus	Osteoporose
Arteriosklerose	Gelenkschmerzen	Parkinson
Arthritis	Gicht	Parodontose
Asthma	Haarausfall	PCO-Syndrom
Basedow-Krankheit	Hashimoto-Thyreoiditis	Perikarditis
Bipolare Störung	Hepatitis	Polychondritis
Borreliose	Herzerkrankungen	Psoriasis
Bronchitis	Hohe Triglycerinwerte	Raynaud-Krankheit
Chronische Schmerzen	Hoher Blutdruck	Sarkoidose
Colitis ulcerosa	Hoher Cholesterinwert	Sehnenscheidenentzündung
Demenz	Insulinresistenz	Sinusitis
Depressionen	Interstitielle Zystitis	Sjögren-Syndrom
Dermatitis	Krebs	Sklerodermie
Diabetes (Typ 1 und 2)	Kreislaufprobleme	Sodbrennen
Dickdarmentzündung	Lupus	Spastisches Kolon
Divertikulitis	Migräne	Trichotillomanie
Ekzeme	Morbus Crohn	Unfruchtbarkeit
Emphyseme	Multiple Sklerose	Weißfleckenkrankheit
Endokarditis	Muskelentzündung	Zahnfleischentzündung
Endometriose	Muskelkrämpfe	Zirrhose
Entzündliche Darmerkrankung	Myasthenia gravis	Zöliakie

Indem Reset die Nahrungsmittel auslässt, die höchstwahrscheinlich zu einem gestörten Darm und einer chronischen systemischen Entzündung beitragen, können die Beschwerden reduziert oder beseitigt werden. Auch das Aussehen, das Befinden und die Lebensqualität verbessern sich dramatisch.

Jetzt wird es Zeit, dass wir über die Nahrungsmittel reden. Sie wissen schon, diejenigen, um die es bei Ihren Heißhungeranfällen geht, die Ihren Stoffwechsel stören, Ihre Darmfunktionen schwächen und Ihr Immunsystem reizen können. Wir nennen sie jetzt geradeheraus beim Namen.

Zugesetzter Zucker und künstliche Süßstoffe. Alle alkoholischen Getränke. Alle Getreidesorten (auch Vollkorn). Hülsenfrüchte, einschließlich Erdnüssen und Soja. Fast alle Milchprodukte.

Gehen Sie nicht gleich in die Luft.

Wir wissen, dass zu dieser Liste viele Nahrungsmittel gehören. Vielleicht einige Ihrer Lieblingsnahrungsmittel. Vielleicht alle Ihre Lieblingsnahrungsmittel. Vielleicht geraten Sie in Panik. Sie denken vielleicht: »Das kann ich auf gar keinen Fall.« Vielleicht glauben Sie, Sie können ohne etwas davon gar nicht leben. Vielleicht sagen Sie auch Sachen über uns, die nicht sehr nett sind.

Das ist okay. Wir können das aushalten.

Wir versichern Ihnen, Sie können das schaffen. Und Sie werden es schaffen. Wir werden den Weg mit Ihnen zusammen gehen. Wir werden Ihnen all die Informationen, die Unterstützung und die Hilfen geben, die Sie brauchen. Wir werden Ihnen zeigen, wie Sie ohne die Nahrungsmittel leben können, von denen Sie dachten, dass Sie nicht ohne sie auskommen können.

NEHME ICH MIT RESET AUCH AB?

Von Anfang an haben wir immer wieder klargemacht: Bei Reset geht es nicht darum, in kurzer Zeit viele Kilos zu verlieren. Wir verstehen aber, dass die meisten von Ihnen wahrscheinlich Gewicht verlieren wollen, und wollen Ihnen auch dabei helfen. Aber auf die gesunde und dauerhafte Art. Dazu müssen Sie den Fokus auf Ihre Gesundheit und nicht auf das Abnehmen legen.

Wenn Sie von innen nach außen gesünder werden, dann hat das auch ein verbessertes Körperbild und ein höheres Selbstwertgefühl zur Folge. Anders funktioniert es nicht. Außerdem verlieren Sie durch das Starren auf die Waage ganz schnell die Motivation, auch wenn Sie vielleicht in anderen Bereichen Fortschritte machen. (»Ich habe bis jetzt nur ein halbes Kilo abgenommen. Dieses Programm funktioniert überhaupt nicht!«) Es ist in Ordnung, wenn Sie mit Reset anfangen und im Hinterkopf ans Abnehmen denken. Sie dürfen aber nicht den Fokus darauf legen und sich dadurch auf eine geistig und körperlich ungesunde Ebene ziehen lassen. Mehr zum Thema Abnehmen finden Sie im Kapitel »Naschereien, Essensfixierungen und die Waage« auf Seite 95.

Reset kann Ihnen Essensfreiheit bringen.

Lesen Sie einfach mit einer offenen Einstellung weiter.

Essen, das ungesund macht

»Ich bin in meinem dritten Reset-Programm. Jetzt denke ich nicht mehr dauernd an Zucker, Kekse, Brot oder Schokoriegel, sondern an Protein, Gemüse und Obst. Ich bin eine Meisterin im Zusammenstellen von Salaten geworden, eine kreative Zauberin mit dem Mixer und ich genieße das Zubereiten von Essen. Ich bin überrascht über die Veränderung und die Tatsache, dass Essen jetzt etwas ganz anderes für mich bedeutet. Inzwischen habe ich sechs Kilo abgenommen, meine Kleidergröße ist ein oder zwei Nummern kleiner, und ich fühle mich toll. Ich weiß, dass ich mit Reset auf dem richtigen Weg bin.«

— ETHEL LEE-MILLER, ARIZONA

Auf den folgenden Seiten identifizieren wir fünf bestimmte Essensgruppen, die nicht unseren Maßstäben für gesundes Essen entsprechen und erklären auch, warum das so ist. Diese Nahrungsmittel sind während des Reset-Programms tabu. (Eine ausführlichere Analyse finden Sie in unserem Buch *It Starts with Food* in den Kapiteln 8, 10, 11 und 12.)

Töten Sie den Zuckerdrachen

Wenn Sie viel Zucker zu sich nehmen, macht Sie das nicht gesünder. Aber sicher wussten Sie das schon. Zugesetzter Zucker, egal ob Haushaltszucker, Honig, Agaven- oder Ahornsirup, enthält nicht die Vitamine, Mineralien und Phytochemikalien, die zu Ihrer Gesundheit beitragen, stattdessen jede Menge leerer Kalorien.

Zugesetzter Zucker verleitet zum Überessen, weil er im Gehirn mit Zufriedenheit und Belohnung in Zusammenhang gebracht wird. Das schafft eine ungesunde emotionale Beziehung zum Essen und etabliert nur schwer zu durchbrechende Essgewohnheiten, die wiederum Überessen und

Zucker-»Sucht« verursachen. Überessen führt zu Hormon- und Stoffwechselschwankungen, was wiederum entzündliche Prozesse im Körper auslösen kann. Die Folge sind Beschwerden wie Insulinresistenz, Diabetes und Adipositas. Außerdem zerstört Zucker die sensible Balance der Darmbakterien und verursacht so Verdauungsprobleme und Entzündungen im Darm.

WENIGER GESUND

Um genau zu sein: Wir behaupten nicht, dass diese Nahrungsmittel nichts Nahrhaftes enthalten. Zum Beispiel stecken in Getreide und Bohnen gesunde Ballaststoffe, und Milch enthält wichtiges Kalzium. Jedoch bieten sie keine Vitamine, Mineralien oder Phytonährstoffe, die man nicht auch durch hochwertiges Fleisch, Gemüse, Obst und natürliche Fette zu sich nimmt. Und das ohne die möglichen Nebenwirkungen auf Stoffwechsel und Verdauungssystem und ohne dabei entzündliche Prozesse in Gang zu setzen.

Auch künstliche Süßstoffe, zum Beispiel Sucralose, Aspartam, Stevia, Saccharin, Xylit oder Maltit können sich störend auf Stoffwechselfunktionen auswirken. Studien zeigen, dass Menschen, die statt Haushaltszucker künstliche Süßstoffe verwenden, nicht abnehmen und auch ihr hormonelles Gleichgewicht nicht verbessern. Jüngste Untersuchungen weisen sogar darauf hin, dass künstliche Süßstoffe die Darmflora genauso stören wie Haushaltszucker! Auch aus psychologischer Sicht sind künstliche Süßstoffe keine Lösung, um Ihre Lust auf Zucker zu zügeln. Tatsächlich wird der Kreislauf aus Zuckersucht, Belohnungsempfinden und Übereessen nur fortgesetzt.

Es ist der Alkohol

Genauso wenig wie Zucker ist Alkohol förderlich für Ihre Gesundheit. Er ist neurotoxisch, weshalb Ihr Gehirn nach ein paar Bier nicht mehr richtig funktioniert. Außerdem ist Alkohol statt einer Nährstoffquelle eine konzentrierte Kalorienquelle, er enthält fast zweimal so viel Kalorien, Gramm pro Gramm, wie Zucker.

Darüber hinaus führt Alkoholkonsum oft dazu, dass man schlechte Entscheidungen trifft (in Bezug aufs Essen, von anderen schlechten Entscheidungen wollen wir gar nicht reden).

Alkohol macht es dem Körper auch schwerer, den Blutzuckerspiegel zu regulieren, und fördert Veränderungen in der Darminnenwand, was zu einem durchlässigen Darm beiträgt und damit Entzündungen begünstigt, die sich im ganzen Körper ausbreiten können.

Ob Sie Rotwein, Tequila, glutenfreies Bier oder Kartoffelwodka bevorzugen, der gemeinsame Nenner – und was Sie weniger gesund macht – ist der Alkohol selbst.

Auch kein Vollkorn

Sprechen wir über Getreide und Pseudogetreide – Weizen, Hafer, Gerste, Mais, Reis, Hirse, Buchweizen, Quinoa und dergleichen. (Ja, wir haben Reis und Mais geschrieben!) Sowohl raffiniertes Getreide als auch Vollkorn können das Überessen fördern, das den Hormon- und Stoffwechselhaushalt beeinträchtigt. Sie enthalten außerdem entzündungsfördernde Proteine (wie Gluten) und gärungsfähige Kohlenhydrate, die ein Ungleichgewicht der Darmbakterien bewirken und so Entzündungen hervorrufen können.

Die Entzündung, die im Darm beginnt, hat oft eine Fülle von Verdauungsproblemen zur Folge und breitet sich auch im Körper aus, da die entzündungsfördernden Anteile des Getreides es vielen Substanzen ermöglichen, die Darmwände zu durchdringen und überall dorthin zu gelangen, wo das Blut im Körper hinfließt. Dadurch kann es zu Asthma, Allergien, Hautleiden, Unfruchtbarkeit, Migräne, Gelenkschmerzen und anderen Beschwerden kommen, die Sie vielleicht nie mit Ihrer Ernährung in Zusammenhang gebracht haben.

Getreide enthält auch sogenannte Antinährstoffe, nämlich Phytat oder Phytinsäure, die die Verwertung von im Getreide enthaltenen wertvollen Mineralien wie Kalzium, Magnesium und Zink für den Körper verhindert. Auch aufgrund dieser Phytate ist Getreide (auch Vollkorn) verhältnismäßig nährstoffarm, vor allem verglichen mit Gemüse und Obst.

Passen Sie bei Erdnüssen, Bohnen und Soja

Hülsenfrüchte (Bohnen, Erbsen, Linsen, Sojabohnen und Erdnüsse) sind aus ähnlichen Gründen problematisch wie Getreide. Zunächst sind sie ganz allgemein verglichen mit Gemüse und Obst nährstoffarm. Außerdem enthalten auch sie Antinährstoffe (Phytate), die durch die üblichen Zubereitungsmethoden des langen Einweichens und

Spülens, Kochens, Keimens oder auch durch Fermentierung nicht vollständig neutralisiert werden. Diese Phytinsäuren berauben den Körper wertvoller Mineralien, und bei falscher Zubereitung können Hülsenfrüchte sogar die Darmwände schädigen und eine systemische Entzündung verursachen.

Hülsenfrüchte enthalten außerdem gärungsfähige Kohlenhydrate, die die Darmflora schwächen und Blähungen, Krämpfe und andere Verdauungsbeschwerden hervorrufen können.

Ein anderes Problem, das bei Sojabohnen und noch stärker bei verarbeiteten Sojaprodukten auftritt, ist der Gehalt an Stoffen, die sich im menschlichen Körper wie Östrogen (das weibliche Sexualhormon) verhalten. Diese Stoffe, die als Phytoöstrogene oder Isoflavone bezeichnet werden, docken an den Östrogenrezeptoren an und aktivieren sie (oder blockieren sie in manchen Geweben). Die gesamte Forschung zu Sojaprodukten ist widersprüchlich, aber unserer Meinung nach gibt es einige alarmierende Probleme im Zusammenhang mit dem Verzehr von Soja und Sojaprodukten. Wir finden, dass man das sensible Gleichgewicht der Sexualhormone nicht durcheinanderbringen sollte, und wenn man über Sojaprodukte Phytoöstrogene aufnimmt, tut man genau das.

Erdnüsse sind besonders problematisch, weil sie Proteine (genannt Lektine) enthalten, die verdauungsresistent sind und ins Blut gelangen und überall im Körper Entzündungen hervorrufen können. Sie könnten auch der Grund sein, warum heute Erdnussallergien so weit verbreitet sind.

Milch und Konsorten

Milchprodukte von Kühen, Schafen und Ziegen enthalten Stoffe, die dazu bestimmt sind, das Wachstum junger Säugetiere (wie Kälber) zu fördern. Aber diese Wachstumsfaktoren in Milch und Milchprodukten können zusammen mit einigen Immunfaktoren und Entzündungsproteinen für unsere erwachsenen Körper schädlich sein.

Der Laktoseanteil der Milch produziert zusammen mit den Milchproteinen eine erstaunlich hohe Insulinreaktion, die in unserem Körper entzündlich wirken könnte und außerdem Fettleibigkeit und Diabetes fördert. Zudem führen ein hoher Insulinspiegel und andere Wachstumsfaktoren in Milch und Milchprodukten zu einem unkontrollierten Zellwachstum. Sinnvoll, wenn Sie ein Kalb sind und in ein paar Monaten Ihr Gewicht verdreifachen sollen, weniger sinnvoll für erwachsene Menschen. Unkontrolliertes Zellwachstum führt auch zu Tumoren (den unkontrollierten Reproduktionen von mutierten Zellen), und in einigen Untersuchungen wurde tatsächlich ein Zusammenhang zwischen dem Verzehr von Milchprodukten und bestimmten Arten hormonell gesteuerter Krebsarten festgestellt.

Milchprodukte können außerdem Entzündungen im Körper hervorrufen (vor allem das enthaltene Kasein, das in Käse konzentriert vorkommt) und wurden in Zusammenhang gebracht mit einem erhöhten Risiko an Autoimmunerkrankungen wie zum Beispiel Gelenkrheumatismus. Und schließlich können bestimmte Immunfaktoren und Hormone in Milchproteinen in unserem Körper zu einer Verschlechterung von zum Beispiel Allergien, Asthma und Akne führen.

Zum Schluss

Um es deutlich zu sagen: Wir behaupten nicht, dass diese Nahrungsmittel per se ungesund sind, sondern dass sie ungesund für Sie sein *können*. Beim Essen geht es nicht um Moral. Essen ist nicht schlecht oder gut, und Sie sind nicht schlecht oder gut, wenn Sie bestimmte Sachen essen (oder sie meiden). Wir sagen noch nicht einmal, dass diese Nahrungsmittel ungesund *für Sie* sind. Wir wissen es noch nicht. Und Sie wissen es auch nicht.

Bevor Sie diese Nahrungsmittel nicht eine Zeit lang weglassen, können Sie nicht wissen, wie sie Ihr Aussehen, Ihr Befinden, Ihr Leben beeinflussen. Bewirken Milchprodukte, dass sie nicht so gut atmen können? Ist Getreide der Grund, warum Sie sich aufgebläht oder niedergeschlagen fühlen? Ist es Ihre Ernährung, die Ihnen chronische Schmerzen bereitet, Ihre Gelenke anschwellen lässt oder Ihre Schilddrüse schädigt?

Wissenschaftlich betrachtet könnte es so sein. Und Sie können es in Erfahrung bringen, in nur 30 Tagen. Verbannen Sie diese Nahrungsmittel während des nächsten Monats komplett von Ihrem Teller. Nicht einen Bissen, nicht einen Schluck, nada, niente. Geben Sie Ihrem Körper die Chance, seine natürliche Balance wiederherzustellen, zu heilen und sich zu erholen. Und Ihrem Gehirn die Chance, neue Nerven- und Geschmacksbahnen aufzubauen, neue Gewohnheiten zu entwickeln und neue Belohnungsmechanismen zu finden.

Am Ende der 30 Tage führen Sie diese Nahrungsmittel eines nach dem anderen wieder ein, vorsichtig und systematisch. Beobachten Sie, ob oder wie sie Ihr gesundes Gleichgewicht stören. Seien Sie aufmerksam. Beobachten Sie, was sich verändert. Machen Sie sich Notizen. Seien Sie brutal ehrlich.

In nur ein paar Wochen finden Sie selbst heraus, was keine Ernährungsberaterin und noch nicht einmal Ihr Arzt Ihnen bieten könnte – die perfekte Ernährung für *Sie*. Die Ernährung, die Sie sättigt und sich wunderbar befreiend anfühlt. Die Ernährung, mit der Sie sich gut fühlen und gut aussehen, während Sie immer noch weniger gesunde Nahrungsmittel genießen, wann, wo und wie oft Sie sich dafür entscheiden. Die Ernährung, die speziell für Sie gestaltet ist, denn mithilfe unseres Protokolls, Ihrer Aufmerksamkeit und Ihres Engagements haben Sie sie selbst gestaltet.

Das ist Essensfreiheit. Und jetzt geht es los!

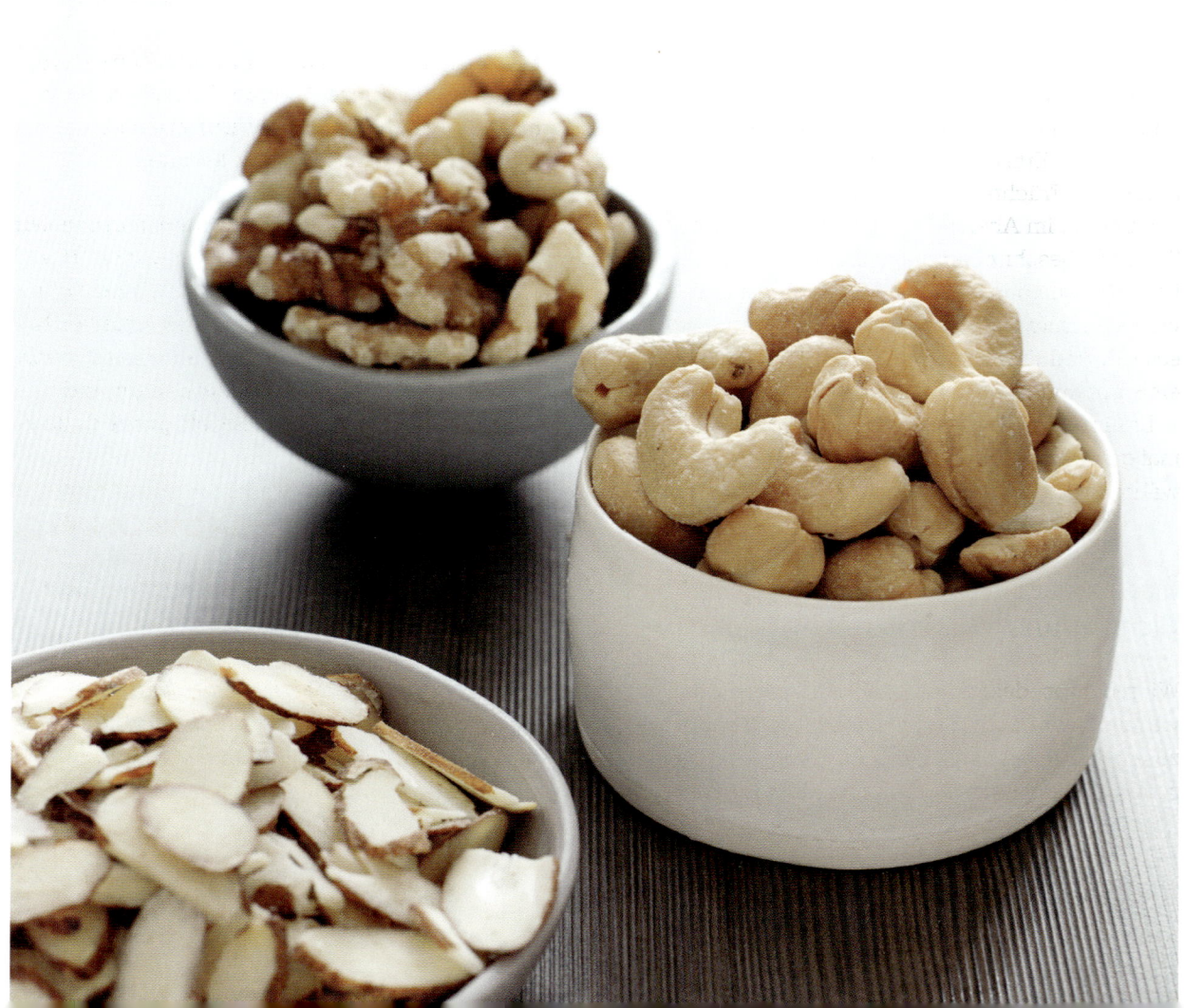

Die Reset-Regeln

»Hier ist die Wahrheit: Vor sechs Wochen wog ich 157 Kilo und ging wegen furchtbarer Gelenkschmerzen an einem Stock. Dreimal am Tag injizierte ich 16 Einheiten Insulin. Ich fing mit Reset an und blieb dabei. Heute wiege ich 133 Kilo, mein Blutzuckerspiegel ist in Ordnung und ich habe erträgliche Schmerzen und brauche keinen Stock mehr!«

– DAVE, ARIZONA

Als Allererstes müssen Sie sich mit unseren Programmregeln vertraut machen. Das sind die Richtlinien, denen Sie in den nächsten 30 Tagen folgen werden. Und je konsequenter Sie ihnen folgen, desto einfacher wird es für Sie sein, gute Essensentscheidungen zu treffen.

Es ist sehr wichtig, dass Ihnen klar ist, was Sie in den nächsten 30 Tagen essen können. Wir wollen es hier ganz vereinfacht sagen: Fleisch, Fisch und Eier sind immer in Ordnung. Alle Gemüse außer Mais, Erbsen und Limabohnen sind in Ordnung. Alle Früchte auch. Gesunde Fette werden ausführlich im Abschnitt »Einkaufslisten« auf Seite 188 beschrieben. Wenn Sie noch Fragen zu bestimmten Lebensmitteln haben, finden Sie wahrscheinlich in den Abschnitten »Kann ich das essen?« und »Kann ich das trinken?« ab Seite 65 eine Antwort.

Lesen Sie sich jetzt die folgende Liste ein paarmal genau durch, damit Ihnen ganz klar ist, was während Ihres Reset-Programms tabu ist.

Die Regeln während des Reset-Programms

Wir möchten, dass Sie sich selbst versprechen, während der Dauer des Programms einhundertprozentig diese Regeln zu befolgen – keine Ausrutscher, keine Schummelei und keine Ausnahmen.

- **VERZEHREN SIE KEINEN ZUGESETZTEN ZUCKER.** Keinen Ahornsirup, Honig, Agavennektar, Kokoszucker, kein Aspartam, Stevia, Saccharin, Xylit, Maltit usw. Lesen Sie die Zutatenlisten aufmerksam, manchmal verstecken Produkthersteller Zuckerzusätze so, dass es schwer zu erkennen ist.

- **TRINKEN SIE KEINEN ALKOHOL.** Kein Wein, Bier, Champagner, Wodka, Rum, Whiskey, oder Tequila usw. Weder pur noch als Zutat – nicht einmal beim Kochen.

- **ESSEN SIE KEIN GETREIDE.** Damit meinen wir Weizen, Roggen, Gerste, Hafer, Mais, Reis, Hirse, Bulgur, gekeimte Getreide und auch glutenfreie Pseudogetreide wie Amaranth, Buchweizen oder Quinoa. Das schließt auch alle Arten ein, auf die Weizen, Mais und Reis unserem Essen hinzugefügt wird, zum

---

DAS SIND DIE GRUNDREGELN:

JA: Essen Sie Fleisch, Fisch, Eier, Gemüse, Obst und natürliche Fette.

NEIN: Verzichten Sie auf Zucker, Alkohol, Getreideprodukte, Hülsenfrüchte und Milchprodukte. Wiegen und messen Sie sich nicht.

Beispiel als Kleie, Sprossen, Stärke usw. Lesen Sie die Zutatenlisten!

- **ESSEN SIE KEINE HÜLSENFRÜCHTE.** Gemeint sind Bohnen (schwarze, rote, weiße, Dicke Bohnen, Pinto-, Kidney-, Limabohnen usw.), Erbsen, Kichererbsen, Linsen und Erdnüsse. Verzichten Sie auch auf alle Arten von Soja – Sojasoße, Miso, Tofu, Tempeh, Edamame, Sojaöl oder Sojalecithin. Die einzigen Ausnahmen sind grüne Bohnen, Zuckerschoten und Zuckererbsen (siehe den Abschnitt »Kann ich das essen?« ab Seite 65).

- **MILCHPRODUKTE SIND TABU.** Dazu gehören Kuh-, Ziegen- oder Schafsmilchprodukte wie Sahne, Käse, Kefir, Joghurt und Sauerrahm. Die einzigen Ausnahmen sind geklärte Butter oder Ghee.

- **ESSEN SIE KEINE CARRAGEEN-, GLUTAMAT- ODER SULFITZUSÄTZE.** Wenn Sie diese Zusätze in der Zutatenliste von verarbeiteten Lebensmitteln oder Getränken entdecken, sind diese tabu.

- **BACKEN SIE KEIN BROT ODER NASCHZEUG MIT »ERLAUBTEN« ZUTATEN.** Keine Bananen-Pfannkuchen, Mandelmehl-Muffins, Paleo-Brot oder Kokosmilcheiscreme. Ihre Essgelüste und Essgewohnheiten ändern sich nicht, wenn Sie diese Sachen weiter verzehren, auch wenn sie aus alternativen Zutaten bestehen (siehe auch den Abschnitt »Naschereien, Essensfixierungen und die Waage« ab Seite 95).

- **STEIGEN SIE NICHT AUF DIE WAAGE UND MESSEN SIE SICH NICHT.** Bei Reset geht es um so viel mehr als ums Abnehmen, und wenn Sie sich auf Kilos konzentrieren, entgehen Ihnen die fantastischsten und lebenslangen Vorteile, die dieser Plan Ihnen bietet. Also kein Wiegen, keine Körperfettmessung, kein Maßband während des Reset-Programms.

Das Kleingedruckte

Diese Nahrungsmittel sind die Ausnahmen von der Regel:

- **GEKLÄRTE BUTTER ODER GHEE.** Das sind die einzigen Milchprodukte, die während Reset erlaubt sind (siehe auch Seite 179). Normale Butter ist tabu, da ihre Milchproteine die Ergebnisse des Programms beeinflussen könnten.

- **FRUCHTSÄFTE ALS SÜSSUNGSMITTEL.** Produkte oder Rezepte mit Orangen-, Apfel- oder einem anderen Fruchtsaft sind während des Programms erlaubt. Sie sollten es damit aber nicht übertreiben.

- **GRÜNE BOHNEN, ZUCKERSCHOTEN UND ZUCKERERBSEN.** Während diese botanisch gesehen zwar Hülsenfrüchte sind, bestehen sie doch mehr aus der essbaren Hülse als aus Bohne, und grünes Gemüse ist gut für Sie.

- **ESSIG.** Die meisten Essigsorten, zum Beispiel weißer Essig, Balsamico, Apfel-, Rotwein-, Weißwein-, Champagner- und Reisessig sind während des Programms erlaubt. Außer geschmacksverstärkter Essig mit zugesetztem Zucker oder Malzessig, der Gluten enthält.

Geben Sie uns 30 Tage

Ihre einzige Aufgabe während dieser 30 Tage besteht darin, gute Essensentscheidungen zu treffen. Sie müssen sich nicht wiegen oder messen, keine Kalorien zählen, sich nicht mit »Bio oder Weidehaltung?« stressen. Sie müssen nur in allen Situationen und unter allen Umständen 30 Tage hintereinander die Reset-Regeln befolgen.

Ihre einzige Aufgabe? **Essen Sie gutes Essen.**

Es funktioniert nur auf diese Art, es müssen 30 Tage sein. Keine Schummelei, keine Ausrutscher oder »besondere Gelegenheiten«. Es reicht schon eine kleine Menge dieser entzündungsfördernden Nahrungsmittel, um die Heilung zu unterbrechen – ein Bissen Pizza, ein Schuss Milch in Ihrem Kaffee, ein Ablecken des Löffels, mit dem der Teig umgerührt wird, und schon haben Sie den heilenden Prozess unterbrochen und müssen wieder bei Tag eins anfangen. (Wir wollen hier nicht die Fiesen spielen, die Ihnen das Leben erschweren oder Reset zu einer Schikane machen. Diese Regeln haben eine wissenschaftliche Basis, doch dazu kommen wir später.)

Sie müssen sich dem Programm und seinen Richtlinien voll und ganz verpflichten, für die ganzen 30 Tage. Nur eine kleine Abweichung und wir stehen nicht für die Ergebnisse oder Ihre Chance auf Erfolg ein.

Es sind nur 30 Tage.

Es ist zu Ihrem Besten

Und hier kommt die liebevolle Strenge, von der wir anfangs gesprochen haben. Für diejenigen unter Ihnen, die überlegen, diesen lebensverändernden Monat durchzuführen, aber sich nicht sicher sind, ob sie es wirklich schaffen können. Es ist für diejenigen, die versucht haben, ihren Lebensstil zu verändern, aber nicht durchgehalten haben:

- **RESET IST NICHT HART.** Erzählen Sie uns bloß nicht, dass es hart ist. Krebs zu bekämpfen ist hart. Ein Baby zu bekommen ist hart. Einen Elternteil zu verlieren ist hart. Ihren Kaffee schwarz zu trinken **IST NICHT HART**. Sie haben schwerere Dinge als das geschafft, und Sie haben keine Ausrede, das Programm nicht wie vorgeschrieben zu beenden. Es sind nur 30 Tage, und Sie tun es für das Wertvollste, was Sie besitzen – Ihren Körper.

- **DENKEN SIE NICHT MAL AN EINEN MÖGLICHEN AUSRUTSCHER.** Außer wenn Sie tatsächlich stolpern und mit dem Gesicht in einer Torte landen, gibt es keinen Ausrutscher. Sie selbst entscheiden sich, etwas Ungesundes zu essen. Es ist immer Ihre Wahl, also tun Sie nicht so, als hätten Sie einen Unfall gehabt. Verpflichten Sie sich dem Programm hundertprozentig, für die gesamten 30 Tage. Geben Sie sich keine Entschuldigung fürs Scheitern, bevor Sie überhaupt angefangen haben.

- **SIE MÜSSEN NIE, WIRKLICH NIE ETWAS ESSEN, WAS SIE NICHT ESSEN WOLLEN.** Sie sind alle erwachsen. Seien Sie stark. Lernen Sie, Nein zu sagen. Nur weil es der Geburtstag Ihrer Schwester oder die Hochzeit Ihrer besten Freundin oder das Firmenpicknick ist, müssen Sie noch lange nicht irgendetwas Bestimmtes essen. Es ist immer Ihre Entscheidung, und Sie haben hoffentlich nach der siebten Klasse aufgehört, sich Gruppenzwang zu beugen.

- **ES ERFORDERT ETWAS ARBEIT.** Einkaufen, Planen von Mahlzeiten, in Restaurants essen, Freunden und der Familie das Programm erklären, mit Stress umgehen – all das wird irgendwann im Laufe des Programms zur Herausforderung werden. Alle Werkzeuge, Richtlinien und Hilfsmittel, die Sie brauchen, haben wir Ihnen in diesem Buch gegeben, aber Sie müssen die Verantwortung für sich selbst übernehmen. Verbesserte Gesundheit, Fitness und Lebensqualität kommen nicht automatisch, nur weil Sie jetzt auf Brot verzichten.

- **SIE KÖNNEN ES SCHAFFEN.** Sie sind schon zu weit, um jetzt einen Rückzieher zu machen. Sie wollen etwas verändern. Sie

LEBENSVERÄNDERND?

Viele Berichte unserer Teilnehmer beginnen so: »Als Sie mir sagten, dass Reset mein Leben verändern würde, dachte ich ›Ja, ja, wer's glaubt.‹ Aber jetzt hat es das tatsächlich getan!« Auch unsere eigenen Geschichten waren ziemlich spektakulär. Aber wenn Sie Reset und seiner lebensverändernden Wirkung noch immer skeptisch gegenüberstehen, ist das okay. Lesen Sie einfach weiter.

müssen es tun. Und wir wissen, dass Sie es können. Also hören Sie auf, darüber nachzudenken, und legen Sie los. Verpflichten Sie sich genau jetzt, in diesem Moment, für Reset und sein Programm.

Wir möchten, dass Sie mitmachen. Wir möchten, dass Sie es ernst nehmen und erstaunliche Veränderungen erfahren. Auch wenn Sie nicht glauben, dass Ihr Leben sich durch Reset verändern wird, geben Sie uns 30 kurze Tage, und Sie werden sehen. Es hat unser Leben verändert, und wir möchten, dass es auch Ihres verändert.

Willkommen zu Reset!

Bevor es losgeht …

»Reset hat mein Leben verändert. Im Dezember 2011 wog ich 85 Kilo. Jeden Tag taten mir die Gelenke und der ganze Körper weh. Ich war immer müde, schlief schlecht, hatte Akne und Hautausschlag. Ich wollte etwas verändern, aber ich wusste nicht, wie. Dann kaufte ich das Buch und fing sofort mit Reset an. Ich war hin und weg! Schließlich hatte ich drei Reset-Programme absolviert und in drei Monaten 13 Kilo abgenommen. Ich schlief wie ein Baby, mein Hautausschlag heilte, meine Akne verschwand, meine Monatskrämpfe wurden schwächer, ich hatte ungeheure Energie und war ein viel positiverer Mensch! Drei Jahre und fünf Reset-Programme später war ich 25 Kilo leichter und während ich vorher kaum in eine Größe 44 passte, habe ich jetzt Größe 34. Gesundheit ist zu meiner Leidenschaft geworden, ich bin jetzt diplomierte Gesundheitsberaterin und habe gerade einen 200-stündigen Kurs als Yogalehrerin beendet.«

— HEATHER, MASSACHUSETTS

Bevor Sie mit Reset anfangen können, gibt es noch ein paar Dinge, die Sie vorbereiten sollten. Vielleicht brauchen Sie ein oder zwei Tage, vielleicht aber auch ein oder zwei Wochen, um Ihre Wohnung (und Ihren Kopf) für die kommenden Veränderungen bereit zu machen. In diesem Kapitel erläutern wir Ihnen unseren Fünf-Schritte-Plan, mit dem Sie rundum für das Reset-Programm gerüstet sind. Wir zeigen Ihnen, was Sie bedenken müssen, und geben Ihnen praktische und strategische Tipps, um am ersten Tag von Reset gerüstet zu sein.

Apropos Tag 1 …

SCHRITT 1: Entscheiden Sie sich für ein Anfangsdatum

Auch wenn wir Sie dazu ermutigen, so schnell wie möglich anzufangen, gibt es doch ein paar Dinge zu bedenken, bevor Sie diesen Tag in Ihrem Kalender ankreuzen. In Ihrem gesamten Leben machen 30 Tage nur eine kurze Zeitspanne aus, aber trotz-

dem ist es eine recht lange Zeit, und Sie sollten sich bewusst machen, was während und nach dem Reset-Programm auf Sie zukommt.

Wenn Sie in naher Zukunft eine größere Reise oder eine Hochzeit (besonders Ihre eigene!) planen, erwägen Sie, das Programm erst danach zu

PLANUNG UND VORBEREITUNG

Das ist nur das erste Mal von vielen, dass wir in diesem Buch von Planung und Vorbereitung sprechen. Auch wenn Sie eigentlich sofort starten wollen, lassen Sie bitte die Planungsphase nicht aus. Studien zu menschlichen Gewohnheiten zeigen, dass man eine Veränderung weniger gut durchhält, wenn man nach der Absicht sofort in die Handlung einsteigt. Warum? Weil man nicht die Zeit hatte, sich mental und körperlich vorzubereiten – und das ist bei Reset ein Problem.

starten. Reset unter besonderen Umständen zu beginnen kann sehr schwierig werden. Und wir möchten nicht, dass Sie schon total gestresst sind, bevor das Programm überhaupt anfängt. Sonst könnte es passieren, dass Sie einen Groll auf Reset entwickeln, wenn Sie die Pasta in Italien oder Ihre eigene Hochzeitstorte nicht essen können, weil gerade Tag 15 Ihres Programms ansteht.

Genauso wenig wie der erste Tag von Reset vor einem besonderen Ereignis liegen sollte, ist es beim letzten Tag des Programms nicht sinnvoll, danach in den Urlaub zu fahren. Denn die Wiedereinführung ist genauso wichtig wie das 30-tägige Weglassen der Lebensmittelgruppen. Idealerweise nehmen Sie sich nach dem Programm zehn Tage Zeit, um die Wiedereinführung wie beschrieben durchzuführen, danach genießen Sie Ihren Urlaub, Ihre Flitterwochen oder Ihr Familientreffen.

Wenn Sie also frühzeitig planen können, fangen Sie am besten 40 Tage vor Ihrem besonderen Ereignis mit Reset an. Sie werden sich nach dem Programm sehr wohlfühlen, Ihre neuen Gewohn-heiten werden gefestigt sein, und Sie werden dank der Wiedereinführung genau wissen, welche Nahrungsmittel Sie zukünftig besser vermeiden, weil deren negative Auswirkungen auf Sie es einfach nicht wert sind. Wir wetten, dass mit dem durch Reset erworbenen Selbstvertrauen, der gesteigerten Energie und Ihrem neuen Körperbewusstsein Ihr Urlaub noch viel intensiver ist. Und diesmal müssen Sie nicht sechs Wochen lang kämpfen, um danach wieder »in die Spur« zu kommen.

Auch wenn Sie im nächsten Monat an einem wichtigen sportlichen Ereignis teilnehmen, sollten Sie mit dem Programm besser danach beginnen, weil während der ersten Wochen Ihre Leistung darunter leiden könnte.

Und nun kommt noch etwas liebevolle Strenge: Wenn Sie für Ihre sportliche Leistung nicht bezahlt werden, ist sie weniger wichtig. Jedenfalls nicht so wichtig wie Ihre Gesundheit. Wenn es um eine Sportveranstaltung in Ihrer Freizeit geht oder einen Marathon für eine gute Sache, lassen Sie sich nicht von Reset abhalten. Denn dann zählt doch mehr das Mitmachen und Teilhaben und weniger Ihre Schnelligkeit oder Ihre Punkte, oder?

PROFISPORTLER

Wenn Sie Profisportler sind, beginnen Sie Reset am besten in der Nebensaison und planen Sie mit Ihrem Trainer das Programm so ein, dass es sich mit Ihren Leistungszielen vereinbaren lässt. Beachten Sie jedoch, dass Reset kein Programm ist, das auf gesteigerte Leistungen abzielt. Unser Fokus liegt auf der Gesundheit, und wir haben die Regeln und Empfehlungen nicht auf Leistungssportler ausgerichtet. Natürlich wird Reset Ihren Schlaf und die Nährwertaufnahme Ihres Körpers fördern – alles Faktoren, die Ihrer Leistung zugutekommen. Aber vielleicht kommen Sie und Ihr Trainer zu dem Schluss, dass Sie sich zwischen Reset und der Aufrechterhaltung Ihres höchsten Leistungsniveaus entscheiden müssen. Daher raten wir Ihnen, das Programm nicht vor Ende Ihrer sportlichen Hochsaison zu beginnen.

Jetzt schauen Sie sich noch einmal die anvisierten 30 Tage in Ihrem Kalender an. Welche beruflichen oder persönlichen Verpflichtungen haben Sie in dieser Zeit? Wenn es ein Familientreffen, ein Geschäftsessen oder ein Mädelsabend ist, großartig! Eine Chance, neue Essgewohnheiten zu festigen. Sie werden während des Programms mit vielen solcher Situationen konfrontiert. Schreiben Sie diese Ereignisse in Ihren Kalender, aber lassen Sie sich durch sie nicht von Reset abbringen.

Wahrscheinlich wird es nie eine perfekte Zeit für Reset geben, überlegen Sie also, was in nächster Zeit ansteht, wählen Sie einen ersten Tag und kreuzen Sie ihn fett im Kalender an. (Studien zeigen, dass man sich eher an seine Verpflichtungen hält, wenn man sie aufschreibt.)

Und damit ist es offiziell – Sie haben Ihr Reset-Anfangsdatum!

SCHRITT 2: Suchen Sie sich Unterstützung

Für viele von Ihnen wird Reset eine radikale Veränderung ihres Lebensstils bedeuten – und eine derartige Veränderung ist schwer, wenn man sie allein durchführt. Ein gutes Unterstützungsnetzwerk hilft Ihnen dabeizubleiben. Den ersten Schritt haben Sie schon getan – sich für ein Anfangsdatum entschieden und Ihr Vorhaben anderen mitgeteilt. Jetzt sollten Sie jemanden, der Ihnen nahesteht, darum bitten, Sie zu unterstützen. Dafür muss derjenige nicht mitmachen, es geht nur um eine verständnisvolle Unterstützung Ihres Vorhabens.

Vielleicht haben Sie Hemmungen, Freunde oder Familienangehörige darum zu bitten. Am einfachsten ist es, ihnen erst mal etwas über das Programm zu erzählen. Erklären Sie, dass es keine kurzweilige Diät ist. Beschreiben Sie es als dreißigtägiges Experiment, an dessen Ende Sie viel mehr darüber wissen werden, welche Nahrungsmittel einen negativen Einfluss auf Ihren Körper und ihr allgemeines Wohlbefinden haben. Machen Sie

deutlich, dass Sie keine Kalorien, keine Kohlenhydrate und kein Fett reduzieren, sondern so viel natürliche Lebensmittel essen können, wie Sie wollen – und dass man keine Nahrungsergänzungsmittel oder Fertiggerichte kaufen muss.

Sie sollten Ihren Unterstützern auch erklären, warum Sie sich auf diese Reise machen und warum Sie dabei vielleicht mal Hilfe brauchen. Werden Sie dabei persönlich. Erzählen Sie von Ihren Kämpfen, Ihren Zielen und Ihren konkreten Hoffnungen auf mehr Gesundheit und Zufriedenheit. Schütten Sie ihnen Ihr Herz aus, berichten Sie ihnen, wie sehr Ihre emotionale Beziehung zum Essen, Ihre Fressattacken, Ihre Essgewohnheiten und Ihre Gesundheit Sie belasten. Seien Sie bei Arbeitskollegen weniger ausführlich, sagen Sie zum Beispiel: »Jeden Nachmittag fühle ich mich schlapp und möchte mich hinlegen. Ich hoffe, Reset hilft mir, ohne Softdrink und Schokoriegel meine Energie aufrechtzuerhalten.«

Und schließlich – bitten Sie offen um Unterstützung. Erzählen Sie ruhig von Ihren Hoffnungen und Wünschen, aber fragen Sie auch direkt: »Kann ich für die nächsten 30 Tage auf deine Unterstützung rechnen?« Das lässt Ihr Gegenüber wissen, wie wichtig dieser Plan für Sie ist und wie sehr Sie seine Hilfe schätzen würden. Und noch besser: Fragen Sie gleich, was er denkt, wie er Sie am besten unterstützen könnte. Vielleicht hat er ein paar kreative Ideen, an die Sie nicht gedacht haben, und eigene Vorschläge einzubringen wird ihn noch stärker einbinden.

Aber trotz dieser Bemühungen könnte es vielleicht sein, dass Freunde und Familie Ihrem Reset-Plan skeptisch gegenüberstehen. Seien Sie ehrlich, wie oft haben Sie schon angekündigt, eine Diät zu machen, und eine Woche später war es wieder vorbei? Vielleicht sorgen sie sich um Ihre Gesundheit, verstehen die Prinzipien von Reset falsch oder halten es für eine Trenddiät. Sie könnten eine Verteidigungshaltung einnehmen, weil Ihr neues Essverhalten bei ihnen Schuldgefühle auslöst. Oder Neidgefühle, da sie auch schon lange ihr Essverhalten ändern wollten, aber nie einen Anfang gemacht haben.

Sollten Sie Reset schließlich allein durchziehen, sind wir bei Ihnen, mit genauen Anleitungen für die ersten Wochen, hilfreichen Tipps zum Einkaufen, Vorbereiten und Kochen, Tricks zum Vermeiden von Versuchungen und Taktiken, um Stress leichter bewältigen zu können.

SCHRITT 3: Ihr Zuhause vorbereiten

Nachdem Sie sich für einen Starttag entschieden und Ihr soziales Umfeld miteinbezogen haben, sollten Sie jetzt Ihr Zuhause vorbereiten. Das bedeutet erstmal, dass Sie Süßkram, Chips und Co. entfernen.

Wichtig sind die genaue Vorbereitung und Planung auch aufgrund eines Konzepts, das als »hyperbolisches Diskontieren« bezeichnet wird. Dieser Begriff stammt aus der Wirtschaftswissenschaft und könnte auch auf die »Weg-mit-dem-Junkfood«-Situation angewendet werden. Die Idee dahinter ist, dass Menschen viel Aufmerksamkeit auf das richten, was heute passiert, aber weniger auf das, was in der Zukunft passieren wird, weil sie denken, dass das zukünftige Ich mehr freie Zeit, Kraft und Fähigkeiten hat. Was hat das mit unserer Situation zu tun?

Heute sind Sie Feuer und Flamme für das Programm und Sie fühlen sich stark und selbstbewusst. Sie betrachten die Schokolade, die Kekse, die Chips in Ihrer Speisekammer und denken: »Die brauche ich nicht. Ich will sie noch nicht einmal.« Lässig schieben Sie sie ein Stück zur Seite und lassen sie da liegen, denn Sie wollen nicht überlegen, was Sie damit machen sollen, und Sie denken, dass Ihr zukünftiges Ich genauso stark sein wird wie Ihr heutiges.

Aber das wird es nicht.

ANDERE MOTIVIEREN

Wenn Sie jemanden suchen, der das Programm mit Ihnen macht, gehen Sie strategisch vor. Wenn Sie Ihrer besten, aber unsportlichen Freundin erzählen, dass Sie Ihre Laufzeit verbessern wollen, wird sie kaum mit einsteigen. Wenn Sie aber etwas finden, was Sie gemeinsam haben, oder etwas, was ihr Sorgen macht, bekommt Ihr Anliegen einen ganz anderen Stellenwert. Sagen Sie Ihrer besten Freundin mit hyperempfindlicher Haut: »Ich hatte eine Zeit lang einen fürchterlichen Hautausschlag. Durch Reset werde ich erfahren, welche Speisen meine Haut verrücktspielen lassen.« Zu viel Kalkül? Ja, vielleicht. Aber es ist für eine gute Sache.

Eines Tages (und das wahrscheinlich öfter) ist Ihr zukünftiges Ich im Stress, es hat Heißhunger auf diese Sachen, es ist schlecht gelaunt und zweifelt, ob Sie es schaffen können. Dann sehen Sie die Schokoladentafel, die Kekse, die Chipstüte, und der Anblick ist eine ungeheure Versuchung. Sie ist so groß, dass Ihr zukünftiges, gestresstes Ich der Versuchung nachgibt und davon isst und damit Reset unterbricht.

Schätzen Sie Ihr zukünftiges Ich nicht falsch ein. Entsorgen Sie Süßkram jetzt, wenn Sie stark genug sind, dann gibt es keine Versuchung in schwachen Momenten.

Die Küche aufräumen

Zeit, die Speisekammer gründlich auszumisten. Seien Sie rigoros – je gründlicher Sie jetzt sind, desto einfacher ist es später, sich von Heißhungerattacken abzulenken. (Und denken Sie gar nicht erst daran, die Sachen in einem Schuhkarton hinten in Ihren Schrank zu stellen. Glauben Sie, Sie vergessen, wo es versteckt ist?)

Werfen Sie die Sachen also weg, geben Sie sie einem Nachbarn oder spenden Sie sie einer Lebensmitteltafel für Bedürftige.

Reset und die Familie

Eine der besten Seiten am Erwachsensein ist, dass man Entscheidungen über sein Leben selbst treffen kann. Leider können wir für andere diese Entscheidungen nicht treffen, auch wenn wir glauben, dass es für sie die richtigen wären. Sie können Ihren Ehemann oder Partner nicht zwingen, das zu essen, was Sie essen, aber Sie können (und sollten) sich mit ganzem Herzen Reset verschreiben, wenn Sie es für Ihre Gesundheit und Ihr Glück für richtig halten, auch wenn niemand anders mitmacht.

Sie können auch vorschlagen, dass Ihre Kinder mit Ihnen ihre Ernährung umstellen, aber wenn Ihr Partner dagegen ist, bestehen Sie nicht darauf. In diesem Monat geht es darum, dass Sie Ihr Leben verändern und sich Ihre neuen Gewohnheiten einspielen und Ihnen leichter fallen. Das hat Priorität.

Wenn Sie zu Hause die Einzige sind, die Reset durchführt, wird Ihre Familie wahrscheinlich nicht gerade erfreut sein, wenn Sie deren Lieblingssnacks und -desserts wegwerfen. Reservieren Sie ein Fach im Kühl- und Vorratsschrank für die Sachen Ihrer Familie, damit Sie nicht jedes Mal um die Kekse herumlangen müssen, wenn Sie eine Dose Kokosmilch brauchen.

Machen Sie Ihrer Familie klar, dass sie Ihnen bei Reset helfen oder das Programm erschweren können. Seien Sie ganz konkret, wenn es um Süßkram und Snacks angeht: »Bitte bietet mir keine Schokolade an, auch nicht im Scherz. Es würde mir schwerfallen abzulehnen, und ich möchte dieses Programm für meine Gesundheit wirklich durchhalten.« Erwarten Sie jedoch von ihnen nicht, dass sie ihre Gewohnheiten verändern, nur damit Sie es leichter haben. Wenn zu einem Familienabend vor dem Fernsehen bei Ihnen Popcorn und Süßigkeiten gehören, dann brauchen Sie einen Plan, um dabei sein zu können, ohne sich ausgeschlossen zu fühlen. Machen Sie sich zum Beispiel Grünkohlchips und eine Tasse Kräutertee.

Vielleicht hat Ihre Familie die Sorge, dass Sie Familientraditionen wie Filmabende oder das Pfannkuchenfrühstück am Sonntagmorgen »verderben« könnten, weil Sie jetzt anders essen. Wie immer ist auch hier Kommunikation der Schlüssel. Reden Sie mit Ihrer Familie über deren Befürchtungen und beziehen Sie sie in Ihre Überlegungen mit ein, wie Sie Familientraditionen auf eine Art wahren können, mit der alle zufrieden sind. Spielen Sie ein Brettspiel nach dem Abendessen anstatt einer Eiscremeparty und versichern Sie Ihren Kindern, dass Sie weiterhin mit ihnen am Sonntagmorgen im Schlafanzug frühstücken werden. Werden Sie kein Reset-Einsiedler! Finden Sie Möglichkeiten, soziale Interaktionen an kinderfreien Abenden, bei Geburtstagspartys und Familientreffen zu genießen, während Sie sich gleichzeitig treu bleiben. Die Gemeinsamkeit allein wird Ihnen Unterstützung geben, und Ihre Familie sieht, dass Ihr neuer Lebensstil Ihr soziales Leben nicht einschränkt.

Und schließlich, wenn Sie in Ihrer Familie diejenige sind, die meistens einkauft und kocht, verabreden Sie im Voraus, zu welchen Kompromissen Sie beim Einkaufen und Kochen bereit sind. Wollen Sie noch für die anderen Chips und Süßigkeiten kaufen oder sollen diese das jetzt selbst kaufen?

BINDEN SIE IHRE FAMILIE EIN

Auch wenn Ihre Familie das Programm nicht mitmacht, ist es wichtig, dass sie Sie unterstützt. Schreiben Sie Ihre Motivation für Reset auf ein Blatt Papier, zum Beispiel »Ich möchte mehr Energie haben, um am Wochenende mit euch spielen zu können« oder »Ich will keine Gelenkschmerzen mehr haben, damit wir zusammen wandern können«. Hängen Sie den Zettel dort hin, wo alle ihn sehen können. Erklären Sie Ihrer Familie, warum das Programm für Sie so wichtig ist, aber geloben Sie, nicht an dem herumzukritteln, was die anderen essen. Stellen Sie eine Liste mit Sachen auf (kein Essen), die Ihnen während dieser 30 Tage allen zusammen Spaß machen könnten, und nehmen Sie sich die Zeit dafür.

Wollen Sie getrennte Frühstücke und Abendessen machen und nur ein für alle passendes Mittagessen? Wollen Sie nur Reset-Mahlzeiten kochen und die anderen können Brötchen, Nudeln oder Zucker hinzufügen, wenn sie möchten?

Teilen Sie Ihrer Familie Ihre Entscheidung für Reset rechtzeitig mit – warten Sie nicht bis abends, um zu verkünden, dass Sie die gewünschte Pasta nicht machen werden. Beziehen Sie die Familie so weit wie möglich bei der Mahlzeitenplanung mit ein (»Wollt ihr heute Abend lieber Süßkartoffeln oder überbackenes Kürbispüree?«). Und versuchen Sie, bei jeder Mahlzeit wenigstens einen Gang zu finden, den alle am Tisch gemeinsam essen können, zum Beispiel einen Salat mit selbst gemachtem Ranch-Dressing oder ein gegrilltes Steak, damit die anderen eine Vorstellung von Ihrem Reset-Essen bekommen.

Und da Sie nun Platz in Ihrer Speisekammer und eine Strategie fürs Familienessen haben, wollen wir uns auf das konzentrieren, was Sie im nächsten Monat essen werden.

Planen Sie die ersten Mahlzeiten

Auch wenn Sie normalerweise eher spontan kochen, worauf Sie Lust haben, sollten Sie mindestens in den ersten Tagen von Reset Ihre Mahlzeiten konkret planen. Das ist gut für Ihr Portemonnaie, denn Sie kaufen nur, was Sie brauchen, und müssen keine unverbrauchten Lebensmittel wegwerfen. Aber noch wichtiger ist, dass Ihr Gehirn während der kommenden Zeit nicht überfordert wird … und da helfen konkrete Pläne.

In den 1920er-Jahren entdeckte ein russischer Psychologe, dass nicht zu Ende geführte Aufgaben im Gehirn des Menschen »hängen bleiben«, uns ablenken und uns Stress bereiten. Diese Beschäftigung mit unerledigten Dingen kostet so viel Anstrengung, dass es unser Gehirn daran hindert, sich auf anderes, Wichtigeres zu konzentrieren. Wahrscheinlich haben Sie das schon erlebt – die Ablenkung, das Unwohlsein, den unruhigen Schlaf, die verursacht sind von der halb fertigen Präsentation oder dem Arbeitsprojekt, bei dem Sie nicht im Zeitplan sind, oder der E-Mail, die Sie morgen endlich mal abschicken müssen.

Mit Reset läuft es ähnlich ab: Sie sind bereit, das Programm zu beginnen. Sie haben Freunde, die Sie unterstützen. Natürlich planen Sie, einkaufen zu gehen. Aber die Mahlzeiten wollen Sie zubereiten, wie es sich gerade ergibt. Was soll daran schwer sein? Ein Stück Fleisch, etwas Gemüse und etwas Fett dazu. Fertig.

Ihr Gehirn würde dann aber das Gefühl kriegen, hier sei etwas nur halb fertig. Was genau werden Sie essen? Wird vom Abendessen am Montag genug fürs Mittagessen am Dienstag übrig bleiben? Am Mittwoch haben Sie schon früh eine Besprechung, was können Sie in weniger als zehn Minuten zum Frühstück zubereiten? Und was zum Teufel sollen Sie mit dem Rosenkohl machen, den Sie gekauft haben? Diese Unsicherheiten überfordern Ihr Gehirn, was wiederum *Sie* ablenkt und stresst.

Unterschätzen Sie nicht, wie anders Ihre nächsten 30 Tage bezüglich Essen aussehen werden, selbst wenn Sie sich einigermaßen gesund ernährt haben. Sie können sich keine Pizza mehr mitbringen, wenn Sie abends nur noch müde sind, nicht mehr bei einem Glas Wein nach einem langen Tag entspannen oder sich auf den Vollkornbagel in der Kantine verlassen, mit dem Sie die Nachmittagsbesprechung schon überstehen werden.

Sie können bei einem Geschäftsessen auch keinen rohen Rosenkohl essen. Nun ja, Sie könnten es tun, aber das wäre sehr merkwürdig und würde auch nicht schmecken.

Planen Sie also mindestens für die ersten drei bis sieben Tage Ihres Reset-Programms, was Sie zum Frühstück, zum Mittag und zum Abend essen werden. Schreiben Sie es ganz genau auf: die komplette Mahlzeit, die Seite, auf der das Rezept steht, die Zubereitungsmethode, die Zutaten, die Sie kaufen müssen, ob Sie mehr zubereiten wollen, um den Rest für eine andere Mahlzeit zu verwenden (»Dienstag mehr Hühnerbrust braten, Reste für Hühnersalat fürs Mittagessen am Mittwoch«). Sehen Sie Ihren Terminkalender nach besonders schwierigen Terminen in diesen 30 Tagen durch –

frühe Besprechungen, Geschäftsessen, sportliche Herausforderungen, Reisen – und schreiben Sie auf, wie Sie damit umgehen wollen.

Auch wenn Sie die Mahlzeiten noch nicht vorbereitet, gekocht oder gegessen haben, werden Sie entspannter sein, weil Sie einen *Plan* haben. Sie schlafen auch besser, wenn nachts in Ihrem Kopf nicht die Frage »Was esse ich zum Frühstück?« herumschwirrt.

Also auch wenn Sie eine fähige Köchin, eine gesunde Esserin oder eine überzeugte Improvisationskünstlerin sind … vertrauen Sie uns! Machen Sie einen Plan, wenigstens für die ersten paar Tage. Wenn Sie den Rest der Zeit spontan entscheiden wollen, bitte sehr! Aber wenn Sie merken, dass Sie unruhig werden, wissen Sie nun genau, wie Sie Ihr Gehirn wieder glücklich machen können.

Einkaufen gehen

Jetzt ist es an der Zeit, sich mit den Lebensmitteln für das Reset-Programm zu versorgen! Wenn Sie unseren 7-Tage-Essensplan verwenden (siehe Kasten), ist diese Aufgabe ganz leicht. Wenn Sie Ihren eigenen Essensplan aufstellen, lesen Sie unsere Tipps, um Zeit und Geld beim Einkaufen zu sparen, bevor Sie sich für Ihre Mahlzeiten entscheiden. Lesen Sie den Abschnitt »Lebensmitteleinkauf« ab Seite 85, bevor Sie Ihren Essensplan aufstellen und einkaufen gehen.

UNSER 7-TAGE-ESSENSPLAN

Ab Seite 192 finden Sie einen ausführlichen Essensplan für sieben Tage. Man kann ihm der Einfachheit halber genau folgen oder ihn eher als Inspiration sehen. Am besten lesen Sie unseren Plan und passen ihn Ihrem Geschmack, Ihrem Lebensstil, Ihrer Familie und Ihrem Budget an.

SCHRITT 4: Ihr Erfolgsplan

Falls Sie die nächsten 30 Tage nicht wie ein Einsiedler leben wollen, wird Ihr Reset-Weg wahrscheinlich mit Hindernissen gepflastert sein. Unerwartete Einladungen zum Abendessen, stundenlange Meetings, Reiseverzögerungen oder aufwühlende Treffen der Art, die Sie früher mit Wein und Schokolade bewältigt haben ... Angesichts solcher unvorhergesehener Herausforderungen geben leider einige das Reset-Programm im selben Moment auf. Und Warum?

Weil sie keinen Plan haben.

Erkennen Sie das wiederkehrende Motiv?

Daher wollen wir uns vor dem tatsächlichen Beginn des Programms mit Ihnen hinsetzen und die nächsten 30 Tage durchdenken. Lassen Sie uns Ihre möglichen Hindernisse vorwegnehmen und für jede mögliche Situation einen Plan aufstellen.

Vorbereitung ist alles!

Schreiben Sie zuerst alle stressigen, schwierigen oder komplizierten Situationen auf, mit denen Sie

während der 30 Tage konfrontiert werden könnten. Das können Geschäftsessen sein, Familientreffen, Reisepläne, lange Arbeitstage, Geburtstagspartys, Feiertage mit aufwendigen Menüs, Büropartys, Familienstress, Deadlines, finanzielle Sorgen ... wirklich alles, von dem Sie sich vorstellen können, dass es eintrifft und dann Ihren Reset-Zug zum Entgleisen bringen könnte.

Wenn in Ihrem Kalender nichts Konkretes steht, denken Sie etwas zurück: Haben Sie die letzten Male nach einem Besuch bei Ihrer Schwiegermutter eine Tafel Schokolade verschlungen? Das wäre ein Wenn-Fall. Oder haben Sie, als Sie das letzte Mal sehr spät und unter Druck arbeiten mussten, danach die Weinflasche geöffnet? Das wäre das nächste »Wenn«.

Als nächsten Schritt überlegen Sie sich für jede möglicherweise gefährliche Situation eine Dann-Taktik: »Wenn das passiert, dann tue ich das.« Schreiben Sie diesen Teil auf. Hier sind einige Beispiele:

GESCHÄFTSESSEN: Wenn Geschäftspartner mit mir ein Glas Wein oder Sekt trinken wollen, dann sage ich: »Ich mache gerade dieses Ernährungsexperiment, um herauszufinden, ob sich meine Allergien verbessern – ich nehme bitte nur ein Mineralwasser.« Oder verwenden Sie eine der Strategien, die wir im Abschnitt »Essen im Restaurant« ab Seite 89 beschrieben haben.

FAMILIENESSEN 1: Wenn meine Mutter mich einlädt, mit ihr essen zu gehen, dann erinnere ich sie an mein Reset-Programm und schlage vor, dass ich bei mir zu Hause für sie koche.

FAMILIENESSEN 2: Wenn sie darauf besteht, mich einzuladen, dann frage ich sie, ob wir ins ... (Reset-freundliches Restaurant) gehen können, weil es mein Lieblingsrestaurant ist.

FAMILIENESSEN 3: Wenn das Essen zu einer Befragung über meine »verrückte Diät« wird, dann sage ich, dass ich gerne nach dem Essen ausführlich Auskunft gebe, und wechsele das Thema.

WENN ..., DANN ...

Studien haben gezeigt, dass man sein Ziel mit einer zwei- bis dreimal so hohen Wahrscheinlichkeit erreicht, wenn man vorher einen Wenn-Dann-Plan aufstellt. Das ist so, weil Gewohnheiten aus drei Teilen bestehen: dem Auslöser, der Routine und der Belohnung. Wenn-dann-Aussagen schaffen einen starken Bezug zwischen dem Auslöser (dem »Wenn«) und der Routine (dem »Dann«). Dieser starke Bezug bedeutet, dass man die Handlung eher automatisch und mit weniger Mühe zu Ende bringt. Und »weniger Mühe« heißt auch »weniger Willenskraft erforderlich«, was immer gut ist, wenn es auch die schlechte Option von Belohnungs- und Trostessen gibt.

REISETAG: Wenn ich zum Flughafen komme und mein Flug hat Verspätung, dann nasche ich von den Nüssen, Äpfeln, Karotten und dem Stück Mandelbutter in meinem Handgepäck.

VERKEHRSSTAU: Wenn ich im Stau stecke, dann stelle ich das Radio laut und nasche von dem Früchte-Nuss-Riegel, den ich für Notfälle immer im Handschuhfach habe.

GEBURTSTAGSPARTY: Wenn im Büro ein Geburtstag gefeiert wird, dann esse ich etwas, bevor ich zur Party gehe. Ich lehne den Kuchen höflich, aber bestimmt ab und unterhalte mich mit Kollegen.

EINLADUNG: Wenn ich zum Essen eingeladen bin, frage ich die Gastgeber nach dem Menü und bringe eine Vorspeise und eine für mich passende Beilage mit, sodass ich auf jeden Fall auch etwas essen kann.

FAMILIENTRADITION: Wenn mein Ehemann sonntags immer Pfannkuchen macht, dann mache ich außerdem eine herzhafte Frittata; so können wir zusammen essen, und ich gerate nicht in Versuchung.

TÄGLICHES RITUAL: Wenn ich während unserer abendlichen Fernsehzeit versucht bin, Kartoffelchips zu knabbern, dann mache ich mir vorher eine Tasse Kräutertee oder lasse das Fernsehen weg und lese stattdessen oder nehme ein Bad.

FEIERABEND: Wenn ich nach der Arbeit große Lust auf ein Glas Wein oder Bier habe, dann schaffe ich mir ein neues Ritual: Ich gieße mir etwas Kombucha-Tee (ohne Zucker!) in ein besonders hübsches Glas und entspanne 20 Minuten.

STRESSSITUATIONEN: Wenn ich einen schlechten Tag habe und versucht bin, mich mit dem üblichen Trostessen zu beruhigen, dann rufe ich einen meiner Unterstützer an und bitte ihn, mit mir darüber zu reden. Dann mache ich mir ein leckeres

> ## NOTFALLMAHLZEITEN
>
> Suchen Sie sich drei schnelle und einfach zuzubereitende Mahlzeiten aus, für die Sie nur Zutaten brauchen, die Sie immer dahaben und die in circa zehn Minuten fertig sind. Zum Beispiel ein Rührei mit Gemüse (Seite 198), angerichtet mit scharfer Soße; unsere blitzschnellen Lachsfrikadellen (Seite 342) oder eine Dose Thunfisch mit selbst gemachter Mayo, frischen Früchten und Walnüssen auf Blattsalat. Hängen Sie eine Liste mit den ausgewählten Gerichten an Ihren Kühlschrank, dann haben Sie immer einen Plan für Abende, an denen alles aus dem Ruder läuft.

Reset-Abendessen, um mich gut versorgt zu fühlen.

BEKANNTE AUSLÖSER: Wenn ich Streit mit meinem Partner habe, dann rufe ich eine Freundin an und wir gehen Kaffee trinken oder etwas Gesundes essen, was den Reset-Standards für gutes Essen entspricht.

LANGER ARBEITSTAG: Wenn ich hungrig und schlecht gelaunt von der Arbeit komme und in Versuchung gerate, mir etwas zu essen zu bestellen, dann koche ich eine Notfallmahlzeit (siehe Infokasten).

Haben Sie eine lange Liste? Gut so! Das bedeutet, Sie haben an alle schwierigen Situationen gedacht, mit denen Sie in den nächsten Tagen konfrontiert werden könnten.

Und schließlich ist es sinnvoll, wenn Sie ein Wenn-Dann-Szenario parat haben. Sie wissen dann auch, was Sie tun, wenn Sie von etwas Unvorhergesehenem überrascht werden. Zum Beispiel: »Wenn etwas eintritt, das ich nicht vorhergesehen habe, und ich gerate in Versuchung, das Reset-Programm aufzugeben, dann werde ich …« (Füllen Sie die Lücke – eine Freundin anrufen, einen Spaziergang machen, mir eine Tasse Tee kochen usw.)

Das ist die richtige Herangehensweise, um das Programm erfolgreich zu absolvieren. Schritt für Schritt, immer nur einen Tag, eine Mahlzeit, einen Bissen.

SCHRITT 5: Schaffen Sie Ihre Waage fort

Das ist der letzte Schritt, bevor es losgeht, und vielleicht der schwerste. Doch diese Regel nehmen wir sehr ernst, und das sollten Sie auch.

Es gibt keinen besseren Weg, Ihr Reset-Programm zu sabotieren, als sich selbst wöchentlich (oder täglich) zu wiegen. Es ist an der Zeit, sich von dieser Zahl auf der Anzeige zu befreien, zumindest für die nächsten 30 Tage. Warum wir dagegen sind, dass Sie Ihren Fortschritt in Körpergewicht messen?

Wir nennen Ihnen vier gute Gründe:

1. Im Verlauf eines Tages (oder sogar innerhalb weniger Stunden) kann Ihr Gewicht um vier bis fünf Pfund schwanken, ohne dass diese Schwankung der Zu- oder Abnahme von Körperfett entspricht. Sie können ein paar Mahlzeiten mit vielen Kohlenhydraten essen und dadurch etwas mehr wiegen, oder Sie wachen morgens dehydriert auf und haben ein oder zwei Pfund »verloren«.

Für Ihr Körpergewicht spielt es eine Rolle, zu welcher Tageszeit Sie sich wiegen, was Sie anhaben, sogar wo Sie auf die Waage steigen, mal angenommen, Sie haben keine geeichte Arztwaage zu Hause. Sich täglich zu wiegen sagt Ihnen nichts über einen langfristigen Trend.

2. Das auf der Waage gemessene Gewicht sagt nichts über Ihre Gesundheit aus. Sie möchten zehn Kilo verlieren? Kein Problem. Reduzieren Sie Ihre Kalorien um die Hälfte und machen Sie zwei Stunden am Tag niedrig intensives Kardiotraining. Dann zeigt die Waage schnell die »richtige« Zahl … ungefähr einen Monat lang. Bis nämlich Ihre Willenskraft schwindet (da diese Verhaltensweisen nicht nachhaltig sind) und Ihr aus dem Gleichge-

wicht geratener Stoffwechsel zurückschlägt. Dann nehmen Sie die verlorenen Kilos wieder zu und vielleicht sogar noch ein paar mehr.

Sagt Ihnen diese digitale Anzeige, die hoch- oder runtergeht, irgendetwas darüber, ob Ihre Gesundheit sich verbessert oder verschlechtert? Natürlich nicht. Diese Zahl sagt allein nichts darüber aus, wie Ihre Beziehung zum Essen sich entwickelt, ob Ihr Hormonhaushalt, Ihr Verdauungssystem, der Entzündungszustand Ihres Körpers sich verändern. Diese Zahl spiegelt nicht wieder, dass Sie weniger Fressattacken haben, dass Sie besser schlafen, in besserer Stimmung sind oder mehr Selbstvertrauen haben. Und diese letzten Faktoren beeinflussen Ihre Gesundheit viel direkter als Ihr Körpergewicht.

KOMMT IHNEN DAS BEKANNT VOR?

Sie springen aus dem Bett und stellen sich direkt auf die Waage, schließen die Augen, drücken die Daumen und spähen dann auf die Skala. Juhu! Ein halbes Kilo weniger! Das wird ein toller Tag! Gut gelaunt springen Sie unter die Dusche. Am nächsten Tag wiederholt sich das Ritual – aber heute öffnen Sie Ihre Augen und wiegen ein Kilo mehr! Ein. Ganzes. Kilo. Sofort ist Ihre Stimmung im Keller, und Sie überlegen hektisch, was Sie gestern alles gegessen haben. War es die Extraportion Kartoffeln? Der Snack, den Sie sich vor dem Abendessen gegönnt haben? Der Kombucha-Tee? Sofort überlegen Sie, wie Sie das wieder in Ordnung bringen können. Heute werden Sie zum Frühstück nur zwei Eier essen, keinen Snack. Egal, was passiert. Und vielleicht bleiben Sie länger im Fitnessstudio als sonst. Sie ziehen sich für die Arbeit an, überzeugt, dass Sie furchtbar aussehen (Sie haben dieselben Hosen an, die gestern noch Ihre Lieblingshosen waren), und deprimiert beginnen Sie Ihren Tag mit dem Gefühl, fett und hässlich zu sein.

3. Wenn sich Ihre Aufmerksamkeit vor allem auf die Zahl auf der Waage richtet, dann übersehen Sie die anderen, wichtigeren Ergebnisse Ihrer Bemühungen. Ihre Haut wird klarer. Sie werden beweglicher. Sie atmen leichter, wenn Sie rennen. Ihre Nase ist nicht mehr dauernd verstopft. Sie haben im Büro den Kuchen weitergereicht, ohne sich überhaupt Gedanken darüber zu machen. Sie sind belastbarer und verlieren nicht so schnell die Fassung. Sie haben plötzlich Spaß am Kochen. Diese Ergebnisse könnten Sie motivieren, mit Ihrem neuen, gesunden Verhalten weiterzumachen. Aber solange Sie nicht aufhören, zwanghaft wissen zu wollen, ob Sie ein halbes Kilo zu- oder abgenommen haben, können Sie die emotionalen, mentalen und körperlichen Fortschritte nicht wahrnehmen, die Sie tatsächlich machen.

4. Die Waage kontrolliert Ihr Selbstvertrauen. Das ist vielleicht der wichtigste Grund, um sich von ihr zu trennen. Es ist psychisch ungesund, einer Zahl – irgendeiner Zahl – zu erlauben, über Ihr Selbstwertgefühl und Ihr Selbstvertrauen zu bestimmen. Und doch passiert genau das.

Es ist einfach tragisch, dass Ihr tägliches Mess-ritual entscheidet, ob Sie einen guten oder einen schlechten Tag haben und ob Sie sich wohlfühlen oder nicht. Durch das Ergebnis des Wiegens können Sie innerhalb von fünf Sekunden von einem selbstbewussten Menschen zu einem werden, der sich selbst verachtet. Aber was die Waage Ihnen sagt, ist *nicht* die Realität. Sie arbeiten hart, um Ihre Essgewohnheiten zu verändern. Sie überwinden täglich Hindernisse. Sie kümmern sich besser um sich selbst, als Sie das in den letzten Jahren je getan haben. Sie tun das, von dem viele Menschen sich jeden Tag wünschen, dass sie es tun könnten – Sie verändern Ihr Leben zum Besseren.

Also trennen Sie sich für die nächsten 30 Tage von Ihrer Waage. Stellen Sie sie in die Garage, geben Sie sie jemand anderem zum Aufbewahren, nehmen Sie sie mit nach draußen und lassen Sie sie in einem netten kleinen Reset-Vorbereitungs-ritual mit Ihrem Hammer Bekanntschaft machen.

Wenn Sie das tun, dann nehmen Sie es bitte auf und schicken Sie uns das Video. Wir würden es zu gern sehen.

Sie verdienen etwas Besseres, und Ihr tägliches Wiegen ist eine Angewohnheit, von der Sie sich endlich trennen müssen.

»Vorher« und »Nachher«

Ab Seite 128 im Abschnitt »Fragen zur Wiederein-führung« gibt es eine Auflistung der Faktoren, an denen Sie Ihren Reset-Erfolg messen können, ein-schließlich der vielen körperlichen Vorteile des Pro-gramms. Auch wenn Gewichtsverlust nicht unser eigentliches Ziel ist, nehmen die meisten ab oder verbessern ihren körperlichen Zustand. Und das kann sicherlich ein Teil Ihrer Motivation sein, um

IHRE ERFOLGE MESSEN

Wir wollen nicht, dass Sie in den nächsten 30 Tagen Ihren Körper völlig ignorieren, son-dern nur die Anziehungskraft zwischen Ihnen und der Erde – denn das ist alles, was Ihre Waage misst! Auch ohne Waage können Sie positive Veränderungen an Ihrem Körper be-obachten. Achten Sie darauf, wie Ihre Kleidung passt – sitzt sie lockerer, ist sie leichter zuzu-knöpfen, ist der Reißverschluss leichter zu schließen? (Merken Sie sich, in welchem Loch Sie Ihren Gürtel bisher geschlossen haben, es kann sein, dass Sie ihn vor Ende des Pro-gramms etwas enger stellen müssen.) Ist Ihr Bauch flacher, weil er weniger aufgebläht ist, Sie keine Verstopfung mehr haben oder sich kein Wasser mehr ansammelt? Können Sie Ihre Ringe leichter aufstecken oder abziehen, weil die Finger weniger geschwollen sind? Und Ihre Haut – ist sie weniger trocken, schuppt sie sich nicht mehr, haben Sie reinere Haut? Wachsen Ihre Fingernägel oder fühlt sich Ihr Haar voller an? All diese körperlichen Veränderungen sind Zeichen dafür, dass das Reset-Programm Sie in die richtige Richtung führt!

Ihre neuen, gesunden Gewohnheiten beizubehalten, wenn das Reset-Programm beendet ist.

Aber wir verstehen, dass es vielleicht schwierig für Sie ist, kleine tägliche Veränderungen überhaupt wahrzunehmen. Und obwohl wir nicht möchten, dass Sie sich in den kommenden 30 Tagen wiegen oder messen, ermutigen wir Sie, Ihren anfänglichen körperlichen Zustand mit demjenigen am Ende des Programms zu vergleichen.

Wiegen Sie sich an Tag null, bevor Sie mit dem Programm beginnen. Sie können auch Körpermessungen vornehmen – zum Beispiel den Umfang der Oberarme, der Brust, der Taille, der Hüfte, der Oberschenkel. Machen Sie ein »Vorher-Foto«, auch wenn es Ihnen peinlich ist. Sie müssen es ja niemandem zeigen, aber vertrauen Sie uns, für später ist es sinnvoll.

Stellen Sie sich am besten vor eine weiße Wand und tragen Sie möglichst wenig Kleidung. Sie sollten sich dabei natürlich noch wohlfühlen. Nun lassen Sie jemanden Ganzkörperfotos von vorn, von hinten und von der Seite machen. Wiederholen Sie das Ganze dann – möglichst in derselben Kleidung – 31 Tage nach Beginn des Programms.

Nun ist es fast so weit, bald kann es mit dem Reset-Programm losgehen. Aber zuerst wollen wir die 30 Tage einmal probeweise und beispielhaft mit Ihnen durchgehen, damit Sie einen Eindruck davon bekommen, was während des Programms wahrscheinlich auf Sie zukommen wird. Wie bei jedem Programm können Ihre Ergebnisse natürlich abweichen, aber so ungefähr könnten Ihre 30 Tage verlaufen.

Der 30-Tage-Plan

»Bei mir wurde vor einigen Jahren systemische Mastozytose diagnostiziert. Bei dieser Krankheit kann der Körper schwere allergische Reaktionen zeigen, und ich hatte jahrelang mit Nesselsucht, Gelenkschmerzen und Magen-Darm-Problemen zu kämpfen. Nach sieben Tagen meines ersten Reset-Programms sprang ich ohne Gelenkschmerzen aus dem Bett. Nach zehn Tagen hatte ich keine Magen-Darm-Probleme und keine Blähungen mehr, die bis dahin ein »normaler« Teil meines Lebens gewesen waren. Reset hat eindeutig mein Leben verändert! Ich habe viel Energie, meine ständigen Essensdämonen sind verschwunden (keine Gier mehr nach den Sachen, die mich krank machen), und ich fühle mich einfach großartig!«

– ANNEMARIE, MASSACHUSETTS

Sie haben sich über das Programm informiert und sich für ein Anfangsdatum entschieden. Sie haben sogar Freunde oder Familienmitglieder überzeugt, das Programm mitzumachen, oder wenigstens haben Sie ihnen Ihren Plan mitgeteilt und um Unterstützung gebeten.

Es ist offiziell: Sie beginnen mit Reset!

Aber bevor Sie tatsächlich anfangen, sollten wir darüber sprechen, was Sie in den nächsten Tagen erwarten können; über die Hochs und die Tiefs.

Moment mal – Tiefs?

Ja, genau, Tiefs. Denn so großartig sich die meisten am Ende ihrer Reset-Reise auch fühlen werden, der Weg dahin wird teilweise holprig sein. Kurz gesagt, der nächste Monat wird sich wie eine Seifenoper abspielen. Ein Reset-Teilnehmer schrieb auf Twitter: »Woche 1: Ich bin am Verhungern, ich bin müde, ich mag euch nicht, ich fühle mich GROSSARTIG, ich habe wieder Hunger, ich fühle mich TOLL, das ist blöd.«

Dieser Tweet beschreibt sehr gut, wie Sie sich am Anfang wahrscheinlich fühlen werden. Euphorisch, erschöpft, glücklich. Sie werden ungeheuer mies gelaunt sein. Sie werden sich heute fit, gesund und toll fühlen und morgen glauben, dass das alles nicht funktioniert. Sie werden gleichzeitig denken, dass das Reset-Programm das Beste ist, das Ihnen je passiert ist, und dass Sie es nicht erwarten können, dass es vorbei ist.

Dies wird alles passieren, denn wenn Sie so etwas in Angriff nehmen wie die Veränderung Ihres Lebens, dann ist das eben eine große Sache. Wir wissen, wir haben im Ton liebevoller Strenge gesagt, dass das Programm nicht schwer ist, und das stimmt auch in gewisser Weise; schließlich haben Sie Schwereres hinter sich, als bei einer Bürofeier trockenen Kuchen abzulehnen. Aber wir räumen ein, dass es schwer sein *kann*. Ihre emotionale Beziehung zum Essen zu überprüfen ist schwer. Jahrelang gepflegte Gewohnheiten abzulegen ist schwer. Sich daran zu gewöhnen, mit Freunden und Familie zusammen zu sein, ohne dabei Pizza, Süßes oder Alkohol zu genießen, ist schwer.

Und das ist nur der mentale Aspekt.

Ihren Körper haben Sie wahrscheinlich in den letzten fünf (zehn, zwanzig?) Jahren aus dem Gleichgewicht geworfen, indem Sie zu viel Nahrungsmittel gegessen haben, die Essgelüste fördern, Ihren Hormonhaushalt durcheinanderbringen, Ihren Darm schädigen und Ihr Immunsystem stark belasten. Mit dem Beginn des Reset-Programms rufen Sie also praktisch einen Waffenstillstand mit Ihrem Körper aus. Aber zuerst müssen umfassende Entgiftungsprozesse stattfinden, was sich sehr chaotisch anfühlen kann.

Aber während dieser Prozesse werden Sie auch an Selbstvertrauen gewinnen. Sie werden stolz auf sich sein. Sie werden glücklicher sein, mehr Energie haben, Sie werden sich mehr im Leben blicken lassen. Sie werden besser schlafen und Ihre Essgelüste werden weniger werden, vielleicht sogar ganz verschwinden.

In Ihrer Zukunft wird es eine Menge Sonnenschein und wahrscheinlich mehr als ein paar Regenbogen geben.

Hunderttausende haben Reset bereits durchgeführt (und die meisten sogar mehrmals). Auf der Grundlage ihrer Erfahrungsberichte und unserer Forschung haben wir diesen beispielhaften Programmverlauf aufgestellt, der Sie auf die körperlichen und emotionalen Hausforderungen vorbereiten soll, mit denen Sie vielleicht konfrontiert sein werden.

Der Reset-Programmverlauf

TAG 1: Keine große Sache

Am Nachmittag des ersten Tages: Ohne Mühe sind Sie am Kuchen in der Cafeteria vorbeigegangen, zufrieden mit sich und gut gesättigt nach Ihrer Frühstücks-Frittata. Kaffee mit Kokosmilch schmeckt gar nicht so schlecht, und als Mittagessen hatten Sie einen Proteinsalat mitgenommen. Dem Bedürfnis nach einem Nachmittagssnack haben Sie widerstanden und stattdessen auf Dörrfleisch und einem Apfel herumgekaut. Jetzt erfüllt das Chili in Ihrem Schongarer Ihre Küche mit einem himmlischen Duft, und Sie verstehen überhaupt nicht, wieso manche glauben, dass die Durchführung des Reset-Programms schwer sei.

Diese Illusion ähnelt der ersten Episode einer Reality-Show, bei der die Teilnehmer zusammen-

kommen und gezwungen sind, in einem Haus zu leben. Am Ende des ersten Tages ist jeder überzeugt, dass alle beste Freunde fürs Leben werden.

Wir auf der anderen Seite des Bildschirms wissen es aber besser.

Wir freuen uns, dass Sie sich gestärkt fühlen, weil Sie den ganzen Tag eine gute Wahl nach der anderen getroffen haben. Seien Sie sich Ihres Rockstar-Gefühls bewusst und merken Sie es sich, Sie werden es später wahrscheinlich brauchen.

Heute verbringen Sie die Stunden vielleicht zwischen einem Gefühl von Großartigkeit und Furcht. Sie könnten sich fragen, wie Sie die kommenden 30 Tage ohne Ihr Lieblingsessen überstehen sollen, oder es ist einfach die Andersartigkeit, die Ihnen Angst macht. Die Vorstellung, Ihr Leben zu verändern, ist aufregend, aber sie ist auch beängstigend. Das ist völlig normal.

Erlauben Sie sich, nervös zu sein. Aber denken Sie daran, Sie haben einen großartigen Plan, Unterstützung und viele Hilfsmittel, um Sie durch die nächsten 30 Tage zu bringen.

TAG 2 UND 3: Der Kater

An Tag 2 klingelt der Wecker, und Sie springen aus dem Bett. Sie erwarten, dass Sie sich toll fühlen, genau wie gestern. Stattdessen haben Sie Kopfschmerzen, Ihr Körper fühlt sich nicht gut an, Sie sind ein wenig wie benebelt … wie eine Art Kater. Aber Sie sind sicher, im Schlaf keine halbe Flasche Tequila geleert zu haben, was ist also passiert?

Schauen wir uns einmal an, was Sie so gegessen haben, bevor Sie mit Reset begannen: Nudeln, Pizza, Bier oder Wein, Fast Food, Chips, Kuchen, Süßigkeiten, Brot (so viel Brot). Jetzt tritt Ihnen Ihre zuckerreiche, kalorienreiche, nährwertarme Vergangenheit in den Allerwertesten – und offenbar auch in den Kopf.

Hier ist eine kleine mathematische Gleichung für Tag 2 und 3: Die Menge an Schwierigkeiten, die Sie in dieser Phase haben, ist proportional zu der Menge von Junkfood, die Sie konsumiert haben, bevor Sie das Programm begannen. Vor allem dann, wenn Sie sich ständig von Ungesundem ernährten. Diese Phase ist außerdem etwa 34 Prozent schwieriger für diejenigen, die regelmäßig Cola getrunken haben, weil bei ihnen dann nicht nur die massive Überschwemmung mit Zucker wegfällt, sondern auch das Koffein.

Fast alle Reset-Teilnehmer berichten während dieses Programmteils von Kopfschmerzen, Müdigkeit und allgemeinem Unwohlsein. Die Gewöhnung an die neuen Lebensmittel, die Sie essen, und das Fehlen der zuckrigen Sachen, die Sie früher aßen, bedeutet für Ihren Körper eine harte Zeit

der Umstellung. Dieser Prozess dauert bei einigen Glücklichen einen Tag, bei anderen mehrere Tage. Nehmen Sie es entspannt, trinken Sie viel Wasser, strengen Sie sich im Fitnessstudio nicht zu sehr an und treffen Sie weiter gute Essensentscheidungen.

Jetzt ist auch eine gute Zeit, sich der Unterstützung von Freunden und der Familie zu versichern, denn …

TAG 4 UND 5: Alle nerven

Tag 4 bricht an, und Sie machen einen zögernden Schritt aus dem Bett, denn Sie erwarten rasende Kopfschmerzen. Stattdessen fühlt sich Ihr Kopf erstaunlich klar an. Ihre Gliedmaßen funktionieren ohne Schmerzen. Dies könnte ein guter Tag werden! Sie gehen in die Küche, und als Ihr Partner Sie mit strahlendem Lächeln begrüßt, werden Sie plötzlich von dem Bedürfnis übermannt, ihn anzuschreien, weil er an diesem Morgen so ekelhaft fröhlich ist.

Glückwunsch! Sie haben es bis Tag 4 geschafft.

Bereiten Sie sich darauf vor, dass Sie in den nächsten zwei Tagen immer wieder von dem überwältigenden Bedürfnis übermannt werden, alles um Sie herum zu zerschlagen. Ihre Kinder töten Ihnen den letzten Nerv, Ihre Kollegen reden, kauen und atmen auf unerträgliche Art und fröhliche Kas-

ALLES ESSEN WOLLEN

Vielleicht spüren Sie in dieser Phase auch ein Bedürfnis, einfach alles zu essen. Das ist ziemlich normal, weil Ihr Körper nach dem Zucker verlangt, der ihn bisher am Laufen gehalten hat, und Ihr Gehirn nach all dem süßen, salzigen, fettigen Zeug giert, mit dem Sie es dauernd belohnt haben. Gönnen Sie sich dann bei Ihren drei Mahlzeiten am Tag etwas größere Portionen, und wenn nötig noch eine Mini-Mahlzeit zwischendurch. Versuchen Sie herauszufinden, ob Sie wirklich Hunger haben oder nur Ihr Gehirn verrücktspielt.

siererinnen und die Bedienung im Café ducken sich vor Ihrer schlechten Laune.

Ihr Gehirn ist nicht glücklich, wenn Sie ihm seine vorher so großzügig gewährten Belohnungen von supersüßem, salzigem, fettigem Junkfood vorenthalten – und ein unglückliches Gehirn ist ein gestresstes und ängstliches Gehirn. Außerdem versuchen Ihre Hormone verzweifelt, mit Ihren neuen Essensentscheidungen klarzukommen, Ihr Darm beginnt zu heilen, Sie haben seit drei Tagen Kopfschmerzen und Sie vermissen Ihre Cola!

Auch das geht vorbei.

Bitten Sie Ihre Familie so nett Sie können um Geduld und Verzeihung, am besten bevor Sie ihnen sagen, dass sie nicht so laut atmen sollen. Nehmen Sie einen tiefen Atemzug, essen Sie etwas Süßkartoffel und führen Sie sich immer wieder vor Augen, warum Sie mit Reset begonnen haben. Wir versprechen, dass Sie sich bald besser fühlen werden.

TAG 6 UND 7: Einfach nur schlafen

Es ist Tag 6, und Sie haben es durch die letzte Phase geschafft, ohne aufzugeben. Hurra! Nur – heute fühlen Sie sich so unglaublich schwach. Es ist zehn Uhr vormittags, und Sie können an nichts anderes denken, als unter Ihren Schreibtisch zu kriechen und sich für ein Schläfchen zusammenzurollen. Während sich der Tag dahinschleppt, verwandelt sich vor Ihren Augen die harte hölzerne Schreibtischplatte in ein kuscheliges, warmes Kissen. Mit vernebeltem Kopf gehen Sie nach der Arbeit ins Fitnessstudio und fragen sich, ob es jemandem auffallen würde, wenn Sie in der Yogastellung des Kindes einschlafen würden.

Sie warten mit dem Zubettgehen bis zu der einigermaßen akzeptablen Zeit von acht Uhr, nur um sich elf Stunden später aus dem Bett zu quälen und sich kein bisschen ausgeruhter als am Tag zuvor zu fühlen.

Wir wissen genau, was Ihnen durch den Kopf geht: »Ich dachte, dieses Programm ist dazu da, dass ich mich besser fühle. Sollte diese neue Art zu essen mir nicht *mehr* Energie geben?«

Das wird auch passieren, aber es dauert eine Weile. Ihr Körper hat seine Energie lange Zeit aus Zucker bezogen. Mit all den Muffins, Vanilla Lattes und dem vielen Junkfood haben Sie ihn dazu erzogen, alle paar Stunden Zucker zu brauchen, um zu funktionieren. Nun kann Ihr Körper zwar auch sehr gut Fett als Brennstoff zum Funktionieren verwenden, aber Ihre Mitochondrien (die »Kraftwerke« der Zellen) brauchen Zeit, um zu lernen, wie sie Körperfett und das Fett in der Ernährung zur Energiegewinnung einsetzen. Das heißt, Sie stecken genau in dieser Zwischenphase, in der Sie nicht mehr die Sachen essen, aus denen Ihr Körper Energie machen kann, er aber die Brennstoffe, mit denen Sie ihn versorgen, noch nicht in Energie umwandeln kann.

Studien haben gezeigt, dass der Prozess der »Fettadaption« (die Fähigkeit, Fett als Brennstoff zu nutzen) schon nach ein paar Tagen beginnt, aber erst nach ein paar Wochen vollständig funktioniert. Die gute Nachricht ist, dass bei den meisten die Fettverbrennung in der zweiten Woche des Programms einsetzt, wenn Sie also noch ein wenig länger durchhalten, werden Sie die großen Vorteile der Fettverbrennung ernten – nämlich einen gleichmäßig hohen Energiepegel morgens, mittags und abends.

Und einen Tag ohne Fitnessstudio können Sie sich ruhig mal gönnen, oder?

TAG 8 UND 9: Die Hosen sitzen ENGER!

Sie haben den Kater überstanden, sind niemandem an die Gurgel gesprungen und fühlen sich schon viel besser.

Doch dann ziehen Sie Ihre Jeans an.

Es sind die üblichen Jeans – keine superengen, ganz normale, bequeme Jeans. Die Jeans, die Sie auch vor ein paar Tagen anhatten. Da haben sie gepasst. Aber heute Morgen mussten Sie den Bauch beim Zuknöpfen einziehen. Das kann doch nicht wahr sein – was ist das für ein Programm?!

Glücklicherweise tritt diese Phase nicht bei allen ein – aber falls es bei Ihnen der Fall sein sollte, kommt hier die Erklärung: Derselbe Prozess,

FODMAPS – WAS IST DAS?

Verantwortlich für Ihre Verdauungsprobleme könnte der gesteigerte Verzehr von Obst und Gemüse sein. Diese Nahrungsmittel haben zwar einen hohen Nährwert, enthalten aber auch etwas, das FODMAPs genannt wird – eine Gruppe von Kohlenhydraten und Zuckeralkoholen, die in vielen Lebensmitteln vorkommt, darunter auch in Obst und Gemüse. FODMAPs sind schwer resorbierbar, daher »füttern« sie Darmbakterien, deren Tätigkeit zur Vergärung führt und so eine Reihe Symptome wie Gasbildung, Blähungen und systemische Entzündungen verursachen kann. Außerdem enthalten Obst und Gemüse Ballaststoffe. Diese sind zwar gesund, aber die plötzliche Aufnahme vieler unlöslicher Ballaststoffe mit zum Beispiel grünem Blattgemüse, Brokkoli und Blumenkohl kann Ihren Verdauungstrakt reizen. Wenn Sie in dieser Phase Hilfe für Ihre Verdauung brauchen, lesen Sie unsere Tipps dazu ab Seite 120.

der vor ein paar Tagen wie ein Orkan über Sie hinweggefegt ist, verrichtet in Ihrem Körper noch immer seine Arbeit. Wir versichern Ihnen, dass Ihr Körperzustand sich nicht wirklich verschlechtert. Aber die Enzyme zur Verdauung Ihres Essens und die Millionen Bakterien, die in Ihrem Darm leben, müssen sich noch immer an Ihren jetzigen Verzehr von Fleisch und Gemüse und das Fehlen von leicht zugänglichem Zucker gewöhnen. Diese Umgewöhnung braucht ihre Zeit, die für Sie etwas ungemütlich werden kann. Blähungen, Verstopfung und Durchfall oder alle drei können auftreten, während Ihr Darm beginnt zu heilen, wieder ins Gleichgewicht zu kommen und dieses neue Essen wirksam zu verarbeiten.

Die gute Nachricht ist, dass diese Phase bei den meisten schnell vorbeigeht und sich Ihre Jeans schon nach ein paar Tagen wieder leicht zuknöpfen lassen.

TAG 10 UND 11: Die härtesten Tage

An Tag 10 oder 11 ist für viele die Versuchung, das Programm abzubrechen, am größten. Das aufregend Neue des Programms ist vorbei, Sie haben die meisten der unangenehmen körperlichen Meilensteine hinter sich, aber noch erleben Sie die tollen Veränderungen nicht, die das Programm verspricht. Sie kämpfen noch immer damit, eine neue Routine zu etablieren (Sie haben keine Lust mehr auf Eier), und während Sie sich alle Mühe gegeben haben, sich eine positive Einstellung zuzulegen, sehen Sie jetzt immer nur all die Sachen, die Sie gerade nicht essen können: der geschmolzene Käse auf dem Burger Ihres Kollegen, der cremige Kaffee Ihres Partners, das kalte Bier in der Kühlbox Ihrer Freundin.

Das ist hart! Lohnt sich das alles überhaupt?

Sie sind schlecht gelaunt. Sie sind ungeduldig. Sie sind schließlich ein Erwachsener und können Käse essen, wenn Sie Käse essen wollen. Und dieses ganze Reset-Programm ist sowieso nur eine blöde Challenge.

Jetzt erleben Sie, welche psychologische Macht Ihre Essgewohnheiten und die Wahl Ihrer Lebensmittel über Sie haben. Sie haben sich viel Mühe gegeben, bis hierher zu kommen. Ihr Gehirn verlangt eine Belohnung (die verdienen Sie doch schließlich!), und Essen ist immer das gewesen, was Ihnen Trost gespendet hat. Aber anstatt sich etwas Leckeres gönnen zu dürfen, haben Sie noch zwanzig Tage Entsagung vor sich!

Nun, diese Tage kommen aber nicht plötzlich und unerwartet über Sie, sodass es Sie umhaut. Bereiten Sie sich darauf vor, und Sie werden sie leichter überstehen. Und ja, Sie verdienen eine Belohnung, weil Sie sich so viel Mühe gegeben haben und dabeigeblieben sind – aber es ist an der Zeit, dass Sie Ihre Vorstellung von Belohnung neu definieren. Denken Sie konkret an die Lebensmittel, nach denen Sie im Moment gieren, und fragen Sie sich, welche Bedürfnisse sie bei Ihnen befriedigen sollen. Fühlen Sie sich unsicher und brauchen Sie Bestätigung? Sind Sie traurig und brauchen etwas, das Sie aufmuntert? Denken Sie, dass Sie das Programm eh nicht durchhalten und dann auch gleich aufgeben können?

Machen Sie sich klar, dass Essen diese Gefühle nicht abstellen kann. Wann hat ein Stück Kuchen Sie jemals wirklich aufgerichtet, beruhigt oder schöner gemacht? Finden Sie eine andere Methode, um Ihre Bedürfnisse zu befriedigen. Verabreden Sie sich mit Freunden, machen Sie einen Spaziergang oder gönnen Sie sich eine Massage.

Die gute Nachricht? Wenn Sie diese zwei Tage überstanden haben, wird alles besser.

TAG 12 BIS 15: Ich träume von … Junkfood?

Hurra! Die Krise ist vorüber! Die meisten berichten, dass am Ende der zweiten Woche die meisten der von uns beschriebenen negativen Symptome verschwunden sind. Ihre Hosen passen wieder! Ihr Energieniveau ist normal! Sie sind wieder zuversichtlich, dass Sie das Programm durchhalten.

Aber nun passiert etwas Merkwürdiges.

Sie träumen. Keine verrückten Albträume oder merkwürdigen surrealistischen Träume, sondern unglaublich normale und realistische Träume – Sie träumen von Croissants! Oder von gefüllten Keksen. Oder von Burgern. Manchen träumen von Sachen, die sie im wirklichen Leben nie gegessen oder getrunken haben. Diese Erfahrung machen sehr viele Reset-Teilnehmer, und manche sagen, dass sie den merkwürdigen Essgelüsten und Träumen während der Schwangerschaft ähnelt.

Mit diesen Träumen kann es einem unterschiedlich ergehen – entweder man genießt sie und wacht lachend auf, oder man glaubt, man tut im Traum etwas Falsches und erwacht mit einem Schuldgefühl.

Bitte! Niemand sollte jemals Schuldgefühle wegen seiner Träume haben. Die Reset-Regeln sind ziemlich drastisch, aber sie können nicht das beeinflussen, was in Ihrem Unterbewusstsein passiert.

Schwierig wird es, wenn sich diese Träume und Gelüste im wirklichen Leben fortsetzen. Der Softdrink auf dem Plakat ruft Ihren Namen, und der Kopf Ihres Kollegen verwandelt sich unter Ihrem glasigen Blick in einen riesigen Cookie.

Aber Spaß beiseite, diese Phase kann für einige ziemlich quälend sein. Das ist der Teil des Programms, in dem unser Gehirn verzweifelt versucht, uns zu dem Trostfutter zurückzusteuern, mit dem wir uns früher belohnt haben. Unsere Beziehung zum Essen ist sehr tief verwurzelt und im Verlauf unseres Lebens immer mehr verstärkt worden, und sie zu verändern ist ein schwieriger emotionaler Prozess.

WAS TUN GEGEN HEISSHUNGER?

Studien haben gezeigt, dass eine Heißhungerattacke im Durchschnitt drei Minuten dauert, und die beste Methode, diese zu überbrücken, ist Ablenkung. Machen Sie einen kurzen Spaziergang (auch wenn es nur einmal um den Block ist), trinken Sie ein Glas Wasser, riechen Sie an einem ätherischen Öl, schicken Sie einer Freundin eine SMS oder lesen Sie ein paar Seiten in einem spannenden Buch. Was Sie nicht tun sollten, ist, sich eine gesunde süße Leckerei zu gönnen wie zum Beispiel einen Früchte-Nuss-Riegel. Dadurch verändern Sie nur die Zutaten Ihrer Belohnung und werden die Gewohnheit nicht los, dem Heißhunger nachzugeben.

TAG 16 BIS 27: Das Leben ist schön!

Sie haben die Hälfte Ihrer Reise geschafft und das Leben ist schön – was für verschiedene Menschen Unterschiedliches bedeutet. Für manche (meist diejenigen, die sich schon vor Beginn des Programms gut ernährt, regelmäßig Sport getrieben und sich ganz allgemein gut gefühlt haben) heißt das, dass sie aufwachen und sich fühlen, als hätte jemand einen Schalter umgelegt, der jetzt auf »fantastisch« steht. Die Energie schießt durch die Decke, keine Essgelüste mehr, die Kleidung passt besser, beim Workout schafft man mehr – man ist nicht zu stoppen!

Bei anderen bedeutet diese Phase eher ein echtes Gespür von der eigenen Leistungsfähigkeit. Es heißt noch nicht, dass alles perfekt und einfach ist, aber man hat sich bewiesen, dass man das Programm schafft, alles wird besser, und man sieht fast täglich kleine Veränderungen zum Positiven. Die Energie bleibt auf gleichmäßigem Niveau, man hat die Essattacken besser im Griff, und man experimentiert mit seinen Mahlzeiten. Vielleicht bemerkt man auch, dass man sich besser konzentrieren kann, der Geist klarer ist, die Kondition sich verbessert, die Stimmung stabil ist oder dass man rundum zufriedener ist.

Natürlich geschieht all das nicht wie von Zauberhand genau nach der Hälfte der Zeit. Es gibt so viele Faktoren, die beeinflussen, welche Fortschritte man wann bemerkt. Sollten Sie zu denjenigen gehören, die die halbe Zeit geschafft haben und nicht die dramatischen Veränderungen sehen oder fühlen, von denen andere berichten, machen Sie sich klar:

Sie machen nichts falsch.

Wenn Sie zu Beginn des Programms unter Gesundheitsproblemen gelitten, seit sehr langer Zeit ungesund gegessen haben und einen chronisch stressigen Lebensstil hatten, dann wird der Zauber sich bei Ihnen vielleicht erst später einstellen und Ihnen wahrscheinlich auch nicht vorkommen, als hätte jemand plötzlich einen Schalter umgelegt. Machen Sie sich also keine Sorgen, wenn Sie kein Hochgefühl verspüren – seien Sie geduldig und achten Sie auf kleine, graduelle Verbesserungen, um motiviert zu bleiben.

TAG 21 (ZWISCHENSPIEL): Ich hab's satt

Sie haben die dritte Woche gut hinter sich gebracht. Aber trotz der Fortschritte, die Sie sehen, war Ihnen der Gedanke ans Frühstück zuwider, als Sie gestern Abend zu Bett gingen. Heute Morgen hatten Sie auch keine Lust darauf. Eigentlich reizt Sie im Moment überhaupt keine der möglichen Mahlzeiten, und wenn ein Spitzen-

koch in Ihre Küche käme und Sie fragte, was Sie essen wollen, würden Sie wahrscheinlich nur »Bäh!« antworten.

Sie finden es wunderbar, wie Ihr Körper auf das Programm reagiert, aber Sie sind sich nicht sicher, ob Sie es noch neun Tage aushalten. Der Schuldige? Ein ernsthafter Fall von Essenslangeweile. Bei manchen ist diese so intensiv, dass sie für ein oder zwei Tage völlig den Appetit verlieren.

Aber Sie wissen, dass Langeweile und Hunger das Rezept für eine Katastrophe sind.

Lassen Sie sich also keinesfalls von diesem Verdruss überwältigen! Entfachen Sie Ihren Appetit und Ihre Begeisterung für das Programm wieder, indem Sie etwas Neues kochen, vereinbaren Sie mit Ihren Freunden ein Abendessen, bei dem jeder etwas mitbringt, oder kaufen Sie sich ein neues Kochbuch. Sie haben bestimmt auch noch nicht alle unserer Rezepte probiert!

RÜCKLÄUFIGER FORTSCHRITT?

Ungefähr um diese Zeit könnte es passieren, dass sich Ihre gesundheitlichen Probleme etwas verschlechtern. Dafür gibt es eine wissenschaftliche Erklärung, und auch Ihr Verhalten vor Beginn des Programms kann eine Rolle spielen. Aber seien Sie beruhigt: Meistens verschwindet dieses Unwohlsein innerhalb einer Woche wieder.

Tag 22 bis 25: Die Waage ruft …

In der dritten Woche bemerken Sie vielleicht, dass Sie häufiger vorm Spiegel stehen bleiben, peinlich viele Halbnackt-Selfies aufnehmen und sehnsüchtig auf die Stelle Ihres Badezimmerbodens starren, wo früher Ihre Waage stand. Sie möchten so gerne wissen … hat sich wirklich etwas verändert? (Und mit »etwas« meinen Sie Ihren Körper.)

Tatsache ist, dass in dieser Phase die Wahrscheinlichkeit am größten ist, dass Sie unsere »Nicht-Wiegen-Regel« brechen oder jedenfalls ana-

TAG 28: Fast geschafft ... oder?

Es ist Tag 28. TAG 28! Sie haben es fast geschafft! Sie haben alle Klippen umschifft, den Essensverdruss bekämpft, und Sie fühlen sich da, wo Sie jetzt stehen, sehr gut. Das Reset-Programm ist Ihnen zur zweiten Natur geworden, und Sie sind überzeugt, dass Sie Tag 28 ohne Probleme schaffen. Bis Sie zur Arbeit kommen.

Heute gibt es in Ihrer Abteilung einen Geburtstag zu feiern, und in der Pause sagt eine Kollegin: »Du hast jetzt 28 Tage lang so toll durchgehalten!

lysieren und beurteilen, ob einzelne Körperteile straffer geworden sind oder anders als vorher aussehen. Das kann vom eigentlichen Ziel ablenken und Ihnen wieder die positive, selbstbewusste Stimmung nehmen, die Sie vielleicht seit einer Woche hatten. Selbstzweifel, negative Selbstgespräche und Entmutigung können die Folge sein.

Machen Sie sich klar, dass diese Phase wahrscheinlich kommen wird, und widerstehen Sie dem Verlangen, sich zu wiegen oder dauernd Ihren Körper zu analysieren. Lesen Sie noch einmal unsere Regel zum Nicht-Wiegen und lenken Sie Ihre Aufmerksamkeit auf andere Fortschritte, die Sie gemacht haben. Schreiben Sie eine Liste mit allem, was Sie noch erreichen wollen, bevor das Programm vorbei ist, und konzentrieren Sie sich auf diese Ziele. Versuchen Sie ganz bewusst, nicht in den Spiegel zu schauen, wenn es nicht unbedingt sein muss (ja, da ist noch etwas Kohl zwischen Ihren Zähnen), und machen Sie Freunden und der Familie Komplimente für *andere Dinge* als ihr Äußeres. Wir versichern Ihnen, dass Ihr Bedürfnis, sich zu wiegen oder zu messen, schnell verschwinden wird, wenn Sie Ihre Aufmerksamkeit anderswohin lenken. Dann werden Sie wieder zufrieden und selbstsicher in Ihre Reset-Routine zurückkehren.

Jetzt kannst du dir doch ein Stück Kuchen gönnen, um mit uns zu feiern.« Sie weisen das Angebot freundlich zurück (das sind Sie mittlerweile gewöhnt), aber der Kommentar geht Ihnen im Kopf herum. Sie *waren* toll. Und schon *so lange*. Sie haben es praktisch schon geschafft.

Sind 28 Tage nicht fast 30 Tage?

Nein! 28 Tage sind nicht fast 30.

Sie haben sich selbst versprochen, dass Sie 30 Tage lang gutes Essen zu sich nehmen und Ihre Essgewohnheiten positiv verändern. Sie haben sich versprochen, Reset zu absolvieren und danach bewusster zu essen. Sie haben sich verpflichtet, Ihr Leben zu verändern und dafür 30 Tage durchzuhalten.

Halten Sie dieses Versprechen. Sie sind es Ihrem eigenen Selbstwert, Ihrem guten Gewissen und vor allem Ihrer Gesundheit schuldig, es nicht zu brechen.

Holen Sie also tief Luft, sagen Sie »Nein, danke« und feiern Sie sich selbst dafür, dass Sie Ihr Versprechen halten. (Wir garantieren, dass das viel glücklicher macht als ein Stück Kuchen.)

TAG 29 UND 30: O mein Gott – und jetzt?

Es ist Tag 29, Sie haben praktisch schon gewonnen. Ihre gestrige Versuchung, vorzeitig aufzuhören, war schnell besiegt. Mühelos bewältigen Sie den Tag und als Sie ins Bett kriechen, denken Sie glücklich: »Morgen ist Tag 30!«

Moment mal. MORGEN IST TAG 30!

Plötzlich erfüllt dieser Gedanke Sie mit Panik. Morgen ist der letzte Tag des Programms! Was sollen Sie danach machen? Sie haben so hart gearbeitet, sich durch den Ärger gekämpft, durch die Müdigkeit, durch den Heißhunger, um sich endlich großartig zu fühlen. Dabei waren die Regeln Ihre Stütze, Ihre Richtlinie, Ihre Entschuldigung in sozialen Situationen, »anders« zu essen.

Was um Himmels willen sollen Sie an Tag 31 machen?

Zunächst einmal atmen Sie tief durch und entspannen Sie sich.

Es ist völlig normal, einen Anflug von Panik zu verspüren, wenn sich das Programm dem Ende nähert. In den letzten 30 Tagen haben Sie nach den Regeln gelebt, geatmet, gegessen. Sie sehen besser aus und fühlen sich besser, als Sie es in den letzten Jahren je getan haben. Es ist normal, bei dem Gedanken an eine Veränderung zurückzuschrecken, vor allem wenn Sie befürchten, dass die Wiedereinführung der weggelassenen Lebensmittel Ihnen Ihr gutes Körpergefühl wieder nehmen könnte. Machen Sie sich klar, dass das Reset als kurzfristiges Programm und als Lernerfahrung gedacht ist und nicht als langfristiger Plan. Sie müssen selbst herausfinden, wie Sie Ihre neu erworbenen Gewohnheiten in die wirkliche Welt tragen wollen – wir nennen das »lernen, sein eigenes Fahrrad zu fahren«.

Im nächsten Abschnitt haben wir Ihnen ausführlich zwei Möglichkeiten einer Wiedereinführung beschrieben und detailliert ausgeführt, wie Sie während dieses Programmteils vorgehen. Wenn Sie noch nicht bereit sind, bestimmte Nahrungsmittel wieder zu essen, können Sie sich ihnen langsam annähern – sie müssen auf keinen Fall gleich wieder Brot, Müsli und Pasta essen, wenn Sie das nicht wollen.

TAG 31: Tief einatmen und vielleicht etwas Wein trinken

Herzlichen Glückwunsch – Sie haben es geschafft! Jetzt befolgen Sie bitte genauso sorgfältig einen unserer Wiedereinführungsvorschläge. Und seien Sie unbedingt ehrlich, wenn es um Ihre mentalen, körperlichen und emotionalen Reaktionen auf die Nahrungsmittel geht, die Sie nach und nach wieder zu sich nehmen.

Heute Abend könnte dieser Prozess zum Beispiel mit einem Glas Wein beginnen – das wäre absolut in Ordnung.

Auf Sie und Ihr erfolgreiches Bestehen von Reset!

Und nach 30 Tagen?

»Ich hatte ernsthafte Magenbeschwerden, die mein Hausarzt als Reizdarmsyndrom diagnostizierte. Die Schmerzen waren immer da, egal was ich aß. Auch Besuche bei zwei Spezialisten, einem Ernährungsberater und einem Akupunkteur blieben ohne Erfolg. Ich hatte das Gefühl, verrückt zu sein. Die Schmerzen wurden unerträglich. Ich wollte zur Notaufnahme, aber ich kam nicht aus dem Bett. Ich nahm täglich drei verschiedene Schmerzmedikamente, außerdem eine Schlaftablette und eine gegen Angstzustände. Ich habe das Reset-Programm ausprobiert, weil ich nichts zu verlieren hatte. Nach 30-Tagen waren die Schmerzen weg, und inzwischen nehme ich auch keine Medikamente mehr! Ich habe sechs Kilo abgenommen und trage jetzt zwei Kleidergrößen kleiner. Reset hat mein Leben verändert.«

– STEPHANIE, PENNSYLVANIA

Tag 31 – wir gratulieren! Sie haben Reset offiziell abgeschlossen. Sie haben noch etwas Arbeit mit der Wiedereinführung vor sich, aber bevor es weitergeht, lassen Sie uns einen Moment Ihren Fortschritt überprüfen, bevor Sie auf die Waage steigen.

Denn die Waage hat noch immer das Potenzial, Ihnen Ihr gutes Körpergefühl wieder zu nehmen. Vielleicht wollten Sie sechs Kilo abnehmen und haben nur drei geschafft, oder Sie können Ihren Gürtel zwar zwei Löcher enger schnallen, aber an Ihrem Gewicht hat sich nichts verändert.

Also denken Sie: »Das ganze Programm hat überhaupt nicht funktioniert!« Aber das würde nicht stimmen.

Damit Sie erkennen, was Sie erreicht haben, haben wir eine lange Liste von Verbesserungen aufgestellt, die bei Ihnen eingetreten sein könnten.

Nehmen Sie sich also einen Moment Zeit, um vor dem Wiegen all das abzuhaken, was sich in den letzten 30 Tagen bei Ihnen verbessert hat. Sie haben hart gearbeitet, seien Sie stolz auf das, was Sie erreicht haben!

Ihre Erfolgsliste

Äußere körperliche Veränderungen

- reinere und strahlende Haut
- keine Augenringe
- Verbesserung von Hautausschlägen
- Verbesserung von Cellulite
- längere, festere Fingernägel
- stärkeres, volleres Haar
- strahlendere Augen
- frischerer Atem
- weißere Zähne
- flacherer Bauch
- schlankere Erscheinung
- Kleidung sitzt besser
- Ringe passen besser
- weniger Blähungen
- festere Muskeln
- weniger geschwollene Gelenke
- jüngeres Aussehen
- selbstsicheres Auftreten

Innere körperliche Veränderungen

- gesünderes Zahnfleisch
- weniger steife Gelenke
- weniger Schmerzen in den Gelenken
- schwächeres prämenstruelles Syndrom
- regelmäßigerer Monatszyklus
- gesteigerte Libido
- weniger Magenschmerzen
- weniger Durchfall
- weniger Verstopfung
- weniger Gasbildung
- weniger Blähungen
- regelmäßigerer Stuhlgang

- weniger Krankheitstage
- schwächere allergische Reaktionen
- weniger Migräneanfälle
- weniger Asthmaanfälle
- weniger Sodbrennen
- weniger Magenbrennen
- weniger chronische Schmerzen
- weniger chronische Müdigkeit
- weniger Sehnenscheidenentzündung/Schleimbeutelentzündung
- weniger Schulter-/Rücken-/Knieschmerzen
- verbesserter Blutdruck
- verbesserte Cholesterinwerte
- verbesserter Kreislauf
- verbesserte Blutzuckerregulierung
- weniger oder keine Tabletteneinnahme
- schnellere Regenerationszeiten

Stimmung, Emotionen und Psyche

- Sie sind zufriedener
- Sie sind kontaktfreudiger
- Sie sind geduldiger
- Sie sind optimistischer
- Sie lachen mehr
- Sie machen sich weniger Sorgen
- Sie sind weniger gestresst
- Sie können besser mit Stress umgehen
- Ihre Kinder sagen, es ist lustiger mit Ihnen
- weniger Stimmungsschwankungen
- verbessertes Benehmen (bei Kindern)
- weniger Wutanfälle (bei Kindern)

- Rückgang von Depressionssymptomen
- weniger Heißhunger auf Süßes
- weniger Heißhunger auf Kohlenhydrate
- verbessertes Körperbild
- verbesserte Selbstachtung
- verbessertes Selbstvertrauen
- weniger abhängig von der Waage
- mehr Selbstkontrolle beim Essen

Gehirnaktivität

- höhere Aufmerksamkeitsspanne
- Leistungssteigerung bei der Arbeit
- verbessertes Gedächtnis
- erhöhte Reaktionsfähigkeit
- weniger ADS/ADHS-Symptome
- klareres Denken

Schlaf

- Sie schlafen mehr
- Sie schlafen leichter ein
- Sie haben einen festeren Schlaf
- Sie brauchen keine Schlaftabletten mehr
- Sie müssen morgens nicht mehr den Snooze-Knopf drücken
- Sie wachen erfrischt auf
- Sie schnarchen weniger
- weniger Nachtschweiß
- weniger Atemstillstände (Schlafapnoe)
- vermindertes Restless-Legs-Syndrom
- weniger nächtliche Krämpfe

Energie

- höheres Energieniveau
- mehr Energie am Morgen
- kein Energieabfall in der Tagesmitte
- mehr Energie, um mit Ihren Kindern zu spielen
- mehr Energie beim Sport
- mehr Energie für soziale Kontakte
- mehr Energie bei der Arbeit
- Sie bekommen keine schlechte Laune, wenn Sie bei Hunger nicht sofort etwas essen
- Sie fühlen sich zwischen den Mahlzeiten voller Energie
- Sie brauchen weniger Zucker oder Koffein, um ein hohes Energieniveau zu halten

Fitness und Sport

- Sie haben begonnen, sich zu bewegen oder Sport zu machen
- Sie treiben regelmäßiger Sport
- Sie können länger Sport treiben
- Sie fühlen sich kräftiger
- Sie können schwerere Sachen heben
- Sie schaffen neue persönliche Bestleistungen
- Sie erholen sich schneller nach Anstrengungen
- Sie haben das Selbstvertrauen, eine neue Aktivität zu beginnen
- Sie spielen mehr mit Ihren Kindern oder Ihrem Hund
- Sie sind koordinierter
- Ihr Gleichgewicht ist besser geworden
- Sie gehen mehr nach draußen

Essgewohnheiten

- gesündere Beziehung zum Essen
- weniger chaotische Essgewohnheiten
- Sie essen achtsam
- Sie haben gelernt, eine Zutatenliste zu lesen
- Sie wissen, welche Lebensmittel Sie gesünder oder weniger gesund machen
- Sie essen nur so lange, bis Sie satt sind
- Sie hören auf Ihren Körper
- keine Jo-Jo- oder Crash-Diäten mehr
- Sie haben keine Angst mehr vor Fett im Essen
- Sie haben kochen gelernt
- Sie setzen Essen nicht mehr als Trostpflaster ein
- Sie setzen Essen nicht mehr als Belohnung ein
- Sie setzen Essen nicht mehr als Strafe ein
- Sie setzen Essen nicht mehr zur Stressbewältigung ein
- Sie sind nicht abhängig von Zucker und Kohlenhydraten
- Sie kennen den Unterschied zwischen Hunger und Heißhunger
- Sie haben gesunde Strategien gegen Heißhunger
- Ihre Ernährung ist abwechslungsreicher, bunter, vitamin- und mineralstoffreicher
- Ihr Essen hat keine unerwünschten Nebenwirkungen
- Sie überessen sich nicht
- Sie gönnen sich ganz bewusst etwas Besonderes
- Wenn Sie sich etwas Besonderes gönnen, genießen Sie es ohne schlechtes Gewissen

Lebensstil und Sozialleben

- Sie haben neue, gesunde Gewohnheiten, die Sie Ihren Kindern weitergeben können
- Sie wissen mehr über Ernährung
- Sie kaufen regional ein und essen saisonal
- Sie haben neue Kochfertigkeiten
- Sie kochen gerne neue Rezepte
- Die Mahlzeitenvorbereitung ist gut organisiert und effektiv
- Sie haben neue Freunde, die Ihren Lebensstil unterstützen
- Sie geben mehr Geld für Essen aus
- Sie verbringen weniger Zeit beim Arzt und geben weniger Geld für Medikamente aus
- Sie haben sich neue Gesundheitsziele gesetzt
- Gesunde Essgewohnheiten haben Ihre Familie enger zusammengebracht
- Ihre Kinder haben in der Schule die beste Lunchbox
- Die Leute fragen Sie, was Sie anders machen
- Die Leute fragen Sie um Rat in Bezug auf Gesundheit, Essen oder Lebensstil

Wow! Schauen Sie sich einmal all die Kreuzchen an, die Sie gemacht haben, und gönnen Sie sich einen Moment (oder mehr), um stolz auf das zu sein, was Sie erreicht haben. Denken Sie daran, das Reset-Programm ist nur der erste Schritt; je länger Sie nach den neuen, gesunden Gewohnheiten leben, die Sie erlernt haben, desto besser und gesünder werden Sie sich fühlen.

SOLLTEN SIE WEITERMACHEN?

Sollte Sie die Anzahl Ihrer Kreuzchen nicht beeindrucken, brauchen Sie vielleicht für Reset mehr Zeit als 30 Tage. Nicht immer lassen sich Gesundheitsprobleme, lang gefestigte schlechte Gewohnheiten oder Jahre stetiger Gewichtszunahme in nur einem Monat korrigieren. Viele berichten uns, dass sie sehr davon profitiert haben, das Programm um noch einmal 15, 30 oder sogar 60 Tage zu verlängern. Und Sie sind schon so weit gekommen, was sind da schon ein paar Wochen mehr? Wenn Sie nach den ersten 30 Tagen schon ein paar Verbesserungen sehen, aber die Hoffnung haben, dass es noch mehr werden könnten, sollten Sie eine Verlängerung in Betracht ziehen. Vor allem dann, wenn Sie mit Krankheiten wie Arthritis, Borreliose oder Diabetes zu kämpfen haben, unter Allergien oder Ekzemen leiden und der Heißhunger auf Zucker und Fast Food Sie noch immer im Griff hat. Falls Sie glauben, dass Sie von zusätzlichen Reset-Wochen profitieren würden, machen Sie weiter und kommen Sie zu diesem Kapitel zurück, wenn Sie bereit sind für die Wiedereinführung.

Ansonsten können Sie jetzt auf die Waage steigen, Messungen vornehmen und ein »Nachher«-Foto zum Vergleich aufnehmen. (Wir wetten, dass Sie 72 Prozent glücklicher mit Ihrem Gewicht und Ihren Maßen sein werden, wenn Sie vorher Ihre Häkchen in der Erfolgsliste gemacht haben.)

Die Wiedereinführung

Jetzt ist es Zeit für die zweite Phase des Reset-Programms: die Wiedereinführung. Sie ist wichtig, um herauszufinden, welche Lebensmittel Ihnen bekommen und welche nicht – lassen Sie diese Phase also auf keinen Fall aus!

Langsam, sorgfältig und systematisch werden Sie jetzt die Lebensmittel wieder einführen, die Sie 30 Tage lang weggelassen haben.

Wir möchten die Wichtigkeit dieses Prozesses mit einem Beispiel verdeutlichen:

Es ist Tag 31, und Sie beschließen, das Ende des Programms ordentlich zu feiern. Sie gönnen sich Pfannkuchen, ein Sandwich, Kartoffelchips, eine Ecke Pizza, trinken ein Bier, essen noch einen Eisbecher … und noch ein Stück Kuchen aus der Cafeteria. Hey, Sie haben hart gearbeitet, Sie verdienen es!

Wenn Sie sich an Tag 32 fühlen, als hätte Sie ein Lastwagen angefahren – wenn Ihr Zuckerdrachen verrücktspielt, Ihr Bauch sich anfühlt, als hätten Sie eine Bowlingkugel verschluckt, und Sie schlechter gelaunt sind, als Sie es je in den letzten 30 Tagen waren, werden Sie nicht wissen, was genau der Auslöser war. Hat die Pizza oder das Brot diese roten Flecken auf Ihrer Haut verursacht? Haben die Pfannkuchen Ihren Heißhunger auf Kohlenhydrate ausgelöst oder war es die Eiscreme? Reagiert Ihr Bauch auf den Kuchen, das Bier oder (das ist am wahrscheinlichsten) die gesamte Junkfood-Party, die Sie ihm zugemutet haben?

30 Tage harte Arbeit sind völlig umsonst gewesen, denn Sie haben *nichts* darüber gelernt, wie diese weniger gesunden Nahrungsmittel auf Sie wirken.

Tun Sie sich das bitte nicht an.

Sie sind so weit gekommen – nehmen Sie sich jetzt auch noch die Zeit, um von unserem sorgfältig zusammengestellten Wiedereinführungsplan zu profitieren. Seien Sie geduldig, dann wird Ihnen das, was Sie in den kommenden Tagen lernen, für den Rest Ihres Lebens nützlich sein. Wenn Sie in diesem Prozess zu vorschnell sind, entgehen Ihnen die Früchte Ihrer harten Arbeit.

Wir haben zwei unterschiedliche Pläne für die Wiedereinführung erstellt – eine schnelle und eine langsame Methode.

Bei der schnellen Methode dauert die gesamte Wiedereinführung nur zehn Tage. Diese Variante ist für diejenigen, die genau wissen, worauf sie in diesen 30 Tagen nur mit Mühe verzichtet haben, und die so schnell wie möglich herausfinden wollen, wie diese Speisen oder Getränke ihren Gesundheitszustand beeinflussen. Sie können dann schon bald umsetzen, was sie gelernt haben. Wenn Sie also zufrieden mit den Ergebnissen von Reset sind und gerne bestimmte Speisen wieder in Ihre Ernährung aufnehmen möchten, ist dies der Plan für Sie.

Die langsame Wiedereinführung dauert so lange, wie Sie es wollen. Sie ist für diejenigen, die sich nach dem Reset-Programm so gut fühlen, dass sie nicht bereit sind, nur um der Wiedereinführung willen wieder weniger gesunde Nahrungsmittel zu sich zu nehmen. Sie sind so zufrieden mit den Ernährungsrichtlinien des Reset-Programms, dass sie dabeibleiben, bis sie irgendetwas von den weniger gesunden Sachen so reizvoll finden, dass sie es ausprobieren möchten. Das kann auch erst in einem Monat geschehen. Diese Variante ist vor allem für diejenigen, die nach dem Programm eine deutliche Verbesserung eines gesundheitlichen Leidens erleben konnten und nun befürchten, dass ihre Symptome zurückkehren könnten, wenn sie sich wieder anders ernähren.

Beide Pläne folgen einem einfachen Verlauf: Sehen Sie sie wie eine wissenschaftliche Versuchsanordnung, bei der das Reset-Programm Ihre »Kontrollgruppe« ist und jede einzelne wieder einzuführende Lebensmittelgruppe die »Versuchsgruppe«. Sie führen immer nur eine neue Lebensmittelgruppe ein, während Ihre sonstige Ernährung weiter den Reset-Regeln entspricht. Sie müssen also sorgfältig vorgehen und dürfen nicht mehrere der bisher weggelassenen Lebensmittelgruppen gleichzeitig wieder einführen. Weiter unten finden Sie einen ausführlichen Plan mit Beispielen für Wiedereinführungstage, für die schnelle und die langsame Variante.

SIE VERMISSEN ETWAS NICHT?

Für beide Pläne gilt, dass Sie nichts wieder einführen müssen, wenn Sie es nicht vermissen und vermuten, dass es Ihrer Gesundheit nicht guttut. Sie vermissen keinen Tofu, keine schwarzen Bohnen, keinen Hüttenkäse, keine Pasta? Da sie Ihnen vermutlich nicht guttun und keine wichtigen Nährstoffe enthalten, die Sie nicht auch mit Ihren gesunden Reset-Lebensmitteln zu sich nehmen, gibt es keinen Grund, diese Lebensmittel wieder in Ihre Ernährung aufzunehmen. Probieren Sie nur die Sachen wieder, die Sie wirklich gerne ab und zu essen würden, und verabschieden Sie sich ruhig vom Rest.

In beiden Plänen werden Sie keinen Tag finden, an dem zugesetzter Zucker wieder integriert wird. Das ist nicht nötig, da Sie beim Wiedereinführen anderer weniger gesunder Lebensmittel schon zugesetzten Zucker zu sich nehmen. Es ist schwierig, die konkrete Wirkung von Zucker von anderen weniger gesunden Bestandteilen eines Produkts zu unterscheiden. Achten Sie also genau auf Ihren Körper: Wenn Sie auf ein Stück Kuchen viel negativer reagieren als auf ein Stück Pizza, dann können Sie davon ausgehen, dass Sie die Kombination von Gluten, Getreide und Zucker nicht vertragen.

Wir beschreiben unsere beiden Wiedereinführungsvarianten nacheinander und mit konkreten Beispieltagen. Am besten lesen Sie sich beide Optionen sorgfältig durch, bevor Sie sich für eine entscheiden.

Die schnelle Wiedereinführung

Der Vorteil dieser Variante ist, dass Sie sich relativ zügig dafür entscheiden können, was Sie demnächst wieder essen wollen. Vielleicht fühlen Sie sich damit freier und freuen sich, bestimmte

Sachen schnell wieder in Ihre Ernährung aufzunehmen und trotzdem gesünder als vorher zu leben. Trotzdem können Sie die Auswirkungen der einzuführenden Lebensmittel nacheinander überprüfen, ohne dass diese miteinander in Konflikt geraten. Und da Sie genau wissen, wann Sie was zu sich genommen haben, werden eventuelle negative Auswirkungen Ihren Körper nicht gleich ruinieren.

Der Nachteil der schnellen Methode ist es, dass diese zwei Wochen Ihnen vielleicht nicht gut bekommen. So viele weniger gesunde Sachen in so kurzer Zeit wieder einzuführen, kann Ihr Energieniveau, Ihren Schlaf, Ihre Stimmung, Ihre Essgelüste, Ihre Hautbeschaffenheit, Ihre Verdauung aus dem Gleichgewicht bringen.

Die gute Nachricht ist, dass Sie nach nur zehn Tagen in der Lage sind, für sich eine gesunde, ausgewogene Ernährung zusammenzustellen, die für den Rest Ihres Lebens gilt.

Im Folgenden beschreiben wir ein Beispiel für einen schnellen Wiedereinführungsplan. Die darin von uns ausgewählten Nahrungsmittel müssen nicht diejenigen sein, für die Sie sich entscheiden.

RICHTIG SCHLEMMEN

Wir wären sehr erstaunt, wenn Sie an Tag 31 das Bedürfnis hätten, all das zu essen, was Sie 30 Tage lang weggelassen haben. Bei einer Studie mit mehr als 1300 Reset-Teilnehmern sagten 76 Prozent, dass sie vorhatten, an Tag 31 richtig zu schlemmen; doch als der Tag kam, wollten sie die weggelassenen Sachen gar nicht mehr!

TAG 1 (OPTIONAL): Wenn Sie Rotwein, Tequila oder glutenfreies Bier vermisst haben, ist dies die Gelegenheit, die Wirkung von glutenfreiem Alkohol zu überprüfen, wobei alle anderen Lebensmittel den Reset-Regeln entsprechen müssen. Trinken Sie heute ein Glas oder zwei (nicht zu viel!) und achten Sie darauf, wie Sie sich fühlen. Essen und trinken Sie die zwei darauffolgenden Tage wieder nach den Reset-Regeln und beobachten Sie, wie es Ihnen geht. Seien Sie aufmerksam, ziehen Sie Ihre Schlüsse und entscheiden Sie, wie viel und wie oft Sie Alkohol demnächst in Ihre Lebensweise aufnehmen möchten – wenn überhaupt.

TAG 1 (ODER 4): Überprüfen Sie die Wirkung von Hülsenfrüchten, während alle anderen Lebensmittel den Reset-Regeln entsprechen. Bestreichen Sie sich morgens Ihren Apfel dick mit Erdnussbutter, essen Sie mittags eine Misosuppe und Ihr Sashimi mit Sojasoße und abends als Beilage schwarze Bohnen. Wie fühlen Sie sich? Essen Sie dann wieder zwei Tage strikt nach den Reset-Regeln und entscheiden Sie, wie viel und wie oft Sie Hülsenfrüchte in Ihre Ernährung aufnehmen wollen – wenn überhaupt.

TAG 4 (ODER 7): Überprüfen Sie die Wirkung von glutenfreiem Getreide oder Pseudogetreide (zum Beispiel Mais, brauner oder weißer Reis, glutenfreie Haferflocken, Quinoa), wobei Ihre restliche Ernährung den Reset-Regeln entsprechen muss. Essen Sie eine Schüssel Haferflocken, eine Portion weißen Reis, Tortillachips und ein Sandwich mit glutenfreiem Brot und achten Sie darauf, wie Sie sich fühlen. Dann ernähren Sie sich wieder zwei Tage nach den Reset-Regeln und beobachten aufmerksam Ihr Befinden. Entscheiden Sie dann, wie oft und wie viel glutenfreie Körner Sie in Ihre Ernährung aufnehmen wollen – wenn überhaupt.

TAG 7 (ODER 10): Überprüfen Sie die Wirkung von Milchprodukten, während Sie Ihre restliche Ernährung nach den Reset-Regeln richten. Essen Sie morgens einen Naturjoghurt, trinken Sie Ihren Kaffee mit Milch oder Sahne, mischen Sie am Nachmittag Käse unter Ihren Salat, essen Sie Ihre Backkartoffel am Abend mit Butter oder Sauerrahm und achten Sie darauf, wie Sie sich fühlen. Dann kehren Sie zwei Tage zum Reset-Programm zurück und beobachten Ihr Befinden. Entscheiden Sie, wie viel und wie oft Sie Milchprodukte in Ihre normale Ernährung aufnehmen wollen – wenn überhaupt.

TAG 10 (ODER 13): Überprüfen Sie die Wirkung von glutenhaltigem Getreide (alle Produkte aus Weizen, Roggen oder Gerste – Brot, Müsli, Pasta, Kräcker, Bier etc.), während Sie sich ansonsten nach den Reset-Regeln ernähren. Essen Sie im Laufe des Tages zum Beispiel eine Schüssel Vollkornmüsli, zwei Scheiben Vollkornbrot, ein paar Weizenkräcker und trinken Sie ein Bier, während Sie darauf achten, wie Sie sich fühlen. Ernähren Sie sich wieder zwei Tage nach den Reset-Regeln und achten Sie auf Ihr Befinden. Entscheiden Sie, wie viel und wie oft Sie glutenhaltige Getreideprodukte in Ihre normale Ernährung aufnehmen wollen – wenn überhaupt.

VORSICHT IST GEBOTEN

Diese Variante ist eine Schnellspur, aber keine Abkürzung. Sie sollten diesen Plan nicht noch weiter verkürzen, sonst könnten sich die Nebenwirkungen häufen und es Ihnen schwer machen herauszufinden, welche Lebensmittelgruppe welche negativen Auswirkungen hervorgerufen hat. Halten Sie auf jeden Fall nach der Wiedereinführung einer Lebensmittelgruppe mindestens zwei Tage strikt die Reset-Regeln ein.

Herzlichen Glückwunsch! Ihre Wiedereinführung ist vorbei, und Sie können nun das, was Sie gelernt haben, auf Ihr Leben anwenden. Natürlich können nur Sie selbst entscheiden, was Ihnen die Wiedereinführung eines Nahrungsmittels wert ist. Wenn Sie von Wein Kopfweh bekommen haben, Milch zu Blähungen geführt oder Brot Ihren Hautausschlag verschlechtert hat, liegt es in Ihrem eigenen Ermessen, ob Ihnen der Verzehr dieser Lebensmittel die Auswirkungen wert ist. Vielleicht möchten Sie manchmal so gerne ein Glas Wein trinken, dass Sie dafür die Kopfschmerzen in Kauf nehmen. Nun, dann wohl bekomm's! Es liegt jetzt in Ihrer eigenen Verantwortung, wann, in welchen Mengen und wie oft Sie diese weniger gesunden Nahrungsmittel wieder in Ihr Leben aufnehmen wollen.

Aber ist es nicht großartig, dass Sie jetzt deren Auswirkungen kennen?

Weil Sie so lange die Reset-Regeln und nun auch die der Reset-Wiedereinführung befolgt haben, wissen Sie jetzt, dass es keine gute Idee ist, zum Mittag bei der Arbeit ein Glas Wein zu trinken oder einen Teller Pasta vor einem Fotoshooting zu essen. Sie wissen genau, wie Sie sich mit den Reset-Lebensmitteln fühlen, und wie die anderen Nahrungsmittel sich auf Ihr Befinden auswirken. Das ist der große Vorteil der Wiedereinführung – die Schaffung eines Bewusstseins und die Freiheit, die Sie jetzt haben, sich eine gesunde, ausgeglichene, nachhaltige Ernährungsweise zu gestalten, mit der Sie sich für den Rest Ihres Lebens in eine gesündere Richtung bewegen.

Für nicht viel mehr als einen Monat Arbeit ist das ein beachtliches Ergebnis, oder?

Die langsame Wiedereinführung

Diese Wiedereinführung folgt keinem konkreten Plan. Sie essen einfach weiter nach den Reset-Regeln, bis Sie etwas Bestimmtes so sehr reizt, dass Sie es ausprobieren und seine Auswirkungen beobachten wollen.

Der Vorteil ist, dass Sie sich dabei großartig fühlen, gekräftigt durch die Reset-Ernährung, die bei Ihnen so gute Ergebnisse erbracht hat. Sie erhalten Ihre momentane Lebensqualität ohne negative Symptome (oder mit weniger) aufrecht, solange Sie sich an das Reset-Programm halten. Und wenn Sie nur dann etwas bisher Gemiedenes essen, wenn Sie es absolut unwiderstehlich finden, wird Ihr Genuss daran noch gesteigert. Außerdem werden Sie wahrscheinlich nur eine kleine Menge der neuen Lebensmittelgruppe verzehren (ein Dessert bei einer besonderen Gelegenheit oder ein Glas Ihres Lieblingsweins), sodass die eventuellen negativen Auswirkungen nicht so intensiv sein werden wie bei einem Wiedereinführungstag der schnellen Version.

Der Nachteil könnte sein, dass eine ungeplante, spontane Wiedereinführung dazu führen könnte, dass Sie Ihr Geburtstagswochenende mit Magenkrämpfen und einem Blähbauch verbringen – nicht sehr verlockend.

Außerdem könnte es passieren, dass Sie im Fall eines »Ist-es-das-wert-Konflikts« entweder auf etwas verzichten müssen, was Sie nur allzu gerne essen oder trinken würden, oder Ihr Bewusstsein wird nicht so gut geschärft wie bei einer strikteren Wiedereinführung. Wenn Sie zum Beispiel bei einem Familienessen gern das selbst gemachte Maisbrot und den Apfelkuchen Ihrer Mutter essen möchten, sind Sie in der Zwickmühle. Essen Sie beides, sind Sie danach nicht sicher, ob eventuelle negative Auswirkungen von dem Mais, dem Gluten, dem Zucker oder einer Kombination aus allen dreien verursacht wurden.

Für diejenigen, für die die Vorteile der langsamen Wiedereinführung überwiegen, haben wir im Folgenden ein Beispieltagebuch zusammengestellt. Bei Ihnen hängen die wieder eingeführten Nahrungsmittel ebenso wie der Tag natürlich davon ab, welches der weggelassenen Nahrungsmittel Ihnen in einer bestimmten Situation das Ausprobieren wert ist.

TAG 31: Ich hab's geschafft! Ich feiere mit etwas 90-prozentiger Schokolade, mehr möchte ich im Moment nicht riskieren. Ich fühle mich einfach zu gut!

TAG 35: Im Büro gab es heute Nachmittag einen Marmorkuchen. Es ist nicht mein Lieblingskuchen, ich wollte ihn nicht unbedingt, also habe ich darauf verzichtet. Es war einfach!

TAG 42: Ich habe heute Geburtstag und möchte wirklich gern zum Abendessen ein Glas Wein trinken, aber vielleicht will ich auch ein Dessert. Ich werde im Restaurant entscheiden, ob ich wirklich beides nehme.

TAG 43: Ich habe nur den Wein getrunken, und ich hatte danach Kopfschmerzen. Aber er war köstlich. Jetzt esse ich wieder mehr oder weniger nach Reset-Regeln (plus Ketchup und etwas Honig im Tee).

TAG 47: Wir machen heute einen Filmabend, und ich würde so gern heißes, gebuttertes Popcorn essen. Ich werde es tun! Ich hab sogar noch ein bisschen geklärte Butter übrig, also mal sehen, wie mir Popcorn bekommt.

TAG 48: Nicht schlecht! Keine merkbaren Auswirkungen, außer dass ich meine Hand nicht aus der Popcornschüssel nehmen konnte. Ich werde ein paar Tage strikt die Reset-Regeln einhalten.

TAG 50: Wir sind in Mexiko – ich brauche unbedingt ein frisches Churro! Her mit dem Gluten. (Nicht wirklich, aber ich will dieses Churro.)

TAG 51: Ganz schlecht. Mein Körper mag keine Churros. Überhaupt nicht. Gluten ist nicht mein Freund, und ich werde mir sehr gut überlegen, ob ich es wieder zu mir nehme.

So etwa könnte es ablaufen. Sie essen weiter nach den Reset-Regeln, bis Sie etwas anderes besonders reizt. Das führen Sie dann ein, achten auf Ihre Reaktion, kehren mindestens für zwei Tage zu Reset zurück und probieren dann irgendwann etwas anderes.

Es ist ein Marathon, kein Sprint

Uns gefällt an der langsamen Einführung besonders, dass dabei ein sehr wichtiger Punkt betont wird: Tatsächlich ist die Wiedereinführung ein lebenslanger Prozess. Sie kennen jetzt eine Möglichkeit, wie Sie Ihren Körper in Form bringen und sich super fühlen (Reset). Und von nun an sollten Sie jedes Mal, wenn Sie etwas eventuell nicht so Gesundes essen, dies sehr genießen und anschließend genau darauf achten, welche Auswirkungen es bei Ihnen hat.

Je mehr Erfahrung Sie mit dem Reset-Programm haben, desto mehr wird Ihr Bewusstsein für die Auswirkungen Ihrer Ernährung wachsen, und Sie werden in der Lage sein, sogar kleine Nuancen wahrzunehmen. Nach Ihrem zweiten oder dritten Reset-Programm und der Einführung werden Sie Zusammenhänge erkennen, die Ihnen früher gar nicht aufgefallen wären. Zum Beispiel, dass Gluten Sie schwermütig macht oder dass zu viel Zucker Ihnen schlechte Laune beschert.

Und schließlich werden Sie, wenn Sie sehr aufmerksam sind, auch merken, dass Ihre Definition von »diese Sache ist es wert« sich im Laufe der Zeit verändert. Dazu sollten Sie immer genau darauf achten, was sich bei Ihnen verändert, wenn Sie bestimmte Sachen zu sich nehmen. War Ihre Vorstellung davon besser als der tatsächliche Genuss? Haben Sie dieses Nahrungsmittel einmal geliebt, und heute mögen Sie es gar nicht mehr? Können Sie heute problemlos ohne etwas leben, von dem Sie gestern dachten, dass Sie nicht ohne es auskämen? Lassen Sie sich nicht davon abhalten, hier Ihre Meinung zu ändern – Ihre Lieblingsnascherei von heute kann morgen etwas sein, das Ihnen kaum noch schmeckt.

Bleiben Sie vorsichtig

Zum Schluss noch eine wichtige Warnung vor etwas, über das viele bei der Wiedereinführung stolpern. Wenn Sie irgendwann das Gefühl haben, die Kontrolle über Ihre Essensentscheidungen zu verlieren (wenn beispielsweise das, was Sie gegessen haben, Ihren Zuckerdrachen geweckt hat), kehren Sie so lange zum Reset-Programm zurück, bis Sie sich stabil fühlen. Warten Sie nicht ab, verschieben Sie es nicht und versuchen Sie nicht, sich selbst diesen Schritt auszureden. Sonst nippen Sie plötzlich an einem großen Vanilla Latte, bestellen sich Pizza zum Mittagessen und wundern sich dann, wieso Ihre Hosen wieder so eng sitzen.

Bestimmt wissen Sie genau, wovon wir reden.

Am häufigsten entsteht dieser Kontrollverlust bei der Wiedereinführung zuckriger Sachen oder glutenhaltiger Getreideprodukte. Wieder Kuchen,

---

ES SUMMIERT SICH

Beachten Sie, dass die Reaktionen Ihres Körpers auf einige der weniger gesunden Sachen sich nach wiederholtem Verzehr verändern können. Eine Schüssel Popcorn bekommt Ihnen vielleicht noch, aber wenn Sie drei Tage nacheinander Popcorn essen, bekommen Sie plötzlich Magenprobleme und Ihre Haut fängt an zu jucken. Deswegen müssen Sie auch nach dem Ende der Wiedereinführung weiter auf die Reaktionen Ihres Körpers achten. Vielleicht müssen Sie bei einigen Sachen, die Sie wieder in Ihre Ernährung aufnehmen wollen, darauf achten, wie häufig Sie sie verzehren.

Schokolade oder Brot zu essen kann bei manchen ein heftiges Verlangen nach Zucker und verarbeiteten Kohlenhydraten auslösen. Achten Sie also sorgfältig darauf, was Essgelüste bei Ihnen verursacht, und halten Sie den Prozess an, bevor die Gier Sie überwältigt.

Finden Sie unseren Rat zu extrem? Bezweifeln Sie, dass Sie nach dem Verzehr von ein oder zwei weniger gesunden Sachen wieder die Kontrolle über Ihr Essverhalten verlieren können? Glauben Sie uns, das kann passieren. Wir nehmen die Sucht nach Zucker und Kohlenhydraten sehr ernst, und Sie brauchen sich nicht als Versager zu fühlen, wenn Sie für ein paar Tage zu strikten Reset-Regeln zurückkehren müssen, um die Kontrolle wiederzuerlangen. Tatsächlich sind Sie durchaus erfolgreich, denn Sie haben den Mut, all das für sich, Ihre langfristige Gesundheit und Ihre Beziehung zum Essen zu tun.

Die gute Nachricht ist, dass es wahrscheinlich nur ein paar Tage dauern wird, bis Sie sich wieder großartig fühlen und die Kontrolle über Ihr Essverhalten haben. Und Sie werden nun wissen, dass Sie bei der Wiedereinführung derjenigen Nahrungsmittel, die bei Ihnen Essgelüste auslösen, noch vorsichtiger sein müssen.

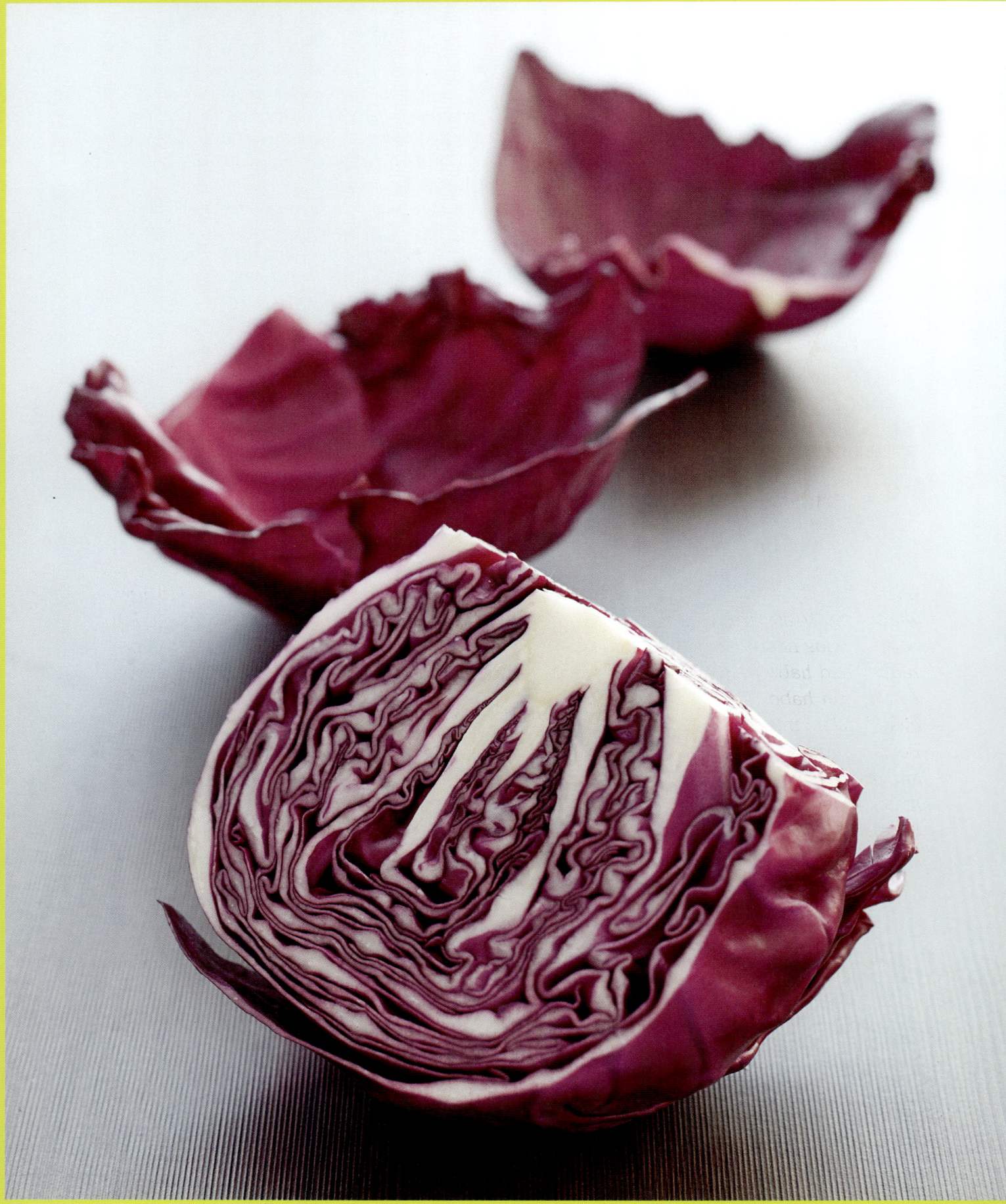

Teil 2

Alles, was Sie wissen müssen

»Am 4. Mai 2014 stieß ich zufällig auf das Reset-Programm. Da hatte ich 23 Pfund Übergewicht und wollte am nächsten Tag zu meiner ersten Reise nach Italien aufbrechen. Ich habe abends noch das ganze Buch gelesen und dann die Reise abgesagt. Das schon bezahlte Geld habe ich vollständig verloren. Ich musste einfach gleich mit Reset anfangen. Am 5. Mai habe ich begonnen, inzwischen wiege ich anstatt 222 Pfund nur noch 195, mein Taillenumfang hat sich von 134 Zentimeter auf 116 Zentimeter verringert. Aber das Beste ist, dass ich überhaupt keinen Heißhunger auf Zucker mehr habe. Ich bin 65, und am meisten bedaure ich, dass ich diese Methode nicht schon vor 60 Jahren gekannt habe. Jeden Tag bin ich mir der Tatsache bewusst, dass ich zum ersten Mal in meinem Leben… NICHT AUF DIÄT BIN. Danke, vielen, vielen Dank.«

— JEFF, FLORIDA

Sie haben Fragen, wir haben Antworten

Inzwischen sind Sie ein Reset-Experte; Sie haben ein Netz von Freunden und Familienangehörigen, die Sie unterstützen, und mit unseren fünf einfachen Schritten haben Sie Ihre Küche, Ihren Kopf und Ihren Reset-Plan gut vorbereitet. Aber Sie haben immer noch Fragen.

Das haben wir erwartet. Wir lieben Fragen – sogar solche, von denen Sie vielleicht denken, dass sie dumm oder albern sind. Und wissen Sie, warum?

Fragen bedeuten, dass Sie wirklich versuchen, alles richtig zu machen.

Und wir beantworten gerne jede Frage. Auch Fragen, die wir schon 1343 Mal beantwortet haben. Denn Ihre Fragen sagen uns, dass Reset Ihnen wichtig ist. Sie sagen uns, dass Sie über die nächsten 30 Tage nachdenken, dass Sie die Regeln noch besser verstehen und die Absicht des Programms erfassen wollen. Ihre Fragen bedeuten, dass Sie engagiert und begeistert sind und vor allem, dass Sie sich dem Programm mit ganzem Herzen verschrieben haben. Und das gefällt uns sehr.

Daher haben wir auf den nächsten Seiten Fragen und Antworten aus mehr als fünf Jahren Reset-Praxis zusammengestellt, darunter eher technische wie »Darf ich Hummus essen?« und »Darf ich die Oblate beim Abendmahl essen?«, dann Fragen, die sich eher auf die Lebensweise beziehen, wie »Wie kann ich im Restaurant nach den Regeln essen?« und »Was nehme ich für einen langen Flug mit?« und solche, die emotionale Befürchtungen betreffen wie »Warum darf ich mich nicht wiegen?« und »Was mache ich, wenn ich aus Versehen etwas Unerlaubtes esse?«.

In den Fragen und ihren Antworten stecken all unsere Erfahrung, unser Expertenwissen und unser gesunder Menschenverstand.

Die Wissbegierigen unter Ihnen können nun diesen ganzen Teil von vorn bis hinten durchlesen, bevor Sie das Programm beginnen. Diejenigen, die jetzt schon etwas überwältigt sind, brauchen das nicht zu tun. Wichtig ist, dass Sie wissen, wo Antworten und Tipps stehen, wenn bei Ihnen im Verlauf des Programms Fragen auftauchen. Legen Sie also los und schlagen Sie nach, wenn Sie eine bestimmte Frage haben. Oder blättern Sie kurz durch die nächsten Seiten und kommen Sie darauf zurück, wenn Sie etwas genauer wissen wollen oder etwas Extramotivation brauchen.

Allgemeines

»Ich habe gerade mein erstes Reset-Programm beendet und möchte mich bedanken. Ich war immer fit und habe mich gut ernährt, aber mein 50 Jahre alter Körper brauchte eine Frischekur. Ich hatte auch einen zu hohen Cholesterinwert (252), der meinem Arzt Sorgen machte. Dann führte ich das Reset-Programm durch. Ich verlor mehr als drei Pfund, hauptsächlich in der Taillengegend, was mir besonders gefällt. Mein Taillenumfang ist jetzt 80 Zentimeter. Ich habe alle Blutwerte messen lassen, und sie sind ausgezeichnet. Mein Cholesterinwert ist jetzt 207, Triglyceride sind normal, LDL-Cholesterin ist normal und HDL-Cholesterin im gesunden Bereich. Außerdem koche ich inzwischen sehr gerne für mich und meine Familie.«

— BILL, ILLINOIS

Ist ein Stückchen Pizza oder ein Glas Bier wirklich so entscheidend?

JA, DAS IST ES. Das liegt nicht daran, dass wir so streng sind, sondern beruht auf wissenschaftlichen Erkenntnissen. Bei einer Auslassungsdiät geht es darum, 30 Tage nacheinander alle eventuell problematischen Nahrungsmittel komplett aus der Ernährung zu streichen. Ohne diese völlige Auslassung würde Ihr Körper nicht erfahren, wie er sich ohne dieses Essen fühlt. Wenn Sie empfindlich auf eines dieser Nahrungsmittel reagieren (besonders auf glutenhaltiges Getreide, Milchprodukte, Soja, Erdnüsse und Alkohol), reicht schon eine kleine Menge, um die Neueinstellung des Körpers zu unterbrechen und zum Beispiel den Darmtrakt wieder durcheinanderzubringen, das Immunsystem zu reizen und Krankheitssymptome auszulösen.

Vielleicht denken Sie: »Aber wenn ich empfindlich auf etwas reagieren würde, wüsste ich das doch.« Leider ist das nicht unbedingt der Fall. Niemand weiß, ob er empfindlich reagiert, bis etwas passiert, wodurch er es bemerkt. Wir kennen Menschen, die Zöliakie hatten und jahrzehntelang Brot aßen, bevor sie merkten, dass Brot für sie ein Problem bedeutete. Durch das Reset-Programm sollen Sie ja gerade Ihre Empfindlichkeiten erkennen. Und das können Sie erst, wenn Sie das Programm mindestens 30 Tage lang hundertprozentig durchgeführt haben.

Ich habe etwas nicht Erlaubtes gegessen. Muss ich von vorn anfangen?

DIE KURZE ANTWORT HEISST: JA. Das Reset-Programm ist schwarz und weiß: keine Ausrutscher, keine Schummelei, keine besonderen Gelegenheiten. 30 Tage vollständige Regeltreue, sonst müssen Sie zurück auf Tag 1.

Aber fangen Sie nicht von vorn an, weil *wir* es Ihnen sagen – fangen Sie von vorn an, weil Sie sich selbst versprochen haben, das Programm nach den Regeln zu Ende zu führen. Sie selbst haben beschlossen, einen »Reset«-Knopf für Ihre Gesundheit, Ihre Essgewohnheiten und Ihre Beziehung zum Essen zu drücken und Ihr Leben zu verändern. Tun Sie es also für sich selbst.

Ich habe aus Versehen etwas nicht Erlaubtes gegessen. Muss ich wirklich von vorn anfangen?

NEHMEN WIR EIN BEISPIEL: Sie waren zum Abendessen bei Ihrer Mutter und habe sich dreimal versichern lassen, dass die Mahlzeit kein Getreide und keine Hülsenfrüchte enthält. In der Mitte der Hauptmahlzeit sagt Ihre Mutter: »Das Geheimnis dieses Hackbratens ist Sojasoße!« Doppeltes Pech! Sojasoße enthält normalerweise sowohl Soja als auch Weizen. Bei diesem Regelverstoß haben Sie alles getan, was Sie konnten. Sie haben nachgefragt und aufgrund der Antworten mussten Sie denken, dass Sie sich regelgerecht verhalten.

Trotzdem finden wir, dass Sie von vorn beginnen sollten. Sie erreichen nur maximale Ergebnisse, wenn Sie 30 Tage nacheinander strikt die Regeln einhalten. Wenn jedoch der Stress, von vorn anzufangen, oder der Groll, den Sie dann gegen Ihre Mutter empfänden, sehr groß ist, verstehen wir, wenn Sie es als eine Lernerfahrung abtun und das Programm weiterführen. Letztlich sind Sie alle erwachsen und können selbst entscheiden, ob Sie von vorn anfangen oder nicht.

Ist Reset eine Niedrigkaloriendiät?

RESET IST NICHT ALS NIEDRIGKALORIENDIÄT ENTWICKELT WORDEN. Wir zählen keine Kalorien oder Kohlenhydrate, wir beschränken sie auch nicht oder geben Ihnen vor, wie viel davon Sie essen sollten. Es ist auch keine Diät ohne Kohlenhydrate. Viele denken bei Kohlenhydraten an Brot, Müsli und Pasta, aber Gemüse und Obst enthalten auch Kohlenhydrate! Doch aufgrund der nährstoffreichen Lebensmittel, die Sie zu sich nehmen, wird Ihr Essen wahrscheinlich weniger Kohlenhydrate enthalten, als Sie früher zu sich nahmen. Nun, das ist wahrscheinlich eine gute Sache. Wenn Sie nicht extrem aktiv sind, ein paarmal in der Woche intensiven Sport treiben oder gerade für einen Ausdauersport trainieren, brauchen Sie für ausreichende Energie keine großen Kohlenhydratmengen. Sollten Sie jedoch zu einer dieser Gruppen gehören, müssen Sie absichtlich täglich kohlenhydratreiche Gemüse und Früchte essen, damit Ihr Körper für Ihre Aktivitäten genügend Kohlenhydrate zu verbrennen hat. Essen Sie täglich Kartoffeln, Kürbis, Bananen oder Kochbananen und Früchte, damit Ihre Energievorräte für Ihr Workout oder Ihren Langlauf ausreichen.

Ist Reset ähnlich wie die Atkins-Diät?

NICHT WIRKLICH. Atkins ist eine Diät mit wenig Kohlenhydraten und viel Fett, und ihr Hauptziel ist das Abnehmen. Die Teilnehmer müssen ihren Verzehr von Kalorien und Kohlenhydraten kontrollieren, der mit vorgeschriebenen Mengen in jeder Phase der Diät übereinstimmen muss. Sie sollen normale Mahlzeiten essen, dürfen aber auch bestimmte Fertiggerichte, Shakes und Riegel verzehren. Auch Käse, Milch, künstliche Süßstoffe und Diätgetränke sind erlaubt.

Bei Reset geht es jedoch nicht darum, wenig Kohlenhydrate oder von anderen Nahrungsmitteln viel zu sich zu nehmen – unsere Essenspläne sind sehr flexibel, was die empfohlenen Mengen an Eiweiß, Kohlenhydraten und Fett angeht. Aber noch wichtiger ist, dass Reset das Ziel hat, Ihre Gesundheit, Ihre Essgewohnheiten und Ihre Beziehung zum Essen wieder in Ordnung zu bringen. Reset ist nicht fürs Abnehmen entwickelt, auch wenn die Teilnehmer als Ergebnis einer verbesserten Gesundheit meist Gewicht verlieren. Schließlich gehören weder Wiegen noch Messen zu Reset, und das Programm legt viel mehr Gewicht auf Essensqualität und zielt besonders auf die Befreiung von Heißhungerattacken und Essensabhängigkeiten ab.

Ist Reset wie Paleo?

PAUSCHAL BETRACHTET: JA. Ursprünglich basierte Reset auf dem Paleo-Gedanken, und es lässt Nahrungsmittel weg, die auch bei einer typischen Paleo-Ernährung nicht gegessen werden, zum Beispiel Getreide und Hülsenfrüchte. Bei uns liegt der Fokus jedoch nicht auf Evolution oder

Geschichte (was unsere Vorfahren in der Steinzeit gegessen haben), sondern es geht darum, wie Nahrungsmittel in der heutigen modernen Welt unsere Gesundheit und unsere Essgewohnheiten beeinflussen. Wir lassen einige Sachen weg, die bei Paleo erlaubt sind (zum Beispiel Honig oder Backwaren aus Mandelmehl), andere Lebensmittel sind gestattet, die normalerweise nicht in die Paleo-Ernährung gehören (wie Kartoffeln und grüne Bohnen). Es gibt aber sehr viele Überschneidungen; viele Reset-Teilnehmer waren vorher Paleo-Anhänger, und viele finden nach der Durchführung des Reset-Programms, dass eine etwas erweiterte Paleo-Ernährung ihnen gut bekommt.

Warum dauert Reset genau 30 Tage?

STUDIEN ZUR VERÄNDERUNG VON VERHALTENSMUSTERN zeigen, dass es durchschnittlich 66 Tage dauert, bis sich eine neue Gewohnheit gefestigt hat; je schwieriger und komplizierter die Veränderung, desto länger dauert es. Wir waren der Meinung, dass ein Programm von 66 Tagen viele potenzielle Teilnehmer abgeschreckt hätte. Bei einem noch kürzeren Zeitraum könnten wiederum die erstaunlichen Vorteile des Programms nicht erreicht werden. Deshalb entschieden wir uns für eine mittlere Lösung. 30 Tage sind lang genug, um neue Gewohnheiten zu entwickeln und merkbare Ergebnisse zu erzielen, aber nicht so lang, dass man gar nicht erst wagt, das Programm in Angriff zu nehmen.

Kann ich das Programm auch in weniger als 30 Tagen durchführen?

UNTER BESTIMMTEN UMSTÄNDEN JA. Ein Reset-Programm von sieben oder zehn Tagen durchzuführen ist eine großartige Methode, um den Körper wieder neu einzustellen und auf Spur zu bringen. Die Voraussetzung ist, dass Sie bereits das 30-Tage-Programm gemacht haben und sich nun nach neuen, gesunden Standards ernähren. Je häufiger Sie ein Reset-Programm durchführen und je mehr Sie in Ihrem täglichen Leben nach dessen Regeln essen, desto schneller können Sie ab und zu auftretende Abweichungen und deren negative Folgen wiedergutmachen. Dagegen würden nur sieben Tage bei Ihrem ersten Programm oder nach erneuten sechs Monaten Junkfood-Party nur alle unangenehmen Nebeneffekte und keinerlei Vorteile bringen!

Erfahrenen Reset-Teilnehmern empfehlen wir, in der Woche vor oder nach einem Urlaub, vor einem Feiertag oder während einer stressigen Zeit sieben oder zehn Reset-Tage einzuschieben, um schwierige Phasen besser zu überstehen oder weniger gesundes Essverhalten auszugleichen. Die Regeln sind dann dieselben wie bei 30 Tagen, und Sie müssen sich nicht auf sieben oder zehn Tage beschränken – machen Sie so lange weiter, bis Ihre Gesundheit wieder stabilisiert ist oder Sie merken, dass Sie Ihr Essverhalten wieder im Griff haben.

Sollte ich das Reset-Programm von 30 Tagen auf 45 oder 60 Tage ausdehnen?

DIESES THEMA BEHANDELN WIR AUCH IN DEN FRAGEN ZUR WIEDEREINFÜHRUNG ab Seite 128. Wenn Sie ein chronisches Leiden, eine Autoimmunerkrankung oder eine lange Geschichte ungesunder Essgewohnheiten oder Essensabhängigkeiten haben, kann es sehr sinnvoll sein, das Programm länger durchzuführen. Während das Grundprogramm lange genug dauert, um Ihr Essverhalten in die richtige Richtung zu lenken und viele erhoffte Ergebnisse zu bringen, können Sie nicht erwarten, in nur einem Monat gesundheitliche Schäden oder jahrelange schlechte Essgewohnheiten vollständig umzukehren. Autoimmunerkrankungen sind besonders hartnäckig, und oft muss man sechs Monate oder mehr seine Ernährung und seine Lebensweise umstellen, bis eine Heilung und das Verschwinden der Symptome eintreten. Wenn Sie also meinen, Sie können das Reset-Programm gleich 45, 60 oder 90 Tage durchführen, tun Sie das! Sie können auch Tag 31 abwarten und dann entscheiden, ob Sie weitermachen.

Kann ich das Reset-Programm dauerhaft durchführen?

WENN SIE DAS MÖCHTEN, können Sie auf jeden Fall den Rest Ihres Lebens nach den Reset-Regeln leben. Anders als bei Diäten gibt es bei Reset keine Kalorienreduzierung und die Ernährung besteht aus vielen Vitaminen, Mineralien, Phytonährstoffen und Ballaststoffen. Wenn Sie also dem Programm dauerhaft folgen, würden Sie damit Ihrer Gesundheit nur Gutes tun. Doch wir raten trotzdem nicht dazu. Zunächst könnte es ziemlich stressig werden, sich jeden einzelnen Tag nach Reset zu richten. Außerdem würden Sie nicht mehr die Möglichkeit haben, sich bei besonderen Gelegenheiten etwas zu gönnen. (Sie *müssen* ja nicht die frische Pasta in Italien essen oder bei der Hochzeit Ihrer besten Freundin mit Champagner anstoßen, aber Sie sollten doch das Gefühl haben, es zu können.) Irgendwann müssen Sie das, was Sie durch Reset gelernt haben, in der wirklichen Welt anwenden, und dann sollen Sie selbst entscheiden, was eine Abweichung wert ist und was nicht. Wenn Sie das nicht trainieren und immer nur die Reset-Regeln Ihre Entscheidungen bestimmen, dann werden Sie nie wirkliche Essensfreiheit erreichen.

Sollte ich Reset an Feiertagen durchführen?

DAS EMPFEHLEN WIR NICHT. Zunächst geht es bei dem Programm darum, sehr viel Aufmerksamkeit auf sich selbst zu richten. Sie lernen etwas über den Einfluss bestimmter Nahrungsmittel auf Ihre Gesundheit, indem Sie während der 30 Tage und der folgenden Wiedereinführung genau auf Ihr Befinden achten. Dazu werden Sie aber an Feiertagen kaum in der Lage sein. Außerdem sind diese Tage bereits durch gemeinsame Essen, Geschenke, Reisen und Einladungen recht anstrengend – ganz abgesehen von den vielen Naschereien und anderen Essensversuchungen! Sie würden sich selbst eine Falle stellen, wenn Sie in dieser Zeit ein so strenges Programm wie Reset durchführen wollten. Und schließlich sind Feiertage auch dazu da, Traditionen zu pflegen, und zu den entsprechenden Feierlichkeiten gehört meist auch reichhaltiges Essen. Das sollte man wahren und mit Familie und Freunden gemeinsam genießen.

Damit laden wir Sie allerdings nicht dazu ein, bei all den Köstlichkeiten ordentlich zuzulangen. Vielleicht ernähren Sie sich vor den Feiertagen einige Zeit nach den Regeln, um die Feiertage gut zu überstehen, oder Sie legen zwischen Partys, Familientreffen und anderen Ereignissen immer wieder Tage ein, an denen Sie sich auf Reset-Art ernähren.

Kann ich das essen?

»Ich war nie eine gute Köchin. Ich hatte immer Lust auf Süßes, und gesundes Essen hieß für mich Hühnchen mit Gemüse – langweilig! Reset hat mich dazu inspiriert umzudenken. Es macht großen Spaß, mit den Empfehlungen und Rezepten zu kochen und zu experimentieren, um herauszufinden, welche Geschmacksrichtungen uns gefallen. Reset hat uns dazu gebracht, andere Sachen als Salat, grüne Bohnen und Brokkoli zu machen. Mein Ziel ist es, in diesem Jahr zu einer guten Köchin zu werden, und dank Ihnen bin ich auf dem besten Weg dahin.«

– AMANDA, TOKIO

BOHNENSPROSSEN: ja

Dieser Teil der Bohne (die Sprosse) kann gegessen werden. Die problematischen Bestandteile finden sich in der Bohne (dem Samen) selbst.

BUCHWEIZEN: nein

Buchweizen ist ein Pseudogetreide – denn botanisch gesehen ist es zwar kein Getreide, aber es enthält Bestandteile, die ähnliche Probleme hervorrufen können. Während Reset dürfen keine Getreide und Pseudogetreide gegessen werden.

CARRAGEEN: nein

Carrageen ist ein konzentrierter Algenextrakt, der vor allem als Verdickungsmittel eingesetzt wird und in vielen verarbeiteten Produkten von Fleisch über Joghurt bis Schokolade enthalten ist. Carrageen wirkt entzündungsfördernd, wenn es durch die Darmwände in den Körper gelangt, was bei einer erhöhten Durchlässigkeit der Darmwand passieren kann. (Carrageen wird in Laborstudien sogar verwendet, um Entzündungen bei Tieren zu verursachen.) Billigprodukte können sogar Komponenten enthalten, die eine gesunde Darmbarriere durchbrechen können. Aus diesen Gründen ist Carrageen während des Reset-Programms ausdrücklich verboten.

CHIASAMEN: ja

Chia gehört nicht zur selben botanischen Familie wie Samen von Getreide und Hülsenfrüchten, daher können Sie sie während des Programms essen.

> ⭐ **TIPP:** *Chiasamen verursachen wahrscheinlich keine ernsthaften Probleme, aber sie sind auch nicht das Omega-3-Superfood, als das sie oft bezeichnet werden. Sie sollten wie alle anderen Nüsse und Samen behandelt und in begrenzten Mengen verzehrt werden.*

CHIPS: nein

Zwar sind Kartoffeln ein gesundes Nahrungsmittel, in der Form von Chips oder Pommes frites sind sie jedoch zu einem verarbeiteten, kommerziellen Produkt geworden. Chips aus Süßkartoffeln, Roten Beten oder anderem Gemüse mögen zwar den Reset-Standards entsprechen, aber es ist schwer, ihren Konsum zu begrenzen. Für die meisten von uns sind Chips ein »Essen mit Suchtfaktor«, daher gehören sie zu den weniger gesunden Nahrungsmitteln, auch wenn ihre Inhaltsstoffe eigentlich den Maßstäben guten Essens entsprechen. Eine Ausnahme sind Grünkohl-Chips.

DATTELN: ja

Alle Früchte einschließlich Datteln sind im Reset-Programm erlaubt. Versuchen Sie aber bitte nicht, Datteln in eine Form von Süßstoff zu verwandeln (indem Sie sie zum Beispiel kochen, bis sie zu einer sirupartigen Paste werden). Das wäre nicht der Sinn des Programms.

⭐ **TIPP:** *Diese kleinen Zuckerbomben haben es in sich – sie kommen damit dem Verzehr einer Süßigkeit so nahe, wie es im Reset-Programm nur geht. Wir empfehlen Ihnen daher dringend, Sie nicht als Nascherei zu essen.*

DUNKLE SCHOKOLADE: nein

Sämtliche Schokolade, die aus weniger als 100 Prozent Kakao besteht, ist nicht gestattet. Auch 90-prozentige Schokolade ist gesüßt – und daher eine Süßigkeit.

EINGELEGTES GEMÜSE: Zutatenliste lesen

Eingelegtes Gemüse enthält häufig Zutaten wie Zucker oder chemische Zusatzstoffe. Lesen Sie also sehr sorgfältig die Zutatenangabe.

FLEISCH, EIER UND TIERISCHE FETTE VON KONVENTIONELL GEHALTENEN TIEREN: ja

Wir möchten natürlich, dass Sie sich mit den qualitativ hochwertigsten Lebensmitteln ernähren, vor allem wenn es um tierische Produkte geht. Das wären in diesem Fall Biofleisch und Bioeier und biologisch erzeugte tierische Fette von artgerecht gehaltenen Tieren. Aber auch konventionell erzeugte tierische Produkte sind akzeptabel, wenn das eher in Ihrem Budget ist.

GEMÜSE UND OBST IN KONSERVEN: ja

Gemüse und Früchte in Konserven haben zwar nicht den gleichen Nährwertgehalt wie frische oder tiefgefrorene, sie sind aber auch nicht ungesund. Achten Sie beim Einkauf darauf, ob Zutaten wie Zucker oder Sulfite zugesetzt sind, und vermeiden Sie Obst in Sirup.

GEWÜRZMISCHUNGEN: Zutatenliste lesen

Gewürze, Kräuter und Gewürzmischungen bieten eine gute Möglichkeit, Ihr Essen geschmacklich zu verfeinern. Lesen Sie bei Gewürzmischungen aber auf jeden Fall die Zutatenliste und lassen Sie die stehen, die nicht erlaubte Bestandteile enthalten.

GLUTAMAT: nein

Glutamat oder Mononatriumglutamat (MNG oder englisch MSG) ist ein in vielen verarbeiteten Nahrungsmitteln enthaltener Geschmacksverstärker. Diese chemisch erzeugte Zutat ist erwiesenermaßen ein Nervengift und wird auch mit Fettleibigkeit in Zusammenhang gebracht. MNG ist extrem gesundheitsschädlich und daher während Reset tabu.

GRÜNE BOHNEN: ja

Das Problem bei Hülsenfrüchten ist, dass deren Samen verzehrt werden. Doch grüne Bohnen bestehen wie Zuckerschoten hauptsächlich aus der Schote mit nur kleinen, noch nicht reifen Samen. Daher sind sie in der Reset-Ernährung unbedenklich.

GUARKERNMEHL: ja

Dies ist ein übliches pflanzliches Verdickungsmittel, das häufig Kokosmilch zugesetzt ist, und sollte keine negativen gesundheitlichen Folgen während des Reset-Programms haben.

⭐ **TIPP:** *Sehr wenige Menschen berichten von einer Empfindlichkeit gegenüber Guarkernmehl. Sollten also auch Sie nach dem Verzehr von Guarkernmehl Probleme mit der Verdauung haben, streichen Sie es vom Speiseplan.*

HANFSAMEN: ja

Diese Samen gehören nicht zur selben botanischen Familie wie Getreide und Hülsenfrüchte und sind während des Programms erlaubt.

HUMMUS: nein

Der klassische Hummus wird aus Kichererbsen gemacht, die zu den Hülsenfrüchten zählen. Wir raten statt Hummus zu Baba Ghanoush, einer köstlichen Auberginen-Sesam-Paste.

JOHANNISBROTKERNMEHL: ja

Während Johannisbrot technisch gesehen eine Hülsenfrucht ist, wird das Mehl im Allgemeinen aus der Schote der Pflanze hergestellt, nicht aus dem Samen. Da alle problematischen Bestandteile sich im Samen befinden, können Sie das Mehl essen. Aber auch hier gilt, dass Sie daraus keine schokoladigen Desserts herstellen dürfen.

KAKAO (100 PROZENT): ja

Kakao ist ein tolles Gewürz. Sie können ihn auch Ihrem Kaffee oder Tee hinzufügen oder ihn mit heißem Wasser als Kaffeeersatz trinken. Doch nach den Regeln des Programms ist es nicht erlaubt, Kakao mit Datteln oder anderen Früchten zu mischen, um ein Dessert oder süße »heiße Schokolade« herzustellen.

KAUGUMMI: nein

Alle Kaugummis enthalten zugesetzte Süßungsmittel (einschließlich Xylitol), die während des Programms nicht verzehrt werden dürfen.

⭐ *TIPP: Wenn Sie länger kauen, sendet dies Ihrem Körper ein Signal, dass Sie essen. Speichel und Magensäure werden produziert, obwohl kein Essen ankommt. Als Alternative für frischen Atem können Sie Ihre Zähne öfter putzen oder kleine Mengen Pfefferminzblätter oder Fenchelsamen kauen.*

KETCHUP: machen Sie ihn selbst

Fast alle käuflichen Ketchups enthalten zugesetzten Zucker. Sie können Ketchup entweder durch eine Salsa ersetzen oder Sie machen ihn selbst (siehe Rezept auf Seite 319). Selbst gemacht schmeckt er allerdings weniger süß.

LEINSAMEN: ja

Diese Samen gehören nicht zur botanischen Familie der Getreide oder Hülsenfrüchte, also können Sie sie während des Programms essen.

⭐ *TIPP: Leinsamen werden Ihnen wahrscheinlich keine ernsthaften Probleme bereiten, aber sie sind auch nicht das Omega-3-Superfood, als das viele sie bezeichnen. Leinsamen sollten wie alle anderen Nüsse oder Samen nur in begrenzter Menge konsumiert werden.*

MANDELMEHL/KOKOSMEHL: ja

Ja, Mandelmehl, Kokosmehl, Tapiokamehl und andere Mehle, die nicht aus Getreide sind, können Sie in Ihre Ernährung aufnehmen, je nachdem, womit Sie sie verarbeiten. Sie können sie statt Semmelbrösel in Frikadellen verwenden, Schnitzel damit panieren oder Soßen und Suppen andicken. Nicht erlaubt sind sie, um damit Pfannkuchen, Brot, Kekse, Pizzateig, Waffeln oder Ähnliches backen. Denn diese Produkte sind während des Reset-Programms ausdrücklich verboten, egal woraus sie gemacht sind (siehe auch »Naschereien, Essensfixierung und die Waage« ab Seite 95.)

MAYONNAISE: machen Sie Ihre eigene

Im Supermarkt findet man kaum Mayonnaise ohne zugesetzten Zucker. Auch die sogenannte »Olivenöl-Mayonnaise« besteht meist hauptsächlich aus Sojaöl. Sie können Ihre Mayonnaise aber ganz einfach selber machen. (Unser Mayonnaise-Grundrezept befindet sich auf Seite 175.)

MÜSLIRIEGEL: Zutatenliste lesen und mit Vorsicht genießen

Es gibt viele Müsliriegel, die Sie während des Programms essen können, aber Sie müssen vorher sorgfältig die Zutatenliste lesen. Es dürfen weder Zucker in irgendeiner Form noch Zutaten wie Erdnüsse oder Getreide enthalten sein.

⭐ *TIPP: Wir raten dringend, diese Riegel nur als Notfallsnack einzusetzen, zum Beispiel unterwegs oder beim Ausdauersport. Sie sind fast wie eine Süßigkeit (oft werden Datteln als Binde-mittel verwendet), essen Sie sie also keinesfalls, wenn Sie Heißhunger auf Zuckriges haben. Ihr Gehirn kennt den Unterschied zwischen einem Mars und einem Reset-konformen Riegel nicht!*

NACHTSCHATTENGEWÄCHSE: ja

Pflanzen, die zur Familie der Nachtschattenge-wächse gehören, können bei manchen Menschen entzündungsfördernd wirken (zum Beispiel bei Personen mit Autoimmunkrankheiten, chroni-schen Entzündungen oder Gelenkschmerzen). Für die meisten sind sie jedoch gesunde, nährwertrei-che Lebensmittel. Nehmen Sie also ruhig Nacht-schattengewächse in Ihr Reset-Programm auf, es sei denn, Sie wissen bereits, dass Sie sie nicht ver-tragen.

⭐ **TIPP:** *Zu den Nachtschattengewächsen gehören unter anderem Paprikas, Buschtoma-ten, Auberginen, Goji-Beeren, Peperonis (zum Beispiel Chilischoten), Kartoffeln (gelbe, rote, violette usw.; nicht jedoch Süßkartoffeln und Yams-Wurzeln), Tamarillos, Tomaten und Gewürze (zum Beispiel Piment, Cayennepfeffer, Chiliflocken, Chilipulver, Curry, Paprika).*

NÄHRHEFE: ja

Nährhefe kann Eintöpfen, Gemüsebeilagen und Salaten eine köstliche Textur und einen nussigen Geschmack verleihen. Lesen Sie sorgfältig die Zutatenliste, um sicher zu sein, dass sie keine für Reset ungeeigneten Zutaten enthält.

NATÜRLICHE AROMASTOFFE: ja

Die Kategorie »Natürliche Aromastoffe« kann selbst den gewissenhaftesten Zutatenleser ratlos machen. Man kann nicht sagen, was in diesen Aromen enthalten ist oder woher sie stammen, aber sie sind für Reset in Ordnung.

OBLATE BEIM ABENDMAHL ODER DER KOMMUNION: ja

Zwar enthalten die meisten Oblaten, die beim Abendmahl oder der heiligen Kommunion verwen-det werden, Gluten. Das kann die Wirkung von Reset beeinflussen, aber wir würden niemals wol-len, dass Sie einem Konflikt zwischen Ihrem Glau-ben und unseren Regeln ausgesetzt sind.

⭐ **TIPP:** *Einige Kirchen bieten heutzutage bereits glutenfreie Hostien an. Sie können diese Gelegenheit nutzen, um mit Ihrer Kirchengruppe oder deren Leiter darüber zu sprechen, ob viel-leicht noch andere Gemeindemitglieder eine glutenfreie Hostie bevorzugen.*

PALEO-BROT: nein

Paleo-Brot zu kaufen oder zu backen würde bedeu-ten, dass man nicht verstanden hat, worum es geht. Das Ziel ist, dass Sie Ihr Essverhalten verän-dern, nicht nur Nahrungsmittel oder Zutaten. Brot ist der Inbegriff von nährwertarmem Essen mit Suchtfaktor und daher verboten, auch wenn es mit Kokosmehl gebacken ist. Außerdem verhindert der Verzehr von Brot, dass man mehr nährwertreiche Kost zu sich nimmt. Legen Sie Ihr Fleisch stattdes-sen lieber zwischen Salatblätter, Pilzhälften oder gegrillte Auberginenscheiben.

⭐ **TIPP:** *Dasselbe gilt für Tortillas, Wraps, Kekse, Muffins, Fladen- und Pitabrot und andere brotähnliche Produkte, die aus regelkonformen Zutaten hergestellt sind. Ihr Gehirn, das Brot so sehr liebt, wird dankbar für diese Regel sein.*

PALEO-MÜSLI: nein

Sogenannte Paleo-Müslis bestehen im Allgemei-nen aus Nüssen und Samen und sind meist mit Früchten gesüßt. Zwar sind Nüsse und Samen regelkonform, wir empfehlen sie aber nur in begrenzter Menge, da das in ihnen enthaltene Fett nicht das gesündeste ist. Außerdem lässt der Ver-zehr einer großen Schüssel »Müsli« zum Frühstück nicht viel Platz für nährwertreichere Lebensmittel (wie Eier, Lachs, Spinat oder Beeren). Und schließ-lich ändert das Nachahmen des konventionellen Müslis Ihr Essverhalten nicht, was jedoch ein wichtiges Programmziel ist.

PALEO-EIS: nein

Es ist egal, ob das Eis aus Kokosnussmilch oder gefrorenem Bananenmus besteht – das Ziel ist es, Geschmack und Textur von Eis nachzuahmen, um positive Emotionen auszulösen. Außerdem wird durch das Zufügen von Kakao, Nussbutter, Nüssen oder Früchten eine süße Nascherei erzeugt, was während Reset ausdrücklich verboten ist.

PFANNKUCHEN: nein

Pfannkuchen sind nicht erlaubt, auch nicht, wenn sie aus Banane und Ei bestehen. Sie sind in den Richtlinien ausdrücklich verboten, und das sollte als Grund reichen. Falls Sie trotzdem denken: »Aber sie sind doch nur aus Bananen und Eiern …«, hier der Grund:

Das Erreichen Ihrer Gesundheitsziele hängt davon ab, dass Sie sich voll und ganz den Regeln, dem Geist und der Absicht des Programms verschreiben, durch das vor allem Ihre Beziehung zum Essen verändert werden soll. Daher muss auch berücksichtigt werden, welchen psychischen Einfluss der Verzehr von Pfannkuchen als Teil Ihres gesunden und lebensverändernden Essens haben kann.

Eier, eine Banane und Olivenöl zu essen ist nicht das Gleiche, als wenn Sie alles vermischen und als Pfannkuchen verzehren. Studien zeigen, dass es das Sättigungsgefühl beeinflusst, wie Ihr Gehirn das verzehrte Essen wahrnimmt. Das wird häufig bei flüssigen Nahrungsmitteln angeführt (Smoothies oder Shakes), trifft aber erfahrungsgemäß auch auf die Art zu, wie festes Essen kombiniert ist. Pfannkuchen erzeugen eine völlig andere psychische Reaktion als das Essen von gebratenen Eiern und einer Banane. Und genau auf diese psychische (und emotionale) Reaktion zielt das Programm ab.

Vielleicht sind Pfannkuchen keine besondere Leckerei, aber unserer Meinung nach ist es für die meisten Programmteilnehmer besser, darauf zu verzichten. Und da unser Programm für so viele Personen wie möglich gelten soll, sind diese Paleo-Kreationen ausgeschlossen.

PFEILWURZELMEHL: ja

Pfeilwurzelmehl eignet sich gut als Verdickungsmittel und kann besonders bei Soßen sehr hilfreich sein. Doch wie auch die vorher genannten Mehle darf es nicht zum Backen verwendet werden.

PFLANZENÖLE: einige ja, aber eingeschränkt

Zwar halten wir Pflanzenöle für keine gesunde Wahl, aber wir wollen sie auch nicht ausdrücklich ausschließen. Sie könnten sonst nämlich niemals essen gehen, weil alle Restaurants sie verwenden. Wir wollten zwar das gesündeste Programm überhaupt gestalten, aber es muss auch durchführbar sein, wenn man geschäftlich oder zum Vergnügen reisen oder einfach ab und zu im Restaurant essen möchte.

Mais-, Reis-, Soja- und Erdnussöl sind während des Programms nicht gestattet, da alle Formen von Getreide (Mais und Reis) und Hülsenfrüchten (Soja und Erdnüsse) bei Reset ausgeschlossen sind. Raps-, Distel-, Sonnenblumen- und Traubenkernöl sind erlaubt, aber nicht als gesund empfohlen.

POMMES FRITES: nein

Der Grund für das Weglassen von Pommes frites ist derselbe wie bei Chips – alles, was in Öl frittiert ist, gehört zu den weniger gesunden Nahrungsmitteln. Pommes frites sind »Essen mit Suchtfaktor«, vor dem wir Sie schon gewarnt haben. Sie gehören daher zu den weniger gesunden Sachen, die eigentlich aus regelkonformen Zutaten bestehen, egal ob fertig gekauft oder selbst gemacht. Kartoffeln in gekochter, gebackener, gedämpfter, gegrillter oder in der Bratpfanne zubereiteter Form sind dagegen gut.

QUINOA: nein

Quinoa ist ein sogenanntes Pseudogetreide; es ist botanisch gesehen kein Getreide, enthält aber Bestandteile, die ähnliche Probleme hervorrufen können. Alle Getreide und Pseudogetreide sind während des Reset-Programms ausgeschlossen.

SALATDRESSING: selbst herstellen

Fast alle fertig zu kaufenden Salatdressings enthalten nicht Reset-konforme Zutaten wie Sojaöl oder Zucker. Es ist aber sehr einfach, ein gesundes Salatdressing selbst herzustellen. Dressingrezepte finden Sie ab Seite 298.

SALZ: ja

Durch den Ausschluss von weiterverarbeiteten Nahrungsmitteln und Fertigessen fällt eine große Menge Natrium aus Ihrer Ernährung weg. Daher werden Sie durch Salz in Ihren Reset-Gerichten die gesunde Natriumgrenze nicht überschreiten. Wenn Sie Salz ganz weglassen, gehen Sie das Risiko einer Störung des Elektrolythaushalts ein (und eines Auftretens von Essenslangeweile).

SENF: Zutatenliste lesen

Senf ist gesund, lesen Sie aber auf jeden Fall sorgfältig die Zutatenliste. Senf kann Sulfite oder Wein enthalten, die beide während Reset verboten sind.

SESAMÖL: ja

Sesamöl können Sie verwenden, aber nur in kleinen Mengen im Dressing oder in der Soße oder übers Essen gesprenkelt, bevor Sie dieses vom Herd nehmen. Ein so empfindliches Öl kann bei großer Hitze oxidieren und dann im Körper entzündungsfördernd wirken.

SPECK: Zutatenliste lesen

Es ist sehr schwer, Speck ohne zugesetzten Zucker zu finden, aber wenn Ihnen das gelingt, dann ja. (Wenn in der Zutatenliste irgendeine Form von Zucker steht, ist das Produkt für Reset verboten, auch wenn es heißt »Zucker = 0 Gramm«.) Am besten versuchen Sie es im Bioladen oder beim Bio-Fleischer. Der Speck von artgerecht gehaltenen Tieren, die mit Biofutter gefüttert werden, ist am gesündesten.

STEVIABLÄTTER: nein

Zwar sind Steviablätter nicht stark weiterverarbeitet wie flüssiges oder pulverförmiges Stevia, aber der einzige Zweck dieser Blätter ist, etwas süß zu schmecken zu lassen, was nicht süß ist. Genau das sollen Sie aber während des Programms vermeiden. Ziel ist es, die natürlichen Aromen der Lebensmittel genießen zu lernen, anstatt immer wieder nach monotoner Süße zu suchen, was letztlich zu Heißhungerattacken führt.

⭐ **TIPP:** *Ein sogenanntes natürliches Nahrungsmittel ist nicht per se auch gesund. Oft werden Stevia, Kokosnektar oder Agavensirup als gesunde Alternativen zu Haushaltszucker angepriesen, aber die Schaltstellen für Belohnung und Gewohnheit in Ihrem Gehirn kennen den Unterschied zwischen Glucose- oder Fructosesirup und Tafelzucker nicht. Deswegen sagen wir »Zucker ist Zucker« – denn aus psychologischer Sicht ist das der Fall.*

SULFITE: nicht als Zusatzstoff (natürlich enthalten ja)

Sulfite treten in vielen Nahrungsmitteln als Nebenprodukt der Fermentation natürlich auf. So findet man sie in den meisten Weinen, Balsam- und Weinessigen, aber sie werden auch weiterverarbeiteten Nahrungsmitteln beigesetzt, um deren Haltbarkeit zu verlängern, Farbe zu erhalten und das mikrobielle Wachstum zu verhindern. Bei Menschen mit einer Überempfindlichkeit gegen Sulfite können diese Haut-, Atem-, Magen-Darm- oder Herz-Kreislauf-Probleme verursachen. Deswegen sind zugesetzte Sulfite während des Programms verboten.

TAHINI: ja

Tahini wird aus Sesamkörnern hergestellt, und Sesam entspricht den Reset-Regeln. Wenn also keine anderen nicht Reset-konformen Zutaten enthalten sind, können Sie das Sesammus essen.

TAPIOKA: ja

Tapioka ist eine aus den Knollen des Manioks gewonnene Stärke in Form von Mehl, Flocken oder Körnern. Es ist ein gutes Verdickungsmittel und besonders geeignet für diejenigen, die viele Kohlenhydrate brauchen. Lesen Sie aber die Zutatenliste, manchem Tapiokamehl ist Weizen beigemischt.

⭐ **TIPP:** *Tapioka ist reine Stärke, es enthält praktisch keine Nährwerte und besteht nur aus Kohlenhydraten. Dies mag zum Beispiel für sehr aktive Sportler gut sein, aber die meisten brauchen diese Konzentration an Kalorien nicht täglich. Wenn Sie Probleme mit Ihrem Stoffwechsel oder mit Entzündungen haben, sind Gerichte mit Tapioka für Sie während Reset nicht geeignet.*

VANILLEEXTRAKT: nein

Vanilleextrakt enthält Alkohol oder Zuckeralkohol und beides ist während Reset nicht gestattet. Wenn bei einem Produkt Vanilleextrakt in der Zutatenliste steht, ist auch dieses Produkt ausgeschlossen.

⭐ **TIPP:** *Anstatt Vanilleextrakt können Sie reines Vanillepulver verwenden oder das Mark direkt aus der Schote kratzen.*

WURST: Zutatenliste lesen

Wie bei Speck kann es schwierig sein, Wurst ohne zugesetzten Zucker oder andere nicht erlaubte Zutaten zu finden, aber wenn Ihnen das gelingt, ist Wurst erlaubt. Versuchen Sie es in einem Bioladen oder beim Bio-Fleischer oder machen Sie die Wurst selbst (Rezept siehe Seite 158).

⭐ **TIPP:** *Am gesündesten ist die Wurst, wenn sie von artgerecht gehaltenen Tieren stammt, die mit Biofutter gefüttert wurden.*

WÜRZSOSSEN: Zutatenliste lesen

Scharfe Würzsoßen sind eine großartige Art, Ihren Reset-Gerichten noch Geschmack zu verleihen, lesen Sie aber aufmerksam die Zutatenliste (diese Soßen enthalten oft Gluten oder Zucker).

ZITRONENSÄURE: ja

Zitronensäure ist ein gebräuchliches Konservierungsmittel und ein Aromastoff, der vielen Gemüsen in der Dose oder im Glas zugesetzt wird. Dieser Zusatzstoff beeinflusst Ihre Reset-Ergebnisse in keiner Weise.

ZUCKERSCHOTEN: ja

Das Problem bei Hülsenfrüchten ist, dass wir den Samen verzehren. Wie grüne Bohnen auch bestehen Zuckerschoten jedoch hauptsächlich aus der Schote, die nur kleine, noch nicht reife Samen enthält.

ZUSATZSTOFFE: Zutatenliste lesen

Die meisten industriell verarbeiteten Nahrungsmittel enthalten Zusatzstoffe, die die Haltbarkeit verlängern, die Farben, Konsistenz oder das Aroma erhalten, wie Stabilisatoren oder Emulgatoren. Es ist nicht immer leicht zu entscheiden, welche gesund sind und welche nicht, daher haben wir es Ihnen während des Reset-Programms vereinfacht und nur Glutamat, Sulfite und Carrageen ausgeschlossen. (Die Gründe finden Sie bei den einzelnen Einträgen.) Alle anderen Zusatzstoffe, darunter Zitronensäure, Eisengluconat und Guarkernmehl sind akzeptabel. Wir empfehlen Ihnen aber, möglichst Produkte ohne jeden Zusatzstoff zu essen.

⭐ **TIPP:** *Wenn Sie nicht sicher sind, wie bestimmte Zusatzstoffe wirken, googeln Sie sie! Wikipedia ist eine gute Informationsquelle, und bestimmt fühlen Sie sich wohler, wenn Sie wissen, dass die sich beunruhigend anhörende Ascorbinsäure in getrockneten Cranberrys nur ein anderes Wort für Vitamin C ist.*

Kann ich das trinken?

»Als ich das Reset-Programm begann, wog ich 200 Pfund und mein Taillenumfang war 94 Zentimeter. Außerdem nahm ich seit acht Jahren ein Medikament gegen Sodbrennen, und wenn ich es einmal wegließ, hatte ich sofort heftiges Sodbrennen. Nach nur 30 Tagen Reset wiege ich jetzt 180 Pfund, mein Taillenumfang ist 86 Zentimeter, und ich habe während des gesamten Programms nicht einmal mein Medikament nehmen müssen.«

— JEREMY M., ALASKA

AROMATISIERTER KAFFEE: Zutatenliste lesen

In einigen aromatisierten Kaffeesorten sind nur natürliche Zutaten wie Zimt oder Vanille, und diese können Sie trinken. Kaufen Sie keinen Kaffee, der mit Extrakten aromatisiert ist (diese basieren normalerweise auf Alkohol), und keinen mit künstlichen Zutaten, zugesetzten Süßungsmitteln oder chemischen Zusätzen.

FRUCHTSAFT: ja, aber bitte nicht pur

Fruchtsaft ist bei Reset eine erlaubte Zutat zu Gerichten oder Getränken. (Im Grunde ist es ein Süßungsmittel, aber irgendwo mussten wir die Grenze zu zugesetztem Zucker ziehen.)

⭐ **TIPP:** *Auch wenn ein Glas Saft den Reset-Regeln nicht widerspricht, raten wir davon ab, auch wenn Sie den Saft selbst auspressen. Das Entsaften entfernt viele der Nährstoffe der Frucht (von denen ein großer Teil im Fruchtfleisch und der Schale stecken), lässt aber allen Fruchtzucker im Saft. Sie würden niemals acht Orangen nacheinander essen, aber Sie denken sich nichts dabei, ein Viertelliter-Glas Orangensaft zu trinken! Unter den Gesichtspunkten der Sättigung, des Zuckerverzehrs und Ihrer Gesundheit wäre es besser, einfach die Frucht zu essen!*

GEMÜSESAFT: ja

Wir sind nicht dafür, dass man sein Essen trinkt, aber wenn Sie Gemüsesaft als eine Methode nutzen wollen, um extra Nährstoffe zu sich zu nehmen, können Sie das tun. Saft darf aber niemals das Essen ersetzen! Ihr gutes Essen auch gut zu kauen ist eine wichtige Reset-Regel. Gemüsesaft selbst herzustellen ist immer besser, als ihn zu kaufen, weil der gekaufte häufig viel Obst oder nicht Reset-konforme Zutaten enthält.

⭐ **TIPP:** *Achten Sie darauf, dass Ihr Saft hauptsächlich aus Gemüse ist – vielleicht etwas Obst wegen des Geschmacks. Doch auch einige reine Gemüsesäfte (zum Beispiel solche, die vor allem aus Roten Beten und Karotten sind) können mehr Zucker enthalten, als Sie an einem Tag verzehren möchten. Lesen Sie die Zutatenliste und rechnen Sie!*

KAFFEE: ja

Kein Problem, wenn Sie ihn schwarz trinken oder Reset-konforme Kokosmilch, Mandelmilch, Zimt oder gemahlene Vanille hinzufügen – natürlich ohne tierische Milch, Sahne, nicht Reset-konformen Milchersatz oder irgendeine Form von zugesetztem Zucker oder Süßungsmittel.

⭐ **TIPP:** *Wir empfehlen im Allgemeinen, nicht mehr als ein oder zwei Tassen am Tag zu trinken* *und diese nur am Vormittag, damit das Koffein Ihren Schlaf nicht beeinträchtigt.*

KAKAOGETRÄNKE: Zutatenliste lesen

Die meisten Kakaogetränke sind voll Zucker und Milch, sollten Sie aber welche finden, die den Reset-Regeln entsprechen, können Sie sie trinken, denn Kakao ist grundsätzlich erlaubt. Man kann auch hundertprozentiges Kakaopulver mit Wasser zubereiten – kein Zucker, keine Milch! Erwarten Sie nicht, dass es wie normale Trinkschokolade schmeckt – purer Kakao ist bitterer und stärker im Geschmack als die süßen Sachen aus dem Supermarkt.

KOKOSWASSER: Zutatenliste lesen

Kokoswasser entspricht meist den Reset-Regeln, da es nur natürlichen Zucker aus der Kokosnuss enthält. Manche Firmen setzen jedoch extra Zucker hinzu, lesen Sie also sorgfältig die Zutatenliste.

⭐ **TIPP:** *Kokoswasser ist wie ein leichter Fruchtsaft. Wenn Sie Ausdauersport machen, in einer Umgebung arbeiten, in der Sie leicht dehydrieren, oder einfach eine Erfrischung möchten, ist Kokoswasser eine gute Wahl. (Eine Prise Salz macht es zu einem noch besseren Hydrierungsgetränk.) Aber ersetzen Sie nicht die tägliche Wasserzufuhr durch Kokoswasser.*

KOMBUCHA: Zutatenliste lesen

Kombucha kann aufgrund seiner probiotischen Wirkung gut für Sie sein. Aber lesen Sie die Zutatenliste – wenn Zucker draufsteht, ist dieser im Allgemeinen nach der Fermentation zugesetzt, und dann ist das Getränk tabu. (Zugesetzte Früchte oder Fruchtsaft sind dagegen in Ordnung.)

MANDELMILCH: Zutatenliste lesen oder selber machen

Mandelmilch, die den Reset-Regeln entspricht, ist nicht leicht zu finden. Denn meist enthält sie Zuckerzusätze oder Carrageen. Als Alternative können Sie Ihre eigene Mandelmilch machen – aber nicht süßen!

⭐ **TIPP:** *Nüsse und Samen sind im Allgemeinen nicht die gesündeste Fettzufuhr in der Nahrung. Daher ist es eigentlich besser, Mandeln zu essen, anstatt sie zu trinken. Sollten Sie aber Mandelmilch selber machen wollen, finden Sie im Internet Rezepte dafür.*

MINERALWASSER: ja

Mineralwasser ist natürliches Wasser mit Mineralien wie Kalzium oder Natrium, das es mit oder ohne Kohlensäure gibt. Es ist während Reset empfohlen.

MINERALWASSER MIT AROMA: Zutatenliste lesen

Mineralwasser, das nur natürliche Frucht- oder Kräuteraromen enthält, wäre eine gute Möglichkeit, Ihr Getränkespektrum zu erweitern. Allerdings dürfte es schwer zu finden sein. Auf keinen Fall darf das Wasser Zuckerzusätze enthalten.

PROTEIN-SHAKES: fast immer nein

Fast alle Protein-Shakes enthalten nicht Reset-konforme Zutaten wie Molke, Kasein, Soja, Erbsenprotein, Reiskleie oder zugesetzte Süßungsmittel. Außerdem können Sie alles, was Sie aus Protein-Shakes bekommen (außer chemischen Extraktstoffen, Zucker und Isolaten), während des Reset-Programms auch aus natürlichem Essen in einer nährwertreicheren und sättigenderen Form bekommen.

Fertig-Shakes haben nichts zu tun mit unserer Definition von gesunder Nahrung. Proteinpulver, das aus hundertprozentig Reset-konformen Zutaten besteht (zum Beispiel aus Hühnereiweiß), können Sie zu sich nehmen, wenn es keine zugesetzten Süßungsmittel enthält.

⭐ **TIPP:** *Wir möchten, dass Sie einen Monat lang lernen, echtes Essen zu schätzen, seinen köstlichen Geschmack zu entdecken und die Zufriedenheit zu erleben, die man aus der*

Zubereitung seiner eigenen Mahlzeiten ziehen kann. Sie sollen spüren, wie das Reset-Essen Ihrem Körper vor, während und nach dem Sport Energie liefert. Ihre Shakes können Sie in 30 Tagen wieder trinken (wenn Sie es dann noch wollen); konzentrieren Sie sich im Moment darauf, Ihr Protein nach dem Workout aus natürlichen Lebensmitteln zu beziehen. Hart gekochte Eier, Wurst oder Schinken, kaltes Hühnerfleisch oder Thunfisch in der Dose sind gute Proteinquellen, die Sie mit ins Fitnessstudio nehmen können.

SMOOTHIES: lieber nicht

Dies ist eine häufige Frage mit einer unbeliebten Antwort. Smoothies entsprechen eigentlich den Regeln von Reset, aber wir raten Ihnen dringend davon ab. Essen, das man trinkt, sendet ein anderes Sättigungssignal ans Gehirn als Essen, das man kaut. Wenn Sie Ihre Mahlzeit trinken, bekommt Ihr Gehirn nicht das Feedback, das es braucht, um Ihrem Körper zu sagen, dass Sie gegessen haben. Daher bekommen Sie schnell wieder Hunger, auch wenn Sie gerade eine Menge Kalorien zu sich genommen haben (in Form von Fruchtzucker). Und ein vor allem aus Früchten bestehender Smoothie zum Frühstück birgt die Gefahr von Heißhungerattacken und einem unbe-

ständigen Energieniveau. Kurz gesagt – essen Sie etwas, das Sie kauen können, und lassen Sie den Smoothie weg.

SODAWASSER: ja

Sodawasser ist nichts anderes als mit Kohlensäure angereichertes Wasser – perfekt geeignet für Reset.

TEE: ja

Grüner, schwarzer und weißer Tee und Kräutertees sind eine gute Ergänzung Ihres Getränkerepertoires – natürlich immer ohne zugesetzten Zucker.

⭐ **TIPP:** *Viele Teesorten enthalten Koffein, beachten Sie also unsere allgemeinen Richtlinien und trinken Sie in der zweiten Tageshälfte nur noch koffeinfreien oder Kräutertee.*

WASSERKEFIR: Zutatenliste lesen

Ähnlich wie Kombucha ist Wasserkefir wegen seiner probiotischen Wirkung gut für Sie. Wenn Sie ihn selber machen, können Sie sicherstellen, dass der Zucker von den Bakterien aufgebraucht wurde (im Allgemeinen durch eine ausreichend lange Fermentationszeit). Wenn Sie Wasserkefir kaufen, vermeiden Sie die Marken mit zugesetztem Zucker in der Zutatenliste.

Was ist mit Nahrungsergänzungsmitteln?

»Mein Cholesterinwert ist um 70 Punkte gesunken… Meine Unruhe ist verschwunden, meine Stimmung hat sich eindeutig verbessert, ein ewig juckendes Ohr juckt nicht mehr, ein merkwürdiges Schmerzgefühl in einer Wade, das ich 15 Jahre lang hatte, ist wie weggeblasen. Ich bekomme beim Sport kein Asthma mehr und hatte in diesem Jahr keine Allergien!«

– MARY, OREGON

Welche Nahrungsergänzungsmittel sollte ich während Reset nehmen?

Zunächst einmal: Sie müssen überhaupt keine nehmen – Nahrungsergänzungsmittel sind kein erforderlicher Bestandteil des Reset-Programms. Wir sind der Meinung, dass viele Menschen davon profitieren können, wenn sie Fischöl, Vitamin D₃, Magnesium und vielleicht etwas für die Verdauung wie Enzyme oder probiotische Mittel einnehmen. Keines dieser Ergänzungsmittel ist jedoch nötig, um Reset erfolgreich durchzuführen.

Außerdem soll durch das Programm ja gerade die Wirkung bestimmter Lebensmittelgruppen auf Ihr Aussehen und Ihr Befinden deutlich werden. Wenn Sie anfangen, verschiedenste Ergänzungsmittel zu nehmen, kann es schwierig werden, zwischen den Wirkungen der Ernährung und denen der Ergänzungsmittel zu unterscheiden. Wenn Sie das wollen, können Sie immer noch nach der Wiedereinführung probieren, ob Ihnen die Einnahme von Ergänzungsmitteln guttut.

⭐ **TIPP:** *Magnesium hat viele Vorteile, zum Beispiel verhindert es Muskelkrämpfe und dämpft die Wirkung von chronischem Stress. Aber Sie müssen keine Tabletten schlucken, um Ihren Körper mit extra Magnesium zu versorgen – auch ein Bad mit Bittersalz wirkt. Geben Sie in warmes Badewasser ein bis zwei Tassen Salz und baden Sie darin 20 bis 30 Minuten.*

Brauche ich ein Multivitaminpräparat?

Das ist vielleicht keine schlechte Idee. Wir wissen, Sie essen gesunde, natürliche Nahrungsmittel, reich an Vitaminen, Mineralien und Phytonährstoffen. Warum sollten Sie also ein Multivitaminpräparat nehmen? Der Grund ist, dass unser Boden nicht mehr so reich an Mineralien ist wie früher – und deswegen sind auch Obst und Gemüse nicht mehr so nährstoffreich. Wir haben nicht immer die Möglichkeit, Bio-Fleisch von artgerecht gehaltenen Tieren zu essen, und industriell erzeugte Fisch- und Fleischwaren sind nicht gleichwertig nahrhaft. Außerdem essen wir manchmal unterwegs und verzehren pflanzliche Öle, die unsere antioxidativen Vorräte verbrauchen. Auch wenn wir also während des Reset-Programms gesund essen, kann es sein, dass die in einem Multivitaminpräparat enthaltenen Mikronährstoffe unserer Gesundheit trotzdem guttun. Achten Sie aber darauf, dass das Präparat keine Zutaten enthält, die nicht den Reset-Regeln entsprechen.

Brauche ich ein Kalziumpräparat?

Für starke, gesunde Knochen ist mehr als nur Kalzium nötig, und auch wenn die Werbung etwas anderes behauptet, braucht man keine Milchprodukte für starke Knochen. Wenn Sie viele verschiedene gesunde und echte Nahrungsmittel mit Mikronährstoffen wie Vitamin K$_2$ und C, Magnesium und Phosphor essen, Vitamin D$_3$ von ausreichend Sonnenlicht oder einem Ergänzungsmittel erhalten, durch Kraftübungen Ihre Knochen stärken und sich vor übermäßigem Stress schützen, brauchen Sie kein Kalziumpräparat, damit Ihre Knochen gesund bleiben. Zudem zeigen Studien, dass Kalziumpräparate allein Knochenbrüche aufgrund von Knochenschwund nicht verhindern – extra Kalzium bewirkt eine kurzfristige Zunahme der Knochendichte, doch im Laufe der Zeit arbeiten die Hormone gegen dieses extra Kalzium, wodurch die Knochen spröder als zuvor werden können. Nehmen Sie also kein Kalziumpräparat, sondern konzentrieren Sie sich auf eine gesunde Lebensweise – Ihre Knochen werden es Ihnen danken.

⭐ **TIPP:** *Folgende Lebensmittel sind gute Quellen für Vitamine und Mineralien, die für starke, gesunde Knochen wichtig sind: selbst gemachte Knochenbrühe (Rezepte dafür finden Sie ab Seite 172); Gemüse (zum Beispiel Grünkohl, Spinat, Blattkohl, Senfkraut, Rübenkraut und Pak Choi); Algen (zum Beispiel Nori); Fleisch und Meeresfrüchte (zum Beispiel Sardinen, Anchovis, Shrimps, Garnelen, Austern und Lachs mit Gräten in der Dose); Nüsse und Samen (zum Beispiel Mandeln, Haselnüsse und Walnüsse).*

Kann ich pflanzliche Ergänzungsmittel nehmen?

Auch wenn Ergänzungsmittel aus Pflanzen sehr gesund klingen, enthalten sie oft für Reset ungeeignete Zutaten wie Kleie von Reis oder Haferflocken. Außerdem gibt es nur wenige Nachweise, dass diese Nahrungsergänzungen Ihrer Gesundheit wirklich so guttun, wie es versprochen wird. Auch wenn wir uns andauernd wiederholen: Echte Lebensmittel zu essen – in diesem Fall Gemüse – ist immer der gesündeste Weg. Also lassen Sie besser die Pflanzenpulver weg.

Kann ich rezeptfreie Medikamente nehmen?

Wenn Sie an einer Erkältung, Halsschmerzen oder Ähnlichem leiden, werden Sie vielleicht feststellen, dass die Medikamente, die Sie früher genommen haben, nicht den Reset-Regeln entsprechen. Wir empfehlen Ihnen, Ihre Krankheit mit natürlichen Methoden zu behandeln (siehe Tipp unten), aber wenn Ihnen Ihr Schlaf oder freies Atmen wichtiger sind, als die Reset-Regeln zu beachten, bleibt es immer Ihnen überlassen, das zu tun, was Sie für Ihre Gesundheit für richtig halten.

⭐ **TIPP:** *Natürliche Methoden gegen Erkältungen sind zum Beispiel: Vitamin C, Zink, Echinacea, Kräutertees mit Zitrone, selbst gemachte Brühe, viel trinken und viel Ruhe. Doch Ihr Wohlbefinden (und die Anweisungen Ihres Arztes) stehen immer über den Reset-Regeln; wenn Sie Ihren Hustensaft also wirklich brauchen, haben Sie unseren Segen. Gute Besserung!*

Was ist mit mir verschriebenen Medikamenten?

Die Anweisungen Ihres Arztes gehen immer vor, auch wenn Ihre Medikamente Weizen, Maisstärke oder Zucker enthalten. Wir empfehlen Ihnen aber, mit Ihrem Arzt über Ihr Reset-Programm zu sprechen und ihn zu fragen, ob es natürlichere Mittel gegen Ihre Gesundheitsprobleme gibt. Wenn Sie Nahrungsergänzungsmittel verschrieben bekommen haben, lesen Sie die Packungsbeilage. Enthalten sie nicht erlaubte Zutaten, fragen Sie Ihren Arzt, ob man sie durch ein anderes Präparat ersetzen kann, das den Regeln entspricht. Halten Sie sich ansonsten an die Empfehlung Ihres Arztes.

Und wenn mein Nahrungsergänzungs-mittel Bestandteile enthält, die nicht den Reset-Regeln entsprechen?

Wenn Sie sich selbst für das Nahrungsergänzungsmittel entschieden haben, lesen Sie die Zutatenliste! Nicht regelgerechte Zutaten sind zum Beispiel: Zucker (in allen Formen), Getreide (Weizen, Maisstärke, Reiskleie, Haferkleie und alle Nebenprodukte aus Getreide), Milchprodukte (Molke, Kasein oder andere Nebenprodukte aus Milchprodukten) oder Soja (auch Sojalecithin). Sollten diese enthalten sein, versuchen Sie, ein alternatives Reset-konformes Ergänzungsmittel zu finden.

⭐ **TIPP:** *Auch wenn ein Nahrungsergänzungs-mittel den Reset-Regeln entspricht, kann man nur schwer beurteilen, ob es Ihnen wirklich nutzt oder nur Ihre Brieftasche erleichtert. Entscheiden Sie mithilfe der folgenden Checkliste, ob die Tablette oder der Puder das Geld wert ist.*

- Soll das Produkt qualitativ hochwertige, frische Lebensmittel in Ihrer Ernährung ersetzen? Shakes als Mahlzeitenersatz oder aus Pflanzen hergestellte Tabletten und Frühstücksriegel versprechen alle, genauso gesund zu sein wie eine ausgewogene Mahlzeit. Aber es gibt kein Pulver, keine Pille und keinen Shake auf der Welt, der die Vitamine, Mineralien, Phytonährstoffe und Ballaststoffe ersetzen kann, die natürliche Lebensmittel enthalten.

- Sind die Verheißungen des Produkts zu schön, um wahr zu sein? Die Hersteller von Nahrungsergänzungsmitteln behaupten oft, dass ihre Produkte fantastischste Wirkungen hätten. Hüten Sie sich vor aufgeblasenen Behauptungen, die nicht durch langfristige und unabhängige wissenschaftliche Studien bestätigt sind.

- Werden bei den Wirkungen des Produkts ästhetische Faktoren betont? Die meisten Pillen, Pulver und Shakes mit Abnehmversprechen enthalten Zutaten, die Ihrer Gesundheit schaden können, zum Beispiel Stimulanzien und Diuretika. Und seien wir ehrlich – wenn Sie durch eine Pille ein paar Pfunde verlieren, ohne Ihr Essverhalten zu verändern, wie wahrscheinlich ist es dann, dass Sie dieses neue Gewicht beibehalten?

- Ist Ihre Kaufabsicht vielleicht durch besonders auffällige Werbung hervorgerufen? Wenn die Werbekampagne Ängste schürt (»Ohne diese Pille werden Sie nicht schön sein!«) oder auf Gruppenverhalten abzielt (»Alle Teilnehmer des Wettbewerbs trinken unsere Shakes«), dann denken Sie besser noch einmal nach.

- Sind die Mittel so teuer, dass Sie sich Essen guter Qualität nicht mehr leisten können? Auch wenn die Nahrungsergänzung alle oben angeführten Kriterien bestanden hat, wenn Sie deswegen Ihr Budget für echtes Essen kürzen müssen, ist sie es einfach nicht wert.

Wenn Ihr Ergänzungsmittel auch nach der Überprüfung durch unsere Checkliste noch geeignet erscheint, dann entscheiden Sie nach eigenem Ermessen. Im schlimmsten Fall werden Ihre Ergänzungsmittel Sie ein paar Euro kosten und trotzdem die behaupteten Vorteile nicht erbringen – aber auch keine negativen Auswirkungen auf Ihre Gesundheit und Fitness. Im besten Fall bringen die Mittel ein zusätzliches Plus zu Ihrem ohnehin hochwertigen Essen und helfen, kleine Lücken in Ihrer täglichen Ernährung zu füllen.

Darf ich Zigaretten oder E-Zigaretten rauchen?

Nein – Tabak oder Nikotin in jeder Form sind während des Programms verboten. Jetzt denken Sie vielleicht: »Ich kann unmöglich aufhören zu rauchen *und* meine Ernährung umstellen.« Und Sie haben recht, das ist wirklich schwierig. Wir emp-fehlen daher, zuerst mit dem Rauchen aufzuhören und dann Reset anzugehen. Andererseits – wenn Sie nach einem Programm gesucht haben, das Ihnen beim Nikotinentzug hilft, könnte Reset genau das Richtige sein. Viele ehemalige Raucher haben uns berichtet, dass sie das Programm als Nikotinentwöhnungshilfe eingesetzt haben und dass das gleichzeitige Weglassen von Zucker und anderen emotionalen Nahrungsmitteln ihnen den Prozess sehr erleichtert hat. Wir empfehlen aber eher, sich zuerst das Rauchen abzugewöhnen und dann Reset durchzuführen.

Darf ich Marihuana rauchen oder konsumieren?

Marihuana ist zwar eine Pflanze, aber trotzdem keine gute Wahl. Es hat gesundheitsschädigende Nebenwirkungen und fördert Heißhungerattacken, während es gleichzeitig Hemmungsmechanismen blockiert. Wir möchten, dass Sie während der nächsten 30 Tage gesunde Essensentscheidungen treffen, daher ist Marihuana in jeder Form verbo-ten – es sei denn, Sie haben es von Ihrem Arzt ver-schrieben bekommen.

Auf dem Reset-Teller

»Vor meinem ersten Reset-Programm konnte ich nur nach den Anleitungen auf Lebensmittelpackungen kochen, und selbst dann war ich stolz, wenn diese Gerichte gelangen. Mit Fleisch konnte ich nicht viel anfangen. Ich bereitete es ungern zu, weil ich ständig befürchtete, es nicht lange genug zu braten oder dass es nicht schmecken würde. Jetzt ist mein Kühlschrank immer mit selbst gekochten Mahlzeiten gefüllt. Ich weiß, wie ich aus dem Vorhandenen etwas machen kann und wie ich alles zubereite. Ich bin in der Lage, meine Familie mit gutem Essen zu versorgen anstatt mit abgepackten Sachen. Dank der Fähigkeiten, die ich durch Reset erworben habe, möchte ich immer mehr dazulernen.«

– KIMBERLY, TEXAS

Müssen alle Mahlzeiten den Reset-Vorgaben entsprechen?

Das ist keine offizielle Reset-Regel, aber es ist eine gute Richtlinie, um mit dem Programm in der Spur zu bleiben. Die ideale Reset-Mahlzeit (siehe Seite 190) besteht aus Eiweiß, Fett und Kohlenhydraten in einem gesunden Verhältnis und in solchen Mengen, dass man von einer Mahlzeit bis zur nächsten satt bleibt, genug Energie hat, um seinen Energiespiegel aufrechtzuerhalten und mit einer gesunden Vielfalt an Mikronährstoffen versorgt wird. Natürlich wird nicht jede Mahlzeit genau unserem Vorschlag entsprechen – manchmal werden Sie einen Eintopf essen, ein Schmorgericht oder ein Omelett, in denen Fleisch, Gemüse und Fett miteinander vermengt sind. Stressen Sie sich nicht mit den exakten Mengen – schätzen Sie die Portionen ab, essen Sie langsam und kauen Sie gründlich, warten Sie zehn Minuten und spüren Sie, ob Sie noch immer Hunger haben. Falls ja, nehmen Sie eine zweite Portion! An echtem Essen überisst man sich nicht so leicht, und alles auf Ihrem Reset-Teller tut Ihrem Körper gut.

Entsprechen alle Rezepte dem Reset-Idealteller?

Nein, denn nicht alle unsere Rezepte enthalten einen Proteinanteil oder eine Beilage aus Gemüse oder Obst. Wir haben jedoch bei jedem Gericht, das dem Teller nicht entspricht, einen Vorschlag für einen vollwertigen Reset-Teller gegeben. Wenn Sie zum Beispiel unsere geschmorte Rinderbrust (Seite 210) zubereiten, empfehlen wir Ihnen dazu Süßkartoffeln, Butternut-Kürbis oder Karotten.

Wenn Sie unsere Kochbasics zubereiten wollen, müssen Sie Ihren eigenen Teller zusammenstellen. Wählen Sie die für Sie passende Menge an Protein, füllen Sie den Teller dann mit gesundem Gemüse oder mit etwas Obst (falls Ihnen danach ist) und fügen Sie noch etwas gesundes Fett hinzu – entweder als Koch- oder Bratfett oder als zugesetztes Fett oder beides. Braten Sie sich zum Beispiel eine Hühnerbrust (Seite 153), grillen Sie dazu ein paar grüne Bohnen, Paprika, Zwiebeln und Pilze, dann essen Sie noch einen Gartensalat mit einer Vinaigrette als zugefügtem Fett.

Soll ich Kalorien zählen?

Nein! Ist das nicht eine gute Nachricht? Ein Ziel des Programms ist, dass Sie wieder die natürlichen Regulationsmechanismen Ihres Körpers spüren – in diesem Fall, Ihrem Hungergefühl zu vertrauen und selbst zu wissen, wann Sie aufhören müssen zu essen. Nach ein paar Wochen sollten Sie idealerweise essen, wenn Sie Hunger haben, und aufhören, wenn Sie satt sind. Diese Signale werden nach 30 Tagen tatsächlich wieder funktionieren, vielleicht zum ersten Mal seit Jahren! Und mit unserem Idealteller geben wir auch Empfehlungen für Mengen und Verhältnisse, Sie müssen also keine Kalorien zählen oder Ihr Essen in irgendwelche Rechner eingeben – auch dann nicht, wenn Sie abnehmen wollen.

⭐ *TIPP: Bitte vertrauen Sie uns! Es ist einer der größten Fehler, die Sie machen können, auf irgendeinen Rechner zu hören, den Sie im Internet gefunden haben, anstatt auf die Signale, die Ihr eigener Körper Ihnen sendet. Lassen Sie in den nächsten 30 Tagen das Wiegen, Messen und Rechnen weg – das hilft Ihnen, eine gesunde Beziehung zum Essen aufzubauen, und macht aus Ihren Mahlzeiten entspannte, genussvolle Erlebnisse anstatt Stunden der Einschränkung und des Rechnens.*

Darf ich Snacks essen?

Reset erlaubt Snacks grundsätzlich, doch müssen sie auf jeden Fall aus gesunden Zutaten bestehen. Allerdings raten wir aus bestimmten Gründen davon ab: Snacken zwischen den Mahlzeiten kann das Hormonsystem stören und dazu führen, dass man mehr isst, als der Körper braucht. Es kann aber eine Weile dauern, bis Sie spüren, wie viel das genau ist. Und wenn Sie einmal zu wenig gegessen haben und bis zur nächsten Mahlzeit nicht ausreichend versorgt sind, ist es besser, Sie essen einen Snack, als den restlichen Nachmittag schlecht gelaunt, müde und hungrig zu verbringen. Idealerweise sollten Ihre Snacks wie kleine

Mahlzeiten aussehen und nicht nur aus Gemüse oder Obst bestehen, da diese nicht besonders gut sättigen.

Wenn Sie merken, dass Ihre Mahlzeiten nicht groß genug sind, um Sie bis zur nächsten satt zu halten, vergrößern Sie sie etwas. Fügen Sie zuerst ein bisschen mehr Eiweiß und Fett hinzu. (Sie füllen den Teller mit Gemüse auf, bekommen davon also genug.) Machen Sie Ihre Portionen zunächst nur ein wenig größer und fügen Sie nach Bedarf mehr hinzu, bis Sie die Menge gefunden haben, von der Sie bis zur nächsten Mahlzeit satt bleiben.

⭐ *TIPP: Wenn Sie unterwegs sind und sich keine Minimahlzeit als Snack zubereiten können, nehmen Sie bei jedem Essen wenigstens zwei der drei Hauptnährstoffe zu sich; das können Eiweiß und Fett sein (zum Beispiel ein hart gekochtes Ei und eine Handvoll Macadamianüsse) oder Eiweiß und Kohlenhydrate (zum Beispiel Putenfleisch und ein Apfel) oder Fett und Kohlenhydrate (zum Beispiel Karottensticks mit Guacamole-Dip). Wenn Sie dieser Regel folgen, hilft Ihnen das bis zur nächsten Mahlzeit und Sie bekommen insgesamt am Tag genug Kalorien.*

Ich bin schwanger/stille – kann ich Snacks essen?

Ja, aber wir raten eher zu mehreren kleinen Mahlzeiten als zum häufigen Snacken. Vielleicht ist Ihnen im frühen Stadium der Schwangerschaft häufig übel, und Sie können daher keine großen Mahlzeiten zu sich nehmen. Später passt dann vielleicht rein physisch nicht genug in Ihren Magen, um Sie mit drei Mahlzeiten am Tag satt zu halten. Wenn Sie stillen, kann Ihr Tagesablauf so hektisch sein, dass Sie abhängig von den Stillzeiten alle drei Stunden essen. Nehmen Sie unter diesen besonderen Umständen häufiger kleinere Mahlzeiten zu sich, um sicherzustellen, dass Sie genügend Kalorien und Nährstoffe bekommen. Versuchen Sie, zwischen den Mahlzeiten zwei bis drei Stunden Zeit zu lassen – es ist besser für Ihren Hormonhaushalt, fünf kleinere Mahlzeiten zu essen, als den ganzen Tag lang nach Snacks zu greifen. (Mehr Tipps für Schwangere und Stillende finden Sie ab Seite 107.)

Reichen für Kinder drei Mahlzeiten am Tag?

Bei Kindern müssen die Reset-Regeln angepasst werden – Kinder wachsen so schnell und ihre Mägen sind so klein, dass sie kleinere Mahlzeiten oder Snacks zwischen den Mahlzeiten brauchen. Für Babys und Kleinkinder empfehlen wir, sie essen zu lassen, wann sie essen wollen. Wenn sie aus dem Kleinkindstadium heraus sind, wäre es ideal, wenn man auch bei ihnen zu drei Mahlzeiten am Tag übergeht – wenn möglich, zusammen mit der Familie. Versorgen Sie sie aber gerne mit einem gesunden Snack zwischendurch, damit sie genug Kalorien und Nährstoffe erhalten. (Mehr Tipps, um Reset für Kinder anzupassen, finden Sie ab Seite 113.)

Mein Arbeitstag ist sehr lang – kann ich mehr als drei Mahlzeiten essen?

Auf jeden Fall. Wenn Sie sehr früh aufstehen und sehr spät schlafen gehen, werden Sie merken, dass Sie vielleicht vier oder sogar fünf Mahlzeiten brauchen, um Ihre Energie aufrechtzuerhalten. Versuchen Sie, zwischen den Mahlzeiten drei bis vier Stunden Zeit zu lassen – bei kürzeren Abständen hat Ihr Körper vielleicht nicht genügend Zeit, um seine Arbeit zu machen.

Ich bin sehr aktiv/treibe regelmäßig Sport – sollte ich mehr als drei Mahlzeiten essen?

Das sollten Sie, vor allem wenn Sie Bodybuilding oder Ausdauersportarten wie Langlauf oder Radfahren betreiben. Am besten sorgen Sie mit einer Extramahlzeit nach dem Sport dafür, dass Ihr Körper genügend Nährwerte und Kalorien erhält, um

Ihren Aktivitätsspiegel aufrechtzuerhalten. Wenn Sie diese Mahlzeit gleich nach dem Sport essen (idealerweise innerhalb einer halben Stunde), hilft das auch, um den Erholungsprozess schneller und effektiver zu starten. Essen Sie leicht verdauliches Protein wie Eiweiß, Hühnerbrust oder Lachs und etwas Kohlenhydrate in Form von Gemüse wie Kartoffeln oder Kürbis. Fett brauchen Sie nicht hinzuzufügen. Essen Sie dann Ihre nächste Mahlzeit 60 bis 90 Minuten später.

⭐ **TIPP:** *Wir empfehlen auch einen kleinen Snack vor dem Sport, um Ihrem Körper ein Signal zu geben, dass gleich eine Aktivität folgt. Essen Sie eine kleine Portion Protein mit etwas Fett 15 bis 20 Minuten vor dem Training, aber lassen Sie diesmal die Kohlenhydrate weg. Probieren Sie ein hart gekochtes Ei und eine Handvoll Macadamianüsse oder ein paar Scheiben Dörrfleisch und ein Stück Avocado. Wenn Sie morgens vor dem Frühstück trainieren, ist es besser, vorher ein wenig zu essen als gar nichts. Ihnen gefällt die Vorstellung nicht, vor dem Sport etwas zu essen? Versuchen Sie es! Sie werden staunen, wie viel stärker und besser Sie sich fühlen.*

Kann ich das Frühstück auslassen?

Wir raten dringend davon ab, das Frühstück auszulassen. Wenn Sie morgens keinen Hunger haben, ist das wahrscheinlich ein Zeichen für eine Störung des Hormonhaushalts. Das bringen Sie am besten wieder in Ordnung, indem Sie morgens, wenn es biologisch sinnvoll ist, etwas essen. Wenn Sie zu spät am Tag mit dem Essen anfangen, kann es sein, dass Sie spät abends noch Hunger bekommen, meist auf eher nicht gesundes Essen. Wenn Sie aber nach dem Abendessen noch einen Snack zu sich nehmen, bringt das Ihre Hormone noch mehr durcheinander.

⭐ **TIPP:** *Wenn Sie morgens keinen Hunger haben, sollten Sie vor dem Frühstück auf Kaffee verzichten. Denn er unterdrückt den Appetit* *und macht es Ihnen daher schwerer, etwas zu essen. Benutzen Sie also die Bratpfanne vor der Kaffeemaschine – es ist zu Ihrem Besten.*

Ich habe immer Hunger

Das kommt häufig vor, vor allem in den ersten zwei Wochen des Programms. Wahrscheinlich ist Ihr Körper daran gewöhnt, seine Energie aus Zucker zu beziehen, und da Sie nicht mehr dauernd Zucker essen, giert er nach Energie. Das erzeugt ein Hungergefühl, auch wenn Sie die Kalorien nicht wirklich brauchen. Ihr Körper wird sich aber in ein oder zwei Wochen darauf umstellen, seine Energie aus Fett zu beziehen, dann normalisiert sich auch Ihr Hungergefühl. Bis dahin stillen Sie ihn mit einer Extramahlzeit oder einem Snack – insofern sie den Reset-Regeln entsprechen. Versuchen Sie nicht, Ihren Energiepegel mit getrockneten Früchten und Smoothies zu steigern, das würde Sie nur zurückwerfen.

Ich habe nie Hunger

Die Reset-Ernährung ist sättigender als vieles, was Sie vorher gegessen haben, und Ihr Körper ist nicht daran gewöhnt, so gut versorgt zu werden. Das kann dazu führen, dass Sie keinen Hunger haben, wenn die nächste Mahlzeit ansteht. Drei Mahlzeiten am Tag sind jedoch das absolute Minimum, damit Sie ausreichend mit Kalorien und Nährstoffen versorgt sind, nehmen Sie diese also unbedingt zu sich. In der zweiten oder dritten Woche wird sich Ihr Hungergefühl wieder reguliert haben, sodass Sie Ihr Frühstück, Mittag- und Abendessen mit Genuss verspeisen werden.

Wie viel Obst ist zu viel?

Das hängt von mehreren Faktoren ab. Zum Beispiel von der Jahreszeit. Im Sommer, wenn es ein großes Angebot an frischem, reifem Obst gibt, ist es normal, mehr davon zu essen. In dieser Jahreszeit ist man auch aktiver (Wandern, Rad fahren, mehr aktive Zeit im Freien), sodass der Körper das

Obst gut gebrauchen kann. Aber man sollte sich fragen, warum man Obst essen möchte. Wenn man nach einer Banane oder nach Weintrauben greift, um seinen Heißhunger auf Süßes zu stillen, sollte man eher verzichten. Ein wichtiges Ziel des Programms ist das Beseitigen Ihrer Gier nach Zucker, und wenn Sie Ihrem Gehirn signalisieren, dass Sie bei Lust auf Süßes jedes Mal die süßesten erlaubten Nahrungsmittel essen, werden Sie Ihr Essverhalten nicht verändern. Drittens hängt die für Sie gesunde Menge des Obstes davon ab, wie aktiv Sie sind. Wenn Sie Sportler sind, am Wochenende große Radtouren machen oder allgemein eine sehr aktive Person sind, können Sie größere Mengen Obst in Ihre tägliche Ernährung aufnehmen, um sich mit mehr Kohlenhydraten zu versorgen.

Die Entscheidung, wie viel Obst gut für Sie ist, müssen Sie also selbst treffen. Allgemein empfehlen wir am Anfang zwei Portionen Obst am Tag, die Sie zusammen mit den Mahlzeiten essen. Aber es ist in Ordnung, wenn Sie an einem heißen Sommertag vier oder fünf Portionen essen oder an einem kalten Winterwochenende überhaupt kein Obst.

⭐ **TIPP:** *Seien Sie bei Trockenfrüchten besonders vorsichtig. Sie sind sozusagen die Süßigkeiten der Natur – insbesondere Datteln –, setzen Sie sie also hauptsächlich für anstrengende Aktivitäten im Freien wie Radtouren oder lange Wanderungen ein oder als Notfallessen für unterwegs. Und lesen Sie die Zutatenliste, vor allem bei Früchten wie Cranberrys oder Kirschen. Kaufen Sie nur ungesüßte Trockenfrüchte (oder zumindest solche, die mit Apfeldicksaft gesüßt sind).*

Wie viele Eier sind zu viel?

Sie können bei einer Mahlzeit kaum zu viele Eier essen. Sie brauchen keine Angst vor dem Fett oder dem Cholesterin in Eiern zu haben, wenn Ihre Ernährung gesund und entzündungshemmend ist wie die des Reset-Programms. Aber Sie sollten Ihre Proteinquellen variieren – wenn Sie jeden Tag zum

Frühstück Eier essen, fehlen Ihnen die anderen Mikronährstoffe, die in Lachs, Rindfleisch oder anderen proteinreichen Nahrungsmitteln enthalten sind.

⭐ **TIPP:** *Bei Eiern lohnt sich der Kauf von Bio-Eiern, da der höhere Preis Ihr Einkaufsbudget kaum zusätzlich belastet. Bio-Eier stammen immer von Hennen aus Freilandhaltung, deren Futter zu 85 Prozent biologisch sein muss.*

Das ist aber eine Menge Fleisch!

Nun, das ist eigentlich keine Frage, nicht wahr? Aber vielleicht denken Sie »So viel Fleisch?«, weil bei Reset zu jeder Mahlzeit eine tierische Eiweißquelle gehört. Doch deren Größe ist sehr moderat (nur drei handtellergroße Portionen pro Tag) und wird ergänzt durch sehr viel pflanzliche Nahrung. Außerdem soll die Eiweißquelle ja nicht jedes Mal aus rotem Fleisch, aus Speck oder Wurst bestehen, für eine gesunde Mischung aus Aminosäuren und Mikronährstoffen sind ebenso Fisch und Meeresfrüchte, Geflügel und Eier nötig.

Das ist aber viel Fett!

Vielleicht sieht es so aus, als würden Sie bei jeder Mahlzeit viel zu viel Fett essen, aber dieser Eindruck entsteht nur deshalb, weil wir darauf getrimmt worden sind, Fett als etwas Schlechtes anzusehen. Da Ihr Körper gerade lernen soll, Fett als Brennstoff zu verwenden, müssen Sie ihm diesen auch geben. Außerdem trägt Fett erheblich zur Sättigung bei und macht Ihr Essen sehr viel schmackhafter. Sie brauchen sich also keine Sorgen zu machen, wenn Sie bei jeder Mahlzeit eine halbe Avocado oder ein paar Esslöffel Bratfett verzehren. Es kann sogar sein, dass Sie mehr Fett brauchen, als in der Mahlzeitenvorlage angegeben, wenn Sie sehr groß oder sehr aktiv sind.

⭐ **TIPP:** *Unser Programm ist so konzipiert, dass für die meisten ein sicherer, gesunder, andauernder Gewichtsverlust die Folge sein wird.*

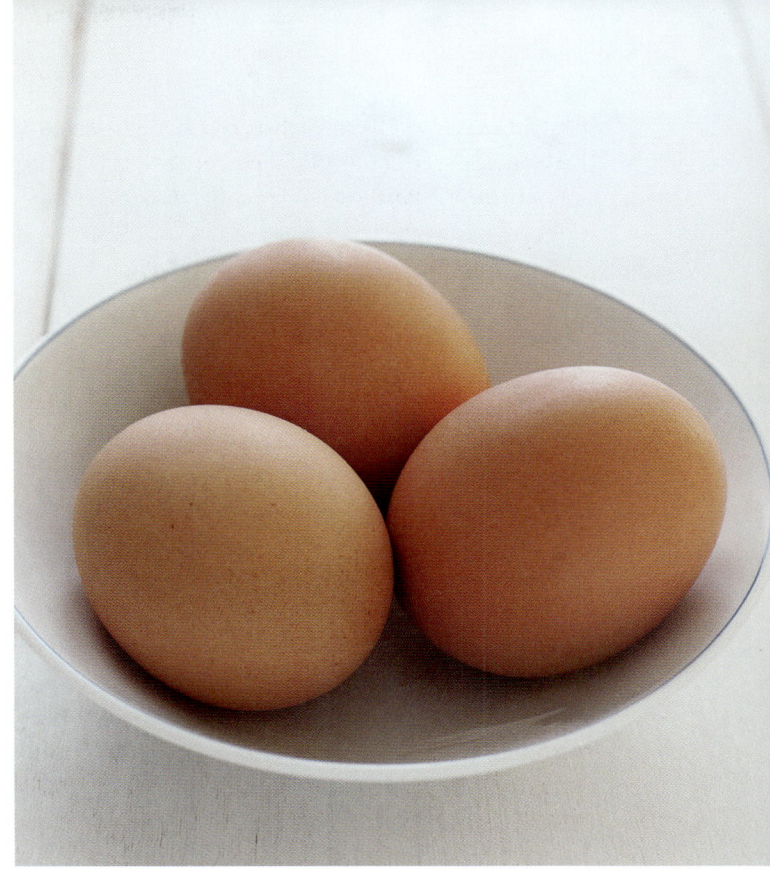

Nehmen Sie also bitte nicht weniger Fett zu sich, als wir als Minimum empfehlen. Die empfindliche Balance Ihrer Hormone könnte gestört werden, wenn Sie dauernd weniger essen, als Sie brauchen. Außerdem werden Sie die ganze Zeit Hunger haben, Ihr Energiespiegel wird in den Keller gehen, und Sie werden schlecht gelaunt sein, weil Sie müde sind und Hunger haben. Wenn Sie wollen, nehmen Sie von der von uns empfohlenen Fettmenge nur das Minimum zu sich, aber nicht weniger. Denn auch wenn es absurd klingt, noch weniger Fett zu essen könnte Ihre Bemühungen um Gewichtsverlust torpedieren.

Soll ich weniger Fett essen, wenn meine Proteinquelle fettig ist?

Nein. Bei einigen Mahlzeiten wird Ihr Protein fett sein (wie Lachs oder Rinderfilet), bei anderen mager (zum Beispiel Huhn oder Schweinekotelett). Aber da Ihr Speiseplan im Laufe der Woche variiert, gleicht es sich aus. Halten Sie sich einfach an den Idealteller und fügen Sie bei jeder Mahlzeit die empfohlene Menge Fett hinzu, egal welche Proteinquelle auf Ihrem Teller liegt.

Zählt Bratfett als zugefügtes Fett?

Ja, aber normalerweise ist es nicht genug, um der empfohlenen Menge an »zugefügtem Fett« zu entsprechen. Im Allgemeinen verwenden Sie zum Braten nur ein oder zwei Esslöffel pro Mahlzeit, und davon bleibt noch ein Teil in der Pfanne. Wenn das Bratfett das einzige Fett im Rezept ist und das im Fleisch natürlich enthaltene Fett wie zum Beispiel bei Gehacktem beim Braten entzogen wird, fügen Sie noch Fett in anderer Form hinzu. Sie können bei einem Gericht auch verschiedene Proteinquellen kombinieren; wählen Sie dann aber den jeweiligen Anteil vom unteren Ende des empfohlenen Fettspektrums. Wenn Sie zum Beispiel einen Burger mit Mayonnaise und Guacamole essen wollen, nehmen Sie von jedem nur eine kleine Portion.

⭐ **TIPP:** *Machen Sie sich keinen Stress wegen der Menge des Fetts. Lassen Sie sich von den Hunger- und Sättigungssignalen Ihres Körpers leiten. Da Sie eine große Vielfalt an Nahrungsmitteln und Mahlzeiten zu sich nehmen, wird ein wenig mehr Fett bei einer Mahlzeit ganz natürlich im Laufe der Woche ausgeglichen.*

Mit den Reset-Rezepten koche ich oft zu viel oder zu wenig.

Die Portionsgrößen der Rezepte folgen allgemeinen Richtlinien – es ist unmöglich, eine Portion so zu bemessen, dass sie den Bedürfnissen aller Menschen entspricht. Wenn Sie merken, dass Sie bei jeder Mahlzeit mehr Protein brauchen, dann können Sie getrost die Eiweißmenge in jedem Rezept erhöhen. Solange Sie nicht doppelt so viel essen, brauchen Sie die Menge der zugehörigen Dressings, Soßen oder Gewürze nicht zu verändern. Sollten Sie dagegen immer zu viel übrig haben, verkleinern Sie die Mengen in den Rezepten entsprechend. (Und Sie können jederzeit mehr Gemüse essen als angegeben!)

Lebensmitteleinkauf

»Als Profisportlerin ist es für mich ungeheuer wichtig, womit ich meinem Körper Energie zuführe. Ich muss genau wissen, was ich bei jeder Mahlzeit esse, aber vor Reset war das nicht einfach. Gluten und Milchprodukte bekommen mir nicht gut, aber ich wusste nie, wo sich diese Zutaten verbargen. Reset war für mich unbezahlbar – ich bin zur Meisterin im Lesen von Zutatenlisten geworden! Jetzt wähle ich vollwertige Zutaten oder Essen mit sehr wenig Zutaten. Ich weiß, wie ich versteckten Zucker, Gluten und Milchprodukte vermeide und kann gesund klingende oder mit wissenschaftlichen Bezeichnungen versehene Zutaten erkennen, die in Wirklichkeit nicht gut für mich sind. Da ich mehrere Male das Reset-Programm durchgeführt habe, kann ich jetzt ohne Probleme einkaufen, um dann die schmackhaftesten, gesündesten Sachen zuzubereiten, die ich je gegessen habe!«

– ERICA TINGEY, PROFI-RADRENNFAHRERIN UND NATIONAL CHAMPION

Der Lebensmitteleinkauf ist für Reset-Teilnehmer oft eine Herausforderung. Man kann nicht mehr durch den Laden eilen und das Übliche in den Einkaufswagen werfen – während des Reset-Programms muss man jedes Produkt mit Zutatenliste erst überprüfen und vielleicht einige Küchenvorräte anlegen.

Es kann auch sein, dass Ihre Einkäufe jetzt teurer sind als früher, denn natürliche Lebensmittel zu kaufen kostet mehr als Fast Food oder industriell verarbeitete Produkte. Und für Ihre Küchenvorräte brauchen Sie vielleicht hochwertiges Öl zum Braten oder gesunde Gewürze. Aber ist es diese Mehrkosten nicht wert, wenn Sie dafür vollwertige, nährstoffreiche, gesundheitsfördernde Lebensmittel essen, die Ihre Gesundheit, Ihr Aussehen und Ihr Befinden insgesamt positiv beeinflussen?

Letztendlich haben viele Teilnehmer sogar festgestellt, dass sie bei der Lebensweise nach Reset Geld sparen, weil sie jetzt gerne selbst kochen und kein Geld mehr für den Spontankauf von Junkfood oder Alkohol und weniger für Essen im Restaurant ausgeben. Sehen wir uns nun an, wie Sie Ihren Lebensmitteleinkauf am besten organisieren.

Gute Planung ist alles

Das Allerwichtigste, um sich während des Reset-Programms Zeit, Geld und Frust zu ersparen, lässt sich mit einem Wort zusammenfassen: Essensplan.

Wenn Sie Ihre Mahlzeiten ein paar Tage im Voraus planen und eine Einkaufsliste für jede einzelne Mahlzeit aufstellen, kaufen Sie tatsächlich nur die Zutaten, die Sie wirklich brauchen, und kommen nicht in Versuchung, »Extras« in den Einkaufswagen zu laden. Diese Extras können sich summieren! Außerdem werden Sie weniger wegwerfen, weil Sie alles, was Sie kaufen, auch verbrauchen und nichts verdirbt.

Und schließlich vermeiden Sie durch eine gute Planung Stress. Wenn Sie wissen, dass Ihr Abendessen bereits im Schongarer vor sich hin brutzelt, brauchen Sie sich während der Arbeit darüber keine Gedanken mehr zu machen. Ebenso wenig werden Sie in Versuchung geraten, eine Pizza zu bestellen, weil Sie hungrig, schlecht gelaunt und zu müde zum Kochen sind.

Wenn Sie sich für die Mahlzeiten in den nächsten Tagen entschieden haben, können Sie Ihre Einkaufsliste aufstellen.

Aber auch der Einkauf will geplant sein!

Zunächst einmal sollten Sie sich genügend Zeit dafür nehmen, vor allem wenn Sie dabei auch noch die für Reset nötigen Küchenvorräte kaufen wollen. Glauben Sie nicht, dass Sie wie immer nach 20 Minuten den Laden wieder verlassen haben; Zutatenlisten zu lesen und für Sie neue Zutaten zu kaufen braucht seine Zeit. Falls Sie Kinder haben, lassen Sie sie möglichst zu Hause. Nehmen Sie sich mindestens eine Stunde Zeit, so können Sie in aller Ruhe einkaufen und können schon mal die Anwendung der Richtlinien im Laden üben, bevor Sie ein andermal mit den Kindern einkaufen gehen.

Schlauer einkaufen

Jetzt sind Sie im Laden, die Einkaufsliste in der Hand. Aber wo sollen Sie anfangen?

Um aus Ihrem Lebensmittelbudget das meiste herauszuholen, kaufen Sie strategisch ein. Deswegen kommt als Erstes das Protein – wenn Sie es sich leisten können, kaufen Sie Bio-Fleisch, Bio-Meeresfrüchte und Bio-Eier. Ist Ihr Budget sehr knapp, könnten Sie Ihren Einkauf zum Beispiel um ein Fleischsonderangebot herum planen oder Rezepte auswählen, die preiswerte Fleischstücke verwenden (wie geschmorte Rinderbrust auf Seite 210 oder geschmorte Schweineschulter auf Seite 340).

Auch bei tiefgefrorenen Produkten wie Burgern, Lachs oder Garnelen kann man manchmal preiswert hochwertiges Fleisch kaufen. Aber lesen Sie bei Tiefgefrorenem auf jeden Fall die Zutatenliste, viele verpackte Burger enthalten bei Reset ausgeschlossene Zutaten. Und schließlich sind Eier – sogar Bio-Eier – die billigste Proteinquelle.

Als Nächstes gehen Sie in die Obst- und Gemüseabteilung. Natürlich sind biologisch angebaute Gemüse, Früchte und Kräuter besser, aber wenn Sie sparen müssen, kaufen Sie die Sachen konventionell angebaut, die eine Schale oder eine abziehbare Haut oder Schale haben (wie Avocados oder Zwiebeln). Am wichtigsten ist Bioqualität bei Produkten, die man nicht schälen kann (zum Beispiel Salat oder Beeren).

Als Nächstes steuern Sie den Gang mit Speiseöl

und den Sachen für die Vorratskammer an. Gesunde Fette können Sie nach und nach kaufen, da sie nach den Proteinquellen die teuersten Sachen auf Ihrer Rechnung sein dürften. Kaufen Sie zuerst am besten Olivenöl extra vergine, unraffiniertes Kokosöl und Butter (Butter selbst zu klären ist billiger, als Ghee zu kaufen), da Sie diese für unsere Rezepte am häufigsten brauchen. Sie sind nicht billig, aber sie müssen nur alle ein bis zwei Monate aufgefüllt werden.

Jetzt kommen die Fette, die Sie Ihren Mahlzeiten hinzufügen, zum Beispiel Avocados, Kokosmilch, Kokos-Chips und vielleicht ein paar Dosen Oliven als Reserve. Auch Nüsse und Samen sind eine gute Fettergänzung zu den Mahlzeiten, außerdem sind sie eine gute Quelle, um sich unterwegs problemlos mit Fett zu versorgen. Achten Sie bei Nussmischungen darauf, dass sie keine Erdnüsse enthalten!

Nun fehlen vielleicht noch ein paar Kleinigkeiten von Ihrem Essensplan, und wenn es geht, nehmen Sie doch noch einige Grundzutaten mit. (Lassen Sie sich von unserer Einkaufsliste ab Seite 188 inspirieren.) Haken Sie zumindest ein paar häufig benutzte Gewürze ab (wie Salz, Pfeffer, Cumin, Senf-, Chili-, Knoblauch- und Zwiebelpulver) und ergänzen Sie Ihre Sammlung dann nach und nach, immer wenn Ihr Budget es zulässt.

Ob Sie am besten alle paar Tage oder einmal in der Woche einkaufen gehen, hängt von Ihrer persönlichen Situation ab. Da wir vor allem frische Zutaten verwenden, hat häufigeres Einkaufen den Vorteil, dass Ihnen nicht so leicht etwas verdirbt (das ist auch besser für Ihr Portemonnaie). Außerdem brauchen Sie dann immer nur ein paar Tage im Voraus zu planen, bleiben also flexibler in der Gestaltung Ihrer Mahlzeiten und können leichter auf Sonderangebote zurückgreifen.

Haben Sie jedoch nicht genug Zeit, um alle paar Tage zu planen, vorzubereiten und einzukaufen, können Sie sich auch auf einmal pro Woche beschränken. Nehmen Sie sich dann aber die Zeit, einen Essensplan für sieben Tage und auf dieser Grundlage eine genaue Einkaufsliste aufzustellen. Leeren Sie Ihren Kühlschrank (essen Sie die Reste

KRÄUTER

Die Verfeinerung eines Gerichts durch frische Kräuter ist unschlagbar, aber wenn Ihr Budget zu knapp ist, können Sie diese in all unseren Rezepten auch durch getrocknete ersetzen. Das Verhältnis ist eins zu drei (ein Teelöffel getrocknete Kräuter entspricht einem Esslöffel frische Kräuter). Sie müssen bei der Kräutermenge aber nicht ganz genau sein, vielleicht stellen Sie auch fest, dass Sie zum Beispiel mehr Koriander oder Dill mögen, als in unseren Rezepten angegeben. Einige Kräuter wie Basilikum, Thymian und Rosmarin können Sie auch leicht zu Hause ziehen – dazu brauchen Sie nur ein paar Töpfe und einen sonnigen Platz.

der letzten Woche auf!), denn Sie werden Platz brauchen, um Ihren Großeinkauf unterzubringen. Sagen Sie eventuell Ihrer Familie, dass das Essen auf dem Plan genau das ist, was es auch geben wird, dass Sie aber bei Ihrer nächsten Planung und Ihrem nächsten Einkauf gerne Wünsche für die Woche danach berücksichtigen.

Essen im Restaurant

»Ich habe das Programm 30 Tage und noch etwas länger durchgeführt. Ich hatte Diabetes Typ 2 und war von Insulin abhängig. Jetzt nehme ich unter ärztlicher Beobachtung überhaupt keine Medikamente mehr. Ich hätte nie geglaubt, dass das passieren könnte, aber es ist passiert. Ich möchte andere ermutigen, die vorgeschlagenen 30 Tage Reset durchzuführen. Sie haben mein Leben verändert.«

— JOANN

Wahrscheinlich werden Sie in den 30 Programmtagen auch mal im Restaurant essen. Wer viel beruflich unterwegs ist oder oft Geschäftsessen hat, wird seine Mahlzeiten häufig im Restaurant oder am Flughafen einnehmen. Das kann eine ziemliche Herausforderung bedeuten, daher möchten wir Ihnen einige Tipps geben, wie Sie während Reset mit solchen Situationen einfacher umgehen können.

Aber zunächst müssen Sie akzeptieren, dass Sie sich wahrscheinlich häufig als jemand fühlen werden, der Extrawürste verlangt. Denn zuerst wollen Sie alles über die Gerichte auf der Speisekarte wissen, dann haben Sie tausend Änderungswünsche, und wenn das Essen kommt, lassen Sie trotzdem noch etwas zurückgehen.

Lassen Sie sich durch die hochgezogenen Augenbrauen der anderen nicht abschrecken – akzeptieren Sie es und stehen Sie dazu. Wir zeigen Ihnen, was Sie tun können, um dem Kellner, dem Koch oder Ihren Begleitern nicht auf die Nerven zu gehen. Folgen Sie unseren Strategien und Sie werden bekommen, was Sie möchten, Ihr Kellner wird glücklich sein, Ihnen geholfen zu haben, und Ihre Begleiter werden noch nicht einmal merken, dass Sie das Brot nicht gegessen haben.

Vorausplanung

Wenn Sie zu mehreren essen gehen, ergreifen Sie die Gelegenheit und schlagen Sie ein Restaurant vor, das für Sie am geeignetsten ist. »Wo möchtest du hingehen?« – »Ich weiß nicht, wohin möchtest du?« Das ist Ihre Chance, und Sie sagen: »Gehen wir da hin! Das Essen schmeckt sehr gut.« So zeigen Sie sich entscheidungsfreudig und haben ein Restaurant ausgewählt, in dem Sie es nicht so schwer haben.

Bevor Sie in einem Restaurant essen gehen, sollten Sie möglichst viel darüber herausfinden. Schauen Sie sich die Speisekarte online an und suchen Sie nach Informationen zu enthaltenen Allergenen oder glutenfreien Speisen. Planen Sie Ihre Bestellung jetzt schon, dann geraten Sie spä-

---

INFORMIEREN SIE SICH!

In kleineren Restaurants werden Sie normalerweise auf mehr Bereitwilligkeit beim Erfüllen von Sonderwünschen stoßen als in großen Ketten. Wenn Sie sich in der Gegend mit Restaurants nicht auskennen, geben Sie zum Beispiel bei Google den Ort und ›Bio-Restaurants‹ ein – diese haben am ehesten Speisen, die den Reset-Regeln entsprechen.

ter nicht in Versuchung, weniger gesunde Sachen zu bestellen.

Wenn Sie die Zeit haben, rufen Sie im Restaurant an. Fragen Sie, welche Bratfette sie benutzen und ob sie auf Ihre speziellen Bedürfnisse eingehen können. Und bedanken Sie sich schon im Voraus für das Entgegenkommen.

Die Bestellung

Zunächst einmal: Haben Sie keine Hemmungen, Ihre Wünsche zu äußern, treten Sie selbstbewusst auf! Äußern Sie sich klar und deutlich, aber nicht von oben herab. Ganz wichtig ist, dass Sie aus Ihrer besonderen Ernährung keine große Sache machen, sonst werden das auch Ihre Tischnachbarn tun. Wenn Sie selbstbewusst und sachlich bestellen, als wäre es gar nichts Besonderes, wächst die Wahrscheinlichkeit, dass die anderen es genauso wahrnehmen.

Sagen Sie der Bedienung, dass es in Ihrer Ernährung Einschränkungen gibt und dass Sie daher einige Fragen zur Speisekarte haben. Und lassen Sie sie wissen, dass Sie deren Hilfe sehr schätzen. Wenn Sie mit dem Restaurantpersonal respektvoll und geduldig umgehen, wird es sich Ihnen gegenüber genauso verhalten.

Erkundigen Sie sich nach nicht angegebenen Zutaten (wie Käse oder Croûtons auf einem Salat) und nach den Zubereitungsmethoden für alles, was Sie eventuell bestellen möchten. Seien Sie

bestimmt, aber freundlich; sagen Sie zum Beispiel: »Könnte ich bitte anstatt des Dressings Olivenöl und Zitrone bekommen?«

Fragen Sie bei Gemüse, ob es in Olivenöl gedünstet, gegrillt oder geschmort werden kann anstatt in einem anderen Pflanzenöl. Bitten Sie darum, dass man die Backkartoffel pur anstatt mit normaler Butter, Käse oder Sauerrahm serviert. Omeletts und Rühreier werden oft mit Milch oder Pfannkuchenteig vermischt, um sie lockerer zu machen. Bestellen Sie dann gekochte oder pochierte Eier. Fragen Sie nach Öl, Essig und etwas frischer Zitrone, um Salat, Gemüse oder Fleisch schmackhafter zu machen.

Wahrscheinlich werden Sie die Dressings und Soßen weglassen müssen, die zu Ihren Gerichten gehören, da sie fast immer Zucker enthalten (besonders Ketchup). Fragen Sie nach Guacamole, Olivenöl, Zitrone oder Limette, wenn Sie Ihr Essen etwas aufpeppen möchten.

Das Essen ist da

Schauen Sie Ihr Essen genau an, wenn es gebracht wird. Trotz Ihrer deutlichen Bitten kann es sein, dass die Bedienung oder der Koch etwas falsch verstanden haben. Wenn es nur eine Kleinigkeit ist wie Croûtons auf dem Salat (und Sie dem Nah-

rungsmittel gegenüber nicht hypersensitiv sind),
nehmen Sie diese einfach herunter, und genießen
Sie Ihr Essen. Wenn Ihr Gericht mit Reis, Mais
oder Brot kommt, lassen Sie es entweder höflich
zurückgehen oder essen Sie, so gut es geht, um
diese Beilagen herum.

Wenn Sie Ihr Essen zurückgehen lassen, geben
Sie der Bedienung keine Schuld, und machen Sie
keine Szene. Vielleicht war Ihre Kommunikation
missverständlich. Erklären Sie ruhig und deutlich,
was nicht stimmte, und danken Sie der Bedienung
dafür, dass sie sich darum kümmert.

Und nun denken Sie daran, dass Sie dieses
Essen in Gemeinschaft genießen sollten. Stressen
Sie sich nicht, um alles perfekt zu machen, auch
wenn Ihr Burger und Ihr Salat etwas langweilig
schmecken, Sie sind auch wegen der Gesellschaft
hier. (Nach dem Essen können Sie immer noch
etwas aus Ihrem »Notvorrat« essen, wenn Sie noch
Hunger haben.)

Der Umgang mit Fragen

Geraten Sie nicht in Panik, wenn jemand am Tisch
Sie nach Ihrem besonderen Essen fragt. Machen
Sie sich klar, dass dies nicht der Moment ist, die
anderen von den Vorteilen des Reset-Programms
zu überzeugen, denn sie essen gerade Brot, Zwiebelringe, Pizza oder Sandwiches und trinken vielleicht einen Cocktail oder Wein. Wollen Sie ihnen
da etwas von entzündungsfördernden Proteinen
und Suchtfaktoren erzählen?

Bei Ihrem gemeinsamen Essen geht es auch um
das Zusammensein, um die soziale Interaktion.
Wenn jemand Sie fragt, warum Sie etwas weglassen oder einen Ersatz dafür bestellen, sagen Sie
einfach: »Ich mache in diesem Monat eine Ernährungsumstellung, deswegen esse ich etwas
anders.« Wenn Ihre Tischnachbarn Genaueres wissen sollen, bieten Sie an, ihnen später mehr Informationen zu geben. Dann wechseln Sie das
Thema, indem Sie die anderen zum Beispiel fragen: »Hat gestern Abend jemand den Krimi im
Fernsehen gesehen?«

Wenn alle am Tisch an Ihrem neuen Essensprogramm interessiert sind (und Sie sich wohl damit
fühlen, ihnen davon zu erzählen), rücken Sie in den
Mittelpunkt, was Sie essen, und nicht, was Sie

weglassen, und teilen Sie den anderen etwas von Ihren persönlichen Erfahrungen mit dem Programm mit. »Ich esse 30 Tage lang nur vollwertige, unverarbeitete, nährstoffreiche Lebensmittel. Ich fühl mich toll dabei und hab seitdem viel mehr Energie.« Bieten Sie an, nach dem Essen mehr darüber zu erzählen, und wechseln Sie wieder das Thema.

Wenn Sie sich bedrängt fühlen oder den Eindruck haben, die anderen begegnen Ihrer Essensauswahl mit Intoleranz, verteidigen Sie sich nicht. Lächeln Sie und sagen Sie freundlich: »Lasst uns jetzt nicht darüber reden. Genießen wir erst mal unser Essen.«

Die Rechnung, bitte!

Nach einem leckeren, gesunden Essen wollen Sie schließlich zahlen und Ihrer zuvorkommenden Bedienung Ihre Dankbarkeit zeigen. Also geben Sie ihr ein gutes Trinkgeld, vor allem wenn Sie wieder in dieses Restaurant gehen möchten. Wenn

die Rechnung für alle ausgestellt und dann untereinander geteilt wird, geben Sie der Bedienung ein Extratrinkgeld und sagen Sie: »Danke, dass Sie sich um meine besonderen Wünsche gekümmert haben.«

Und nun können Sie sich sorgenfrei auf die nächste Verabredung zum Essen freuen!

Reisen

»Meine Physiotherapeutin, die mich wegen Migräne mit Akupunktur behandelte, empfahl mir das Reset-Programm. Und es war für mich wie ein Wunder! Meine lebenslange, chronische Migräne ist fast ganz verschwunden und viel andere Gesundheitsprobleme auch. Ich konnte meine Medikamente reduzieren oder ganz weglassen.«

– GAYLE, SOUTH CAROLINA

Ob Sie oft fliegen, viel Zeit im Auto verbringen oder mit der Familie auf Campingreise gehen, das Reset-Programm auf Reisen durchzuführen ist nicht so schwer, wie Sie vielleicht denken. Schlüssel sind auch hier gute Planung und Vorbereitung.

Im Allgemeinen wird unterwegs die Proteinversorgung das Schwierigste sein. Nehmen Sie bei Bedarf also einen Vorrat mit. Braten oder kochen Sie Hühnerfleisch oder Lachs am Abend vor der Reise, kochen Sie ein Dutzend Eier oder mischen Sie einen Proteinsalat (siehe Seite 157). Diese Sachen verderben nicht so schnell und sind daher perfekt für einen Flug oder eine Autofahrt.

Auch Räucherlachs eignet sich gut und ist zusätzlich eine großartige Quelle von Omega-3-Fettsäuren. Wickeln Sie eine Scheibe um ein Stück Melone oder Mango, stecken Sie einen Zahnstocher hindurch und packen Sie ein paar Stück in einen Behälter.

Obst ist eine gute Kohlenhydratquelle für unterwegs, aber vergessen Sie nicht das Gemüse! Karotten-, Sellerie- und Paprikasticks mit etwas Guacamole oder Salsa sind knackig und erfrischend. Wenn es geht, nehmen Sie ein Schneidebrett und ein scharfes Messer mit, um unterwegs etwas zuzubereiten. Und packen Sie auch Plastikbesteck und Servietten ein, falls Sie am Flughafen oder an der Tankstelle keine Zeit für eine Essenspause haben.

Auch Gemüse in der Dose ist praktisch für

REISEPLANUNG

Folgendes sollten Sie bei Ihrer Planung bedenken:

- Wie lange werde ich unterwegs sein (zum Beispiel drei Stunden im Flugzeug oder 12 Stunden im Auto)?

- Werde ich in Restaurants essen, von meinem eigenen Vorrat oder beides?

- Gibt es dort, wo ich hinfahre, Läden mit gesundem Essen, oder muss ich viel mitnehmen?

- Werde ich einen Kühlschrank zur Verfügung haben, oder kann ich eine Kühlbox mitnehmen?

- Werde ich die Möglichkeit haben, Essen zuzubereiten (eine Kochnische oder einen Campingkocher)?

- Habe ich genug Platz im Gepäck, um Essen mitzunehmen?

- Gibt es Einschränkungen für das, was ich mitnehmen kann (wie Flüssigkeiten im Flugzeug)?

CAMPING

Bereiten Sie ein paar Mahlzeiten vor, frieren Sie sie in Aluschalen ein und nehmen Sie sie in einer großen Kühlbox mit. So können Sie sie über einer offenen Flamme oder einem Campingkocher heiß machen. Kartoffelsalat und Gemüsesalate sind sehr praktisch. Und wenn Sie Ananasstücke zum Rösten über einer offenen Flamme dabeihaben, werden Sie das Stockbrot nicht vermissen.

GESCHÄFTSREISEN

Wir reisen viel zu Seminaren und anderen Veranstaltungen, und da wir uns gut vorbereiten, konnten wir auch unterwegs viele Reset-Programme erfolgreich durchführen. Bevor wir losfliegen, weiß ich schon, wo unterwegs die nächsten Lebensmittelläden sind und welche Restaurants in der Gegend den Eindruck machen, als hätten sie Gerichte, die ich essen kann. Ich buche immer ein Hotelzimmer mit einem Kühlschrank und wenn möglich auch einer Kochnische. Für das Kochen unterwegs nehme ich eine kleine Menge Kokosöl oder ein anderes hochwertiges Bratfett mit. Und wir stellen uns darauf ein, auf Reisen nur einfach zu essen – oft begnügen wir uns mit einem Burger (ohne Brötchen, Käse, Schinken) und einem Salat. Zu Hause essen wir dann abwechslungsreiche Mahlzeiten, um den Mangel an Nährwerten und Geschmack wieder auszugleichen. Für Notsituationen wie verspätete Flüge oder Verkehrsstaus haben wir immer einen Vorrat an Snacks wie Kokos-Chips, Dörrfleisch, Nüsse oder getrocknete Früchte dabei (mehr dazu auf Seite 80).

unterwegs; wenn Sie fliegen, kann es aber Probleme beim Sicherheitscheck geben. Hier ist Babynahrung unter 100 Gramm eine Lösung. (Machen Sie sich nichts aus komischen Blicken des Personals.)

Und denken Sie auch an Ihre Versorgung mit Fett. Das hält Sie unterwegs satt und zufrieden, sodass Sie die Süßigkeiten an der Tankstelle locker ignorieren können. Nüsse und Samen sind für Reisen eine einfache, leicht zu transportierende Fettquelle, nur passiert es leicht, dass man zu viel von ihnen isst. Versuchen Sie stattdessen Oliven! Sie lassen sich gut mitnehmen, und Sie können davon sehr viel essen, bis Sie dieselbe Menge Fett gegessen haben wie bei 30 Gramm Nüssen. Seihen Sie das Wasser oder Öl ab und packen Sie die Oliven in eine Plastiktüte. Sie können auch eine Kokosmilch mitnehmen, Kokoschips, Kokosbutter oder eine Avocado.

Mehr und ausführlichere Empfehlungen für unterwegs finden Sie in unserem Reset-Reiseführer auf Seite 191.

Naschereien, Essens-fixierungen und die Waage

»Jahrelang habe ich eine Diät nach der anderen gemacht. Dieser Teufelskreis hat zu großen gesundheitlichen Problemen und einer Essstörung geführt. Reset hat meine Beziehung zum Essen verändert. Ich kämpfe nicht mehr mit Heißhungerattacken, und Reset ist keine Diät mehr, sondern einfach die Art, wie ich heute lieber esse. Meine immer wieder auftretende fürchterliche Gier nach Zucker ist auch verschwunden! Diese war wahrscheinlich das größte Problem im Kampf gegen meine Essstörung. Meine Zuckersucht hat mir so viele Schwierigkeiten bereitet, und jetzt möchte ich gar keinen Zucker mehr.«

— ELISE

Wenn alle Zutaten den Reset-Regeln entsprechen, warum kann ich trotzdem nichts Süßes essen?

Die kurze Antwort: Weil ein Keks ein Keks ist, und weil Süßkram bei Reset ausgeschlossen ist. Die lange Antwort: Bei Reset geht es darum, das Essverhalten zu ändern, das zu Heißhungerattacken, Ihrer ungesunden Beziehung zum Essen und Ihrer Unfähigkeit, Ihre Essensauswahl zu kontrollieren, geführt hat. (Wir nehmen an, das sind zum großen Teil die Probleme, die Sie hierhergeführt haben.) Wollen Sie wirklich während des Programms die gleichen Sachen essen, die Ihr Belohnungszentrum füttern, Suchtfaktor und wenig Nährstoffe haben? Denn dann sind Ihre Chancen auf einen langfristigen Erfolg gering. Schließlich haben genau diese Verhaltensweisen Sie erst in Schwierigkeiten gebracht! Setzen Sie Reset ein, um Ihre Essgewohnheiten zu verändern, um ungesunde Fressattacken zu vermeiden und eine neue, gesunde Beziehung zum Essen aufzubauen. Folgen Sie dieser Regel und Sie werden Ihr Leben lang von diesen neuen Essgewohnheiten und Verhaltensmustern profitieren.

Kann ich nicht selbst entscheiden, was ich esse?

Das können Sie. Aber Sie haben sich für Reset entschieden, und wir haben die Regeln aufgestellt. Wenn Sie das Programm durchführen wollen und sich dann über die Regeln beklagen, ist das, als wenn Sie einem Fußballclub beitreten und dann nicht verstehen wollen, warum man nicht mit den Händen spielen darf. Wenn Sie die psychischen und körperlichen Vorteile des Programms ernten wollen, müssen Sie es auch befolgen und das weglassen, was wir als nicht erlaubt auflisten. Es sind nur 30 Tage!

⭐ **TIPP:** *Das Problem mit imitierenden Nahrungsmitteln ist, dass sie fast das sind, was Sie früher gegessen haben, aber doch nicht so ganz. Pizza mit Teig aus Mandelmehl und keinem Käse darauf ist nicht das Gleiche wie die Pizza, die Sie so geliebt haben; aber sie ist ihr ähnlich, also sagt Ihr Gehirn immer wieder: »Ich will Pizza«. Wenn Sie also diese Sachen während des Programms essen, wird Ihr Gehirn weiter eine Gier nach der Belohnung haben, die früher Junk-*

food und Naschzeug waren. Und eines Tages, wenn Sie gestresst, aufgeregt oder einsam sind, werden Sie sich sagen, dass diese Imitationen es nicht bringen, dass Sie schließlich erwachsen sind und eine echte Pizza essen wollen … und schon ist Ihr Reset-Programm vorbei, und Sie sind zu dem alten Naschlust-Schuldgefühle-Kreislauf zurückgekehrt, den Sie gerade durchbrechen wollten. Ist es das wert? Es sind nur 30 Tage!

Welche Lebensmittel außer Brot, Kuchen und Eis sind aufgrund dieser Regel auch verboten?

Nahrungsmittel, die auch unter diese Regel fallen, sind zum Beispiel: Pfannkuchen, Kekse, Pizza, Waffeln, Müsli, Kartoffelchips, Pommes frites und auch diese Creme aus Eiern, Dattelpaste und Kokosmilch, die schwarzen Kaffee wieder in einen süßen, leckeren Koffeintrunk verwandelt. Während diese Sachen für alle Reset-Teilnehmer verboten sind (auch für die, die mit Brot oder Pfannkuchen »kein Problem« haben), müssen Sie für sich noch die Nahrungsmittel ausschließen, die speziell bei Ihnen Naschgelüste auslösen.

Sind das wirklich alle Sachen, die in diese Kategorie fallen?

Es gibt Lebensmittel, die sich in einer Art Grauzone befinden. Zum Beispiel Protein- oder Energieriegel, die nur regelkonforme Zutaten enthalten und für Marathonläufer oder Bergwanderer eine gute Wahl sind. Aber wenn Sie diesen Riegel als Ersatz für Ihren Nachmittagssüßkram essen und während oder nach dem Verzehr das Gefühl haben, dass Ihre Kontrolle über Ihr Essverhalten geschwächt ist, dann empfehlen wir Ihnen, ehrlich zu sein und sich zu sagen: »Dieses Nahrungsmittel ist für mich während Reset nicht in Ordnung. Es ist ein Auslöser für Heißhunger, und wenn ich meine Essgewohnheiten ändern will, muss ich es weglassen.«

Warum sind Süßkartoffelburger, Grünkohl-Chips und Zucchini-Spaghetti bei Reset erlaubt?

Entscheidend ist, ob man Aussehen, Textur und Geschmack eines verbotenen Nahrungsmittels nachahmt. Paleo-Brot soll wie richtiges Brot aussehen und schmecken, das Gleiche gilt für Kuchen aus Mehl, das den Reset-Regeln entspricht. Süßkartoffelburger, Grünkohl-Chips und Zucchini-Spaghetti sind nur ein Ersatz für Brot, Kartoffelchips und Nudeln, sie ahmen sie nicht nach. Ihr Gehirn denkt nicht, dass Sie Brot essen, wenn Sie in einen Burger mit zwei Süßkartoffelscheiben beißen – Sie durchbrechen also Ihre Gewohnheit, anstatt sie weiter zu festigen.

Woher weiß ich, was ich nicht essen sollte?

Fragen Sie sich zunächst: »Versuche ich, Aussehen, Textur und Geschmack von etwas Ungesundem, auf das ich Heißhunger habe, mit erlaubten Zutaten nachzuahmen? Oder suche ich nach einem gesünderen, nährwertreicheren Ersatz?« Im ersten Fall ist dieses Nahrungsmittel für Sie ausgeschlossen. Fragen Sie sich auch, ob dieses bestimmte Essen etwas ist, nach dem Sie sich nach einem stressigen Tag sehnen. Auch dann lassen Sie besser die Finger davon. Dagegen dürfte es kein Problem sein, Mayonnaise aus gesunden Zutaten zu essen, denn obwohl industriell hergestellte Mayonnaise nicht die gesündeste Wahl ist (wegen des Pflanzenöls und des zugesetzten Zuckers), kommt wohl niemand nach einem anstrengenden Tag nach Hause und tröstet sich mit einem Glas Mayonnaise. Und wenn Sie bei etwas im Zweifel sind, lassen Sie es weg.

Ich habe gerade mit Reset angefangen, und ich kann nur noch an Essen denken. Was ich als Nächstes essen werde, was ich morgen essen werde, was ich darf und was nicht … ist das normal?

Kurzfristig ja. Die Reset-Ernährung ist noch neu für Sie, also ist es eher eine gesteigerte Aufmerksamkeit als eine ungesunde Obsession. Sie haben ein neues Programm angefangen, das Planung und Vorbereitung erfordert, bei dem Sie die Zutatenlisten lesen und auf besondere, Ihnen nicht vertraute Richtlinien achten müssen. Da ist es normal, dass Sie etwa eine Woche lang sehr oft daran denken, was und wann Sie essen. Wenn Sie einen Essensplan aufstellen und vielleicht zweimal in der Woche das Essen so weit wie möglich vorbereiten, müssen Sie nicht mehr jeden Tag daran denken, was Sie essen werden. Machen Sie sich mit den Regeln vertraut, damit Sie schnell erkennen, was erlaubt ist und was nicht. Und kaufen Sie einfache Lebensmittel mit einer kurzen oder am besten gar keiner Zutatenliste. So werden Sie sich schon nach einer Woche locker durch das Programm navigieren.

Ich habe das Gefühl, dass meine Kontrolle nachlässt, wenn ich bestimmte erlaubte Sachen esse, zum Beispiel Nussbutter oder gefrorene Weintrauben. Soll ich sie weglassen?

Ja, auf jeden Fall. Manchmal merken Programmteilnehmer, dass es für sie gar nicht schwer ist, auf Brownies oder Nudeln zu verzichten, aber dann naschen sie nach dem Abendessen Mandelbutter und können gar nicht mehr damit aufhören. Lassen Sie alle Nahrungsmittel weg, die bei Ihnen zum Kontrollverlust führen oder die Sie auch dann essen, wenn Sie gar nicht hungrig sind.

Wird der Verzicht bestimmter Nahrungsmittel nicht dazu führen, dass ich nach Reset erst recht viel davon esse?

Das passiert bei vielen Diäten, ist aber bei Reset nicht üblich. Erstens, weil es bei Reset keine Kalorienbeschränkung gibt, die bei Crash-Diäten ein häufiger Grund für den Jo-Jo-Effekt ist. Weil man sich bei Reset jeden Tag an köstlichen Sachen satt essen kann, wird man sich auch weniger eingeschränkt fühlen. Zweitens ist unser Plan darauf ausgerichtet, dass Ihr Geschmack sich verändert und die Gier nach bestimmten Sachen sowie Essanfälle verschwinden; daher wird Ihnen nach Beendigung des Programms das Junkfood, das Sie so liebten, gar nicht mehr so attraktiv erscheinen. Sie wollen Ihre Essgewohnheiten verändern, also werden Sie nicht 30 Tage lang daran denken, was Sie nicht essen können. Eine Umfrage mit mehr als 1300 Teilnehmern hat ergeben, dass 76 Prozent nach Beendigung von Reset das Junkfood, nach dem sie vorher süchtig waren, gar nicht mehr wollten.

Warum darf ich mich während des Programms nicht wiegen?

Reset ist kein Programm zum Abnehmen. Es soll die Voraussetzung dafür schaffen, dass Sie für den Rest Ihres Lebens von einer optimalen Gesundheit profitieren. Die Zahl auf der Waage sagt gar nichts über Ihre Gesundheit aus, und sie ist ein Teil dessen, was aus Ihrer Beziehung zum Essen ein Zwangskorsett macht. Gönnen Sie sich also eine längst fällige, wohlverdiente Pause von Ihrer Beschäftigung mit Ihrem Gewicht. Wenn die Waage am Ende der 30 Tage eine kleinere Zahl anzeigt, umso besser. Aber während des Reset-Programms konzentrieren Sie sich bitte darauf, gesünder zu werden, und nicht darauf, Ihre Traumfigur zu bekommen.

Zeigen Studien nicht, dass die Waage eine Motivation zum Abnehmen sein kann?

Unsere Forschung und unsere Erfahrung zeigen, dass die Waage unsere Teilnehmer eher dazu bringt, das Programm anzuzweifeln und gegenüber ihren anderen Fortschritten blind zu sein. Ein einziger Blick auf eine Digitalzahl kann bewirken, dass man seine Portionen verkleinert, mehr Zeit im Fitnessstudio verbringt, als die Energie eigentlich zuließe, sich selbst mit negativen Selbstgesprächen martert oder das Programm aufgibt, weil es »einfach nicht funktioniert«. Wenn Sie sich durch kontinuierliche Fortschritte motivieren wollen, ist das in Ordnung, aber dafür gibt es Faktoren, die nichts mit Ihrem Gewicht zu tun haben. Achten Sie zum Beispiel auf Ihre Schlafqualität, Ihre Energie, Ihre Stimmung, Ihr Selbstvertrauen. Denn diese Dinge machen wirklich einen Unterschied für Ihre Gesundheit!

Aber werde ich durch das Programm abnehmen?

Unser Ernährungsplan wird Ihre gesamte Gesundheit verbessern, und das spiegelt sich meist auch in einer besseren körperlichen Verfassung wider. Wenn Sie sich darauf konzentrieren, besser zu essen und besser zu schlafen, wird sich auch Ihre körperliche Verfassung verbessern – was bei den meisten einen Gewichtsverlust bedeutet. Vertrauen Sie uns – wir bringen Sie auf gesunde Art dorthin, und zwar so, dass Sie Ihr neues Körpergefühl dauerhaft behalten werden. Um Ihre Frage noch direkter zu beantworten: Bei einer Erhebung mit 1600 Reset-Teilnehmern antworteten 96 Prozent, dass sie abgenommen haben und/oder ihre körperliche Verfassung sich verbessert hat. Die Mehrheit verlor in 30 Tagen zwischen zwei und sieben Kilo.

Ich habe mich gewogen. Ist das ein Regelbruch?

Unsere Regeln sind sehr strikt. Reset ist ein Programm, bei dem sich viele Dinge auf einmal ändern sollen. Das Ziel ist, dass Sie sich bewusst werden, welche Essgewohnheiten sich bei Ihnen verfestigt haben. Gleichzeitig soll sich die Routine ändern, die Ihrem Körper und Ihrer Psyche schadet. Wenn Sie eine Regel brechen, empfehlen wir immer, von vorn anzufangen. (Wenn die Waage Sie dann das nächste Mal ruft, denken Sie daran, dass Sie danach wieder bei Tag 1 anfangen müssen. Ist es das wert?) Aber letztlich müssen Sie selbst entscheiden, was Sie tun. Wir bitten Sie nur, ehrlich mit sich selbst zu sein und alles zu tun, um Ihre Abhängigkeit von der Waage zu beenden.

Für mich ist Abnehmen sehr wichtig. Wie weiß ich, dass ich auf dem richtigen Weg bin?

Wir empfehlen Ihnen auch hier, auf die Verbesserung Ihrer Gesundheit zu achten: Haben Sie weniger Essgelüste? Haben Sie das Gefühl, Ihre Essensentscheidungen besser unter Kontrolle zu haben? Können Sie den Hungersignalen Ihres Körpers besser vertrauen? Haben Sie mehr Energie, oder ist Ihre Energie gleichbleibender? Hat sich Ihre Verdauung verbessert? Haben sich Ihre gesundheitlichen Symptome verbessert? Sind Sie zufriedener und selbstbewusster? Können Sie sich besser konzentrieren? Verbessern sich Ihre sportlichen Leistungen, und erholen Sie sich schneller von Unpässlichkeiten? Das sind alles Zeichen, an denen Sie erkennen, dass Sie auf dem richtigen Weg sind, um Ihr Leben und Ihr Gewicht zu verändern.

Gut, ich kann mich also nicht wiegen, aber womit kann ich mich dann motivieren?

Nehmen Sie jeden Tag wahr, was Sie geleistet haben – wir nennen das Ihre »kleinen Siege«. Haben Sie sich den ganzen Tag an die Regeln gehalten? Wunderbar! Haben Sie Versuchungen widerstanden, auch wenn es schwerfiel? Haben Sie am Nachmittag keinen Kaffee gebraucht? Ausgezeichnet. Haben Sie eine Möglichkeit gefunden, wie Sie sich auch ohne Essen belohnen können? Super! Das sind die Erfolge, die Sie während des Programms feiern können. Und wenn Sie sich die Zeit nehmen, sie zu bemerken, werden Sie erstaunt sein, wie viel Sie jeden Tag erreichen.

Darf ich Kalorien oder Makronährstoffe berechnen?

Wir empfehlen, keine Kalorien und Makronährstoffe zu berechnen; eine Regel ist es nicht. Wir warnen Sie aber davor, aus den gleichen Gründen, aus denen wir vorm Wiegen warnen. Ihr Körper weiß besser als jeder Rechner aus dem Internet, wie viel Essen er braucht, und wenn Sie erst einmal nur gute Lebensmittel zu sich nehmen, können Sie den Signalen Ihres Körpers auch wieder vertrauen. Außerdem sind viele von Ihnen so sehr daran gewöhnt, Kalorien oder Makronährstoffe einzuschränken, dass Sie durch Zahlen versucht sein könnten, wieder etwas zu beschränken, auch wenn Sie sich mit dem, was Sie essen, eigentlich gut fühlen. Lassen Sie sich von Zahlen in einer Tabelle nicht durcheinanderbringen. Richten Sie sich nach dem Reset-Idealteller (Seite 190) und hören Sie auf die Signale Ihres Körpers, wenn es um die Portionsgröße geht.

Reset bei gesundheitlichen Beschwerden

»Ich hatte Hashimoto, Raynaud-Syndrom, Psoriasis, Asthma und verschiedene Allergien. Als medizinische Assistentin wusste ich, dass meine Autoimmunerkrankungen schlimmer wurden. Im Alter von 28 Jahren war ich energielos, meine Haare wurden dünner, ich hatte fast täglich Kopf- und Gelenkschmerzen, häufig Ausschlag und eine schlechte Verdauung. Meine Entzündungswerte wurden höher, aber mein Rheumatologe konnte mir nicht helfen. Während dieser Zeit führte ich zum ersten Mal Reset durch. Seitdem habe ich noch zwei Programme gemacht und diesen Lebensstil seit eineinhalb Jahren beibehalten. Ich habe so viel Energie, wie ich es nie für möglich gehalten hätte. Meine Verdauung ist einwandfrei, meine Haare voll und meine Haut klar. Die Haut an meinen Händen sieht nicht mehr verbrüht, trocken oder rissig aus. Ich nehme keine Medikamente mehr. Fast täglich empfehle ich Reset anderen Patienten, Freunden und Familienmitgliedern weiter. Ich teile meine Erfahrung mit anderen, weil ich weiß, dass Reset meine Gesundheit auf eine Art unterstützt, die ich mir nie hätte vorstellen können.«

— MEGAN, NEW YORK

Wir sind keine Ärzte, und dieser Abschnitt soll Sie auf keinen Fall davon abhalten, ärztlichen Rat zu suchen. Jeder, der eine Diät macht, seine Ernährung umstellt oder Nahrungsergänzungsmittel nehmen möchte, sollte vorher mit seinem Arzt sprechen. Das ist besonders wichtig für Menschen, die gesundheitliche Beschwerden haben, vor allem für jene, die Medikamente nehmen.

Wir haben Dr. Luc Readinger gebeten, uns bei der Beantwortung der folgenden Fragen zu unterstützen. Er setzt Reset seit Jahren erfolgreich ein, um gesundheitliche Beschwerden seiner Patienten zu lindern.

Autoimmunerkrankungen oder chronische Leiden

Reset kann dabei helfen, ein überaktives Immunsystem zu normalisieren, die Symptome einer Autoimmunerkrankung, chronische Schmerzen oder mit dem Immunsystem zusammenhängender Leiden (zum Beispiel Borreliose) zu erleichtern oder zu beseitigen. Es gibt jedoch einige bei Reset gestattete Lebensmittel, die für die meisten Menschen zwar gesund sind, bei anderen jedoch Symptome verschlimmern oder die Reaktionen des Immunsystems noch verstärken können. Ebenso könnten Nahrungsmittel, die für jemand mit dem gleichen Leiden wie dem Ihren gesund sind, Ihre Symptome verschlimmern. Das macht es praktisch unmöglich, einen Plan aufzustellen, der für alle Menschen mit Immunstörungen gilt. Eier, Tomaten, Paprika, Auberginen, Kartoffeln, Pulverkaffee, Nüsse und Samen, Rindfleisch, Lammfleisch, Orangen, Grapefruits, Zitronen und Limetten …

Dies sind alles Lebensmittel, von denen man weiß, dass sie für Menschen mit Autoimmunerkrankungen häufig problematisch sind und von Personen mit einer Darmdurchlässigkeit nicht vertragen werden.

Und das ist keine vollständige Liste.

Wenn Sie eine Autoimmunerkrankung haben oder unter chronischen Schmerzen oder chronischer Müdigkeit leiden, haben Sie in Bezug auf Reset zwei Möglichkeiten:

OPTION 1: Führen Sie das Reset-Programm in seiner eigentlichen Form durch (wenn Sie wollen, lassen Sie noch Eier und Nachtschattengewächse weg), beobachten Sie, wie es Ihnen geht, und entscheiden Sie dann, was Sie weiter tun.

OPTION 2: Machen Sie statt des Reset-Programms eine Eliminationsdiät (Ausschlussdiät) unter der Aufsicht eines Arztes, der diese speziell für Sie entwirft.

Schauen wir uns das Für und Wieder beider Ansätze an:

OPTION 1:

Sie machen das Reset-Programm

Dieser Ansatz hat folgende Vorteile: Zunächst einmal erfordert Reset verglichen mit einer Eliminationsdiät weniger Veränderungen für Sie. Es ist einfacher zu befolgen, weniger stressig, und Sie können sofort anfangen. Außerdem ist Reset billiger – Sie sparen eventuell kostenpflichtige Untersuchungen und Laborkosten.

Der Nachteil ist, dass Sie vielleicht nicht in dem Maße von Reset profitieren, wie Sie es sich erhofft hatten, weil zu Ihrer Ernährung noch immer Nahrungsmittel gehören, die Ihnen nicht bekommen. Reset ist kein systematischer Eliminationsansatz, der auf Ihrer persönlichen Krankheitsgeschichte, Ihren Symptomen und Laborergebnissen basiert. So könnte Reset bei Ihnen weniger wirkungsvoll sein als bei anderen

Teilnehmern. Sie führen vielleicht das ganze Programm durch und denken immer wieder: »Das funktioniert ja gar nicht!«.

Wir sind aber überzeugt, dass Sie doch von dem Programm profitieren werden, denn ein ausgeglichenes Immunsystem ist ein großer Schritt in die richtige Richtung, auch wenn Sie noch nicht Ihr eigentliches Wunschziel erreichen. Wie ein Reset-Programm, das keinen Gewichtsverlust zur Folge hat, ist es doch keine Enttäuschung und schon gar kein Scheitern, wenn Sie all die Veränderungen in anderen Bereichen Ihres Lebens betrachten. Aber die Erwartung »wunderbarer« Ergebnisse, die sich an Tag 30 des Programms nicht eingestellt haben, kann Sie entmutigen – vielleicht das größte Risiko dieses Ansatzes.

Trotz der aufgezeigten Nachteile finden wir,

EIER UND NACHTSCHATTEN-GEWÄCHSE

Sie könnten Ihre Ergebnisse nach Reset vielleicht noch verbessern, wenn Sie Eier und Nachtschattengewächse weglassen. Hühnereiweiß enthält Proteine, die die Immunaktivität erhöhen können – eventuell ein Faktor bei Leiden, die durch ein gestörtes Immunsystem verursacht sind.

Nachtschattengewächse können bei empfindlichen Personen Darmreizungen, Entzündungen, Gelenkschmerzen oder Gelenksteifheit bewirken. Zu Nachtschattengewächsen gehören zum Beispiel Kartoffeln (alle Sorten außer Süßkartoffeln oder Yams-Wurzeln), Tomaten, Paprika, Auberginen und Gewürze wie Cayennepfeffer, Chili-, Curry- und Paprikapulver, Piment und Chiliflocken. Diese beiden Lebensmittelgruppen sind häufig problematisch für Menschen mit Autoimmunerkrankungen oder chronischen Schmerzen. Falls Sie zu diesem Personenkreis gehören, überlegen Sie also, ob Sie bei der Durchführung des Reset-Programms diese Lebensmittel zusätzlich weglassen.

dass Sie zunächst einen Versuch mit Reset wagen sollten.

Bei praktisch jedem Eliminationsprogramm sind neben anderen Lebensmitteln auch Haushaltszucker, Gluten, Milchprodukte, Soja und Alkohol ausgeschlossen. Sie könnten sich also schon einmal einen Vorsprung verschaffen, bevor Sie mit einem speziellen, mit Ihrem Arzt ausgearbeiteten Programm beginnen. Außerdem kann es hilfreich sein, mehr Selbstvertrauen zu entwickeln und sich besser zu fühlen, bevor Sie etwas so Striktes und Einschränkendes wie eine auf Sie zugeschnittene Eliminationsdiät beginnen. Die körperlichen und psychischen Verbesserungen, die Sie mit Reset erreichen (und das werden Sie!) stärken Ihr Vertrauen in Ihre Leistungsfähigkeit, und Sie fühlen sich besser vorbereitet und motiviert, falls Sie anschließend eine Eliminationsdiät durchführen wollen.

Wenn Sie sich für die Durchführung von Reset entscheiden, befolgen Sie die Regeln genau und führen Sie ein Tagebuch über Ihre Autoimmunsymptome. Wenn Sie an Tag 30 eine Verbesserung feststellen, wissen Sie, dass Sie auf dem richtigen Weg sind. Wenn Ihre Symptome verschwunden und Sie zufrieden mit den Ergebnissen sind, machen Sie die Wiedereinführung. Wenn Sie sich noch nicht so gut fühlen, wie Sie gehofft hatten, können Sie entweder Reset verlängern (auf 60 oder 90 Tage), oder Sie versuchen gemeinsam mit einem Arzt festzustellen, ob es in Ihrer Ernährung noch andere Auslöser gibt.

OPTION 2:
Zusammenarbeit mit einem Arzt

Der Vorteil bei der Zusammenarbeit mit einem Arzt oder einer Ärztin ist, dass er oder sie eine Ausschlussdiät aufstellen wird, die sich an Ihrer Gesundheitsgeschichte, Ihren Krankheiten und Zielen orientiert. So behandeln Sie vielleicht langfristig und erfolgreich Ihre Symptome. Außerdem werden Sie von einem Experten begleitet, der Ihr Leiden nicht nur mit Ernährung behandelt, sondern vielleicht auch mit Ergänzungsmitteln, Medikamenten und/oder anderen Empfehlungen für Ihren Lebensstil.

Der Nachteil ist, dass eine von Ihrem Arzt zusammengestellte Ausschlussdiät vielleicht schwieriger durchzuführen ist – Sie können dann vieles nicht essen, was bei Reset zu Ihren Hauptnahrungsmitteln zählen dürfte. Außerdem könnten Kosten auf Sie zukommen, zum Beispiel für Leistungen, Medikamente und Ergänzungsmittel, die Ihre Kasse nicht bezahlt.

Wenn Sie sich aber für diesen Ansatz entscheiden, würde es Ihnen den Prozess vielleicht erleichtern, wenn Sie gleich die Nahrungsmittel wegließen, die am häufigsten unbekömmlich sind (wie Gluten, Milchprodukte und Soja).

Welchen Ansatz Sie auch wählen, seien Sie geduldig. Bei Autoimmunerkrankungen gibt es keine schnelle Heilung. Wenn Ihr Immunsystem »überarbeitet« und unausgeglichen ist, kann es sein, dass Sie für einen durchschlagenden Erfolg ein Programm wie Reset oder ein ärztlich verordnetes Eliminationsprogramm sechs Monate oder mehr befolgen müssen. Seien Sie also nicht entmutigt, wenn Ihre Symptome nach einem Monat noch nicht verschwunden sind. Konzentrieren Sie sich auf die Verbesserungen, die sich schon eingestellt haben, und lassen Sie sich von diesen motivieren, um mit dem von Ihnen gewählten Programm fortzufahren.

Diabetes

Zunächst einmal möchten wir Sie ermutigen, sich von Reset nicht abhalten zu lassen, weil Sie Insulin oder andere Diabetes-Medikamente nehmen. Wir sind der Meinung, dass die Vorteile von Reset die Mühe wert sind, mit Ihrem Arzt über Ihren neuen Ernährungsplan und eine eventuelle Korrektur Ihrer Medikamente zu sprechen. Denn wir haben schon erlebt, dass Reset-Teilnehmer mit Diabetes Typ 2 nach 30 Tagen völlig symptomfrei waren.

Auf jeden Fall müssen Sie aber mit Ihrem behandelnden Arzt sprechen, bevor Sie mit Reset beginnen. Auch wenn der Fokus von Reset nicht auf einer kohlenhydratarmen Ernährung liegt, werden doch weniger Kohlenhydrate verzehrt, als viele

normalerweise zu sich nehmen. Und wenn Sie Insulin oder andere Diabetes-Medikamente brauchen und die Menge der von Ihnen verzehrten Kohlenhydrate drastisch verringern, müssten Sie gleichzeitig Ihre Medikamentendosis anpassen. Sonst könnte Ihr Blutzuckerwert zu stark sinken – mit ernsthaften gesundheitlichen Problemen.

Deswegen müssen Sie auf jeden Fall Ihren Arzt zurate ziehen, vielleicht entscheidet er, dass Sie Ihre Ernährung nur nach und nach auf das Reset-Programm umstellen dürfen, sodass Ihr Blutzucker besser überwacht werden und Ihre Medikamentendosis eventuellen Veränderungen angepasst werden kann.

Reizdarmsyndrom und chronisch-entzündliche Darmerkrankung

Reset ist ideal bei Darmerkrankungen und Verdauungsbeschwerden. Wir empfehlen jedoch dringend, dass Personen mit entsprechenden Erkrankungen auf jeden Fall einen Arzt konsultieren, da diese Leiden eventuell Laboruntersuchungen und probiotische Nahrungsergänzungsmittel erforderlich machen. Wenn Sie sich für die Durchführung von Reset entscheiden, bevor Sie ärztliche Hilfe suchen, müssen Sie zusätzlich zu den bei Reset verbotenen Sachen auch FODMAP-Lebensmittel weglassen, da diese Ihre Symptome verschlimmern können. Unter FODMAP-Nahrungsmittel fallen jene, die aus einer Gruppe von bestimmten Kohlenhydraten und mehrwertigen Alkoholen bestehen und die vom Dünndarm schlecht resorbiert werden.

Das erschwert natürlich die Durchführung von Reset, aber denken Sie daran, es sind nur 30 Tage, und Sie werden dank dieses kurzfristigen Opfers so viel über sich selbst, Ihre Symptome und die Auslöser Ihres Leidens lernen.

Hier noch einige Empfehlungen, um Reset unter Ihren besonderen Umständen so gesund wie möglich zu gestalten:

Ballaststoffreiche Gemüse sind gut für Ihre Verdauung, aber sie können für Ihren Körper schwer zu verarbeiten sein, vor allem wenn Ihr Darm geschädigt ist. Erleichtern Sie den Verdauungsprozess, indem Sie sie durchgaren und/oder zuvor gut zerkleinern. Sie können das Gemüse auch zu einem Eintopf geben, den Sie im Schongarer bereiten, oder mit der Küchenmaschine zu Suppen oder Pürees verarbeiten. Essen Sie nur wenig rohes Gemüse und Salat, vor allem wenn die Durchführung des Reset-Programms für Sie bedeutet, dass Sie viel mehr Gemüse essen als vorher.

Seien Sie auch bei Früchten mit niedrigem FODMAP-Gehalt vorsichtig, weil es einen Zusammenhang zwischen Fructose-Unverträglichkeit und Reizdarmsyndrom gibt. Schälen Sie auf jeden Fall alle Früchte, lassen Sie die weg, die Sie nicht schälen können (wie Weintrauben und Kirschen), und essen Sie nur vollreifes Obst, das leichter verdaulich ist. Auch Früchte mit Kernen und einer harten Außenhaut (wie Beeren) können Ihrem Darm zu schaffen machen. Viele berichten auch von verstärkten Symptomen nach dem Verzehr von Zitrusfrüchten, also essen Sie diese vielleicht auch besser nicht. Und schließlich sind Trockenobst und Fruchtsäfte zu vermeiden, da sie viel Zucker enthalten, der in dieser Konzentration bei Magen-Darm-Problemen unverträglich ist.

Und nun noch eine ganz schlechte Nachricht: Sie dürfen keinen Kaffee trinken. Kaffee übt einen starken Reiz auf den Magen-Darm-Trakt aus, und sogar entkoffeinierter Kaffee kann Magenkrämpfe und Durchfall verursachen. Außerdem regt das Koffein in normalem Kaffee alle Körpersysteme an (einschließlich des Dickdarms), was zu Durchfall und anschließender Verstopfung führen kann. Kaffee kann auch zu vermehrter Magensäure führen, was wiederum zu Entzündungen des Magen-Darm-Trakts beiträgt. Trinken Sie statt Kaffee Kräutertee und viel Wasser – aber nicht zusammen mit den Mahlzeiten, da dies die Magensäure und Verdauungsenzyme verdünnt und dadurch die Verdauung beeinträchtigen kann.

Schließlich möchten wir noch darauf hinweisen, dass Ihre Verdauung sich vor einer Verbesserung erst einmal verschlimmern kann. Während Ihr Magen-Darm-Trakt anfängt zu heilen, beginnen ungesunde Bakterien in Ihrer Darmschleimhaut abzusterben, gesunde Bakterien vermehren sich und die Darminnenwand baut sich langsam wieder auf. Dieser Heilungsprozess kann zu Gasbildung, Blähungen, Durchfall oder Verstopfung führen. Es kann durchaus drei bis sechs Monate dauern, bis sich diese Symptome der Umstellung lindern – aber dies ist der erste Schritt zur Wiederherstellung eines gesunden Darms.

Gallenblase

Wenn Ihre Gallenblase entfernt wurde, haben Sie vielleicht Bedenken, auf so »fettreiche« Kost wie die von Reset umzustellen. Wir versichern Ihnen aber, dass Reset für Ihre Verdauung äußerst gesund ist!

Dazu müssen Sie Folgendes wissen: In der Gallenblase wird hauptsächlich Gallenflüssigkeit (die die Fettverdauung erleichtert) gespeichert und konzentriert. Die Gallenflüssigkeit wird in der Leber produziert, allerdings ziemlich langsam. Wenn man eine Mahlzeit mit einem ordentlichen Anteil Fett zu sich nimmt, kann die Leber nicht genug Gallenflüssigkeit in den Dünndarm abgeben und es wird Gallenflüssigkeit aus dem in der Gallenblase gespeicherten Vorrat freigegeben, damit das Fett verdaut werden kann.

Wenn die Gallenblase entfernt wurde, gibt es keinen Vorrat an Galle mehr, der bei einer fettigen Mahlzeit ausgeschüttet werden kann. Ein Teil des Fetts bleibt unverdaut und passiert nun das Verdauungssystem zu schnell, was zu losem, öligem Stuhl, Durchfall und Krämpfen führen kann. Deswegen hat Ihr Arzt Ihnen vielleicht empfohlen, fettarme Vollkornmahlzeiten zu essen oder nur bestimmte Fettarten zu verzehren (wenig tierische Fette) und vor allem keine »fettreichen« Diäten wie Atkins, Paleo oder Reset zu machen.

Reset ist jedoch keine fettreiche Diät. Sie essen vielleicht mehr Fett als zuvor, aber da haben Sie sich vor allem von stark verarbeiteten, gesüßten und fettarmen Speisen ernährt, und wie gut war das für Sie? Unsere empfohlenen Fettmengen sind tatsächlich moderat, und daher sollte das Fehlen einer Gallenblase beim Reset-Programm kein Problem darstellen.

Wir empfehlen jedoch, von drei großen Mahlzeiten am Tag auf vier oder fünf kleinere Mahlzeiten umzustellen, besonders dann, wenn Sie groß und/oder sehr aktiv sind und daher mehr Fett benötigen. Mehrere Mahlzeiten erlauben es Ihnen, im Laufe des Tages genug Fett zu sich zu nehmen, ohne Ihre Leber zu sehr zu strapazieren. Essen Sie jedoch nicht dauernd zwischendurch etwas, vor allem keine fettreichen Sachen wie Nüsse oder Samen, da das die Fähigkeit Ihrer Leber überfordern könnte.

Trinken Sie außerdem viel Wasser, allerdings nicht während der Mahlzeiten. Dies würde die Gallenflüssigkeit für die Verdauung verdünnen, was sie weniger effektiv macht.

Achten Sie darauf, welche Fette Ihnen am besten bekommen. Das Fett der Kokosnuss (in Kokosöl, -raspeln, -butter oder -milch) ist leichter verdaulich als andere Fette, und für seine Verdauung benötigt der Körper keine Gallenflüssigkeit. Es kann also Ihrer Verdauung durchaus helfen, wenn Sie weniger tierische Fette verzehren und beim Kochen und Braten mehr Kokosöl verwenden.

Es kann auch sein, dass Sie nach der Entfernung Ihrer Gallenblase feststellen, dass Ihre Fettverdauung wieder besser wird – der Körper hat die bemerkenswerte Fähigkeit, sich an neue Gegebenheiten anzupassen. So können Sie vielleicht schon ein Jahr nach Entfernung der Gallenblase fettreichere Mahlzeiten gut vertragen. Wie bei allen anderen Gesundheitsproblemen sprechen Sie auf jeden Fall mit Ihrem Arzt, bevor Sie mit Reset beginnen.

Reset und Medikamenteneinnahme

Bei der Einnahme von bestimmten Medikamenten kann die Ernährungsumstellung während Reset einen Einfluss haben – manchmal bereits in der ersten Programmwoche.

Wenn Sie Medikamente gegen Bluthochdruck nehmen, konsultieren Sie Ihren Arzt, bevor Sie mit Reset beginnen. Viele Teilnehmer haben berichtet, dass sie nach 30 Tagen Reset ihre Blutdruckmedikamente nicht mehr brauchten. Deswegen muss Ihr Arzt während des Programms Ihren Blutdruck überwachen und eventuell die Dosis Ihres Medikaments anpassen. Wenn er einverstanden ist, können Sie sich auch ein Blutdruckmessgerät anschaffen und während des Programms zweimal am Tag Ihren Blutdruck messen. Sollte der Wert unter eine vorher mit Ihrem Arzt abgesprochene Größe fallen oder sollten Symptome eines zu niedrigen Blutdrucks auftreten, kann Ihr Arzt die Dosierung Ihres Medikaments anpassen.

Schilddrüsenerkrankungen reagieren langsam auf Medikamentenveränderungen und Ernährungsumstellungen. Konsultieren Sie vor Beginn des Reset-Programms Ihren Arzt und überprüfen Sie Ihren Schilddrüsenhormonspiegel vor und nach dem Programm. Vor allem mit dem Autoimmunsystem zusammenhängende Schilddrüsenkrankheiten wie Hashimoto erfahren durch unser glutenfreies, den Darm heilendes Programm oft eine Verbesserung.

Wenn Sie ein Medikament aus der Gruppe der Statine nehmen, können Sie die Einnahme während Reset einfach fortführen. Uns sind keine Nebenwirkungen durch die Kombination von Statin-Medikamenten und einer auf vollwertigen Lebensmitteln basierenden Ernährung wie Reset bekannt. Viele Reset-Teilnehmer berichteten, dass ihr Cholesterinspiegel und ihre Triglyceridwerte durch das Programm sehr gefallen sind – weit unter die Werte, die ihre Ärzte durch eine Ernährungsumstellung für möglich gehalten hätten. Oft war die Einnahme von Statinen nach der Beendigung des Programms nicht mehr nötig.

Wir haben lange nicht alle Gesundheitsprobleme und alle Arten der Medikamenteneinnahme abdecken können, die durch das Reset-Programm beeinflusst werden können. Wir raten Ihnen noch einmal dringend, bei allen gesundheitlichen Beschwerden auf jeden Fall mit Ihrem Arzt zu sprechen, bevor Sie mit Reset beginnen, und ihn auch während des Programms zu konsultieren, vor allem wenn Sie eine Veränderung Ihrer Gesundheit oder Ihrer Symptome bemerken.

Essstörungen

Wir bewundern Ihr Engagement, eine gesunde Beziehung zum Essen anzustreben, und wir sind überzeugt, dass eine Ernährung mit nährstoffreichen, unverarbeiteten Lebensmitteln der gesündeste Weg ist, um Ihren Körper zu nähren und Heißhungerattacken und ungesunde Essgewohnheiten zu durchbrechen. Wenn Sie jedoch unter einer Essstörung leiden, dann überlegen Sie es sich bitte gut, ein Programm wie Reset durchzuführen.

Es gibt Personen mit Essstörungen, die sich durch Reset befreit gefühlt haben. Dass bei Reset Kalorien weder gezählt noch eingeschränkt werden, ermutigt die Teilnehmer, gesunde Sachen zu essen, bis sie gesättigt sind. Außerdem ist man bei Reset von der Tyrannei der Waage und des Körpermessens entbunden, und gerade dieser Unterschied zu bisherigen Versuchen, seine Probleme in den Griff zu bekommen, kann die Möglichkeit eröffnen, wieder eine gesunde Beziehung zum Essen aufzubauen.

Andererseits kann es auch passieren, dass man durch die Strenge, die Regeln und die Struktur von Reset an bisherige Versuche, gegen Gewichtsprobleme vorzugehen, erinnert wird. Dann kann Reset tatsächlich ein Auslöser für eine erneute Störung des Essverhaltens sein.

Sie sollten daher unbedingt mit einem qualifizierten Ernährungsberater oder einem psychologischen Berater sprechen, bevor Sie sich für das Programm entscheiden.

Wenn Reset für Sie geeignet ist, könnten Sie vielleicht gemeinsam mit Ihrem Berater die Regeln an Ihren speziellen Fall anpassen. Das widerspricht zwar allem, was wir bisher geschrieben haben, aber wir haben das Programm auch nicht im Hinblick auf Personen mit Essstörungen geschrieben. Wenn in Ihrem speziellen Fall das Programm also verändert wird, sind wir glücklich, dass Sie überhaupt davon profitieren.

Aber auch wenn Sie mit einem Berater zusammenarbeiten, kann es passieren, dass Sie während Reset auf emotional unsicheres Terrain geraten. Die Anzeichen dafür sind bei jedem verschieden, aber diese Fragen können Ihnen vielleicht bei der Entscheidung helfen, ob Sie mit dem Programm eventuell ein Risiko eingehen:

- Hält Sie die Vorstellung, dass Sie aus Versehen etwas nicht Erlaubtes essen oder »schummeln« könnten, nachts wach?

- Haben Sie das Gefühl, dass Sie jeden Bissen messen, registrieren und analysieren müssen, und bereitet es Ihnen Sorge, dass Sie das nicht dürfen?

- Sind Sie superwählerisch, was die Menge oder die Wahl des Essens angeht, weil Sie sich bemühen, noch strenger als das Programm zu sein (»Karotten enthalten zu viel Zucker, Obst und Nüsse lasse ich auch weg«)?

- Haben Sie das Programm absichtlich so verändert (weniger Kalorien, Fett, Kohlenhydrate oder eingeschränkte Essensauswahl), dass es nicht mehr optimal für die Gesundheit ist?

- Haben Sie das Bedürfnis, Veränderungen an dem Programm vorzunehmen, und das aus anderen Gründen als Ihre Gesundheit?

Wenn Sie eine dieser Fragen bejaht haben, denken Sie gründlich darüber nach, was Ihre Motivation ist, um dieses Programm durchzuführen, und ob Sie wirklich weitermachen wollen. Wenn Sie mehr als eine der Fragen mit Ja beantwortet haben, pausieren Sie das Programm und sprechen Sie mit einem Berater, bevor Sie eventuell weitermachen.

Schwangerschaft und Stillen

»Ich bin Chiropraktikerin und habe zwei Kinder. Reset hat mich aus meiner postnatalen Depression befreit. Etwa vier Monate nach der Geburt war ich durch Schlafentzug völlig erschöpft und außerdem deprimiert, weil ich immer noch 18 Pfund Übergewicht hatte. Meine Ernährung war völlig außer Kontrolle. Als eines Morgens mein dreijähriger Sohn voller Vorfreude auf den neuen Tag in mein Zimmer kam, habe ihn angefahren, weil es mir so schrecklich ging. Danach fühlte ich mich noch furchtbarer, und ich wusste, dass ich etwas ändern musste. Am nächsten Tag begannen mein Mann und ich mit Reset, und es hat unser Leben verändert! Wir merkten beide schnell, dass wir mehr Energie hatten und unser Energieniveau stabil blieb. Wir schliefen besser und hatten keinen Heißhunger und auch gar keine Lust mehr auf die »schlechten« Nahrungsmittel. Meine Gelenke sind nicht mehr entzündet, und ich kann wieder Sport machen. Ich passe in alle meine Kleidungsstücke von vor der Schwangerschaft; wir haben beide fünf bis sechs Kilo abgenommen. Durch Reset sind auch meine Depressionen verschwunden, und ich kann mich nun in der Welt als die Mutter, die Ehefrau und die Ärztin zeigen, die ich sein möchte. Und weil ich jetzt auch bei meinen Patienten auf ihre Ernährung achte, erholen sie sich schneller und nachhaltiger von ihren Beschwerden. Durch Reset habe ich gelernt, wie wichtig Ernährung ist.«

– DR. MICHAELA MCCLURE, ONTARIO

Wenn Sie schwanger sind oder stillen, wissen Sie, wie wichtig die Ernährung der Mutter für die Gesundheit und Entwicklung ihres Babys ist. Je mehr Nährstoffe Sie durch Essen zu sich nehmen, desto mehr können Sie auch an das Kleine weitergeben. Wir können uns nicht vorstellen, wie Ihr Arzt eine nährstoffreichere Ernährung zusammenstellen könnte als eine, die auf gutem Fleisch, Fisch, Meeresfrüchten und Eiern, viel Gemüse und Obst und natürlichen Fetten basiert. Aber sprechen Sie auf jeden Fall mit Ihrem Arzt, wenn Sie schwanger sind oder stillen und Ihre Ernährung oder Ihren Lebensstil umstellen wollen.

Wir haben uns von der geprüften Ernährungsberaterin und Schwangerschaftsexpertin Stephanie Greunke beraten lassen, um Ihnen für diese besondere Zeit in Ihrem Leben gesunde Empfehlungen zu geben.

Schwangerschaft

Um auch gut für Ihr Baby zu sein, muss unser Programm nicht grundsätzlich verändert werden, aber bei einigen unserer allgemeinen Empfehlungen sollten Sie vielleicht vorsichtig sein. Zunächst ist eine sehr eiweißreiche Ernährung für Ihr Baby nicht das Gesündeste; bei schwangeren Frauen sollte der Proteinanteil an den Gesamtkalorien nicht mehr als 20 Prozent betragen.

Wenn Sie sich bei unserem Idealteller an die

unterste Proteingrenze halten, sind Sie im sicheren Bereich. (Hier hilft normalerweise auch die Natur – viele Frauen berichten, dass sie in der Schwangerschaft, vor allem während der ersten drei Monate, keinen Appetit auf Protein haben oder sogar eine Aversion dagegen entwickeln.) Wenn Ihnen jedoch nach einer proteinreichen Ernährung ist, müssen Sie bewusst mehr Kohlenhydrate und Fett essen, um die Kalorien zu sich zu nehmen, die Sie jetzt brauchen. Sie können auch eventuell die Menge an Fleisch, Fisch, Meeresfrüchten und Eiern verringern. Für diesen Fall könnte es hilfreich sein, Ihren Verzehr an Kalorien und Makronährstoffen zu registrieren und aufzuschreiben, nur bis Sie herausgefunden haben, wie Ihre neue Ernährung mit einem niedrigeren Proteinanteil aussehen sollte.

Achten Sie darauf, genug Kalorien zu sich zu nehmen, auch wenn Sie nicht wirklich »für zwei« essen. In den ersten drei Monaten brauchen Sie nicht mehr zu essen als vor Ihrer Schwangerschaft. Danach sind zusätzliche 300 Kalorien pro Tag ausreichend, um Sie und Ihr Baby gesund zu ernähren – das entspricht einer extra Avocado. Indem Sie mehr stärkehaltige Gemüse und ein wenig mehr gesunde Fette zu sich nehmen, können Sie leicht vermeiden, dass Sie und Ihr Baby nicht ausreichend ernährt werden. Jetzt ist nicht die Zeit, um Kohlenhydrate einzuschränken oder eine Diät mit wenig Kohlenhydraten zu machen – Ihr Baby braucht die Kalorien und Nährstoffe aus dem Obst und dem Gemüse, das Sie essen. Auch erzeugt es zu viel Stress, seine Kohlenhydrate während der Schwangerschaft zu beschränken. Sollten Sie vor Reset eine fettarme Diät gemacht haben oder allgemein eine Diäten-Odyssee hinter sich haben, müssen Sie sich vielleicht besondere Mühe geben, um bewusst bei jeder Mahlzeit genügend gesunde Fette aufzunehmen. Wenn Sie während der Schwangerschaft Sport treiben, achten Sie darauf, zur Unterstützung Ihrer Aktivität genügend Kartoffeln, Kürbisse und Bananen zu verzehren.

Und schließlich gilt für Sie unsere Empfehlung nicht, nur drei bis vier Mahlzeiten am Tag zu essen, vor allem nicht jenseits der ersten drei Monate. Wenn das Baby wächst, ist für große Mahlzeiten vielleicht nicht mehr genug Platz im Bauch. Nehmen Sie dann im Laufe des Tages häufiger kleine Mahlzeiten zu sich, aber vermeiden Sie, ständig irgendetwas zu essen. Wenn möglich, essen Sie zwischen den kleineren Mahlzeiten drei bis vier Stunden nichts, damit Ihre Hormone ihre Aufgaben ordentlich erfüllen können.

ÜBER PROTEIN

Beim Abbau von Aminosäuren (aus dem Protein) entsteht Ammoniak, eine giftige Substanz. Eine Ansammlung von Ammoniak in unserem Körper ist äußerst schädlich. Zum Glück ist die Leber aber in der Lage, Ammoniak in Harnstoff umzuwandeln, eine weit weniger giftige Substanz, die dann durch die Nieren entfernt und mit dem Urin ausgeschieden wird. Während der Schwangerschaft ist die Fähigkeit des Körpers zur Umwandlung von Ammoniak in Harnstoff jedoch eingeschränkt, daher kann eine sehr eiweißreiche Ernährung während dieser Zeit zu einem zu geringen Geburtsgewicht und einer schlechten Ernährung des Babys führen und negative Auswirkungen auf dessen Gesundheit haben, die sich bis ins Erwachsenenalter erstrecken können.

Was Sie nicht essen sollten

Einige der nährstoffreichen Lebensmittel, die wir bei Reset empfehlen, sind während der Schwangerschaft weniger gesund. Experten empfehlen im Allgemeinen, in dieser Zeit Fisch zu vermeiden, der Quecksilber enthält (wie Thunfisch und Schwertfisch), außerdem rohe Eier oder rohen Fisch (zum Beispiel Sushi) und rohes oder nicht durchgebratenes oder ausreichend gekochtes Fleisch. Das heißt, dass Sie Reset-Nahrungsmittel wie unsere Mayonnaise weglassen und Hackfleisch und Steaks gut durchbraten sollten.

Letztlich sind das aber Dinge, die Sie mit Ihrem Arzt besprechen sollten – wir können Ihnen nicht sagen, ob Ihre Bio-Eier aus Freilandhaltung wirklich nicht sicher sind, wenn Sie sie roh essen.

Lebensmittelaversionen und Übelkeit

Eine Schwierigkeit beim Durchführen von Reset während der Schwangerschaft kann darin bestehen, dass Sie eine Aversion gegen Eier, Fleisch, bestimmte Gewürze oder Gemüsesorten entwickeln, die Sie früher gerne aßen. Hier sind unsere Strategien, um in dieser schwierigen Zeit den Regeln von Reset gemäß essen zu können (glücklicherweise legen sich diese Symptome meistens am Ende des dritten Monats):

- **FÜLLEN SIE IHREN KÜHL- UND VORRATS- SCHRANK.** Ihre Aversionen können sich von Woche zu Woche ändern, aber wenn Sie in Ihrem Kühl- oder Vorratsschrank eine große Auswahl haben, finden Sie mit größerer Wahrscheinlichkeit etwas, worauf Sie Lust haben. Je öfter Sie einkaufen gehen können, desto besser – es sind ja nur drei Monate, und hier kann Sie auch Ihr soziales Umfeld unterstützen.

- **SEIEN SIE FLEXIBEL.** Vielleicht können Sie am frühen Morgen kein Ei herunterbekommen, doch um elf Uhr vormittags schmeckt es Ihnen schon wieder. Finden Sie also heraus, was Sie als erste Mahlzeit essen können (einen Burger, geräucherten Lachs – Sie werden überrascht sein, worauf Sie in dieser Zeit Appetit haben!), und essen Sie die Eier später. Überlegen Sie systematisch, was Ihnen schmecken könnte – nur weil Sie morgens keine Geflügelwurst essen können, heißt das noch nicht, dass sie Ihnen auch nachmittags nicht schmeckt. Gewöhnen Sie sich daran, Ihre eigenen Mahlzeiten erst in letzter Minute zu planen, denn es kann sein, dass Sie erst zehn Minuten vorher wissen, was Sie essen möchten.

- **GEHEN SIE PORTIONSGRÖSSEN ENTSPANNT AN.** Jetzt ist nicht die Zeit, um sich an drei ausbalancierte Mahlzeiten am Tag zu halten, es geht darum, dass Sie genug Kalorien bekommen, um Ihre Energie nicht zu verlieren. Wenn der Proteinanteil einer Mahlzeit nicht jedes Mal handtellergroß ist, machen Sie sich keine Gedanken. Und auch wenn Ihr Gemüse drei Tage nacheinander nur aus Karotten besteht, ist das in Ordnung. Falls Sie gerade nur Püriertes essen können, tun Sie das. Machen Sie das Beste aus dem, was Sie haben, und denken Sie daran, dass alles, was Sie essen, das gute Essen aus dem Reset-Programm und somit gesund für Sie und Ihr Baby ist. Und das ist das Wichtigste.

- **BRAUCHEN SIE EINE RESET-PAUSE?** Wenn Ihre morgendliche Übelkeit extrem ist oder Sie so starke Essensaversionen haben, dass Sie sich schlecht ernährt und erschöpft fühlen, kann es richtig sein, eine Reset-Pause einzulegen. Wenn es unverarbeitete, nährstoffreiche Lebensmittel gibt, auf die Sie Lust haben (idealerweise Sachen wie glutenfreies Getreide oder Pseudogetreide, vollfette Bio-Milchprodukte und vollwertige Lebensmittel, von denen Sie aus Erfahrung wissen, dass Sie Ihnen bekommen), essen Sie diese, um wieder zu Kräften zu kommen. Geht es Ihnen besser, können Sie Reset nach ärztlicher Beratung vielleicht fortführen.

Nahrungsergänzungsmittel

Zunächst einmal ist es in der Schwangerschaft besonders wichtig, dass Sie mit Ihrem Arzt sprechen, bevor Sie Nahrungsergänzungsmittel nehmen. Wir sind der Meinung, dass es ein paar Ergänzungsmittel gibt, die Ihrer Gesundheit und der des Babys nützen könnten.

VITAMINE. Am besten ist es natürlich, alle Ihre Nährstoffbedürfnisse und die Ihres Kindes über die Ernährung abzudecken, sogar während der Schwangerschaft und der Stillzeit. Doch das kann bei bestimmten Nährstoffen schwierig sein, zum Beispiel bei Folsäure, Vitamin K_2 und D_3. Daher kann es sinnvoll sein, die entsprechenden Nährstoffe in der richtigen Dosierung und Form als Ergänzung zu nehmen. Beraten Sie sich mit Ihrem Arzt.

OMEGA-3-FETTSÄUREN. Die entzündungshemmenden Fettsäuren DHA und EPA können sich vorteilhaft auf die Entwicklung der Nervenzellen Ihres Babys auswirken und das Risiko von Schwangerschaftskomplikationen wie Präeklampsie, Schwangerschaftsdiabetes, postnataler Depression und einer Frühgeburt reduzieren. Wenn Sie viel fetten Kaltwasserfisch (zum Beispiel Lachs aus Wildfang, Makrele, Sardine oder Hering) essen, brauchen Sie vielleicht überhaupt kein Ergänzungsmittel. Wenn nicht, lassen Sie sich von Ihrem Arzt beraten, ob und wenn ja, in welcher Form und Dosierung Sie EPA und DHA zu sich nehmen sollten.

FERMENTIERTER LEBERTRAN. Diese gesunde Quelle von Omega-3-Fettsäuren enthält auch die Vitamine A, K_2 und D und deckt so gleichzeitig den Bedarf an anderen Nährstoffen. Berücksichtigen Sie aber bei der Einnahme mehrerer Ergänzungsmittel, dass die Gesamteinnahme von Omega-3-Fettsäuren nicht zu hoch sein sollte.

VITAMIN D_3. Vitamin D_3 ist eigentlich gar kein Vitamin, sondern ein Hormon. Es spielt eine sehr wichtige Rolle bei Ihrer Gesundheit, vor allem in der Schwangerschaft. Studien zeigen, dass bei Schwangeren, die Vitamin D_3 zu sich nehmen, das Risiko von Schwangerschaftsdiabetes, einer Frühgeburt, mit der Schwangerschaft zusammenhängenden Komplikationen und postnataler Depression sinkt. Normalerweise produziert der Körper selbst Vitamin D_3, wenn die Haut der Sonne ausgesetzt ist, doch je weniger Sonnenlicht an die Haut gelangt (Entfernung vom Äquator, Winter, Sunblocker), desto weniger Vitamin D wird von der Haut produziert. Dann ist eine Nahrungsergänzung mit einem Vitamin-D_3-Präparat dringend empfohlen, besonders während der Schwangerschaft. Sprechen Sie über die Höhe der Dosierung mit Ihrem Arzt.

KNOCHENBRÜHE. Knochenbrühe ist kein Ergänzungsmittel im üblichen Sinn, aber eine großartige Quelle für Kalzium, Magnesium, Phosphor, Kollagen-Hydrolysat und Aminosäuren, die in Muskelfleisch nicht enthalten sind. Wenn Sie am Tag ein oder zwei Tassen Knochenbrühe trinken, kann das dazu beitragen, dass Ihr Baby stark und gesund heranwächst, ohne dass Sie selbst ein Mineraliendefizit bekommen.

VITAMIN-B-KOMPLEX. Die acht B-Vitamine sind für das Wachstum des Babys und die Entwicklung des Gehirns sehr wichtig, und Ihnen können sie gegen morgendliche Übelkeit und Müdigkeit helfen, vor allem in den ersten drei Monaten.

LEBERTABLETTEN. In der Schwangerschaft können Sie von Innereien sehr profitieren. Insbesondere Leber ist eine gute Quelle für die Vitamine A, D und E, für Eisen und Cholin, die alle wichtig für eine gesunde Schwangerschaft sind. Wenn Sie Leber nicht mögen oder nicht vertragen, können Sie ein Leberpräparat nehmen.

Grundsätzlich hat die Einnahme hochwertiger Ergänzungspräparate in der Schwangerschaft Vorrang vor den Reset-Regeln, vor allem wenn sie Ihnen verschrieben worden sind. Manche Nahrungsergänzungsmittel enthalten Soja oder Milchprodukte, sprechen Sie mit Ihrem Arzt, ob es Alternativen gibt. Andernfalls stellen die meist nur sehr kleinen Mengen dieser Bestandteile kein Problem dar.

In der Stillzeit

Reset ist nicht nur sehr gut für die Gesundheit und das Glück Ihres Babys, sondern es hält auch Sie selbst gesund und voller Energie, verleiht Ihnen einen guten Schlaf (so weit das für eine junge Mutter möglich ist) und stärkt Ihr Immunsystem.

Wenn Sie stillen, ist die Gesundheit Ihres Babys die erste Priorität Ihres Körpers. Mikronährstoffe, die in Ihrem Körper vorhanden sind und die Sie zu sich nehmen, werden über die Milch an das Baby weitergegeben. Ihr Körper würde Ihre eigene

Gesundheit und die eingelagerten Mikronährstoffe opfern, um dafür zu sorgen, dass Ihr Baby davon genug bekommt. Die Reset-Ernährung mit vielen Vitaminen, Mineralien, Phytonährstoffen und gesunden Fetten stellt sicher, dass sowohl Sie als auch Ihr Baby gut ernährt werden.

Mütter, die sich nach dem Reset-Programm ernährten, berichteten, dass ihre Babys weniger unruhig waren, besser tranken, unter weniger Verdauungsbeschwerden und Hautproblemen litten und länger schliefen.

Dies allein sollte Sie davon überzeugen, Reset zu versuchen. Vertrauen Sie uns – als Mutter eines Kleinkindes erinnert sich Melissa Hartwig gut an die Tage, an denen sie rund um die Uhr stillte und immer zu wenig Schlaf bekam. Tatsächlich hat sie selbst ein Reset-Programm durchgeführt, als ihr Sohn vier Monate alt war, und nicht nur hatte sie immer reichlich Milch, sondern sie und ihr Baby schliefen auch besser – was weniger Stress für die Mutter bedeutete und somit auch für das Kind.

Milchbildung

Eine einfache Regel lautet: Je häufiger und mehr Ihr Baby trinkt, desto mehr Milch werden Sie haben. Während der Schwangerschaft und in den ersten paar Tagen nach der Geburt wird die Milchproduktion hormonell gesteuert. Dann reguliert sie sich nach und nach, und drei Monate nach der Geburt beruht sie hauptsächlich auf dem Appetit Ihres Babys.

Daher geben wir Ihnen für eine ausreichende Milchproduktion den Rat, Ihr Baby immer dann zu stillen, wenn es ein Verlangen danach äußert. Richten Sie sich nicht nach einem vorher bestimmten Stundenplan – lassen Sie Ihr Baby entscheiden, wann und wie Sie es stillen. Außerdem wird Milch schneller wieder produziert, wenn die Brust leer ist; leeren Sie Ihre Brust also jedes Mal entweder durch Stillen, Abpumpen oder eine Kombination aus beidem.

Auch Ihre Ernährung spielt eine große Rolle bei der Milchproduktion. Wenn Sie plötzlich weniger Kalorien oder Kohlenhydrate zu sich nehmen, kann das ein Risiko für eine ausreichende Milchproduktion darstellen. Reset-Neueinsteiger essen manchmal zu wenig, weil die Mahlzeiten sättigender sind, sie vielleicht eine Abneigung gegen zu viel Fett haben und so viel grünes Blattgemüse essen, dass sie die stärkehaltigen Gemüse- und Obstsorten vergessen. Daher könnte es für diese Gruppe in der Stillzeit doch angebracht sein, die Aufnahme von Kalorien und Makronährstoffen ein paar Tage lang zu überprüfen.

Auch der Zustand der Hydrierung kann die Milchproduktion stark beeinflussen. Sie merken vielleicht, dass Sie durstiger als gewöhnlich sind, aber auch wenn das nicht der Fall sein sollte, sollten Sie immer eine Wasserflasche zur Hand haben und während des Tages immer wieder davon trinken.

Außerdem wird es schwierig sein, drei Mahlzeiten am Tag auf der Grundlage unseres Idealtellers zu essen, während Sie stillen und außergewöhnliche Schlafzeiten haben. Essen Sie ruhig vier, fünf oder auch sechs kleinere Mahlzeiten, wann immer es gerade möglich ist. Jede Mahlzeit sollte einen guten Anteil Protein, eine gesunde Menge Fett und Kohlenhydrate enthalten. Das wachsende Baby braucht das Protein, das Sie ihm über Ihre Milch liefern, lassen Sie also nicht das Fleisch, den Fisch, die Meeresfrüchte oder die Eier weg! Essen Sie mindestens so viel Fett, wie wir als Minimum vorgeben, und auf jeden Fall stärkehaltige Gemüse wie Kartoffeln und Kürbis und mehrere Obstsorten, um für genügend Kohlenhydrate zu sorgen.

Und schließlich spielen bei der Milchproduktion eine Menge andere Faktoren eine Rolle, zum Beispiel Schlaf, Stressniveau, eventuelle Medikamente und wie gut das Baby oder die Pumpe jede Brust leert – sogar ob man auf dem Bauch schläft oder einen zu engen BH trägt, kann einen Einfluss haben. Bei Problemen suchen Sie am besten Hilfe bei Ihrem Arzt oder anderen Experten.

Nahrungsergänzungsmittel

Sprechen Sie zuerst mit Ihrem Arzt, wenn Sie Ergänzungspräparate nehmen wollen. Wir halten in der Stillzeit folgende Ergänzungsmittel für sinnvoll:

OMEGA-3-FETTSÄUREN. Eine gute Versorgung mit DHA ist besonders nach der Geburt wichtig, da beim Stillen Ihre Reserven an das Baby weitergegeben werden. DHA bleibt auch nach der Geburt noch sehr wichtig für die Entwicklung des Gehirns.

VITAMIN D$_3$. Wir empfehlen die weitere Einnahme eines D$_3$-Präparats, damit Sie eine gesunde Menge davon an Ihr Baby weitergeben können. Im Sommer, wenn Sie sich häufig in der Sonne aufhalten, ist die zusätzliche Einnahme von Vitamin D$_3$ nicht nötig.

KNOCHENBRÜHE. Während der Stillzeit versorgt Knochenbrühe Sie mit Mineralien und trägt durch die Stärkung Ihres Immunsystems dazu bei, Sie fit zu halten. Wir empfehlen ein oder zwei Tassen am Tag als Teil Ihres gesunden Ernährungsplans.

BOCKSHORNKLEE. Dieses häufig in Currypulver enthaltene Gewürz ist eine risikolose Methode, um die Milchsekretion anzuregen. Schon nach 24 Stunden kann eine Wirkung eintreten, und wenn die gewünschte Milchmenge wieder produziert wird, kann das Präparat sofort wieder abgesetzt werden, ohne dass die Milch zurückgeht. Welche Menge des Ergänzungspräparats Sie einnehmen sollten, hängt vom Präparat und Ihrer individuellen Situation ab; beraten Sie sich also am besten mit Ihrem Arzt.

WEITERE HELFER. Es gibt noch einige Pflanzen, Tees und pflanzliche Präparate, die die Milchproduktion fördern oder auch deren später gewünschten Rückgang beschleunigen. Trinken Sie Fencheltee und andere die Milchbildung anregende Tees. Sollten Sie noch immer zu wenig Milch haben, holen Sie sich Hilfe von einer Laktationsberatung oder Ihrem Arzt, um sich einen auf Sie zugeschnittenen Plan zur Anregung der Milchsekretion zusammenstellen zu lassen.

Kinder

»Reset hat mein Leben verändert. Ich habe keinen Bluthochdruck und keine Schlafapnoe mehr und fast 45 Kilo abgenommen! Reset hat auch das Leben meiner Frau verändert; sie hat kein Diabetes Typ 2 mehr und sehr viel Gewicht verloren. Aber am wichtigsten für mich ist, dass Reset meinen Kindern eine solide Ernährungs- und Gesundheitsgrundlage gibt, von der sie den Rest ihres Lebens profitieren werden. Das ist ein Gewinn, den ich gar nicht in Worte fassen kann.«

– STEPHEN, NORTH CAROLINA

Ist Reset auch für Kinder gesund?

Wir sind keine Ärzte, daher empfehlen wir, vor dem Ernährungswechsel Ihrer Kinder mit dem Kinderarzt oder Ihrem Hausarzt zu sprechen, vor allem wenn die Kinder Gesundheitsprobleme oder Verhaltensauffälligkeiten haben. Grundsätzlich halten wir Reset für eine sehr gesunde Ernährung auch für Kinder. Denken Sie nur an all die nährstoffreichen Lebensmittel, die sie zu sich nehmen: Protein, Vitamin B$_{12}$ und Eisen aus hochwertigem Fleisch, Vitamine, Mineralien, Antioxidantien und Ballaststoffe aus Gemüse und Obst; und die natürlichen Fette aus zum Beispiel Avocado, Kokosöl und Ghee fördern die Entwicklung des Gehirns und sorgen für gleichmäßig hohe Energie. Unser Programm enthält keine kalorienreichen und gleichzeitig nährstoffarmen Sachen, die den Bauch füllen, aber den Körper nicht nähren, keinen Zucker, der zu einem unausgeglichenen Energieniveau und Stimmungsschwankungen mit übersteigerten negativen Reaktionen führt, und möglicherweise gesundheitlich problematische Nahrungsmittel, die zu Asthma, Hautproblemen, Allergien oder Aufmerksamkeitsdefiziten beitragen. Wenn Reset als »Familienexperiment« eingeführt wird anstatt als Einschränkung, kann es sogar zu einer verbindenden Erfahrung für Sie und Ihre Kinder werden.

Aber brauchen Kinder nicht Milch?

Kinder brauchen nährstoffreiche Nahrung, um zu wachsen und gesund zu bleiben, aber Kuhmilch enthält nichts, was Kinder nicht in einer biologisch geeigneteren Form auch mit Fleisch, Gemüse, Obst und Fetten aufnehmen könnten. Und ja, Kalzium ist ein wichtiger Faktor bei der Entwicklung starker, gesunder Knochen, aber es ist nicht der einzige. Auch andere Vitamine und Mineralien spielen dabei eine große Rolle, ebenso wie die Lebensweise, zum Beispiel Bewegung und Stressfreiheit. Ihre ganze Familie wird durch die vielfältigen Reset-Lebensmittel ausreichend mit Kalzium und anderen notwendigen Vitaminen und Mineralien versorgt.

Was bringt Reset meinen Kindern?

Wie bei Erwachsenen auch variieren die Ergebnisse des Programms, aber einige häufig auftretende Resultate sind uns von Eltern mitgeteilt worden. Im Allgemeinen ist die Energie der am Programm teilnehmenden Kinder konstanter, sie haben weniger Wutanfälle (dies vor allem bei hyperaktiven Kindern), sind weniger krank, in der Schule aufmerksamer, und sie schlafen besser. Oftmals regulierte sich die Verdauung – weniger Blähungen oder Bauchschmerzen. Viele berichteten von einer Verbesserung gesundheitlicher Probleme, zum Beispiel bei Asthma, Allergien, Diabetes 1 und ADS. Auch von den weniger sichtbaren Vorteilen des Programms profitieren Kinder, zum Beispiel von Hormonregulierung und einem stabilen Blutzucker.

Wie sollte die Umstellung auf Reset bei Kindern stattfinden?

Auf diese Frage gibt es keine allgemeine Antwort. Jedes Kind ist anders – einige reagieren positiv auf Veränderungen und lieben Herausforderungen, einige sind geborene Experimentierer und andere mögen keine Veränderungen und wollen in Ruhe gelassen werden. Die Antwort hängt also von der Persönlichkeit Ihres Kindes ab; wir stellen Ihnen drei Beispiele vor. Bei der sofortigen Umstellung teilen Sie Ihrem Kind mit, dass Sie das und das essen und es keine Wahl hat. Normalerweise finden sich die Kinder nach einer kurzen Rebellion damit ab. Bei diesem Ansatz müssen Sie in den ersten Tagen viel Geduld und Durchhaltevermögen aufbringen, aber Sie erreichen Ihr Ziel schnell und ebenso wahrscheinlich auch bald gute Ergebnisse. Vielleicht weigert sich Ihr Kind anfangs, die eine oder andere Mahlzeit zu essen, dann belassen Sie es einfach dabei, das ist nicht tragisch. Beim zweiten Ansatz gehen Sie die Umstellung langsam, aber bestimmt an und kaufen weniger gesunde Sachen nicht mehr nach, wenn sie aufgegessen sind. Die Konfrontation mit Ihrem Kind ist weniger hart, aber es dauert länger, bis Ihr Kind nach den Reset-Regeln isst, und entsprechend stellen sich auch Ergebnisse später ein. Und als dritte Möglichkeit können Sie auch eine Umstellung in kleinen Schritten versuchen und Ihrem Kind gesünderes Essen nach den Reset-Regeln anbieten, aber nicht darauf bestehen, wenn es das Essen ablehnt. Vielleicht wird es letztlich nicht ganz nach den Reset-Regeln essen, und es werden auch nicht die bestmöglichen Ergebnisse eintreten, aber Sie ersparen sich Auseinandersetzungen. Ein Vorteil könnte sein, dass Veränderungen, für die das Kind sich selbst entscheidet, eher Bestand haben. Wählen Sie den Ansatz, der der richtige für Ihr Kind, Ihre Familie und Ihre Stresstoleranz ist.

Gilt für Kinder derselbe Idealteller?

Auf dem Teller Ihres Kindes sollte das Gleiche liegen wie auf Ihrem – etwas Protein, natürliches Fett, viel Gemüse und etwas Obst. Aber stressen Sie sich nicht, wenn Ihr Kind nicht immer genau nach diesem Plan essen möchte. Bieten Sie bei jeder Mahlzeit reichlich gute Sachen an und lassen Sie Ihr Kind mitentscheiden, was es isst. Wenn die Anteile in den Mahlzeiten nicht dem Idealteller entsprechen, wird sein Körper es mit entsprechenden Hunger- und Appetitsignalen wieder ausgleichen. Kinder brauchen jedoch normalerweise mehr als drei Mahlzeiten am Tag, weil ihr Magen noch klein ist und ihr Stoffwechsel intensiver arbeitet. Bieten Sie ihnen zwischen Frühstück, Mittag- und Abendessen Snacks an, aber lassen Sie sie nicht ständig etwas essen.

Meine Kinder essen vieles nicht. Wie bringe ich sie dazu, Gemüse zu essen?

Studien zeigen, dass Kinder im Allgemeinen erst fünf- bis zehnmal etwas Neues probieren müssen, bevor sie es schließlich für gut befinden. Bieten Sie also die Rote Bete immer wieder an und seien Sie geduldig. Außerdem spielt für Kinder die Buntheit der Speisen eine große Rolle, stellen Sie also viele verschiedene Sachen in vielen verschiedenen Farben auf den Tisch. Nutzen Sie bunte Dressings oder Soßen, um das Gemüse ansprechender aussehen zu lassen, und denken Sie daran: Die Kinder beobachten Sie ständig, essen Sie also Ihr Gemüse mit einem strahlenden Lächeln und einem »Hm, lecker!«.

Meine Kinder wollen immer noch Pfannkuchen

Das ist wirklich ein schwieriges Thema. Letztlich müssen Sie selbst nach Lage der Dinge entscheiden, ob Sie sich auch bei Ihren Kindern strikt an die

Reset-Regeln zu Backwaren und Naschereien halten. Wenn es für Sie am wichtigsten ist herauszufinden, ob die Hautprobleme, Wutanfälle, Allergien oder das Asthma Ihrer Kinder mit ihren bisherigen Essgewohnheiten zusammenhängen, dann tun Sie in diesem Fall alles, was die Kinder beim Programm hält, auch wenn das bedeutet, dass Sie am Sonntag Pfannkuchen aus Eiern und Bananen machen. Ältere Kinder haben oft eine ungesunde Beziehung zu süßen Sachen und Naschereien, und wenn Sie auch diese angehen wollen, müssten alle Arten von Süßkram wegfallen. Entscheiden Sie nach dem Alter der Kinder, dem Grund, warum Sie sie mit in das Reset-Programm einbezogen haben, und Ihre Ziele für die Familie. Doch denken Sie daran: Auch wenn Sie Ihren Kindern Pfannkuchen machen, dürfen Sie selbst diese nicht essen!

Und wenn die Kinder anderswo ungesunde Sachen essen?

Die Reset-Regeln bei Kindern vollständig durchzusetzen kann aus vielen Gründen schwierig sein. Wahrscheinlich werden unter anderem Verwandte, Spielkameraden und Betreuungspersonen Ihren Kindern Süßes anbieten. Informieren Sie diese Gruppen vor Beginn des Reset-Programms von Ihren neuen Regeln in Bezug auf Süßigkeiten. Seien Sie höflich, bieten Sie an, für Ihr Kind Alternativen mitzubringen, und bitten Sie die anderen um Hilfe, damit Ihr Kind die Regeln einhält. Essenseinschränkungen sind unbequem, aber wenn es bei Ihrem Kind darum geht, gesundheitliche Probleme, Verhaltensauffälligkeiten oder Verdauungsschwierigkeiten zu verbessern, sind die nächsten 30 Tage wichtig. Geht es aber nicht um eine bestehende Unverträglichkeit oder Allergie, dann machen Sie sich nicht verrückt, falls Ihr Kind einmal etwas Süßes isst. Sprechen Sie mit ihm darüber und überlegen Sie zusammen, wie seine Gesundheit, seine Stimmung oder sein Verhalten dadurch beeinflusst wurden. Erinnern Sie es daran, dass es eine gesunde Lebensmittelwahl gibt, die immer gilt, und eine weniger gesunde, die vielleicht ab und zu oder besser nie getroffen werden sollte. Und dann machen Sie mit Reset weiter wie zuvor.

Was kann ich tun, damit meine Kinder den Einfluss weniger gesunder Sachen auf ihre Gesundheit verstehen?

Das hängt natürlich vom Alter des Kindes ab. Ein Zweijähriges wird den Zusammenhang zwischen seinem Essen und seinem Befinden kaum verstehen können, ältere Kinder dagegen schon. Führen Sie nach dem Reset-Programm die »weniger gesunden« Sachen ganz entspannt, aber kontrolliert wieder ein, wenn Sie die Möglichkeit haben, Ihr Kind ein paar Stunden danach zu beobachten. Merken Sie sich alle Veränderungen in seiner Verdauung, Energie, Stimmung, seiner Aufmerksamkeitsspanne oder gesundheitlichen Symptomen. Reden Sie dann mit ihm über den Zusammenhang, sodass es selbst verstehen kann, dass die gesunden Lebensmittel ihm helfen, sich besser zu fühlen. Dann wird es vielleicht in Zukunft von selbst die bessere Wahl treffen.

Vegetarier und Veganer

»Während meines ersten vegetarischen Reset-Programms habe ich zum ersten Mal im Leben angefangen, Essen ganz anders zu sehen. Ich legte alte Essgewohnheiten ab; vorher wollte ich immer essen, um etwas zu feiern oder meine Emotionen zu unterdrücken. Ich merkte, dass das, was ich aß, eine große Rolle bei meinen Depressionen spielte. In den ersten 30 Tagen wurde meine Stimmung besser und stabiler als je zuvor. Meine Heißhungerattacken und Essgelüste verschwanden – ich konnte kaum glauben, wie frei ich mich dadurch fühlte. Vor Reset litt ich unter zystischer Akne, aber schon während ich das Programm durchführte, klärte sich meine Haut, und die Akne verschwand. Außerdem nahm ich sechs Kilo ab.«

– LAURICE, KALIFORNIEN

Vegetarier und Veganer sind ebenfalls herzlich eingeladen, das Reset-Programm auszuprobieren. Wir möchten, dass Sie von möglichst vielen Vorteilen unseres gesunden Essensprogramms profitieren können, während Sie weiterhin Ihre ethisch oder religiös begründeten Regeln beibehalten. Seit einigen Jahren haben wir auch eine loyale vegetarische/vegane Fangemeinde. Obwohl diese Lebensstile mit unseren gesunden Essensempfehlungen (zu denen ja ein mäßiger Anteil an tierischem Eiweiß gehört) in Konflikt zu stehen scheinen, bitten wir Sie, unser Programm nicht von vornherein auszuschließen. Reset hat eine Menge zu bieten, auch wenn Sie sich entschlossen haben, in Ihrer Ernährung auf tierische Produkte zu verzichten oder sie einzuschränken.

Tatsächlich hat Reset mit der Einstellung gesundheitsbewusster Vegetarier und Veganer viel gemeinsam. Auch wir wählen unser Essen unter ethischen, verantwortlichen und gesunden Gesichtspunkten aus, wobei nährstoffreiche pflanzliche Kost eine große Rolle spielt. Wir vermeiden verarbeitete Nahrungsmittel, die wenig Nährstoffe, aber dafür viel Zucker, Fett und Salz enthalten.

Sind Sie bereit für einen Wechsel?

Wenn Sie sich hauptsächlich aus gesundheitlichen Gründen vegetarisch oder vegan ernähren, laden wir Sie ein, Ihren Ansatz für die nächsten 30 Tage zu überdenken. Wir sind der Meinung, dass für eine optimale Gesundheit etwas tierisches Eiweiß am Tag nötig ist (nicht das aus Milchprodukten). Ist das also Ihr Ansatz, probieren Sie es mit unserem Programm! Sehen Sie es als Experiment an und essen Sie 30 Tage wieder hochwertiges tierisches Eiweiß. Wir wären erstaunt, wenn sich Ihre Gesundheit, Ihre körperliche Verfassung und Lebensqualität nicht verbessern würden. Sollten Sie nicht die Ergebnisse erreichen, auf die Sie gehofft haben, nehmen Sie einfach Ihren vegetarischen oder veganen Lebensstil wieder auf. Vielleicht haben Sie trotzdem etwas darüber gelernt, wie sich bestimmte Lebensmittel auf Sie auswirken.

Wenn die Gründe für Ihren Lebensstil hauptsächlich ethische sind – das Wohlergehen der Tiere, Nachhaltigkeit, regionale und globale Ökologie und Ökonomie –, dann möchten wir darauf hinweisen, dass man diese Faktoren auch beim Verzehr von Fleisch berücksichtigen kann. Dabei sendet man sogar eine starke Botschaft (finanziell, aber auch politisch) an die großen Firmen, die in industrielle Massentierhaltung investieren, ebenso wie an die Politik. Mit dem Geld für Ihre Ernährung können Sie eher kleine, ökologisch wirtschaftende Biobauernbetriebe unterstützen, als wenn Sie sich dem System ganz entziehen.

Für diejenigen, bei denen die Beschaffenheit des Fleisches oder der Gedanke an die Tiere, von denen es stammt, unangenehme Gefühle auslöst, die aber trotzdem gern wieder Fleisch in Ihre Ernährung aufnehmen möchten, haben wir hier ein paar Tipps:

Zunächst einmal wählen Sie Fleisch oder Fisch, die nicht so fleischig oder fettig aussehen. Leichter Fisch ist eine gute Wahl in Bezug auf die Beschaffenheit des Fleisches. Eine Frikadelle vertragen Sie vielleicht besser als ein dickes Steak. Und wahrscheinlich riecht und schmeckt mageres Fleisch für Sie besser als fettes.

Essen Sie kein Fleisch am Knochen wie Rippchen oder Hühnerflügel. Die Knochen erinnern allzu sehr daran, was Sie gerade essen. Wenn Sie Hühnerbrust essen, bearbeiten Sie sie vorher mit einem Fleischklopfer, damit sie dünner und zarter wird. Schneiden Sie Ihr Fleisch in kleine Stücke, bevor Sie es braten. Aber braten Sie es nicht zu lange, sonst wird es zäh. Und fangen Sie zuerst mit kleinen Portionen an.

Sie können auch Tricks anwenden, um das Fleisch in Ihrer Nahrung zu »verstecken« und um es sehr zart werden zu lassen. Mischen Sie es zum Beispiel in Suppen, Eintöpfe, Currys, in Gerichte aus dem Schongarer oder einen Salat.

Wenn Sie allerdings das Reset-Programm ausprobieren, aber weiterhin vegetarisch oder vegan essen wollen, sind hier ein paar Tipps, wie Sie daraus das Beste machen können:

NICHT DAS GANZE RESET-PROGRAMM

Natürlich entspricht das hier beschriebene Essensprogramm nicht ganz den Reset-Regeln. (Als Veganer könnte man nicht das eigentliche Reset-Programm durchführen; man könnte sonst nichts als Gemüse, Obst, Nüsse und Samen essen!) Aber wir freuen uns, dass sich uns auch viele Vegetarier und Veganer anschließen, und wir haben diese Empfehlungen und veränderten Regeln entwickelt, damit auch sie sich willkommen fühlen und einen gesunden Essensplan befolgen können, der mit ihren selbst auferlegten Beschränkungen vereinbar ist. Aber: Dies ist kein Freifahrtschein, um ein »veganes Reset-Programm plus Bier« durchzuführen. (Ja, Bier ist technisch gesehen vegan, aber entspricht nie und nimmer den Reset-Regeln.) Auch Vegetarier und Veganer müssen alle Regeln befolgen, die mit zugesetztem Zucker, Alkohol, Backwaren und Süßigkeiten zusammenhängen, auch wenn sie sonst vielleicht Getreide, Milchprodukte oder Hülsenfrüchte in kleinen Mengen zu sich nehmen können.

Pescetarier und Vegetarier

Wenn Sie einige tierische Produkte essen (wie Eier und Fisch), empfehlen wir Ihnen, den Hauptteil Ihres Proteins in dieser Form zu verzehren und so wenig wie möglich aus pflanzlichen Proteinquellen zu ergänzen. Ja, Eier, Lachs und Kabeljau werden Sie bald langweilen, aber denken Sie daran: Es ist nur ein Experiment von 30 Tagen. Die Informationen, die Sie über sich gewinnen, sind ein oder zwei Wochen Essenslangeweile wert.

Wenn für Sie auch Milchprodukte eine mögliche Proteinquelle sind (und diese keine Magen-Darm- oder Hautprobleme verursachen oder andere negative Folgen für Sie haben), dann empfehlen wir, fermentierte Produkte wie Joghurt oder Kefir ganz oben auf Ihre Liste zu setzen. Sie können auch Molkeneiweißpulver zur Deckung des Proteinbedarfs einsetzen, das von grasgefütterten, artgerecht gehaltenen Tieren stammt. Es hat weniger Nachteile als andere Milchprodukte (einschließlich aller Milch- und Käsearten).

Wenn Sie nicht sehr viel Sport treiben, halten Sie sich an die untere Grenze unserer Proteinempfehlungen. Ersetzen Sie die Kalorien, die Sie eventuell durch einen geringen Eiweißverzehr weniger zu sich nehmen, durch etwas mehr Fett. Studien zeigen, dass eine fettreiche Ernährung die Muskeln schont, und Sie müssen allgemein darauf achten, genügend Kalorien zu verzehren, um Ihr Energieniveau zu erhalten.

Veganer

Veganern sagen wir deutlich, dass wir ihnen im Rahmen von Reset zwar zu einer besseren Gesundheit verhelfen können, nicht jedoch zu einer optimalen. Wir halten das Gesundheitspotenzial von Veganern nicht für optimal, weil man weiß, dass pflanzliches Protein als einzige Eiweißquelle negative Auswirkungen auf den Hormonhaushalt, den Verdauungstrakt und das Immunsystem hat und darüber hinaus dem Körper bestimmte Nährstoffe fehlen (zum Beispiel Vitamin B_{12} und Hämeisen), die nur in tierischem Eiweiß vorkommen.

Wir möchten, dass Sie Reset auf die beste Art mit Ihrer Ernährungsentscheidung kombinieren können. Allerdings können Sie nicht die gleichen Ergebnisse erwarten, von denen andere im Allgemeinen berichten.

Wir möchten betonen, dass wir Ihre Ernährungswahl respektieren, und geben Ihnen Empfehlungen, wie Sie sich am gesündesten ernähren können. Lesen Sie also im Folgenden unseren Plan, Ihre auf rein pflanzlicher Nahrung basierende Ernährung zu optimieren.

Zunächst einmal ist der verbreitete Grundsatz der »Proteinkombination« (in einer Mahlzeit zwei pflanzliche Proteinquellen zu kombinieren, um eine vollständige Versorgung mit Aminosäuren zu erreichen) veraltet, da der Körper fähig ist, Aminosäuren aus der Nahrung zu speichern, die man im Laufe von ein oder zwei Tagen isst. Essen Sie also eine große Bandbreite pflanzlicher Eiweißquellen und machen Sie sich keine Gedanken, ob Sie bei jeder Mahlzeit »vollständige« Proteine zu sich nehmen. Die beste Proteinversorgung erreichen Sie mit wenig verarbeiteten, fermentierten Sojaprodukten wie Tempeh oder Natto oder Bio-Edamame. Sie können auch nicht fermentiertes Bio-Soja (zum Beispiel extra festen Tofu) und verschiedene Hülsenfrüchte in Ihren Speiseplan aufnehmen. Außerdem sind Pseudogetreide wie Quinoa empfehlenswerte Proteinquellen.

Auch Hanf- oder Erbsenproteinpulver ist eine Möglichkeit für Veganer, zusätzliches Protein zu sich zu nehmen, allerdings ist für eine substanzielle Proteinmenge davon ziemlich viel nötig. Lesen Sie die Zutatenliste und wählen Sie Präparate mit möglichst wenig entzündungsfördernden Bestandteilen.

Wir empfehlen auch Veganern dringend, alle glutenhaltigen Getreide zu vermeiden, auch Seitan (der aus Weizen hergestellt wird), Soja, das nicht biologisch erzeugt und verarbeitet ist, verarbeitete Sojaprodukte (zum Beispiel Soja-»Burger«) und Erdnüsse. Sie können unsere Mayonnaise ohne Ei selbst machen – eine gute Grundlage für Dressings und Soßen und eine Bereicherung für Ihr Gemüse.

Wir raten Ihnen, so wenig Protein wie möglich zu essen, da wir es nicht für gesund halten, auf mehr pflanzliche Proteinquellen zurückzugreifen als unbedingt nötig. Essen Sie mehr Kohlenhydrate und Fett, um die fehlenden Kalorien aus der wenig proteinhaltigen Ernährung wettzumachen. (Vorsicht: Ein Teil dieser Extrakohlenhydrate sind wahrscheinlich ganz natürlich in der pflanzlichen Nahrung enthalten, die Sie essen, da ein großer Teil davon mehr Kohlenhydrate als Protein enthalten wird.)

Probleme bei der Ernährungsumstellung

»Vor ungefähr acht Monaten verschlechterte sich die Gesundheit meines Mannes. Zuerst waren es nur äußerliche Probleme wie Hautentzündung und Haarausfall, aber nach einigen Biopsien, Bluttests und dem Anlegen von Kulturen stellte der Dermatologe extrem erhöhte Leberenzyme und eine nicht durch Alkohol bedingte Fettleber fest. Inzwischen war der ALT-Leberwert auf über 600 angestiegen. Drei Monate fettarme Diät halfen nicht. Wir recherchierten und fingen mit Reset an. Wir hofften, dass bei seinem nächsten Arzttermin seine Leberenzymwerte etwas besser wären, aber nie hätten wir gedacht, dass der ALT-Wert von 660 auf 106 gefallen wäre – nach nur 23 Tagen! Sogar der Arzt konnte es kaum glauben. Reset hat meinen Mann davor bewahrt, ein Leben mit dem Risiko eines Leberversagens führen zu müssen.«

– REBECCA

Ich habe mehrere Nahrungsmittelallergien. Wie kann ich damit das Programm durchführen?

Ganz einfach – nehmen Sie unsere Einkaufslisten (Seiten 188 und 189) und streichen Sie die Sachen, gegen die Sie allergisch sind. Jetzt gestalten Sie Ihre Mahlzeiten mit den restlichen Zutaten, entweder suchen Sie Gerichte aus, die nur diese verwenden, oder Sie nehmen Rezepte, bei denen Sie leicht das weglassen können, wogegen Sie allergisch sind. (Zum Beispiel schmeckt Melissas Hühner-Geschnetzeltes auf Seite 224 auch ohne Walnüsse köstlich.) Die gute Nachricht: Einige Teilnehmer berichteten, dass nach der Wiederherstellung einer gesunden Darmflora und der Beruhigung ihres Immunsystems ihre Nahrungsmittelallergien verschwanden. (Aber probieren Sie das nicht auf eigene Faust aus – führen Sie Nahrungsmittel, gegen die Sie allergisch sind, nur unter ärztlicher Aufsicht wieder ein.)

Ich fühle mich krank. Ist das die Kohlenhydratkrise?

In der ersten Woche kann es zu Kopfschmerzen, Müdigkeit, Heißhungerattacken und einem Gefühl der Benommenheit kommen, das ist ein Problem mangelnder Energie und mit »Kohlenhydratkrise« gut umschrieben. Bisher aßen Sie sehr viele Kohlenhydrate in Form von Getreide, Hülsenfrüchten, zugesetztem Zucker und industriell verarbeiteten Nahrungsmitteln. Diese Kohlenhydrate wandelte Ihr Körper in Zucker um, der dann als Energie zur Verfügung stand. Der Körper gewöhnte sich daran und wurde abhängig davon, Zucker als Energiequelle zu nutzen. Mit dem Beginn von Reset wurde Ihr Kohlenhydrateverzehr geringer, weil Sie Gemüse und Obst anstatt Brot und Kekse essen. Ihr Körper bekommt den Zucker nicht mehr, den er zum Funktionieren einsetzte. Was passiert? Sie haben keine Energiequelle mehr. Ohne den Zucker werden Sie müde, Sie bekommen Kopfschmerzen, Ihr Gehirn fühlt sich benebelt an, und Sie haben

Hunger. Manche beschreiben diese Phase auch als Entwöhnung oder Entzug, und das trifft es ganz gut.

Aber Sie haben jetzt eine andere ausgezeichnete Energiequelle zur Verfügung – Fett! Fett aus Ihrer Ernährung und Körperfett, das auch als Treibstoff genutzt werden kann, während Sie arbeiten, mit den Kindern spielen, studieren oder Dinge erledigen. Das Problem ist jetzt, dass Ihr Körper nicht mehr weiß, wie er das Fett in Energie umwandeln soll, weil Sie ihm die ganze Zeit so viel Zucker gegeben haben. (Denken Sie sich die Mitochondrien in Ihrem Körper – die Kraftwerke Ihrer Zellen – als Sechsjährige. Wenn Sie ein sechsjähriges Kind zwischen einem Schokoriegel und einer Avocado wählen lassen, was wird es nehmen? Natürlich, jedes Mal den Schokoriegel.) Wenn Ihr Körper die ganze Zeit Zucker bekommt, wird er den Zucker zur Energiegewinnung auch die ganze Zeit vorziehen. Nur wenn er nicht mehr genügend Zucker bekommt, fängt er wieder an, Fett als Treibstoff einzusetzen.

Kurz gesagt, Ihr Körper bekommt nicht mehr die Energiequelle, an die er gewöhnt ist, und er ist noch nicht gut darin, die stabilere Energiequelle zu nutzen, die Sie ihm jetzt geben. So stecken Sie ein paar Tage (vielleicht sogar eine ganze Woche) in dieser Umbruchphase, die sich anfühlt, als hätten Sie die Grippe.

Doch das geht schnell vorüber. Schon in ein paar Tagen lernt Ihr Körper wieder, Fett als Energiequelle zu nutzen, auch wenn dieser Prozess vielleicht erst nach Wochen richtig effektiv verläuft. Sie werden sich also bald wieder besser fühlen, und dann gehören Kopfschmerzen der Vergangenheit an.

⭐ **TIPP:** *Planen Sie diese ersten Tage gut, um mit Anfangsschwierigkeiten besser umgehen zu können. Lassen Sie ruhig das Fitnessstudio ausfallen und joggen Sie nicht die übliche lange Strecke. Gehen Sie früh schlafen, achten Sie darauf, dass in Ihrer Vorratskammer keine weniger gesunden Sachen mehr lagern (Sie werden Heißhungerattacken bekommen), und lassen Sie*

das Fett in den Mahlzeiten nicht weg! Richten Sie sich nach unserem Idealteller, damit Ihr Körper genug von den Energiequellen bekommt, die er nun zu nutzen lernt.

Warum habe ich plötzlich Verdauungsprobleme?

Jede größere Veränderung Ihrer Ernährung kann kurzfristig das Verdauungssystem durcheinanderbringen. Man kann sich leicht vorstellen, wie schädliches Essen die Verdauung stört, aber auch das Weglassen von für den Darm schlechten Nahrungsmitteln kann kurzfristig Probleme bereiten. Man kann nicht wissen, welche Ernährungsveränderungen während des Reset-Programms für welche Symptome verantwortlich sind, aber Verstopfung, Blähungen und Durchfall treten während der Umstellungsphase ziemlich häufig auf.

Diese kurzfristigen Probleme sind *kein* Anzeichen dafür, dass der Verzehr von nährstoffreichem Essen für Sie nicht gut ist! Meist legen sich diese Übergangsprobleme innerhalb der ersten Wochen.

Auch chronischer Stress hat Auswirkungen auf Ihre Verdauung und kann zu Verstopfung und Blähungen führen, vor allem wenn Sie mehr nahrhaftere Proteinquellen und natürliche Fette als früher essen. Doch der Verzehr nährstoffreicherer Lebensmittel während des Programms führt ja auch zu besserem Schlaf, mehr Energie und mehr Selbstvertrauen, sodass der Stress abnimmt und Ihre Verdauung wieder in Schwung kommt.

⭐ **TIPP:** *Es gibt eine kleine Gruppe von Personen, die aufgrund langjähriger schlechter Ernährung und dem dadurch verursachten Zustand ihres Verdauungstrakts auch gesundes Essen nicht gut vertragen. Dabei geht es meist um Lebensmittel mit hohem Ballaststoff- oder Stärkeanteil, zu denen vor allem Gemüse und Früchte gehören. Dann kann es helfen, das Gemüse gut zu kochen und neue Lebensmittel zunächst in kleinen Mengen einzuführen und erst nach und nach mehr davon zu essen. Außerdem gilt auch hier, dass die Ernährung* *nicht der einzige Faktor für eine gesunde Verdauung ist. Wenn Sie nach dem Programm noch immer Verdauungsprobleme haben, sollten Sie diese mit Ihrem Arzt besprechen.*

Warum verschlimmern sich meine gesundheitlichen Beschwerden?

Die Antwort hängt vor allem damit zusammen, wie Ihr Immunsystem arbeitet und wie es auf wiederholten, eventuell langfristigen Verzehr problematischer Nahrungsmittel reagiert (oder im Fall eines durchlässigen Darms auf die Nahrungsbestandteile, die die Darmwand durchdringen). Wenn Ihr Immunsystem Antikörper gegen bestimmte Nahrungsmittel gebildet hat, dauert es mehrere Wochen ohne dieses Nahrungsmittel, bis das Immunsystem die Produktion der Antikörper einstellt.

Wenn Sie vor Beginn des Programms vielleicht noch einmal besonders viele dieser Nahrungsmittel gegessen haben, die die Bildung der Antikörper auslösen, ist oft zwischen der zweiten und dritten Woche des Programms eine Verschlechterung der Entzündungssymptome zu beobachten.

Fast immer klingen diese Beschwerden zwischen der dritten und vierten Woche ab, aber nur, wenn Sie Ihr Immunsystem wirklich keinem der Auslöser ausgesetzt haben.

So kann der übermäßige Konsum der von uns so genannten weniger gesunden Nahrungsmittel vor Beginn des Programms die positiven Auswirkungen des Programms hemmen und sogar zu einer Verstärkung der Symptome führen, deren Verbesserung Sie sich erhofft haben. Wir raten daher dringend, nicht vor Beginn des Programms noch einmal besonders viel Junkfood zu essen!

Ich habe mich anfangs großartig gefühlt, aber jetzt bin ich ganz erschöpft. Wie kommt das?

Das kann mit dem zuvor behandelten Thema der gesundheitlichen Probleme zusammenhängen, denn Entzündungsprozesse im Körper tragen direkt zu Müdigkeit und Unwohlsein bei. Häufiger liegt es jedoch einfach daran, dass Sie nicht genug nahrhafte Kost zu sich nehmen – vor allem Kohlenhydrate. Dadurch kann es vor allem bei sehr aktiven Menschen zu Ermüdungserscheinungen kommen. Vielleicht füllen Sie Ihren Teller mit viel nährstoffreichem Gemüse, aber Brokkoli, Spinat, Spargel und Kohl liefern Ihnen trotzdem nicht genug Energie.

In diesem Fall ist die Lösung einfach: Essen Sie mehr Kohlenhydrate! Essen Sie ab sofort zu jeder Mahlzeit kohlenhydratreiche Gemüse und Früchte, zum Beispiel zum Frühstück eine Schüssel Beeren und eine Banane zu Ihrer Frittata, mittags zu Ihrem Proteinsalat eine gebackene Süßkartoffel und einen Apfel und als Beilage zum Abendessen eine Kürbissuppe und einen Salat mit Birnenscheiben. Sie werden sich schnell wieder besser fühlen und Ihre Fitness zurückgewinnen.

Ein Gefühl der Erschöpfung kann sich auch einstellen, wenn Sie Ihren Mahlzeiten nicht genug natürliches Fett hinzufügen. Nicht genug Fett bedeutet nicht genug Kalorien und dies wiederum bedeutet nicht genug Energie. Sehen Sie sich noch einmal unseren Idealteller an und achten Sie darauf, dass Sie ausreichend Energie aus nährstoffreichen Lebensmitteln bekommen (aus Protein, Kohlenhydraten und Fett), um den Brennstoff für Ihre täglichen Aktivitäten und Ihren Sport zu liefern.

Und schließlich könnte das Problem auch darin bestehen, dass Sie gleichzeitig mit Reset noch eine andere Ernährungsstrategie durchführen (zum Beispiel intermittierendes Fasten oder Carb-Cycling). Falls das der Fall sein sollte, hören Sie bitte sofort auf damit! Wenn Sie zu viele Dinge auf einmal ändern, werden Sie niemals herausfinden, welches Verhalten für welches Ergebnis verantwortlich ist. Reset ist so entwickelt, dass es für sich allein durch planvolles Weglassen über einen bestimmten Zeitraum zu einer Lernerfahrung führt. Wenn Sie unbedingt andere Ernährungsprogramme ausprobieren wollen, können Sie das immer noch nach Beendigung von Reset tun, dann können Sie deren Auswirkungen auf Ihr Befinden auch besser einschätzen.

Warum schlafe ich plötzlich schlechter?

Was im Zusammenhang mit Reset häufig vorkommt, ist das Aufwachen mitten in der Nacht. Wenn Sie vor Beginn des Programms gut geschlafen haben und nun um zwei Uhr nachts plötzlich hellwach sind, liegt das wahrscheinlich an Blutzuckerschwankungen. Noch kann Ihr Körper den Blutzucker nicht sehr gut regulieren, daher gibt es noch Hochs und Tiefs, auch mitten in der Nacht. Um den Blutzuckerspiegel während der Nacht zu stabilisieren, kann es helfen, wenn Sie ungefähr eine Stunde vor dem Schlafengehen etwas Eiweiß zu sich nehmen, zum Beispiel in Form von Ei, Hühnerfleisch oder Lachs – eine Portion etwa in der Größe eines Snacks. Verfahren Sie so eine Woche lang, und dann probieren Sie aus, ob Sie auch ohne Ihren abendlichen Snack wieder ruhiger schlafen.

Wenn diese Methode nicht hilft oder Ihr Schlafproblem darin besteht, dass Sie zwar müde sind, aber trotzdem nicht schlafen können, werden Sie auf Kaffee verzichten müssen. Schlafprobleme hängen oft mit dem Konsum von Koffein zusammen und können schon von kleinen Mengen verursacht werden. Versuchen Sie wenigstens ein paar Wochen lang keinen Kaffee zu trinken, auch wenn das eigentlich keine Reset-Regel ist.

Warum werden meine sportlichen Leistungen schlechter?

Erwarten Sie in den ersten zehn Tagen Ihres Reset-Programms keine persönlichen Bestleistungen und nehmen Sie nicht an großen Wettbewerben teil. Jetzt ist eine gute Zeit, um eine Woche keinen anstrengenden Sport zu treiben und sich stattdessen auf leichte Aktivitäten, andere Aufgaben oder Erholung zu konzentrieren.

Sollte Ihre Energie sich aber insgesamt verbessert haben, obwohl Sie sich bei langen Läufen, im Fitnessstudio oder bei Sportspielen abmühen müssen, essen Sie höchstwahrscheinlich nicht genug Kohlenhydrate (oder einfach insgesamt nicht genug). Es ist lobenswert, wenn Sie viel Brokkoli, Spargel und Spinat essen, aber diese liefern nicht genug Energie für Ihre sportlichen Aktivitäten – intensiver Sport braucht Kohlenhydrate. Ergänzen Sie Ihre Ernährung mit stärkehaltigem Gemüse (zum Beispiel Kartoffeln, Kürbis, Süßkartoffeln, Yams-Wurzel) und vielen verschiedenen Früchten, um Energiereserven zu haben.

Außerdem bemerken Sie vielleicht andere Fortschritte, bevor Ihre sportlichen Leistungen besser werden. Achten Sie auf Veränderungen, die mit Ihrer Fitness zusammenhängen: Erholsamerer Schlaf, weniger Muskelschmerzen, größere Mobilität, weniger Gelenkschmerzen und schnellere Erholung von einem harten Training – all das resultiert aus Ihrer veränderten Ernährung und wird schon bald zu einer verbesserten sportlichen Leistung führen.

Ich habe noch überhaupt nicht abgenommen. Warum nicht?

Bevor wir antworten, eine Frage an Sie: *Warum haben Sie sich gewogen?* Die Reset-Regeln besagen ausdrücklich, dass Sie sich nicht wiegen dürfen, und nun wissen Sie den Grund! Sie sind so sehr auf diese Zahl auf der Waage fixiert, dass Sie auf die anderen Aspekte des Programms gar nicht achten. Doch Ihr Gewicht sagt fast nichts über Ihren Gesundheitszustand aus, und Reset ist kein Programm zum Abnehmen – es ist dafür entwickelt, der Beginn eines optimalen Gesundheitszustands für den Rest Ihres Lebens zu sein. Gönnen Sie sich also die nötige, lange fällige und wohlverdiente Pause von der Sorge um Ihr Körpergewicht und konzentrieren Sie sich stattdessen auf Ihre Gesundheit. Achten Sie auf all die anderen positiven Veränderungen und vertrauen Sie darauf, dass sich mit einer verbesserten Gesundheit ganz natürlich und dauerhaft ein Gewichtsverlust einstellt. (Und jetzt runter von der Waage!)

⭐ **TIPP:** *In einer Umfrage mit mehr als 1600 Reset-Teilnehmern berichteten 96 Prozent, dass sie abgenommen hatten und/oder sich ihre körperliche Verfassung verbessert hatte. Die Mehrheit verlor zwischen zwei und sechs Kilo in 30 Tagen. Das zeigt, dass Gewichtsverlust in unser Programm eingebaut ist, ohne dass Sie sich Gedanken darüber machen müssen.*

Ich darf nicht abnehmen

Nun, in diesem Fall lautet unser erster Tipp selbstverständlich: Essen Sie mehr! Aber auch wenn das einfach klingt, müssen wir es erläutern. Denn vielleicht denken Sie, dass Sie viel essen, aber trotzdem können Sie unterernährt sein. Wenn Sie wie jetzt Getreide und süße, verarbeitete Nahrungsmittel gegen Gemüse und Obst eintauschen, führt das zu einem Kaloriendefizit. Diese fehlenden Kalorien müssen Sie nun anderswoher bekommen – nämlich von gesunden Fetten und stärkereichem Gemüse. Hatten Sie jedoch bisher eine Abneigung gegen den Verzehr von Fett, kann es Ihnen beängstigend erscheinen, genügend Fett zu essen, um Ihr gesundes Körpergewicht aufrechtzuerhalten. Und vielleicht haben Sie auch eine Abneigung gegen Kohlenhydrate (zum Beispiel weil Ihnen jemand erzählt hat, dass Kohlenhydrate Sie dick

machen würden und Sie davon Diabetes bekämen) und essen vielleicht absichtlich wenig Kartoffeln, Kürbis und Früchte. Doch wenn Sie bereits sehr schlank oder sogar mager sind, können Sie sich nicht nur von Salat und kalorienarmem Gemüse ernähren.

Essen Sie auf jeden Fall drei Mahlzeiten am Tag, auch wenn Ihnen nicht danach ist. Wenn Sie zwischen den Mahlzeiten Hunger bekommen, essen Sie einen Snack – idealerweise mit einem guten Anteil Protein und Fett. Ein Apfel als Snack ist in Ihrem Fall nicht ausreichend. Essen Sie mehr Fett, bis zur obersten Grenze unserer Empfehlungen, oder gehen Sie sogar darüber hinaus. Essen Sie mehr Kohlenhydrate; verzehren Sie keine Schüsseln voll Salat und füllen Sie Ihren Teller nicht mit Brokkoli, denn dann bleibt in Ihrem Magen weniger Platz für Fleisch und Fett. Essen Sie mehr Protein – eher ein proteinreiches Fleisch, wie zum Beispiel ein Steak, anstatt Sachen mit weniger Protein wie Eier. Und wir betonen noch einmal, dass Sie auf keinen Fall gleichzeitig mit Reset andere Ernährungsprogramme durchführen dürfen!

Auch andere Faktoren wie Sport, Erholung und Stress haben einen direkten Einfluss darauf, ob Sie Ihr Gewicht halten oder zunehmen. Wenn Sie 15 Kilometer am Tag rennen, nachts nur sechs Stunden schlafen und chronisch gestresst sind, dürfte Ihre Ernährung nicht die größte Rolle beim Beibehalten Ihrer Muskelmasse spielen. (Auch Kaffee ist hier wieder ein wichtiger Faktor. Koffein ist ein Appetitzügler, also kontraproduktiv, wenn es für Sie ein Problem ist, genügend nahrhaftes Essen zu sich zu nehmen.) Ziehen Sie in Betracht, einen Arzt zurate zu ziehen, der Faktoren wie Stresshormone, Schilddrüsenfunktion und Darmgesundheit analysieren kann, damit Sie auch andere Einflüsse auf Ihre Gewichtsprobleme berücksichtigen können.

Ist es normal, dass ich viel Durst habe?

Das kann vor allem anfangs so sein, aber die Ursache ist nicht ganz klar. Es könnte mit Natrium zusammenhängen: Wenn man alle industriell verarbeiteten Nahrungsmittel weglässt, fällt damit auch eine beträchtliche Menge Natrium weg. Natrium hilft dem Körper dabei, Wasser zurückzuhalten, daher könnte der Wechsel zu einer vollwertigen, natriumarmen Ernährung dazu führen, dass der Körper den Wasserverzehr korrigieren muss. Es kann auch sein, dass Sie nicht Reset-konforme Getränke aus Ihrer Ernährung gestrichen haben (wie Säfte oder Softdrinks) und diese Flüssigkeiten nicht durch Wasser ersetzt haben. Außerdem können sowohl Veränderungen in der Ernährung als auch im Kohlenhydrat- und Fettstoffwechsel zu einem kurzfristigen Rückgang der Menge von im Körper gespeicherten Wasser führen. Und falls Sie nicht so viel Gemüse und Obst essen, wie wir empfehlen, fehlt Ihnen vielleicht auch dadurch Flüssigkeit. In jedem Fall: Hören Sie in dieser Beziehung auf Ihren Körper. Bemühen Sie sich bewusst, im Laufe des Tages mehr Wasser und erlaubte Getränke zu sich zu nehmen, essen Sie die empfohlene Gemüsemenge und fügen Sie Ihren Gerichten etwas Salz hinzu. Ihr Körper wird sein Wassergleichgewicht schon bald wiederfinden, Sie müssen diese große Flasche Wasser bestimmt nicht lange mit sich herumtragen!

Mein Heißhunger auf Süßes macht mich verrückt! Was kann ich machen?

Schritt eins: Atmen Sie tief durch. Dann finden Sie zuerst einmal heraus, ob es sich wirklich um ein Verlangen nach Zucker handelt oder ob Sie nur Hunger haben. Fragen Sie sich selbst: »Habe ich genug Hunger, um gedünsteten Fisch und Brokkoli zu essen?« (Wenn Sie keinen Fisch mögen, nehmen Sie eine andere Proteinquelle, zum Beispiel Fleisch oder ein Ei.) Lautet die Antwort Ja, haben Sie Hunger. Essen Sie Ihre nächste Mahlzeit oder einen Snack.

Wenn Ihre Antwort heißt: »Nein, aber ich würde gern etwas Knuspriges/Salziges/Süßes essen«, dann handelt es sich um ungesunde Essgelüste. Kein Grund zur Panik – Studien mit Rauchern haben gezeigt, dass ein solches Verlangen nur drei bis fünf Minuten andauert. Ihr Gehirn wird schreien, dass Sie Zucker brauchen, aber wenn Sie sich ablenken, geht das vorbei. Gehen Sie spazieren, rufen Sie eine Freundin an, überprüfen Sie die Sportergebnisse oder füllen Sie eine Waschmaschine – tun Sie irgendetwas, was Ihnen über diese paar Minuten hinweghilft.

Eines aber sollten Sie auf keinen Fall tun: zu einer bei Reset erlaubten süßen Nascherei greifen, die Ihre Gier stillt. Wenn Sie daran gewöhnt sind, jeden Tag um drei Uhr nachmittags etwas Süßes zu essen, erwartet Ihr Gehirn diese Belohnung. Aber Ihr Gehirn kennt den Unterschied zwischen einem Schokoriegel und einem Früchteriegel nicht. Es weiß nur, dass es drei Uhr ist und die Belohnung erfolgt. Dieses Verhalten ändert also Ihre Essgewohnheiten nicht, es verstärkt sie nur noch. Denken Sie daran, dass jedes Mal, wenn Sie Ihrem Verlangen nach Süßem widerstehen, Ihr Zuckerdrache an Kraft verliert; setzen Sie also nicht Obst oder Nussbutter oder etwas Ähnliches als Zuckerersatz ein.

⭐ *TIPP: Durchsuchen Sie nach dem Abendessen Ihre Speisekammer, weil Sie noch auf eine »Kleinigkeit« Appetit haben? Wir sind darauf konditioniert, Dessert zu essen, und auch wenn es gesünder ist, Ihr früheres Eis durch Blaubeeren in Milch zu ersetzen, erhält Ihr Gehirn doch seine Leckerei nach dem Abendessen. Ein gutes Ritual nach dem Abendessen, das Ihren Zuckerdrachen nicht füttert, ist eine Tasse Rooibos-Tee. Der Tee enthält kein Koffein, schmeckt süß, aber ähnelt überhaupt nicht den Sachen, die Ihre Zuckergier auslösen, daher ist er auch kein Zuckerersatz.*

Ich habe Reset beendet, aber meine Verdauung ist noch immer nicht normal.

Es gibt noch andere Lebensmittelgruppen, die möglicherweise entzündungsfördernd sind oder die Verdauung stören. Zwei der häufigsten sind FODMAP-Lebensmittel und solche mit hohem Histamingehalt.

FODMAP-LEBENSMITTEL: FODMAP ist die englische Abkürzung für »fermentierbare Oligo-, Di- und Monosaccharide sowie Polyole«. Es handelt sich um eine Gruppe von Kohlenhydraten und mehrwertigen Alkoholen, welche in vielen Nahrungsmitteln vorkommen, zum Beispiel in Getreide, Bohnen, Gemüse und Obst. Zu den FODMAPs zählen Fructose (kommt in verschiedenen Mengen in allen Früchten vor), Laktose (zum Beispiel in Milchprodukten), Fruktane (zum Beispiel in Weizen, Knoblauch, Zwiebeln, Artischocken, Spargel und Agavensirup), Galaktane (zum Beispiel in Hülsenfrüchten und Kohl) und Polyole (zum Beispiel in vielen Obstsorten wie Äpfeln, Birnen und Pfirsichen und Süßstoffen wie Sorbitol und Xylitol). Diese FODMAPs werden schlecht resorbiert und »füttern« dann die Bakterien im Verdauungstrakt, wenn sie übermäßig verzehrt werden. Bei empfindlichen Personen kann die dadurch erfolgende Fermentation zu Gasbildung, Blähungen, Krämpfen und Verdauungsproblemen führen. Die Bakterienpopulation im Darm gerät aus dem Gleichgewicht und fördert systemische Entzündung.

LEBENSMITTEL MIT HOHEM HISTAMINGEHALT: Bestimmte Lebensmittel enthalten entweder eine natürlich vorkommende Chemikalie namens Histamin oder stimulieren die Freisetzung von Histamin im Körper. Histamin kann auch als Teil einer allergischen Reaktion im Körper freigesetzt werden und ruft dann die typischen allergischen Reaktionen hervor, zum Beispiel Juckreiz, Niesen, pfeifenden Atem und Schwellungen. Wenn Personen mit einer Histaminintoleranz zu viele Lebensmittel mit hohem Histamingehalt verzehren, können sie allergieähnliche Symptome bekommen, zum Beispiel Kopfschmerzen, Ausschlag, Nesselfieber, Juckreiz, Magen-Darm-Probleme, Asthma oder Ekzeme.

Ihre Verdauungsprobleme können auch das Resultat einer nicht diagnostizierten Lebensmittelsensibilität sein (oder mehrerer), die in unseren Beispielen nicht aufgeführt ist. Wenn Sie nach der Durchführung von Reset noch immer unter Verdauungsproblemen oder anderen mit dem Immunsystem zusammenhängenden Symptomen leiden, sollten Sie sich an Ihren Arzt wenden, der nach einer Diagnose einen auf Sie speziell zugeschnittenen Behandlungsplan aufstellen wird.

⭐ **TIPP:** *Ein Essenstagebuch kann Ihnen helfen, eigentlich »gesunde« Lebensmittel aufzuspüren, die Ihre Symptome auslösen. Schreiben Sie eine Woche lang alles, was Sie essen, auf und notieren Sie nach jeder Mahlzeit oder jedem Snack eventuelle Symptome und deren Schweregrad. Diese Informationen sind auch für Ihren Arzt hilfreich.*

Und wenn Reset bei mir nicht funktioniert?

Vielleicht wollten Sie in einem bestimmten Bereich Fortschritte sehen (zum Beispiel bei einem Gesundheitsproblem, Ihren sportlichen Leistungen, Ihrer Figur, Ihren Hitzewallungen), aber diese haben sich an Tag 30 nicht eingestellt, und nun sind Sie enttäuscht. Das verstehen wir, und es tut uns leid. Auch wenn das Programm für die meisten Teilnehmer erfolgreich ist, kann es doch nicht bei allen alles in Ordnung bringen (das kann keine Ernährungsumstellung garantieren).

Wir wollen jedoch betonen, dass es nicht an Ihnen liegt. Nicht Sie haben versagt, wenn Reset nicht funktioniert hat. Wir hoffen, dass Sie andere Vorteile sehen, die das Programm Ihnen gebracht hat. Seien Sie also stolz auf sich und feiern Sie, wie weit Sie gekommen sind.

Es gibt mehrere Gründe, warum Reset nicht das erfüllt haben könnte, was Sie sich erhofft hatten:

**SIE HABEN RESET NICHT RICHTIG AUSGE-
FÜHRT.** Dies ist der häufigste Grund für die
Wirkungslosigkeit von Eliminationsdiäten
wie Reset. Zwar haben Sie die Regeln grundsätzlich richtig ausgeführt, aber Sie haben
den Geist oder die Absicht des Programms
nicht wirklich verstanden und angewandt.
Sie hatten »Ausrutscher«, oder Sie haben
sich Nascherein erlaubt, oder Sie haben die
Regeln abgewandelt, weil Sie es einfach
wollten oder dachten, es würde keine Rolle
spielen. Sie haben das Programm angepasst,
damit es Ihren Essgelüsten, Ihrem sozialen
Leben oder Ihrer Vorstellung von »gesund«
entsprach. Oder Sie gaben dem Programm
nur zwei Wochen und entschieden dann,
dass es nicht funktionierte.

30 TAGE WAREN NICHT LANGE GENUG. Zwar
kann es durchaus sein, dass innerhalb von
einem Monat radikale Gesundheitsverbesse-
rungen stattfinden, aber wenn Sie es in
größerem Zusammenhang sehen, können
Jahrzehnte ungesunden Essverhaltens eben
nicht mit 30 Tagen Reset-Programm wettge-
macht werden. Das Überwinden von chronischem Stress, Gesundheitsproblemen und
langen Jahren ungesunder Essgelüste, Essgewohnheiten und einer zerstörerischen
emotionalen Beziehung zum Essen dauert
oft sehr lange. Viele Reset-Teilnehmer mit
entsprechenden Problemen berichten, dass
sie erst nach 45, 60 oder noch mehr Tagen
die magischen Wirkungen des Programms
fühlten oder sahen.

**ES GIBT IN IHRER ERNÄHRUNG NOCH IMMER
LEBENSMITTEL, DIE SIE NICHT VERTRAGEN.**
Es ist möglich, dass einige »gesunde«
Lebensmittel des Reset-Programms Ihnen
nicht bekommen. Vielleicht haben Sie eine
nicht diagnostizierte Lebensmittelsensibilität oder eine FODMAP- oder Histaminintoleranz und müssen mehr Lebensmittel aus
Ihrer Ernährung streichen, um die Auslöser

Ihrer Symptome herauszufinden. Dann sollten Sie mit einem Arzt zusammenarbeiten,
der einen speziellen Plan für Ihre individu-
elle Situation zusammenstellt.

SIE HABEN SICH EIN FALSCHES ZIEL GESETZT.
Sie wollten durch Reset unbedingt abnehmen, aber das haben Sie nicht. Oder Sie
haben nicht so viel abgenommen wie
erhofft, deshalb haben Sie das Programm als
Misserfolg abgeschrieben. Aber haben Sie
auch darauf geachtet, was sonst besser
geworden ist? Wie ist es mit Ihrem Schlaf,
Ihrer Energie, Ihrer sportlichen Leistung,
Ihrer Fähigkeit zur Erholung, gesundheitlichen Symptomen, Essgelüsten, Ihrer Stimmung oder Ihrem Selbstvertrauen? Hat sich
davon etwas verbessert? Eine kleinere Zahl
auf Ihrer Waage ist nicht der einzige Maß-
stab für den Erfolg von Reset – wir würden
sogar sagen, dass diese Zahl ziemlich weit
unten auf der Liste möglicher lebensverän-
dernder Erfolge steht.

**ES GIBT IN IHRER LEBENSWEISE ANDERE FAK-
TOREN, DIE IHREN FORTSCHRITT BEHINDERN.**
Nicht einmal 365 Tage Reset-Programm werden Ihre Probleme vollständig beseitigen,
wenn Sie Jahre körperlichen, mentalen oder
emotionalen chronischen Stress hinter sich
haben. Zu wenig Schlaf, zu wenig Essen
oder viel Essen mit nicht genügend Nährstoffen, zu viel Sport oder gar keine Bewegung, ein chronisches Leiden, finanzielle
Belastung, Eheprobleme, Schwierigkeiten
bei der Arbeit, ein nicht verarbeitetes
Trauma – all das kann Ihre Hormone, Ihren
Darm und Ihr Immunsystem schädigen.
Vielleicht ist Ihre Ernährung nicht Ihr größ-
tes Problem. Gehen Sie in sich und überlegen Sie, welche anderen Aspekte Ihrer
Lebensweise und/oder welche gesundheitlichen Faktoren Sie vielleicht zur Lösung
Ihrer Probleme bearbeiten müssen.

Fragen zur Wiedereinführung

»Als ich mit Reset anfing, wog ich 180 Kilo. Ich konnte nicht länger als fünf Minuten laufen, ohne dass mein unterer Rücken sich verkrampfte und ich mich fühlte, als würde ich brennen. Solange ich mich erinnern kann, tat mein Körper bei dem leichtesten Druck weh. Ich litt unter vielen anderen Gesundheitsproblemen, darunter PCOS, unregelmäßige Periode und Blähungen, und ich war dauernd müde und hatte Kopfschmerzen. Am 5. Mai 2014 begann ich mit Reset. Nur vier Monate später kann ich ohne die geringsten Schmerzen mehr als acht Kilometer gehen. Ich habe sogar angefangen, auf meinen Spaziergängen kurze Sprints einzulegen, in denen ich 15 bis 20 Sekunden renne. Ich habe 30 Kilo abgenommen und habe mehr Energie, als ich in den letzten zwanzig Jahren je hatte! Heute fühle ich mich lebendig. Reset hat mein Leben verändert!«

– ANN MARIE, MARYLAND

Ich habe 30 Tage durchgehalten. Und jetzt soll ich noch einmal zehn Tage (fast nur) Reset-Sachen essen?

Ja, und Sie werden uns dafür dankbar sein. Der Sinn von Reset ist, dass Sie herausfinden, welche Ihrer früheren Nahrungsmittel nicht gut für Sie sind – für Ihre Verdauung, Ihre Energie, Ihren Schlaf, Ihre Stimmung, Ihre Konzentration, Ihre Essgelüste, Ihre sportliche Leistung und Ihre Gesundheitsprobleme. Wenn Sie nun an Tag 31 Pizza, Bier und Eiscreme essen und sich danach schrecklich fühlen (und das werden Sie), woher wollen Sie dann wissen, was davon Ihre Symptome verursacht hat? Eine sorgfältige, systematische Wiedereinführung ist der Schlüssel, um diejenigen Nahrungsmittel zu identifizieren, die Ihnen nicht bekommen, also lassen Sie diesen Schritt auf keinen Fall aus und versuchen Sie auch nicht, ihn zu beschleunigen. Sie haben so lange hart gearbeitet, um Ihr Leben zu verändern – was sind schon zehn Tage mehr?

⭐ **TIPP:** *Wiedereinführung ist eigentlich ein lebenslanger Prozess. Je mehr Sie darauf achten,* *wie der Verzehr bestimmter Nahrungsmittel Ihr Gefühl, Ihr Aussehen, Ihr Leben beeinflusst, desto eher werden Sie in der Lage sein, auch kleine Auswirkungen wahrzunehmen. Einige Menschen macht Gluten traurig. Andere bekommen von Milchprodukten unreine Haut – aber erst zwei oder drei Tage nach deren Verzehr. Andere essen ein Stück Brot ohne erkennbare Auswirkungen, aber wenn sie drei Tage nacheinander Brot gegessen haben, bekommen sie einen Blähbauch. Sie sollten weiter darauf achten, was mit Ihrem Körper, Ihrem Gehirn und Ihren Krankheitssymptomen geschieht, wenn Sie »weniger gesunde« Nahrungsmittel verzehren, auch nach der Wiedereinführungsphase.*

Muss ich die Lebensmittel in der beschriebenen Reihenfolge wieder einführen?

Sie müssen nicht, aber wir empfehlen es. Wir haben die Reihenfolge so gewählt, dass die Nahrungsmittel zuerst kommen, die wahrscheinlich weniger Probleme bereiten. Dabei haben wir uns auf wissenschaftliche Erkenntnisse und Tausende Rückmeldungen von Reset-Teilnehmern gestützt. Gluten kommt am Ende, weil es anscheinend die ernsthaftesten und längsten Auswirkungen auf Körper und Gehirn hat. Wenn Sie die Wiedereinführung mit glutenhaltigem Getreide beginnen, müssen Sie vielleicht ein paar zusätzliche Tage warten, bevor Ihr Körper wieder zur Ruhe gekommen ist und Sie die nächste Lebensmittelgruppe einführen können.

Drei Tage nach meiner letzten Einführung fühle ich mich noch immer schrecklich. Sollte ich noch länger warten, bevor ich die nächste Lebensmittelgruppe einführe?

Ja, auf jeden Fall. Das Ziel der Wiedereinführung ist, sorgfältig die Auswirkungen von immer nur einer Lebensmittelgruppe zu überprüfen. Wenn Sie drei Tage nach dem Verzehr von Milchprodukten noch immer Ausschlag, allergische Symptome oder Blähungen haben, heißt das, dass Ihr Darm und Ihr Immunsystem noch immer aufgewühlt sind. Wenn Sie jetzt andere eventuell entzündungsfördernde Nahrungsmittel verzehren, könnte das alles noch verschlimmern. Essen Sie weiter nach den Reset-Regeln, bis Ihre Symptome verschwunden sind, dann warten Sie noch einen Tag und beginnen mit der Einführung der nächsten Lebensmittelgruppe in einem wieder ausgeheilten Körper. Sie haben nur diese eine Möglichkeit, die jeweiligen Auswirkungen zu erkennen, seien Sie also geduldig.

Wie steht es mit der Wiedereinführung von Zucker?

Zucker ist ein spezielles Problem, weil viele der anderen Lebensmittelgruppen wahrscheinlich Zucker enthalten. Wenn Sie zum Beispiel im Rahmen der Gluteneinführung Pfannkuchen mit Zimt und Zucker essen, können Sie nicht unterscheiden, ob Ihre Lethargie, Ihre Gereiztheit und Ihre Unkonzentriertheit vom Pfannkuchen oder vom Zucker herrühren oder von der Kombination der beiden. Wenn man Zucker in beträchtlicher Menge einführt, bringt das im Allgemeinen Heißhunger und Energieeinbrüche zurück – aber die drei Gramm Zucker im Ketchup bemerkt man wahrscheinlich gar nicht. Wenn Sie die Auswirkungen von Zucker an sich überprüfen wollen, tun Sie das als Allererstes und fügen Ihrem Wiedereinführungsplan diesen Schritt und drei Tage am Beginn hinzu. Essen Sie nach den Reset-Regeln, aber trinken Sie Ihren Morgenkaffee mit Zucker, am Vormittag einen zuckrigen Fruchtsaft, geben Sie mittags auf Ihre Süßkartoffeln noch etwas Honig und abends auf Ihre gedünsteten Pfirsiche eine großzügige Menge Ahornsirup. Beobachten Sie die Auswirkungen des Zuckers – auf Ihre Energie, Ihre Stimmung, Ihren Hunger und vor allem auf Ihre Essgelüste.

Wenn Sie danach mit Ihrer Wiedereinführung fortfahren, stressen Sie sich nicht wegen ein paar Gramm Zucker hier oder da, zum Beispiel in Soßen, Wurst oder Salatdressing. Doch achten Sie weiter darauf, wie oft Nahrungsmitteln Zucker zugesetzt ist. Lesen Sie also weiter die Zutatenlisten.

⭐ **TIPP:** *Wenn das Hinzufügen von Zucker in Ihren Kaffee dazu führt, dass Sie viel mehr Kaffee trinken wollen, fragen Sie sich selbst: Ist das wirklich gut?*

Mit welchem Alkohol kann ich die Einführung beginnen?

Zunächst möchten wir betonen, dass Sie diesen Schritt natürlich auslassen können, wenn Ihnen Alkohol überhaupt nicht fehlt – was viele Reset-Teilnehmer berichteten. Wollen Sie ihn aber einführen, dann vermeiden Sie in dieser Phase alkoholische Getränke, die Gluten enthalten (zum Beispiel Bier und Whisky), da Sie schließlich die Wirkung des Alkohols überprüfen wollen, nicht die des Glutens. Experten sind sich nämlich nicht sicher, ob aus Getreide destillierte Getränke wirklich glutenfrei sind. Wenn Sie wollen, können Sie diese Alkoholika während Ihrer Gluten-Wiedereinführung trinken. Zur Wiedereinführung können Sie zum Beispiel Wein, Tequila oder aus Kartoffeln hergestellten Wodka trinken, um die Wirkung des Alkohols auf Ihr Aussehen und Ihr Befinden zu erkennen. Achten Sie auch darauf, ob Sie unter Alkoholeinfluss in Versuchung geraten, nicht gesunde Sachen zu essen. Es ist wichtig, sich klarzumachen, dass Alkohol enthemmend wirkt.

⭐ **TIPP:** *Wenn Sie Wein trinken, nehmen Sie immer auch Sulfite zu sich, es sei denn, Sie trinken einen Wein ohne zugesetzte Sulfite (der allerdings immer noch die natürlich im Wein vorhandenen minimalen Sulfitmengen enthält). Wenn Sie nun Kopfschmerzen, gerötete Haut oder andere unangenehme Nebenwirkungen beobachten, wissen Sie nicht, ob dafür der Alkohol oder die Sulfite verantwortlich waren. Sie können den Test erweitern, indem Sie als Nächstes ein alkoholisches Getränk ohne Sulfite trinken (zum Beispiel einen zu 100 Prozent aus Agave bestehenden Tequila). Warten Sie zwischen Ihren Experimenten aber auf jeden Fall drei Tage.*

Kann man Nahrungsmittel bei der Wiedereinführung noch weiter untergliedern, zum Beispiel Soja getrennt von anderen Hülsenfürchten testen?

Je sorgfältiger und systematischer Sie die Wiedereinführung machen, desto mehr werden Sie über die Wirkung einzelner Nahrungsmittel erfahren. Wenn Sie bereits vermuten, dass Sie eine Unverträglichkeit gegenüber bestimmten Nahrungsmitteln haben (zum Beispiel Mais, Soja, Erdnüsse usw.), können Sie diese aus ihrer Gruppe herauslösen und diesen Schritt zu Ihrem Wiedereinführungsplan hinzufügen. Der Originalplan würde sich dann zum Beispiel bei einer gesonderten Überprüfung von Mais so verändern:

TAG 1: Überprüfen Sie die Wirkung von glutenfreiem Alkohol (optional), wobei alle anderen Lebensmittel den Reset-Regeln entsprechen müssen.

TAG 4: Überprüfen Sie die Wirkung von Hülsenfrüchten, während alle anderen Lebensmittel den Reset-Regeln entsprechen.

TAG 7: Überprüfen Sie die Wirkung von Mais, während Ihre restliche Ernährung den Reset-Regeln entspricht.

TAG 10: Überprüfen Sie die Wirkung von glutenfreiem Getreide oder Pseudogetreide (Reis, glutenfreie Haferflocken, Quinoa usw.), wobei Ihre restliche Ernährung den Reset-Regeln entsprechen muss.

TAG 13: Überprüfen Sie die Wirkung von Milchprodukten, während Sie Ihre restliche Ernährung nach den Reset-Regeln richten.

TAG 16: Überprüfen Sie die Wirkung von glutenhaltigem Getreide, während Sie sich ansonsten nach den Reset-Regeln ernähren.

Sie können auch später noch bestimmte Nahrungsmittel testen, wenn Sie weiterhin hauptsächlich Reset-Mahlzeiten essen. Achten Sie einfach aufmerksam auf die Auswirkungen. (Dies funktioniert allerdings nicht so gut, wenn Sie inzwischen wieder regelmäßig Gluten, Milchprodukte, Soja usw. verzehren.)

Vor Reset hatte ich Allergien. Jetzt sind mein Darm und mein Immunsystem doch gesünder – kann ich testen, ob ich jetzt wieder alles vertrage?

Erstens: Bevor Sie irgendetwas wieder essen, auf das Sie früher allergisch reagiert haben, müssen Sie auf jeden Fall mit Ihrem Arzt sprechen. Allergien darf man nicht auf die leichte Schulter nehmen, probieren Sie damit also nicht allein herum. Zweitens: Nach 30 Tagen hat sich Ihr Immunsystem wahrscheinlich nicht genügend beruhigt, um ein Nahrungsmittel wieder einzuführen, auf das Sie vor Reset ernsthafte allergische Reaktionen gezeigt haben. Unsere Faustregel ist, dass es mindestens ein Jahr ohne jeden Verzehr dieses problematischen Nahrungsmittels dauert, bevor Sie dessen Wiedereinführung in Betracht ziehen können. (Und »ohne jeden Verzehr« heißt, nicht das kleinste bisschen davon.) Haben Sie den Allergieauslöser ein ganzes Jahr vollständig ausgeschlossen, können Sie mit Ihrem Arzt über eine Wiedereinführung reden.

⭐ **TIPP:** *Wenn Sie keine Allergie haben, aber beim Essen bestimmter Nahrungsmittel negative Symptome wie Blähungen oder Ausschlag, sieht Ihr Arzt vielleicht mehr Spielraum, um diese Sachen wieder zu testen. Aber es können trotzdem mehr als 30 Tage nötig sein, um Ihre Darmflora zu stabilisieren, damit Sie dieses Nahrungsmittel wieder vertragen. Außerdem kann es sein, dass Sie größere Mengen davon noch immer nicht vertragen.*

Auf welche Reaktionen soll ich achten, wenn ich Nahrungsmittel wieder einführe?

Eine umfassende Liste können wir Ihnen nicht aufstellen, weil jeder Körper anders reagiert. Wir zählen Ihnen aber einige mögliche Reaktionen auf, die bei der Wiedereinführung »nicht gesunder« Nahrungsmittel auftreten können:

VERDAUUNG: Funktioniert sie zu schnell oder zu langsam? Haben Sie Gasbildung, einen Blähbauch, Magenschmerzen oder Krämpfe? Tritt Sodbrennen auf?

ENERGIE: Haben Sie wieder Ihr altes Nachmittagstief, schleppen Sie sich morgens aus dem Bett, oder fühlen Sie sich lethargisch und schlapp? Sind Sie im Fitnessstudio weniger leistungsfähig, oder haben Sie Ihre Motivation verloren, Sport zu treiben?

SCHLAF: Schlafen Sie unruhiger? Fällt es Ihnen schwer einzuschlafen? Wachen Sie mitten in der Nacht oder morgens zu früh auf?

HEISSHUNGERATTACKEN: Ist Ihr Zuckerdrache wieder da? Fällt es Ihnen schwer, dem Bedürfnis nach Zucker oder Kohlenhydraten zu widerstehen? Essen Sie Sachen, nur weil sie vor Ihnen stehen?

STIMMUNG UND PSYCHE: Sind Sie plötzlich reizbar, launisch oder unzufrieden? Sind Ihre Ängste, Depressionen, Aufmerksamkeitsstörungen oder zwanghaften Gewohnheiten wiedergekehrt?

VERHALTEN (VOR ALLEM BEI KINDERN): Bemerken Sie mehr Wutanfälle, vermehrtes Widersprechen, eine Unfähigkeit, Emotionen oder das Verhalten zu kontrollieren? Ist die Aufmerksamkeitsspanne verkürzt oder fehlt die Konzentrationsfähigkeit?

HAUT: Haben Sie Pickel oder einen Ausschlag bekommen, oder treten Ekzeme, Psoriasis oder andere Hautleiden wieder auf?

ATEM: Sind Ihre Atemwege verstopft, oder haben Sie Schmerzen in den Nebenhöhlen? Sind Ihre saisonalen Allergien wiedergekehrt? Sind Sie kurzatmig, oder haben Sie Asthma?

SCHMERZEN UND ENTZÜNDUNGEN: Haben Sie Migräne oder Kopfschmerzen? Sind chronische Schmerzen, Müdigkeit, Sehnenscheidenentzündung oder Arthritis zurückgekehrt? Schmerzen Ihre Gelenke, sind sie steif oder angeschwollen? Haben Sie andere merkbare Entzündungssymptome?

ANDERE KRANKHEITEN: Sind Ihre Symptome wieder da oder schlimmer geworden?

Einige Symptome werden nicht zu ignorieren sein, andere kaum bemerkbar. Die letzteren brauchen vielleicht noch einige »Tests«, um sie verlässlich einer Ursache zuordnen zu können. Der Schlüssel ist Achtsamkeit – beobachten Sie Ihren Körper genau, nachdem Sie eine Lebensmittelgruppe eingeführt haben, sofort, später am Tag und in den darauffolgenden Tagen.

Früher habe ich Milch und Brot gut vertragen, aber jetzt nicht mehr. Hat Reset eine Unverträglichkeit verursacht?

Erstens: Das Programm verursacht keine Unverträglichkeiten. Es gibt einige Gründe, warum Sie ein Lebensmittel vielleicht nicht auf die Art vertragen, wie Sie glauben, dass es früher der Fall war: Ihr Bewusstsein für die Wirkung von Lebensmitteln ist viel größer geworden. Es ist wahrscheinlich, dass diese spezielle Speise auch früher Ihre Verdauung störte, vielleicht Ihre Haut oder Ihre Nebenhöhlen reizte und Sie es nur nicht bemerkt haben.

Zweitens: Wenn Sie etwas essen, was Ihrem Körper nicht bekommt, entwickelt er Verteidigungsmechanismen, die ihn schützen. Die Bakterienpopulation im Darm verändert sich, der Körper baut eine stärkere Schleimhautinnenwand (eine »Pufferzone«) im Darm auf, und Ihr Immunsystem ist alarmiert. Lassen Sie nun die Auslöser für diesen Prozess weg, passt sich der Körper wieder an. Er muss Sie nicht mehr vor dem unbekömmlichen Essen schützen, Darm und Immunsystem dürfen sich »entspannen« und beginnen zu heilen. Dieser Zustand ist gesünder, aber er bedeutet auch, dass die oben erwähnten Verteidigungsmechanismen nicht mehr da sind, wenn Sie unbekömmliche Nahrungsmittel wieder einführen.

Das Programm hat Ihnen also nur gezeigt, was schon da war, diesmal für Sie deutlich spürbar. Wenn ein wieder eingeführtes Lebensmittel einen negativen Einfluss auf Sie hat, können Sie sicher sein, dass das zu einem gewissen Grad vorher schon so war.

Ein wieder eingeführtes Nahrungsmittel hat negative Wirkung auf mich. Muss ich es jetzt immer meiden?

Diese Frage können wir nicht beantworten – das müssen Sie entscheiden. Aber es wäre weise, auf Ihren Körper zu hören und es wegzulassen, nicht wahr? Schließlich hat das Ignorieren dieser Signale erst zu den Beschwerden geführt, die Sie mit Reset lindern wollten. Wenn Sie jedoch entdecken, dass Sie von Eis einen Blähbauch bekommen, Eis aber so sehr lieben, dass Sie es weiter essen wollen, dann können Sie es tun. Nur Sie können diese Entscheidung treffen, denn nur Sie müssen mit den Konsequenzen leben.

Ich habe nach einer Wiedereinführung nichts Negatives bemerkt. Ist dieses Nahrungsmittel also für mich gesund?

Die Wiedereinführung ist nicht nur ein Prozess von zehn Tagen, und manchmal dauert es länger oder man muss ein bestimmtes Nahrungsmittel häufiger gegessen haben, bevor man negative Auswirkungen bemerkt. Zum Beispiel bereitet Melissa ein kleines Stück Brot zum Abendessen keinerlei Probleme, aber wenn sie drei Stück isst, wird sie lethargisch und trübsinnig. In anderen Fällen kann es passieren, dass man am ersten Tag keinen negativen Effekt bemerkt, aber wenn man das Nahrungsmittel vier Tage nacheinander isst, treten unangenehme Symptome auf. Manchmal haben Nahrungsmittel auch »stillschweigende« Konsequenzen – man bemerkt erst nichts, aber irgendwann merkt man, dass man völlig energielos ist oder frühere Beschwerden zurück sind. Das Fazit: Achten Sie weiterhin darauf, welche physische und psychische Wirkung »nicht gesunde« Nahrungsmittel auf Sie haben.

⭐ **TIPP:** *Die wissenschaftliche Literatur, die sich gegen den Verzehr von Gluten, Erdnüssen und vor allem zugesetztem Zucker ausspricht, ist so überzeugend, dass Sie diese Nahrungsmittel auch komplett aus Ihrer täglichen Ernährung streichen können. Wegen ein paar Gramm Zucker in Ihrem Ketchup oder den einmal im Jahr genaschten Weihnachtsplätzchen brauchen Sie sich keine Sorgen zu machen, aber grundsätzlich sind wir der Ansicht, dass diese Nahrungsmittel jeden weniger gesund machen – lesen Sie also immer die Zutatenlisten und machen Sie nur wenige Ausnahmen – wenn überhaupt.*

Kann ich Paleo-Naschereien in meine Wiedereinführung aufnehmen?

Ja, aber wir empfehlen Ihnen, diese Sachen von Ihrem Reset-Wiedereinführungsplan abzutrennen und dann genauso darauf zu achten, was sie bei Ihnen bewirken. Wenn Ihre allgemeine Wiedereinführung vorbei ist, könnten Sie zum Beispiel zum Frühstück Pfannkuchen aus Bananen und Ei machen und nach dem Abendessen Kekse aus Mandelmehl naschen. Seien Sie aber genauso rigoros in der Einschätzung, wie Sie sich nach diesen süßen Leckereien fühlen. Viele beleben so Ihren Zuckerdrachen und führen zu einem Verlangen nach Sachen, die Sie schon gestrichen hatten. Andere finden, dass der Extrazucker am Tag (auch wenn er »natürlich« ist) einen negativen Einfluss auf Hunger, Stimmung und Energie hat.

Ich fahre an Tag 31 in die Flitterwochen. Wie soll ich mit der Wiedereinführung verfahren?

Idealerweise sollten Sie das Programm und die Wiedereinführung hinter sich haben, bevor Sie in eine Situation kommen, in der Sie in Versuchung geraten, einfach alles zu essen.

Sollte es aber mal nicht anders gehen: Sie werden nicht durch Italien reisen und derweil die Wiedereinführung so durchführen können, wie sie vorgesehen ist. Auch weil wir nicht wollen, dass Sie dieses einmalige Erlebnis nicht genießen können, weil Sie die Reset-Einführung machen. Aber das ist trotzdem keine Freikarte, sich auf Eis, Pizza, Pasta und Wein zu stürzen. Wenn Sie alles auf einmal essen, was Sie die ganze Zeit weggelassen haben, werden Sie Ihren Urlaub ruinieren (jedenfalls einen Tag); gehen Sie also vorsichtig vor. Versuchen Sie, immer nur Leckereien einer Lebensmittelgruppe zu essen und davon nur so viel, dass es reicht, um Ihre Geschmacksknospen zu befriedigen. (Sie müssen nicht vier Scheiben Brot essen, wenn es auch eine tut.) Achten Sie darauf, wie das neu eingeführte Essen Ihnen bekommt, und wählen Sie das nächste auf dieser Grundlage. Wenn das Eis Ihnen nicht bekam, müssen Sie es am nächsten Tag nicht noch einmal probieren. Und wenn Sie wieder zu Hause sind, essen Sie ein oder zwei Wochen wieder nach dem Reset-Plan, denn wahrscheinlich wird Ihr Gehirn wieder vollständig im Modus der alten Essgewohnheiten sein – und Sie wollen ja nicht, dass der »Urlaub« vom gesunden Essen noch Monate nach Ihrer Reise anhält.

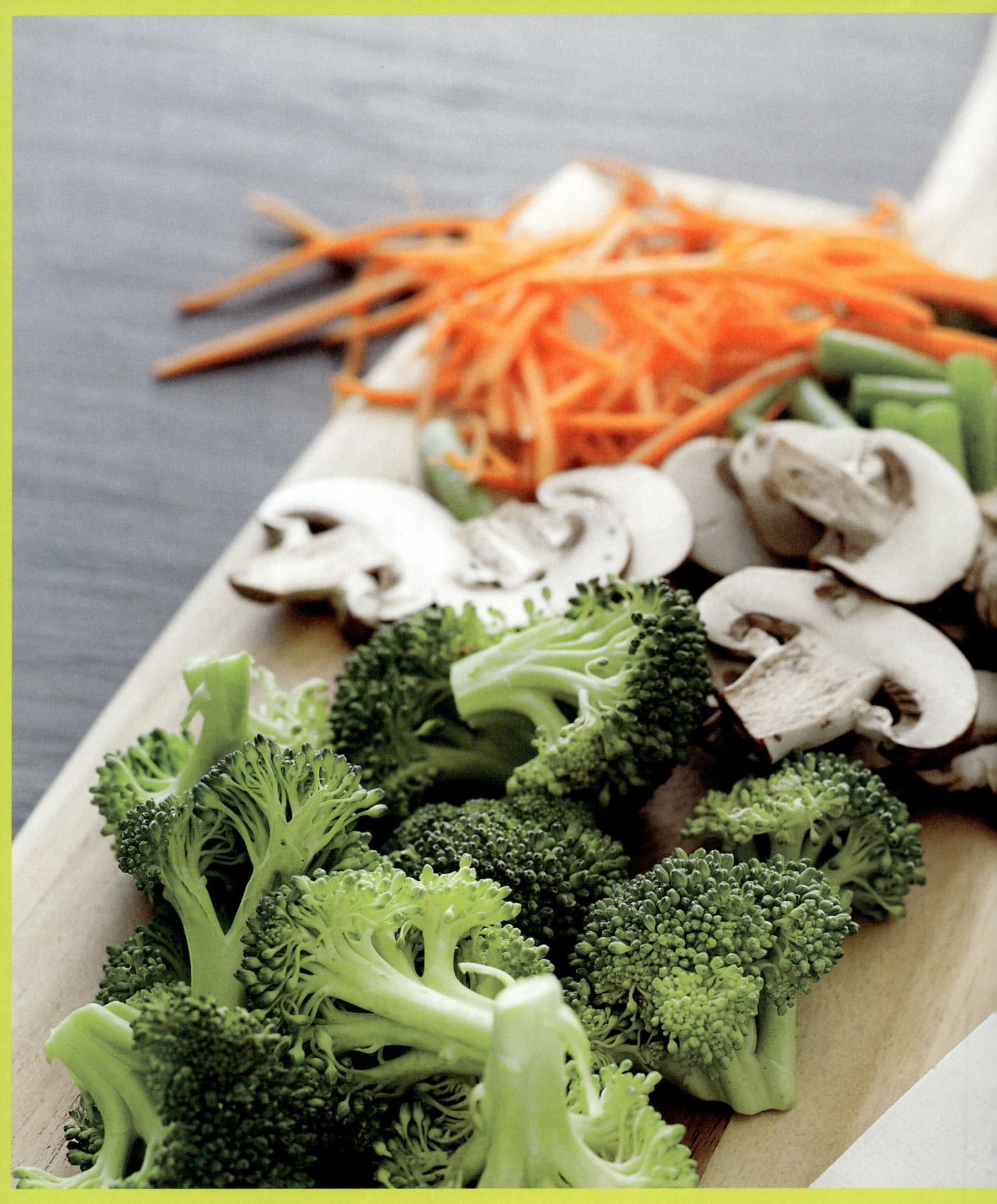

Teil 3

Küchenbasics

Unser Grundsatz fürs Kochen heißt: Keine komplizierten Gerichte und Rezepte – Sie brauchen nur frische Zutaten und ein paar einfache Kochtechniken. Einige der köstlichsten Gerichte beruhen sogar nur auf Zutatenangaben und benötigen nicht einmal ein Rezept.

Stellen Sie sich folgende Mahlzeiten vor: ein Burger mit gebratenem Ei, gerösteten Süßkartoffelpommes und einem Gartensalat. Oder gegrilltes Huhn, dazu Paprikagemüse mit Zwiebeln, angerichtet mit Salsa und Guacamole, daneben noch Mangoscheiben. Oder Thunfisch aus der Dose auf frischem Blattgemüse, darüber Yambohnenscheiben, Blaubeeren und Mandelblättchen, beträufelt mit selbst gemachter cremiger Vinaigrette.

Wir hören Ihren Magen bis hierher knurren.

Wenn die Vorstellung, nach einem Rezept zu kochen, Sie überhaupt nicht reizt, können Sie die ganzen 30 Reset-Tage mit Gerichten aus diesem dritten Teil bestreiten. (Obwohl Sie vielleicht ein paar der Dressings und Soßen ab Seite 298 probieren sollten, um Ihr Essen zu verfeinern.) Wir zeigen Ihnen die grundlegenden Kochtechniken – das Zubereiten von Fleisch, Meeresfrüchten und Eiern, vier verschiedene Arten, Gemüse zu garen, und die Zubereitung von Grundzutaten wie Brühe und Soßen.

Außerdem finden Sie hier Richtlinien für Garzeiten und Temperaturen, eine Tabelle zum Einsatz Ihres Fleischthermometers und ein paar einfache Rezepte, die ein geübter Koch auf verschiedenste Arten variieren kann.

Beginnen wir das Kapitel mit einer Tour durch Ihre Küche, und schauen wir uns die Küchengeräte an, mit denen Sie in den nächsten 30 Tagen geschätzt 72-mal mehr Spaß haben werden.

Grundausstattung

»Ich bin 50 Jahre alt und litt unter hormonellem Ungleichgewicht, Schilddrüsenunterfunktion und Spondylitis, einer Infektion der Wirbelkörper. Dagegen nahm ich ein Medikament, das ich nur zu gern abgesetzt hätte. Denn ich war überzeugt, dass es der Grund war für meine Müdigkeit, mein Übergewicht, meine graue Gesichtsfarbe, meine Schlaflosigkeit, unkontrollierbaren Appetit, Muskelverlust und Körperschmerzen. Dann machte ich mein erstes Reset-Programm. Nach 30 Tagen wurden meine Cholesterin- und Triglyceridwerte besser. Ich hatte acht Kilo abgenommen, meine Haut bekam Farbe, ich konnte länger Sport machen, fühlte mich gut danach und schlief besser. Ich hatte nur gewonnen, also blieb ich dabei. Nach 90 Tagen brauchte ich das Medikament gegen Spondylitis nicht mehr!«

– DIANE, INDIANA

Beginnen wir mit den Küchengeräten, die man am häufigsten braucht. Die meisten werden in Ihrer Küche schon vorhanden sein, es sei denn, Sie haben bisher nur von Fertiggerichten und Take-away gelebt oder gehen viel in Restaurants. Sollte es so sein, machen wir Ihnen daraus nicht den geringsten Vorwurf. Aber wir freuen uns sehr, dass Sie nun hier sind.

Wenn Sie für Ihre neue Ernährungskultur etwas investieren möchten, finden Sie hier eine ausführliche Liste der wichtigsten Dinge und derjenigen, die darüber hinaus nützlich sein können. Sollten Sie im Moment nicht in der Lage sein, neue Küchengeräte zu kaufen, ist das vollkommen in Ordnung. Die meisten unserer Gerichte können Sie bestimmt auch mit dem, was Sie haben, kochen. Lassen Sie die Rezepte, für die zum Beispiel eine Küchenmaschine notwendig ist, einfach weg. Wir haben absichtlich Rezepte gewählt, die leicht zuzubereiten und zu servieren sind. Haben Sie nur ein einziges Schneidebrett, wird es dauernd im Einsatz sein, aber wichtig ist, *dass* es im Einsatz ist.

Machen Sie sich also wegen der Küchengeräte keine Sorgen. Sie sind hier, Sie sind engagiert, und wenn Sie unsere Einführung gelesen haben, werden Sie sich darauf freuen, Ihre Küche zu betreten.

TÖPFE UND PFANNEN

Auch wenn es für jede Gelegenheit eine spezielle Pfanne oder einen besonderen Topf zu kaufen gibt, brauchen Sie nur solche, die vielseitig einsetzbar sind. Ein Set von drei oder vier Töpfen reicht aus, von einem kleinen für ein bis zwei Liter bis zu einem großen drei bis vier Liter fassenden Schmortopf.

Zwei Bratpfannen wären gut: eine aus Gusseisen oder ofenfestem Material, um Gerichte wie eine Frittata direkt vom Herd in den Backofen stellen zu können (etwas teurer, aber sie hält ein Leben lang) und eine Pfanne mit praktischer Antihaftbeschichtung. Wenn Sie es bei zwei Pfannen belassen, sollten beide groß sein.

Kommt für Sie noch eine dritte Pfanne infrage, wählen Sie eine kleine mit Deckel und hohem Rand. Sie wird auch Sauteuse genannt, weil sie hauptsächlich zum Sautieren benutzt wird.

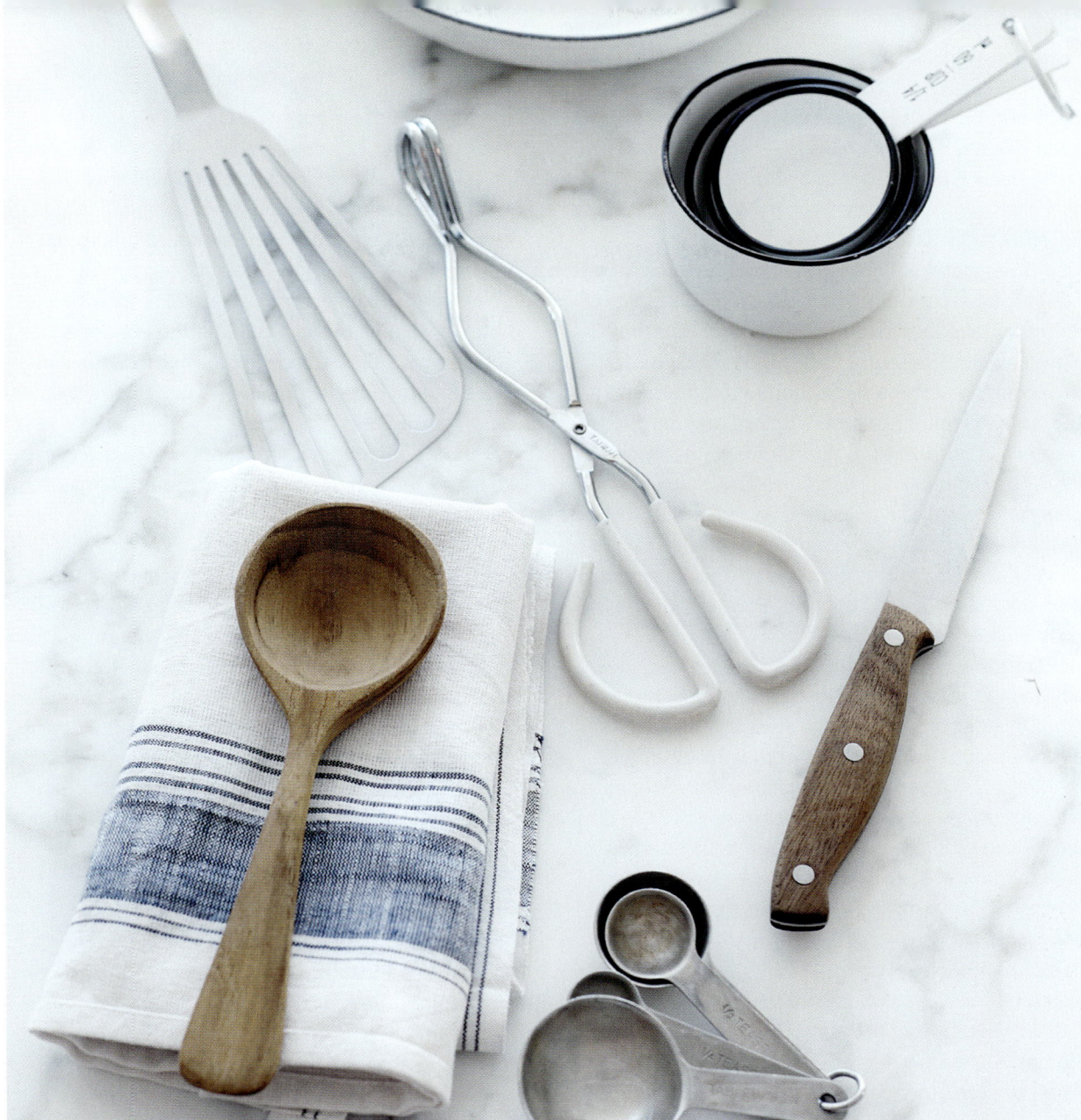

SIEB

Ein Sieb erfüllt gleich zwei Aufgaben. Man kann mit ihm die Flüssigkeit von gekochtem Gemüse oder Brühe abgießen und es auch als Dämpfeinsatz benutzen. Dazu wird es in einen großen Suppentopf gehängt.

Es ist praktisch, zwei Siebe zu haben; ein feinmaschiges, um kleine Partikel auszusondern, und eins mit größeren Löchern zum Abseihen größerer Lebensmittel und zum Dämpfen.

MESSBECHER

Sie brauchen mindestens einen Messbecher. Gut wäre noch ein größerer Messbecher aus Glas mit Ausgießer, der etwa einen Liter fasst. Darin können Sie zum Beispiel unsere Mayonnaise auch gleich anrühren.

BACKBLECHE

Nein, sie sind nicht für Chocolate Chip Cookies, aber Sie werden häufig Fleisch und Gemüse im

Backofen braten oder backen. Praktisch wären zwei Bleche, damit zum Beispiel Süßkartoffeln beim Backen nicht übereinanderliegen.

SCHNEIDEBRETTER

Um ehrlich zu sein: Es wird in den nächsten Tagen eine Menge zu schnippeln geben! (Machen Sie sich Melissas Einstellung zu eigen – betrachten Sie es als Stressabbau.) Damit Sie nicht dauernd zwischen der Arbeitsplatte und dem Spülbecken hin- und herrennen müssen, wären drei Schneidebretter gut, und zwar in unterschiedlichen Größen.

Wir sind keine Fans von Plastik, auch wenn es billig und leicht abzuwaschen ist. Bei einer Studie wurden auf Plastikbrettern mehr Bakterien gefunden als auf Holzbrettern, und außerdem beschädigt man das Plastik leicht mit dem Messer, was heißt, dass Plastik ins Essen gerät.

Bambus ist relativ preiswert, aber so hart, dass es Messer leicht stumpf werden lässt. Ein Brett aus Ahornholz ist eine ziemliche Ausgabe, aber optisch macht es etwas her, und es ist freundlich zu Messern. Unsere Lieblingsschneidebretter sind aus recycelten gepressten Holzfasern – sie sind umweltfreundlich, leicht zu säubern und trocknen superschnell.

MESSER

In ein paar hochwertige, scharfe Messer zu investieren macht das Kochen sehr viel leichter.

Drei Messer gehören zur Grundausstattung: ein kleines Allzweckesser, um zum Beispiel einen Apfel zu schneiden, ein etwa 20 Zentimeter langes Kochmesser zum Schneiden und Hacken und ein langes, dünnes Schneidemesser, um Fleisch zu schneiden.

Oh, und vergessen Sie nicht einen Messerschärfer. Sehr wichtig, damit Ihre Messer durch Tomaten wie durch Butter gleiten.

KÜCHENMASCHINE

Es gibt einige ausgezeichnete Küchenmaschinen, die man sich auch mit geringem Budget leisten kann. Doch zuerst: Was ist der Unterschied zwischen einer Küchenmaschine und einem Mixer?

Ein Standmixer püriert nur weiche Lebensmittel mit genügend Flüssigkeit. Bei einigen Soßen und Pürees gibt es nicht genug Flüssigkeit (zum Beispiel bei unserer Romescosoße und dem Blumenkohlpüree). Sie könnten dafür einen Pürierstab benutzen, ein sehr vielseitiges Gerät, mit dem man im Nu kleine Sachen wie unsere Mayonnaise zaubern und das man in fünf Sekunden wieder abwaschen kann. Aber ein Pürierstab püriert nie so fein wie eine Küchenmaschine, und manchmal bleiben auch ganze Stücke unpüriert.

Eine Küchenmaschine kann feste Zutaten zerkleinern, hacken, raspeln und pürieren. Man kann mit ihr Kräuter fein hacken, Tomaten würfeln oder Soßen pürieren.

Wenn Sie nur für eine Person kochen, können Sie mit einer kleinen Küchenmaschine preiswert davonkommen. Aber wenn Sie unser Blumenkohlpüree für vier Personen zubereiten und die Maschine mehrere Male füllen, muss der kleine Motor schon hart arbeiten. Es gibt jedoch auch erschwingliche Küchenmaschinen in normaler Größe, manche sind sogar eine Kombination aus Mixer und Küchenmaschine, sodass Sie Geld und Platz sparen.

FLEISCHTHERMOMETER

Fleisch und Geflügel genau auf den Punkt zu schmoren oder zu braten – nicht zu roh, nicht zu lange gegart, genau richtig – erfordert Zeit, Aufmerksamkeit und lange Praxis. Ein Fleischthermometer zu benutzen ist für Ungeübte eine gute Anschaffung. Wir haben Ihnen bei vielen Rezepten die perfekte Gartemperatur angegeben. So müssen Sie nicht rätseln, wann Sie das Fleisch aus dem Ofen nehmen können. Und Sie vermeiden, dass Sie lange auf edlem Fleisch herumkauen, das Sie aus Versehen zu lange gegart haben.

Achten Sie darauf, dass Sie ein Fleischthermometer kaufen, das Ihnen die innere Temperatur des Fleisches anzeigt, und nicht aus Versehen ein Backofenthermometer, das Ihnen nur sagt, wie heiß es im Backofen ist.

BACKPAPIER

Wenn Sie Ihre Backbleche und Auflaufformen mit Aluminiumfolie auslegen, können zartere Fleischstücke und Gemüse an der Folie kleben bleiben. Backpapier ist extra für Backöfen entwickelt und ist feuchtigkeitsresistent, sodass nichts daran hängen bleibt. Alle Gerichte lassen sich leicht mit dem Pfannenwender abheben, und Ihre Backgefäße bleiben sauber.

Sinnvolle Küchenhelfer

Die folgenden Küchengeräte sind für Ihre Reset-Küche nicht zwingend nötig, aber sie können Ihre Vorbereitungszeit verkürzen und Ihre Kochtechniken erweitern. Die meisten sind gar nicht teuer, sodass die Ausgabe sich allemal lohnt, wenn man bedenkt, dass sie vieles erleichtern.

KNOBLAUCHPRESSE

Knoblauch fein zu hacken ist eine Herausforderung. Aber das Hacken von Hand ist nur eine Möglichkeit, denn zum Glück gibt es die Knoblauchpresse. Entfernen Sie das trockene Häutchen der Knoblauchzehe, legen Sie sie in die Presse, drücken Sie sie zusammen und voilà, fertig. Spülen Sie die Presse sofort gut aus und entfernen Sie die übrigen Knoblauchteilchen, bevor sie antrocknen. Die kleinen Löchlein halten Sie mit einer Küchen- oder Zahnbürste sauber.

Oder Sie kaufen klein gehackten Knoblauch im Glas. Das ist teurer, aber natürlich sehr praktisch.

JULIENNESCHNEIDER

Spaghetti aus Gemüse sind eine einfache Methode, Ihre Gerichte auf eine Art zu variieren, an der die ganze Familie Spaß haben wird. Der Spaghetti-Kürbis braucht keinen Julienneschneider, aber für Gemüse wie Zucchini oder Gurke brauchen Sie ihn.

Durch seine Kerben in der Klinge schält er das Gemüse in lange, dünne Streifen (Julienne).

Wenn Sie etwas mehr investieren können, leisten Sie sich einen Spiralschneider. Dieses raffinierte Gerät schneidet, hobelt oder stellt Julienne her, und das mit jedem Gemüse und auf eine Art, die Ihre Kinder dazu bringen wird, Ihnen bei der Essensvorbereitung helfen zu wollen.

ZITRONENPRESSE

Zitronen und Limetten nur mit der Hand auszupressen ist mühselig, und man bekommt nie den ganzen Saft heraus. Eine manuelle Zitronenpresse erleichtert Ihnen die Arbeit und ist nicht teuer.

ZESTENREISSER

In vielen unserer Rezepte kommt Zeste von Zitrusfrüchten vor – abgeriebene Zitronen-, Limetten- oder Orangenschale, die dem Gericht beigemischt wird. Schon eine kleine Menge davon kann überraschend viel Aroma verleihen, aber ohne das entsprechende Gerät ist das Herstellen von Zeste mühselig. Sie können mit einem Gemüseschäler Streifen von der Schale abschälen, die Sie anschließend in dünnere Streifen und dann in winzige Stückchen schneiden.

Oder Sie leisten sich für ein paar Euro einen Zestenreißer, mit dem Sie dieselbe Aufgabe in drei Sekunden erledigen. Winzige Löcher am oberen Ende des Geräts schaben lange, sehr feine Streifen von Zitrusfrüchten ab, die nicht weiter zerkleinert werden müssen. Oder Sie kaufen eine vielseitig einsetzbare, feine Reibe, auf der Sie die Zesten abschaben und außerdem noch Ingwerwurzel oder Gewürze wie Muskatnuss reiben können.

FLEISCHKLOPFER

Dieses praktische und preiswerte Küchengerät sieht aus wie eine Art Hammer und ist genauso gemeint – man schlägt damit auf das Steak, die Hühnerbrust oder die Schweineschulter, um die Muskelfasern aufzubrechen oder das Fleisch flacher zu machen.

Mit dieser einfachen Methode kann man zähere Fleischstücke zarter machen, damit diejenigen, die ihr Fleisch gut durchgebraten vorziehen, nicht stundenlang darauf herumkauen müssen. Außerdem können Sie durch das vorherige Klopfen die Garzeit verkürzen und gleichmäßigere Resultate erzielen, denn häufig ist bei Fleisch ein Ende dicker als das andere.

Legen Sie ein Stück Haushaltsfolie oder Wachspapier auf das Fleischstück, bevor Sie es mit dem

Klopfer bearbeiten. Säubern Sie ihn trotzdem sofort nach Gebrauch, damit keine Fleischreste hängen bleiben.

GRILLKORB

Eine einfache Methode, um Gemüse und Obst zu grillen, gelingt mit einem Grillkorb. Sie schneiden Ihr Gemüse klein, benetzen es mit ein wenig Öl, legen es in den Korb und stellen ihn auf den Grill, während Sie sich um das restliche Essen kümmern. Ab und zu schütteln Sie den Korb, damit sich das Gemüse neu verteilt. Das ist alles!

Noch ein Tipp: Stellen Sie den Korb schon auf den Grill, während das Grillgerät aufheizt. Im angewärmten Grillkorb gart Ihr Gemüse schneller und klebt weniger an als in einem kalten.

Wir könnten noch viele nützliche Küchenutensilien aufzählen, zum Beispiel Mulltücher zum Abseihen geklärter Butter oder einen Pinsel zum Bestreichen der Schweinerippchen auf Seite 252, aber es geht auch gut ohne.

Es gibt mehr Küchengeräte, als man in einem Jahr überhaupt benutzen kann, und Sie selbst müssen entscheiden, was für Sie wichtig ist und was Sie sich leisten wollen. Notieren Sie beim Zubereiten der Gerichte, was Sie vermissen oder was Ihnen die Vorbereitung erleichtern würde. Dann bestimmen Sie, was für Sie Priorität hat, und füllen Ihre Sammlung nach und nach auf.

Machen Sie sich nicht den Stress, sich gleich mit allem ausstatten zu wollen. Sie haben den Rest Ihres Lebens vor sich, um Ihre Kücheneinrichtung zu vervollständigen; das Reset-Programm ist nur der erste Schritt auf einer köstlichen Reise, auf der Sie gesundes Essen kochen und genießen werden. Und da Sie jetzt die Grundausstattung haben, lassen Sie uns endlich mit dem Kochen beginnen!

Kochbasics

»Ich war immer eine furchtbare Köchin. Kochen hat mir totalen Stress bereitet, und ich war neidisch auf Leute, die gerne kochten. Bei Reset war ich gezwungen, mir Rezepte auszusuchen, die ich machen konnte. Ich fing an, Kochblogs von Reset-Teilnehmern zu lesen und kaufte neue Kochbücher. Nach und nach kochte ich fast jeden Tag. Heute kann ich dank Reset viel besser kochen und habe mehr Selbstvertrauen in mich als Köchin.«

– ANDREA, TENNESSEE

In diesem Abschnitt erklären wir Ihnen, wie man Fleisch, Fisch und Meeresfrüchte, Eier und Gemüse zubereitet und wie man einige für Reset wichtige Grundvorräte wie Knochenbrühe, Mayonnaise und geklärte Butter herstellt.

Wir werden Ihnen auch ein paar Arten des Schneidens zeigen, denn Sie werden schneiden und schneiden und schneiden …

Sie werden Küchenkompetenz erlangen, Selbstvertrauen in Ihre Kochfähigkeit aufbauen und Ihre Techniken des Bratens, Backens, Dämpfens, Anbratens und Grillens perfektionieren. Sie lernen, wie man ein Steak auf den gewünschten Punkt brät, wie Hühnerbrust saftig und zart bleibt, und Sie lernen, Ihre selbst gemachte Mayonnaise zu lieben. Sie werden auf vier verschiedene Arten Gemüse zubereiten und merken, dass es wirklich einfach ist, Knochenbrühe herzustellen, und die richtige Grilltechnik kennenlernen. Betrachten Sie diesen Abschnitt als die perfekte Vorbereitung für die über 100 Rezepte im vierten Teil des Buches.

Wir könnten Ihnen noch mehr erzählen, aber das tun wir nicht, denn Sie sehen hungrig aus. Guten Appetit!

Schneidetechniken

CHIFFONADE SCHNEIDEN

Das aus der französischen Küche stammende Wort Chiffonade ist abgeleitet von französisch *chiffon*, was Lappen heißt, und bezieht sich auf Blattgemüse, zum Beispiel Spinat, Salat, Kohl und Kräuter wie Basilikum. Man rollt dafür die Blätter zusammen und schneidet sie quer in feine Streifen.

WÜRFELN

Um Würfel zu schneiden, wird das Gemüse in rechteckige Streifen geschnitten, die ½ cm dick (kleine Würfel), 1 cm dick (mittlere Würfel) oder 2,5 cm dick (große Würfel) sind. Die Streifen werden nebeneinandergelegt und in derselben Größe quer durchgeschnitten, sodass Würfel entstehen. Sie sollten etwa gleich groß sein, damit sie gleichzeitig gar werden. Aber holen Sie nicht das Lineal hervor – wichtig ist nur, dass sie ungefähr gleich groß sind.

JULIENNE SCHNEIDEN

Julienne sind feine, lange Streifen (wie Streichhölzer), die aus Gemüse wie Karotten, Kartoffeln, Knollensellerie und Paprika geschnitten werden können. Sie sind circa 3 mm dünn und ihre Länge kann zwischen 2,5 und 5 cm variieren.

Zum Schneiden von Julienne beschneidet man zuerst die Seiten des Gemüses (falls nötig), um auf

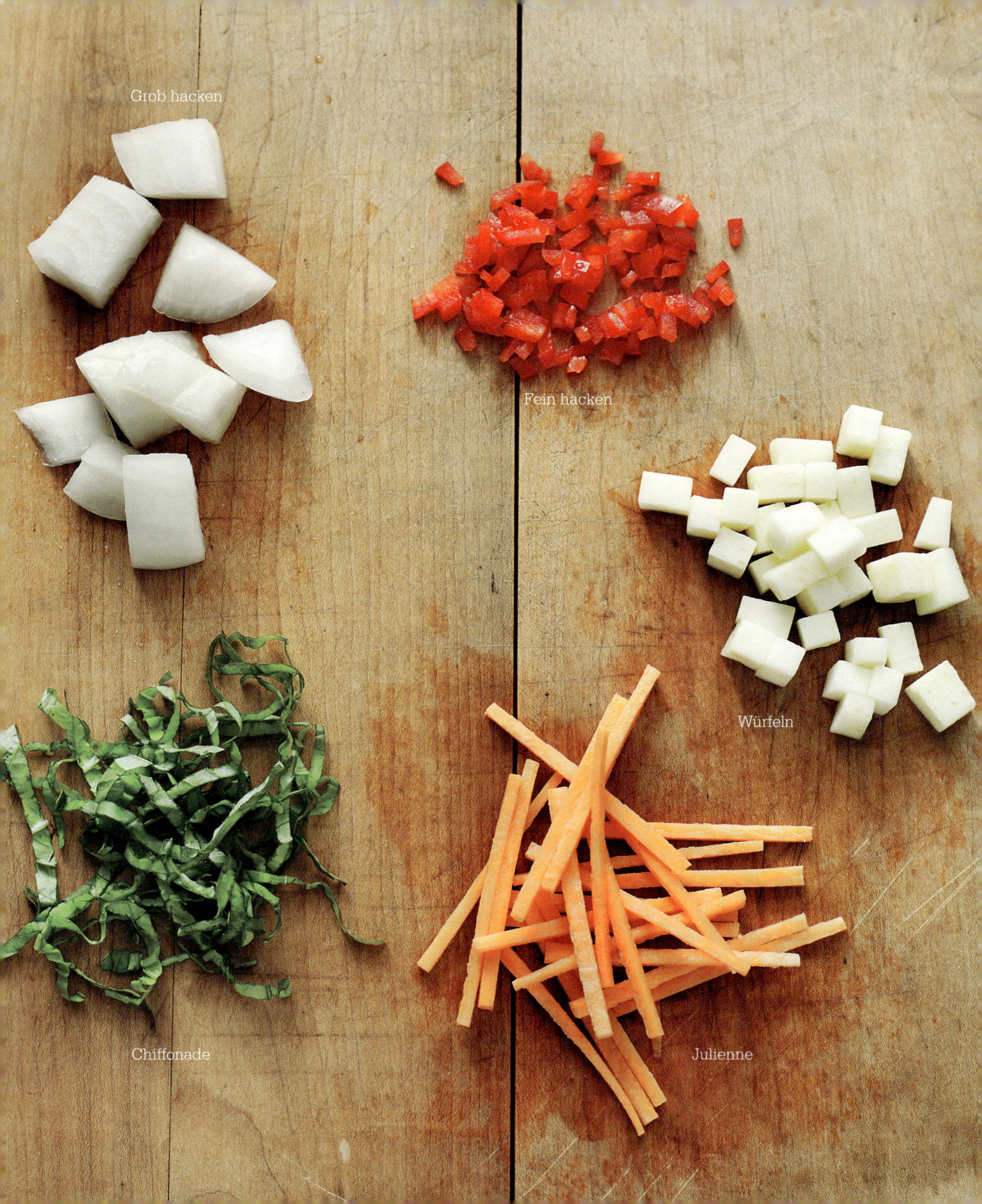

Grob hacken

Fein hacken

Würfeln

Chiffonade

Julienne

allen Seiten eine flache Oberfläche und in etwa eine Rechteckform herzustellen. (Die Reste können Sie für Salat, Suppen oder andere Mahlzeiten verwenden.) Nun wird das Gemüse längs in 3 mm dicke Scheiben geschnitten. Dann aufeinanderlegen und noch einmal längs in einem Abstand von 3 mm schneiden, sodass die streichholzförmigen Streifen entstehen.

FEIN HACKEN

Mit fein hacken ist gemeint, dass man etwas sehr fein schneidet, häufig wird das bei Knoblauch, Zwiebeln und Chilischoten angegeben.

Man schneidet dazu das Schneidegut in sehr dünne Streifen, legt diese nebeneinander und schneidet quer zu den Streifen, sodass man sehr kleine Stückchen erhält. Wenn Knoblauch gehackt werden soll, kann man ihn stattdessen auch durch eine Knoblauchpresse drücken – das geht sehr viel schneller.

Manchmal heißt es bei Zutaten wie Knollensellerie, Pilzen oder anderem Gemüse, dass sie fein geschnitten werden sollen. Die Größe ist dann zwischen klein gewürfelt und gehackt – schneiden Sie einfach, bis die Stücke klein sind, ohne eine bestimmte Form oder Größe erreichen zu wollen.

GROB HACKEN

Dies ist die einfachste Schneideart, denn das Schneidegut braucht in keine genaue Form geschnitten zu werden. Grob gehackt werden Gemüse für Suppen, Eintöpfe oder die Küchenmaschine.

Schneiden Sie die Gemüse jeweils vertikal und horizontal in der Mitte durch. Halbieren Sie die Stücke dann noch ein paarmal.

Perfekt gekochte Eier

FÜR 2 PORTIONEN
VORBEREITUNGSZEIT: 5 Minuten
GARZEIT: 7 bis 10 Minuten
INSGESAMT: 12 bis 15 Minuten

4 große Eier

Technik und Garzeit bleiben gleich, ob Sie nun zwei Eier kochen oder ein Dutzend. Wir kochen gern eine große Menge auf einmal, für einen Snack unterwegs oder um die Eier für einen Proteinsalat zu verwenden (siehe Seite 157).

Eine kleine Schüssel mit Eiswasser vorbereiten.

Einen Topf zur Hälfte mit Wasser füllen, das Wasser zum Kochen bringen und die Eier vorsichtig mithilfe eines Löffels hineingleiten lassen.

Für weich gekochte Eier auf hoher Temperaturstufe sechs Minuten kochen lassen, für hart gekochte Eier mindestens neun Minuten.

Den Topf vom Herd nehmen und die Eier für 5 Minuten in die Schüssel mit Eiswasser legen, um den Garprozess zu stoppen und um sie leichter abpellen zu können.

Die Eierschale am flachen Ende des Eis anschlagen, dann unter fließend kaltem Wasser pellen.

⭐ **PROFI-TIPP:** *Nehmen Sie für hart gekochte Eier die ältesten, die Sie haben, weil diese sich leichter pellen lassen.*

Perfekte Spiegeleier

FÜR 2 PORTIONEN
VORBEREITUNGSZEIT: 3 Minuten
GARZEIT: 2 bis 5 Minuten
INSGESAMT: 5 bis 8 Minuten

2 EL Bratfett
4 große Eier
Salz und schwarzer Pfeffer

Das Bratfett in einer Pfanne auf mittlerer Temperatur erhitzen und die Pfanne leicht schwenken, damit der ganze Boden gefettet ist. Wenn das Fett heiß ist, die Eier in die Pfanne schlagen. Vorsicht, es kann spritzen!

Wenn Sie das Eigelb sehr flüssig mögen, vorsichtig etwas Bratfett aus der Pfanne mit einem Löffel über das Eigelb gießen. Fünf- bis sechsmal wiederholen, damit das Eigelb schneller stockt. Wenn das Eiweiß gar ist, mit einem Pfannenwender das Ei von der Pfanne auf einen Teller geben.

Wer das Eigelb fester mag, lässt das Bratfett weg. Ist das Eiweiß gestockt, die Eier mit einem Pfannenwender vorsichtig umdrehen. Noch einmal 1 bis 2 Minuten braten (dann ist das Eigelb noch weich). Wenn das Eigelb fest werden soll, noch einmal wenden und 1 Minute braten.

Eier aus der Pfanne heben und auf Teller gleiten lassen. Heiß mit etwas Salz und Pfeffer servieren.

⭐ **PROFI-TIPP:** *Bei einer gusseisernen Pfanne besteht die Gefahr, dass die Eier an der Pfanne anhaften. Für das Braten von Eiern ist daher eine Antihaftpfanne besser.*

Perfekt pochierte Eier

FÜR 2 PORTIONEN
VORBEREITUNGSZEIT: 3 Minuten
GARZEIT: 3 bis 5 Minuten
INSGESAMT: 6 bis 8 Minuten

2 TL heller Essig
1 TL Salz
4 große Eier

Eine große Pfanne 5 bis 7 cm hoch mit Wasser füllen und Essig und Salz hinzufügen. Das Wasser auf hoher Temperatur zum Kochen bringen.

Währenddessen jedes Ei einzeln in je eine kleine Schüssel aufschlagen.

Wenn das Wasser zu kochen beginnt, vorsichtig ein Ei nach dem anderen ins Wasser gleiten lassen. Sobald alle Eier im Wasser sind, die Pfanne vom Herd nehmen, einen Deckel auflegen und 3 Minuten (für weiches Eigelb) oder 5 Minuten (für festes Eigelb) stehen lassen.

Die Eier mit einem Schaumlöffel aus der Pfanne heben und abtropfen lassen. Warm servieren.

⭐ **PROFI-TIPP:** *Nehmen Sie zum Pochieren die frischesten Eier, weil deren Eiweiß dickflüssiger ist. Sie können auch Pochierförmchen benutzen, die den Prozess erleichtern.*

Perfektes Rührei

FÜR 2 PORTIONEN
VORBEREITUNGSZEIT: 3 Minuten
GARZEIT: 5 bis 7 Minuten
INSGESAMT: 10 Minuten

4 große Eier
½ TL Salz
¼ TL schwarzer Pfeffer
1 EL Kokosmilch (optional)
2 EL Bratfett

Die Eier in eine Schüssel aufschlagen, Salz und Pfeffer und eventuell Kokosmilch hinzufügen. Mit einem Rührbesen oder einer Gabel verquirlen, bis eine gleichmäßige, schaumige Masse entsteht (von all der Luft, die Sie hineingeschlagen haben).

Das Bratfett in einer Pfanne erhitzen und schwenken, damit der ganze Boden gefettet ist. Dann die Eimasse hineingießen. Mit einem Pfannenwender die gestockte Masse von den Rändern zur Mitte umfalten und vom Boden der Pfanne lösen, damit die noch flüssige Masse in Kontakt mit der heißen Pfanne kommt. Das Ganze ein paarmal wiederholen.

Wenn die ganze Masse gestockt ist und etwas glänzt, aber nicht mehr flüssig ist (nach etwa 5 bis 7 Minuten), warm servieren.

⭐ **PROFI-TIPP:** *Die Eier garen auch ohne Hitzezufuhr noch ein wenig weiter. Nehmen Sie sie also sofort aus der Pfanne, wenn Sie meinen, dass sie fast fertig sind.*

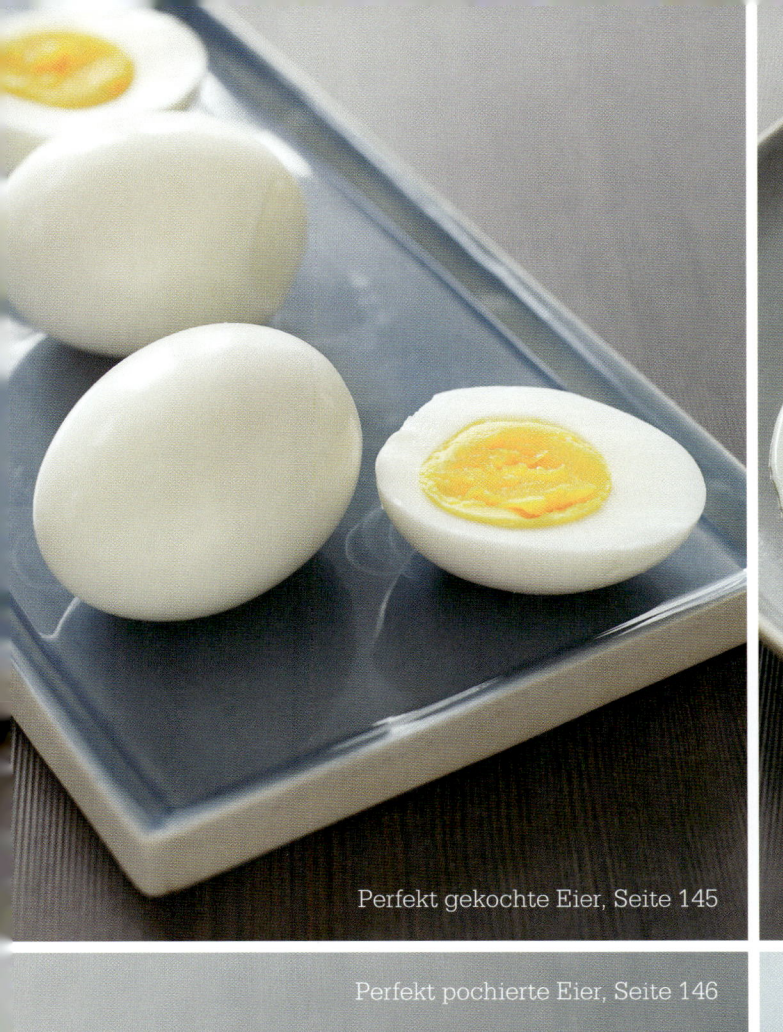

Perfekt gekochte Eier, Seite 145

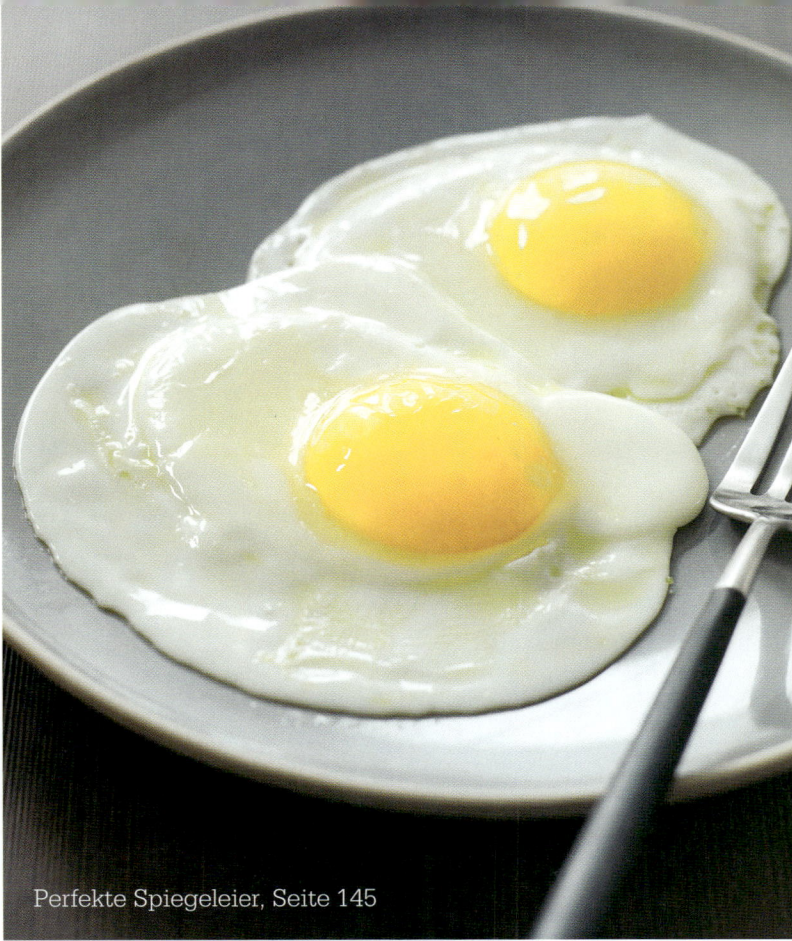

Perfekte Spiegeleier, Seite 145

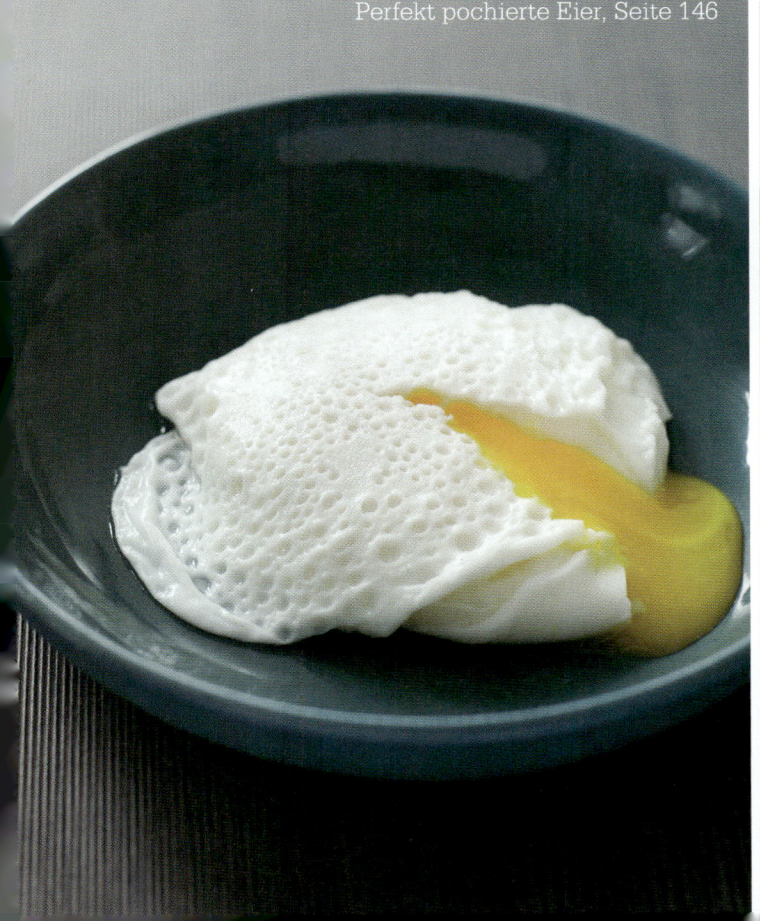

Perfekt pochierte Eier, Seite 146

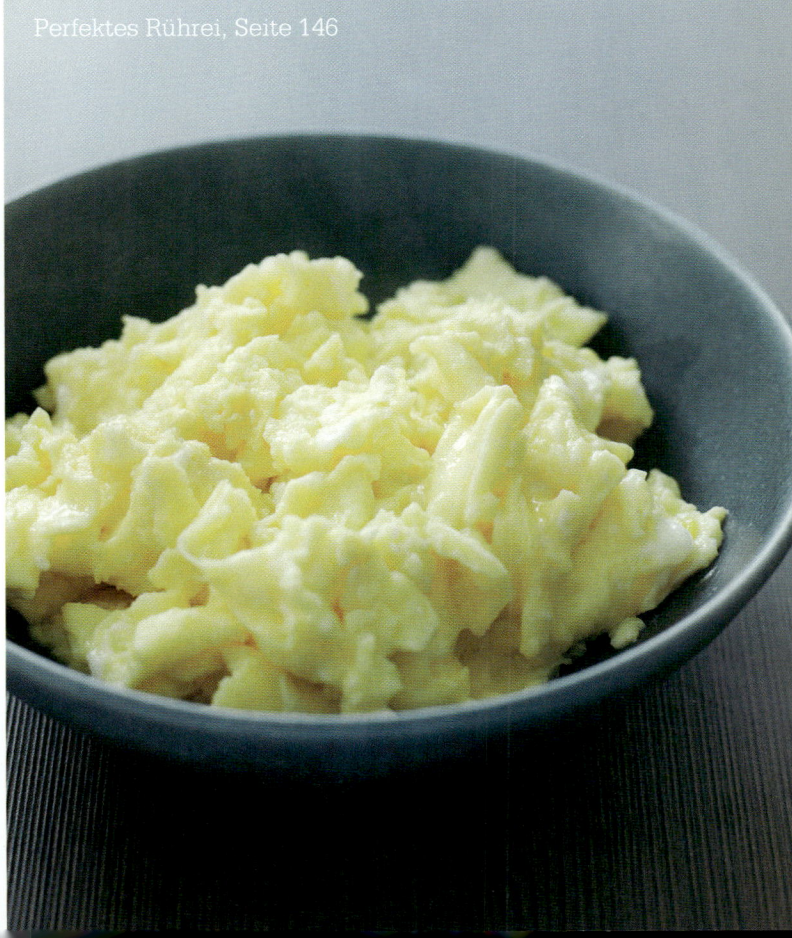

Perfektes Rührei, Seite 146

Perfektes Hackfleisch

FÜR 2 PORTIONEN

VORBEREITUNGSZEIT: 5 Minuten
GARZEIT: 5 bis 10 Minuten
INSGESAMT: 10 bis 15 Minuten

Bratfett

500 g Hackfleisch

Hackfleisch vom Rind, Schwein, Lamm, Huhn oder von der Pute ist eine bequeme Proteinquelle. Oft haben Metzger nur Hackfleisch vom Rind oder Schwein vorrätig, aber mancher verarbeitet andere Fleischsorten auf Wunsch. Lammhack bekommt man auch bei türkischen Metzgern oder in türkischen Supermärkten. Der Trick bei Hackfleisch ist, zum Braten die richtige Menge Fett zu nehmen und mit Gewürzkombinationen zu experimentieren, damit keine Langeweile aufkommt.

Bratfett, falls nötig, in einer großen Pfanne bei mittlerer Temperatur erhitzen. Pfanne schwenken, um den Boden komplett zu fetten. Hackfleisch hinzufügen und mit einem Pfannenwender oder Holzlöffel in große Stücke reißen. Während es gart, das Fleisch immer wieder in kleinere Stücke teilen und rühren, um alles gleichmäßig zu garen. Braten, bis das Fleisch gebräunt ist (etwa 7 bis 10 Minuten).

Das Fleisch entweder mit einem Schaumlöffel aus der Pfanne heben (damit das Fett in der Pfanne bleibt) oder mit einem großen Löffel (um das zusätzliche Fett mit der Mahlzeit zu genießen).

⭐ **FAUSTREGEL:** *Je magerer das Fleisch, desto mehr Bratfett braucht man für die Pfanne.*

HACKFLEISCH VOM SCHWEIN: kein Bratfett nötig
HACKFLEISCH VOM LAMM: kein Bratfett nötig
HACKFLEISCH VOM RIND, 80 PROZENT MAGER: kein Bratfett nötig
HACKFLEISCH VOM RIND, 85 PROZENT BIS 90 PROZENT MAGER: 1 EL Bratfett pro 500 g
HACKFLEISCH VOM RIND, 95 PROZENT MAGER: 2 TL Bratfett pro 500 g
HACKFLEISCH, HALB VOM RIND, HALB VOM SCHWEIN: kein Bratfett nötig
HACKFLEISCH VOM HÜHNERSCHENKEL: 1 EL Bratfett pro 500 g
HACKFLEISCH VON DER HÜHNERBRUST: 2 EL Bratfett pro 500 g
HACKFLEISCH VON DER PUTE: 2 EL Bratfett pro 500 g

Sie können die doppelte Menge des Hackfleischs zubereiten und die Hälfte ungewürzt im Kühlschrank aufbewahren, um am nächsten Tag ein ganz anderes Gericht zuzubereiten. Zum Beispiel könnten Sie zum Abendessen gefüllte Paprika machen (siehe Seite 218) und am nächsten Tag das restliche Fleisch einfach heiß machen und mit Salsa (siehe Seite 315), Guacamole (siehe Seite 304) und etwas Ranch-Dressing (siehe Seite 312) servieren.

Aus Hackfleisch kann man auch rasch ein vollwertiges Pfannengericht zubereiten: Dazu das Fleisch braten, zur Seite stellen und in dem in der Pfanne verbliebenen Fett eine Gemüsemischung dünsten. Wenn diese gar ist, das Fleisch wieder in die Pfanne geben und alles unter Rühren erhitzen. Mit Ihrer Lieblingssoße genießen.

⭐ **PROFI-TIPP:** *Probieren Sie diese unterschiedlichen Gewürzmischungen, um Ihr Gericht zu variieren:*

MEXIKANISCH: *½ TL Chilipulver, ¼ TL Kumin, ¼ TL Salz, ¼ TL Pfeffer, ⅛ TL Paprikapulver und mit gehacktem Koriander bestreuen.*
ASIATISCH: *2 gehackte Knoblauchzehen, 1 EL Sesamöl, 1 TL Reisessig, ½ TL Ingwerpulver und mit Sesamkörnern bestreuen.*
ITALIENISCH: *Unsere Tomatensoße (siehe Seite 320) oder 1 EL fertige italienische Gewürzmischung, 1 TL frisch gehackte Kräuter (Oregano, Thymian oder Basilikum), ¼ TL Salz und ¼ TL Pfeffer.*
THAILÄNDISCH: *Unsere Currysoße (siehe Seite 303)*
BBQ: *Unsere scharfe Grillsoße (siehe Seite 318)*

Der perfekte Burger

FÜR 3 PORTIONEN
VORBEREITUNGSZEIT: 5 Minuten
GARZEIT: 15 Minuten
INSGESAMT: 20 Minuten

---

500 g Hackfleisch
1 TL Salz
½ TL schwarzer Pfeffer
½ TL Senfpulver
¼ TL Knoblauchpulver

Den Backofen auf 180 °C vorheizen.

Alle Zutaten in einer großen Schüssel vermengen, dann in drei gleich große flache Frikadellen formen. 15 Minuten ins Tiefkühlfach stellen.

Die Frikadellen auf ein mit Backpapier ausgelegtes Blech legen und backen, bis die Kerntemperatur 65 °C erreicht (etwa 5 Minuten).

⭐ **TIPP VOM KOCH:** *Ein aromatisches Röstaroma erhalten die Burger, wenn man sie zuerst auf jeder Seite 4 Minuten bei hoher Temperatur grillt und dann im Backofen 4 bis 5 Minuten bei 180 °C zu Ende brät.*

TEMPERATURRICHTLINIEN FÜR BURGER AUS RINDERHACK, SCHWEINEHACK, MISCHHACK VOM RIND UND SCHWEIN UND LAMMHACK:
BLUTIG (*rare*): 50 °C
ENGLISCH (*medium rare*): 55 °C
ROSA (*medium*): 60 °C
HALBROSA (*medium well*): 65 °C
DURCH (*well done*): 70 °C oder mehr

FÜR DIE PERFEKTE TEMPERATUR: Fleisch aus dem Backofen nehmen, wenn es noch etwa 2 Grad kühler als die gewünschte Temperatur ist, da es beim Ruhen weiter gart.

Perfekt gegrilltes Steak

FÜR 2 PORTIONEN
VORBEREITUNGSZEIT: 3 Minuten
GARZEIT: 16 bis 22 Minuten
INSGESAMT: 19 bis 25 Minuten

---

2 Steaks, je 150 g (Rumpsteak, Roastbeef, Rib-Eye-Steak aus der Hochrippe oder Filetsteak)
½ TL Salz
¼ TL schwarzer Pfeffer

Steaks mindestens 30 Minuten vorher aus dem Kühlschrank nehmen. Grill auf hohe Temperatur vorheizen, Backofen auf 180 °C vorheizen und ein Backblech mit Backpapier auslegen.

Steaks auf beiden Seiten gleichmäßig salzen und pfeffern und in einem 45-Grad-Winkel zu den Roststäben auf den Grill legen. 2 bis 3 Minuten anbraten. Mit der Grillzange vorsichtig probieren, ob sich das Fleisch lösen lässt. Erst dann auf derselben Seite um 90 Grad drehen, um eine gekreuzte Grillmarkierungen zu erhalten. Weitere 2 Minuten grillen. Steaks wenden und doppelt so lang anbraten.

Steaks vom Grill nehmen, auf das Backblech legen und in den Backofen stellen. Je nach Dicke der Steaks und gewünschtem Garzustand (siehe Tabelle) 8 bis 12 Minuten backen. Zum Bestimmen des Garzustands ein Fleischthermometer verwenden.

Vor dem Servieren muss das Steak 5 Minuten ruhen, sonst läuft beim Anschneiden zu viel Saft aus.

⭐ **PROFI-TIPP:** *Um eine schön angebratene Kruste zu erreichen, den Grill während des Grillvorgangs nicht öffnen. Lassen Sie Steaks die vorgesehene Zeit auf dem Rost und probieren Sie dann mit der Grillzange, ob sie sich vom Rost lösen.*

TEMPERATURRICHTLINIEN FÜR STEAKS:
BLUTIG (*rare*): 50 °C
ENGLISCH (*medium rare*): 55 °C
ROSA (*medium*): 60 °C
HALBROSA (*medium well*): 65 °C
DURCH (*well done*): 70 °C oder mehr

Um die perfekte Temperatur zu erreichen, das Steak aus dem Backofen nehmen, wenn es noch etwa 2 Grad kühler als die gewünschte Temperatur ist, da es beim Ruhen weiter gart. Wollen Sie zum Beispiel Ihr Steak rosa, nehmen Sie es bei 57 °C aus dem Backofen.

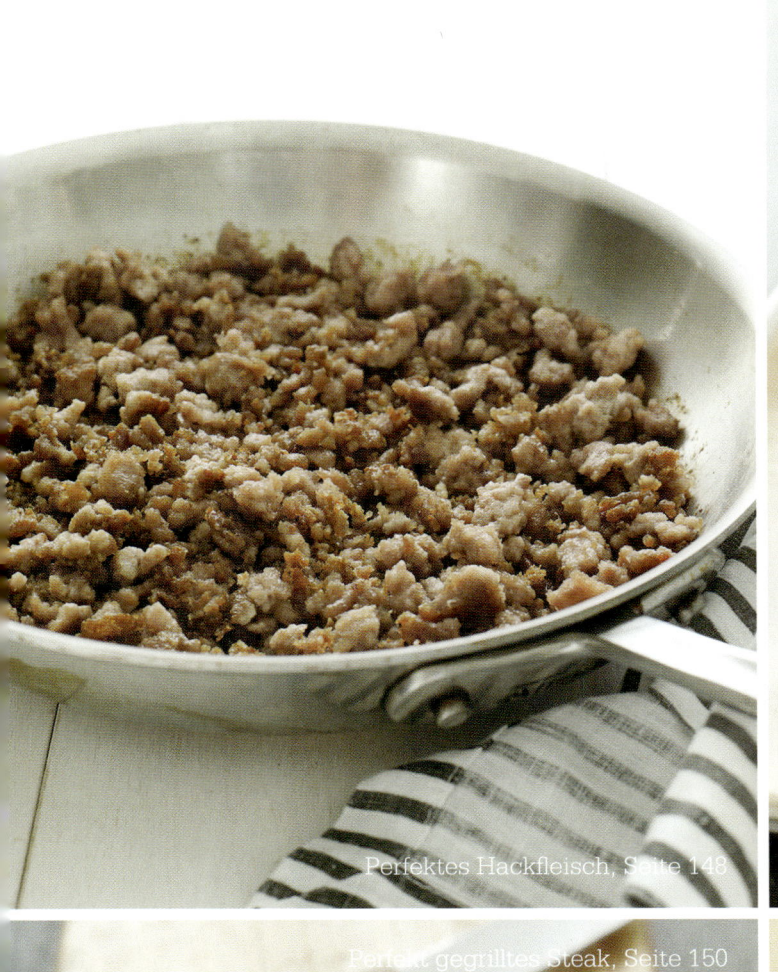

Perfektes Hackfleisch, Seite 148

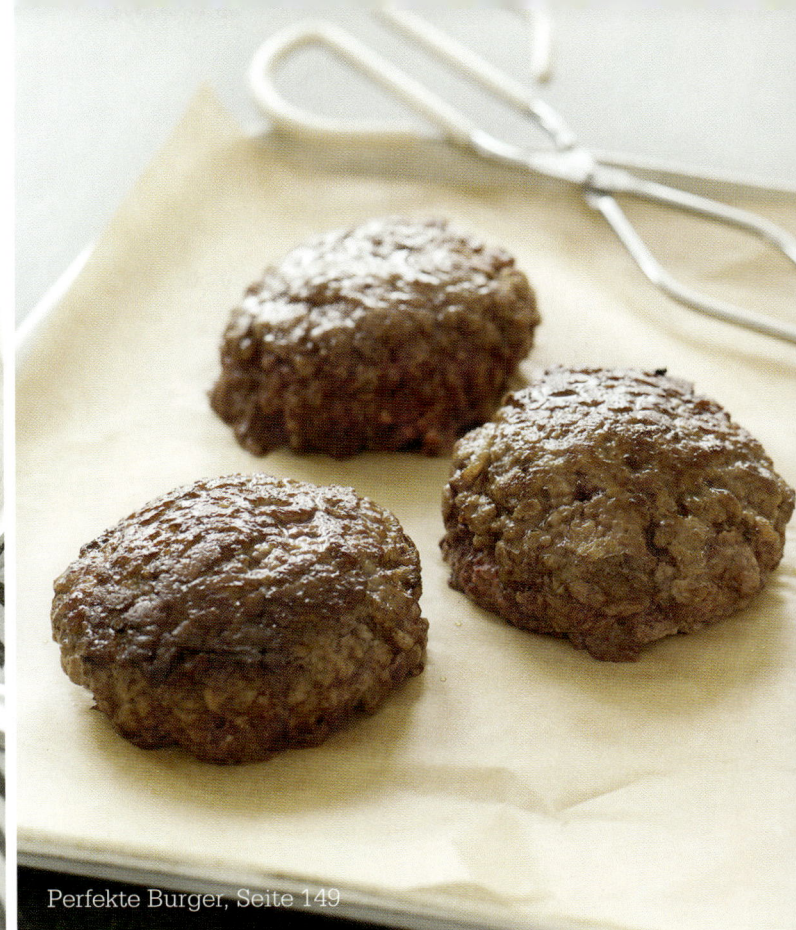

Perfekte Burger, Seite 149

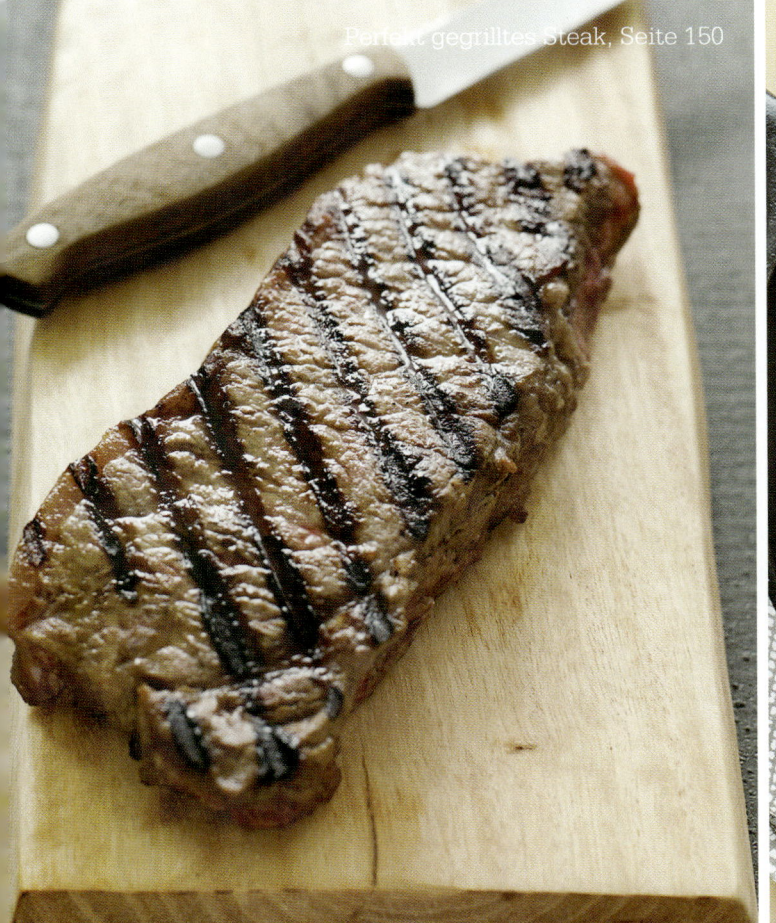

Perfekt gegrilltes Steak, Seite 150

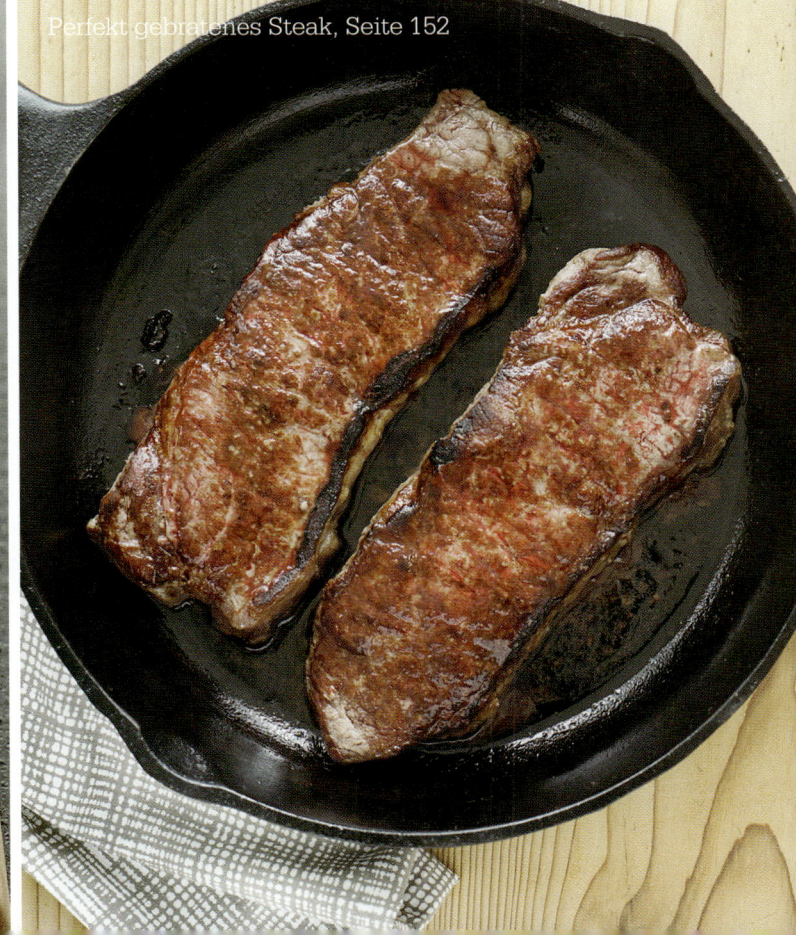

Perfekt gebratenes Steak, Seite 152

Perfekt gebratenes Steak

FÜR 2 PORTIONEN

VORBEREITUNGSZEIT: 3 Minuten
GARZEIT: 11 bis 16 Minuten
INSGESAMT: 14 bis 19 Minuten

---

2 Steaks, je 150 g (Rumpsteak, Roastbeef, Rib-Eye-Steak aus der Hochrippe oder Filetsteak)
½ TL Salz
¼ TL schwarzer Pfeffer
2 EL Bratfett

Backofen auf 180 °C vorheizen.

Steaks beidseitig und gleichmäßig salzen und pfeffern. Das Bratfett in einer großen ofenfesten Pfanne bei mittlerer Temperatur schmelzen und die Pfanne schwenken, damit sie gleichmäßig gefettet ist. Wenn das Fett heiß ist, Steaks 3 bis 4 Minuten darin anbraten. Ist die Kruste gut angebraten, lassen sich die Steaks leicht vom Pfannenboden lösen. Mit einer Zange die Steaks wenden und die Pfanne in den Backofen stellen, um den Bratvorgang abzuschließen.

Im Backofen 8 bis 12 Minuten backen, je nach Dicke der Steaks und der gewünschten Endtemperatur (siehe Tabelle). Um diese zu messen, ein Fleischthermometer einsetzen.

Nachdem die Steaks aus dem Backofen genommen wurden, müssen sie vor dem Servieren noch 5 Minuten ruhen, sonst läuft beim Anschneiden zu viel Saft aus.

✪ **PROFI-TIPP:** *Wenn Sie keine ofenfeste Pfanne haben, legen Sie die Steaks auf ein mit Backpapier ausgelegtes Ofenblech und stellen Sie sie dann in den Backofen.*

TEMPERATURRICHTLINIEN FÜR STEAKS:

BLUTIG (*rare*): 50 °C
ENGLISCH (*medium rare*): 55 °C
ROSA (*medium*): 60 °C
HALBROSA (*medium well*): 65 °C
DURCH (*well done*): 70 °C oder mehr

Um die perfekte Temperatur zu erreichen, das Steak aus dem Backofen nehmen, wenn es noch etwa 2 Grad kühler als die gewünschte Temperatur ist, da es beim Ruhen weiter gart. Wollen Sie zum Beispiel Ihr Steak rosa, nehmen Sie es bei 57 °C aus dem Backofen.

Perfekt gebratene Hühnerbrust

FÜR 2 PORTIONEN

VORBEREITUNGSZEIT: 3 Minuten

GARZEIT: 13 bis 19 Minuten

INSGESAMT: 16 bis 22 Minuten

---

2 Hühnerbrüste (je 150 g) ohne Haut und Knochen

½ TL Salz

¼ TL schwarzer Pfeffer

2 EL Bratfett

Backofen auf 180 °C vorheizen.

Hühnerbrüste beidseitig gleichmäßig mit Salz und Pfeffer einreiben. Bratfett in einer großen ofenfesten Pfanne erhitzen und schwenken, damit alles gefettet ist. Hühnerbrüste mit der runden Seite nach unten in die Pfanne legen und 3 bis 4 Minuten scharf anbraten. Wenn das Fleisch gut angebraten ist, lässt es sich gut vom Boden lösen. Mit einer Küchenzange die Hühnerbrüste wenden und die Pfanne in den Backofen stellen.

Je nach Dicke des Fleisches 10 bis 15 Minuten backen, bis die Kerntemperatur 75 °C erreicht. Um diese zu messen, ein Fleischthermometer benutzen. Vor dem Servieren die Hühnerbrüste 5 Minuten ruhen lassen.

⭐ **PROFI-TIPP:** *Wenn Sie keine ofenfeste Pfanne haben, legen Sie die angebratenen Hühnerbrüste auf ein mit Backpapier ausgelegtes Ofenblech und stellen sie dann in den Backofen.*

Perfektes Brathuhn

FÜR 2 PORTIONEN (UND RESTE)

VORBEREITUNGSZEIT: 10 Minuten

GARZEIT: 1 Stunde und 30 Minuten

INSGESAMT: 1 Stunde und 40 Minuten

---

1 ganzes Brathuhn (1½ bis 2½ kg)

3 EL Bratfett, geschmolzen

1 TL Salz

1 TL schwarzer Pfeffer

Backofen auf 220 °C vorheizen.

Wenn nötig, die Innereien des Huhns herausnehmen und wegwerfen. Das Huhn innen und außen gut unter fließendem Wasser abspülen, trocken tupfen und mit der Brustseite nach unten in einen Bräter legen. Das Bratfett gleichmäßig über die Haut des Huhns verteilen und mit Pfeffer und Salz würzen. (Wenn Sie frische Kräuter hinzufügen wollen, mit den Fingern unter die Haut fahren und sie etwas lösen, um die Gewürze zwischen Haut und Fleisch zu schieben.)

Huhn ohne Deckel 1 Stunde und 30 Minuten im Backofen braten. Kerntemperatur des Fleisches messen, indem man ein Fleischthermometer in die dickste Stelle des Fleisches sticht (ohne einen Knochen zu berühren, diese sind heißer als das Fleisch); die Temperatur sollte 75 °C betragen.

Das Huhn vor dem Servieren 5 Minuten ruhen lassen.

⭐ **PROFI-TIPP:** *Heben Sie alle Knochen auf, um daraus eine Hühnerknochenbrühe zu bereiten (siehe Seite 173).*

Perfekt gegrillte Garnelen

FÜR 2 PORTIONEN

VORBEREITUNGSZEIT: 10 Minuten

GARZEIT: 5 Minuten

INSGESAMT: 15 Minuten

1½ TL Knoblauchpulver

1½ TL Knoblauchsalz

1½ TL getrockneter Oregano

¾ TL Paprikapulver

¾ TL schwarzer Pfeffer

2 EL Olivenöl extra vergine

500 g Garnelen, geschält und ohne Darm

Mancher Kochanfänger wagt sich vielleicht nicht an Garnelen, es geht jedoch tatsächlich schnell und einfach.

Wenn Sie die Garnelen nicht schon geschält und entdarmt gekauft haben, müssen Sie das vor dem Zubereiten erledigen – was einfacher ist, als es klingt. Zum Schälen den Kopf abreißen von dort die Schale abziehen. Den Schwanz entfernen, indem man vorsichtig daran zieht. (Nicht zu stark ziehen, sonst bleibt ein gutes Stück Fleisch im Schwanz.) Dann mit einem Messer von oben angefangen den Rücken der Garnele aufschneiden, bis man den schwarzen Darmfaden sieht. Mit der Messerspitze leicht anheben und mit den Fingern möglichst in einem Stück herausziehen und wegwerfen. Jetzt kann die Zubereitung beginnen!

Grill auf 250 °C vorheizen. Wenn Holzspieße verwendet werden, diese 30 Minuten bis zu 1 Stunde vor dem Grillen in Wasser einweichen, damit sie nicht verbrennen.

Knoblauchpulver und -salz, Oregano, Paprikapulver und Pfeffer in einem Plastikbeutel oder einer Schüssel mit Deckel vermischen. Olivenöl und die Garnelen hinzufügen, Beutel oder Schüssel verschließen und schütteln, bis die Garnelen mit der Öl-Gewürz-Mischung vermengt sind.

Garnelen herausnehmen und auf Metall- oder eingeweichte Holzspieße aufspießen. Spieße etwa 2 bis 3 Minuten grillen. Spieße wenden und noch einmal 2 bis 3 Minuten grillen, heiß servieren.

⭐ **PROFI-TIPP:** *Die Garnelen sind gar, wenn sie in eine C-Form gebogen sind. Wenn sie ein O formen, sind sie zu lange gegart und eventuell hart geworden.*

⭐ **TIPP VOM KOCH:** *Wenn Sie keinen Grill haben, können Sie die Garnelen auch im Backofen garen. Den Backofen auf 200 °C vorheizen. Garnelen wie oben beschrieben mit der Öl-Gewürz-Mischung überziehen und auf ein Backblech legen. 6 bis 8 Minuten backen, bis sie die Farbe wechseln und sich in C-Form gebogen haben.*

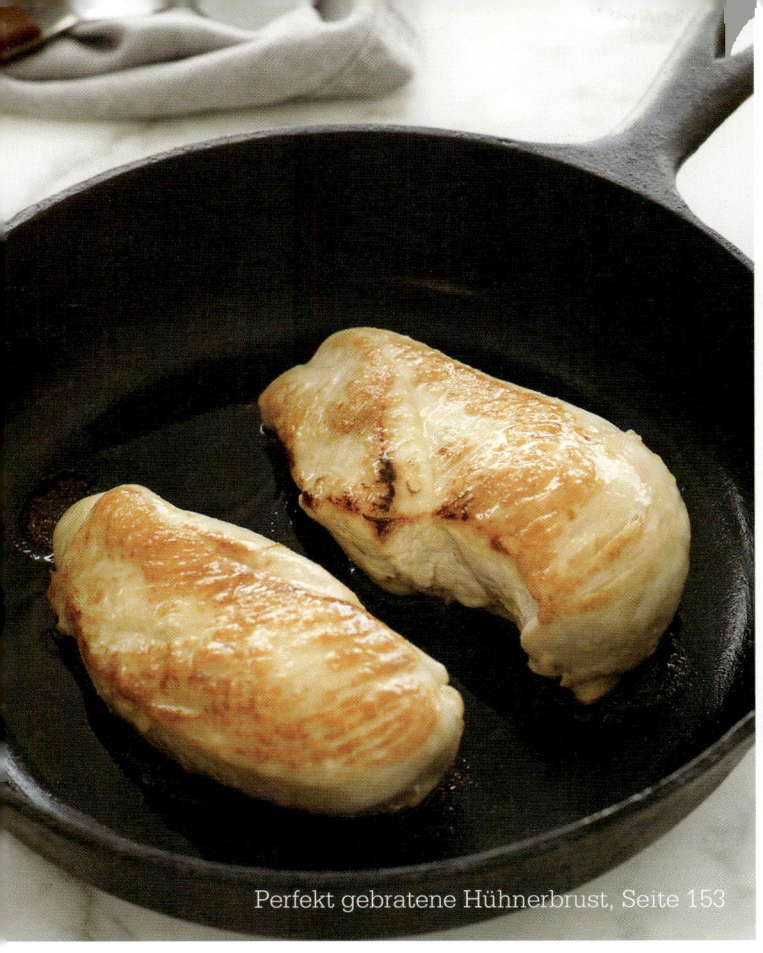
Perfekt gebratene Hühnerbrust, Seite 153

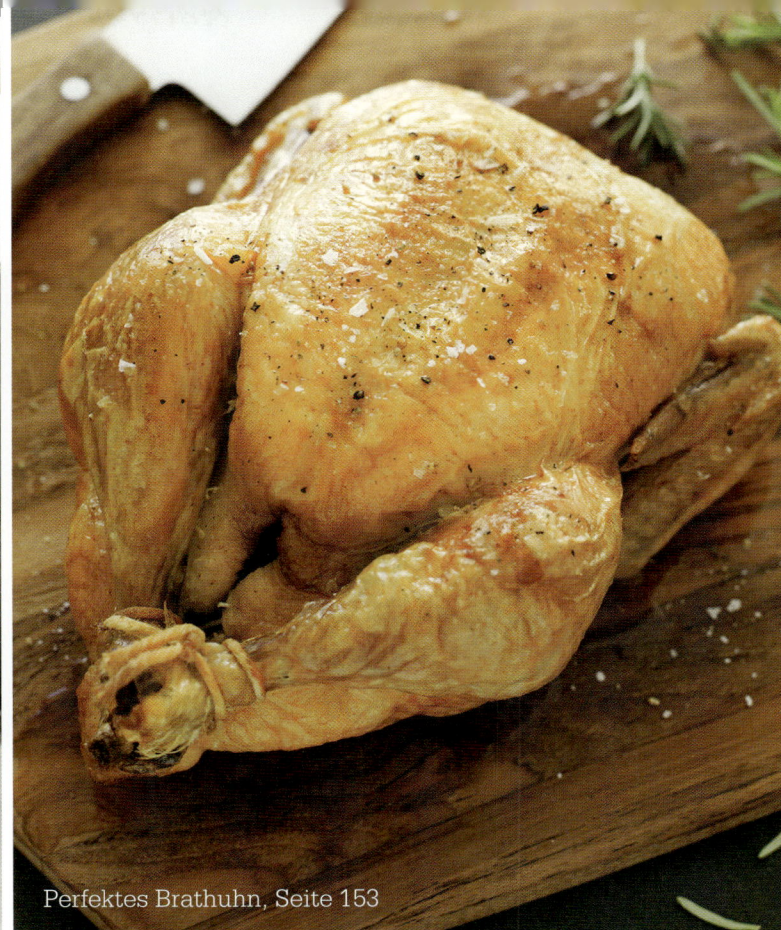
Perfektes Brathuhn, Seite 153

Perfekt gegrillte Garnelen, Seite 154
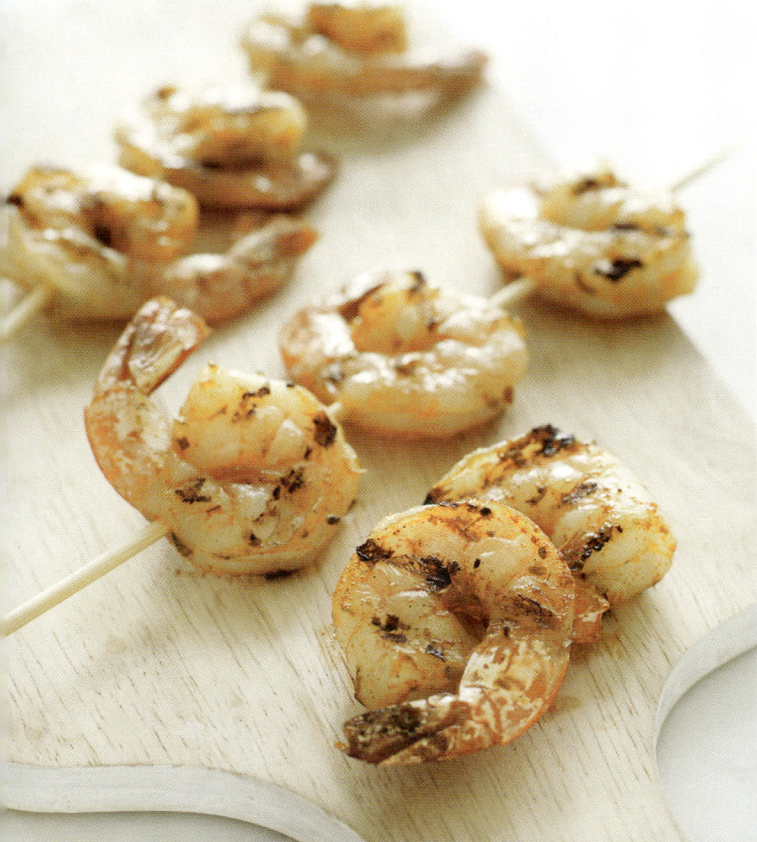

Perfekter Ofenlachs, Seite 156
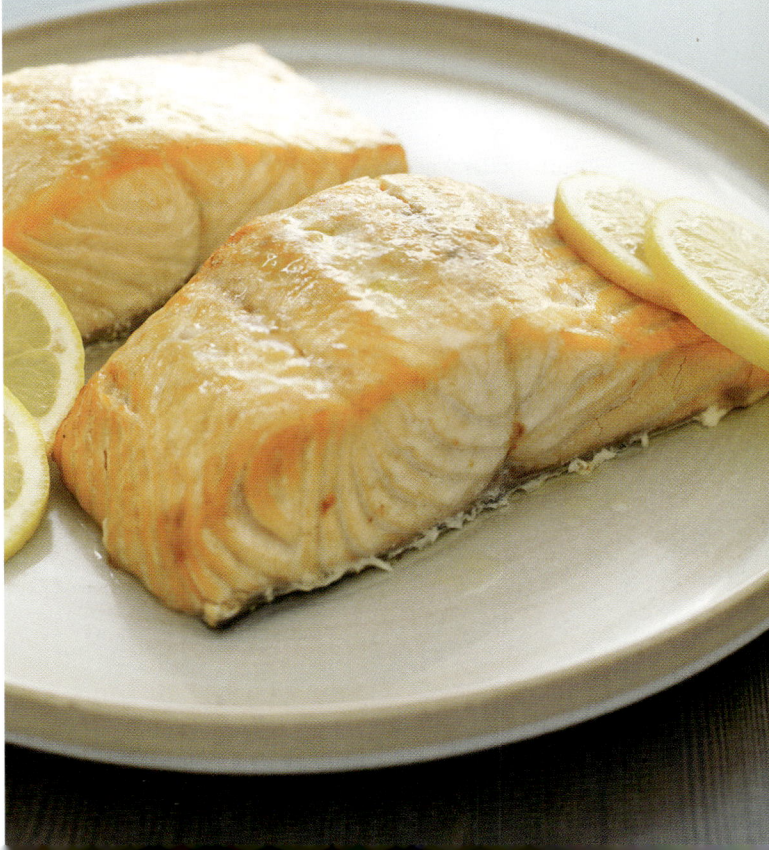

Perfekter Ofenlachs

FÜR 2 PORTIONEN

VORBEREITUNGSZEIT: 5 Minuten
GARZEIT: 12 bis 15 Minuten
INSGESAMT: 17 bis 20 Minuten

---

1 EL Bratfett, geschmolzen

2 Lachsfilets (je 150 g)

½ TL Salz

¼ TL schwarzer Pfeffer

1 Zitrone, in Spalten

Backofen auf 230 °C vorheizen. Backblech oder Glasauflaufform mit Backpapier auslegen. Bratfett über das Papier träufeln und mit einem Pinsel oder den Fingern gleichmäßig verstreichen.

Lachsfilets mit der Hautseite nach unten auf das Backblech oder in die Form legen. Lachs gleichmäßig mit Salz und Pfeffer würzen.

Lachs 12 bis 15 Minuten backen. Wenn der Fisch gar ist, treten an seinen Seiten kleine weiße Gerinnsel (Eiweiß) aus und der dickste Teil des Fisches sieht nicht mehr roh oder feucht aus. Lachs aus dem Ofen nehmen. Mit Zitronenspalten servieren.

⭐ **PROFI-TIPP:** *Man kann auf diese Art auch weißen Fisch zubereiten (zum Beispiel Kabeljau, Rotbarsch, Heilbutt). Die Backofentemperatur beträgt dann 180 °C, der Fisch wird mit einem weiteren Esslöffel Bratfett eingestrichen und 10 bis 12 Minuten gebacken.*

Der perfekte Proteinsalat

Ein paar Sachen sollte man in der Reset-Küche immer vorrätig haben: Mayonnaise (Seite 175), Knochenbrühe (Seite 172), gekochte Eier (Seite 145) und einen Proteinsalat. Warum ist uns Proteinsalat so wichtig? Gemüse, Obst und gesunde Fette lassen sich leicht einpacken und mitnehmen, aber wenn man es eilig hat, ist das mit Protein schwieriger. Und wir wollen auf keinen Fall, dass Sie Ihren Proteinanteil weglassen – er ist der sättigendste Makronährstoff, also das, was Sie zwischen Mittag- und Abendessen satt hält und es unwahrscheinlicher macht, dass Sie die Schoki Ihres Kollegen annehmen.

Hier also ein einfacher, vielseitig einsetzbarer Proteinsalat. Verwenden Sie dafür Reste von Huhn, Thunfisch, Lachs oder Eiern und lagern Sie in Ihrer Speisekammer Huhn oder Fisch in der Dose, sodass Sie immer etwas vorrätig haben. Für den Proteinsalat vermischen Sie die Zutaten mit einem Dressing aus einer cremigen Basis und einer Säure. Je nach Zutaten hält ein Proteinsalat im Kühlschrank drei bis fünf Tage; machen Sie also gleich eine große Menge und variieren Sie die Zutaten, damit keine Essenslangweile aufkommt.

Verwenden Sie zum Vermischen eine große Schüssel, größer als die, von der Sie glauben, dass sie richtig sei – meist wird es mehr, als man gedacht hat.

Mischen Sie alles in den Salat, was Sie gerade dahaben: Alle Kombinationen mit Früchten, Gemüse, Nüssen und Samen und frischen Kräutern und Gewürzen sind erlaubt und schmecken. Hier sind ein paar unserer liebsten Salatkreationen:

TRADITIONELL: *Scheiben von Weintrauben, Stangensellerie, Zwiebeln und Mandelblättchen.*

GRIECHISCH: *Kalamata-Oliven, gebackene Tomatenscheiben, Pinienkerne und Basilikum mit Rotweinessig als Säure.*

ASIATISCH: *Mandarinen-Orangen-Scheiben, Stangensellerie, gehackte Kohlblätter und Koriander mit Reiswein oder Limettensaft als Säure.*

SOMMER: *Legen Sie die Betonung auf Obst, zum Beispiel Erdbeeren in Scheiben und Blaubeeren, dann Frühlingszwiebeln, Pekannüsse und frische Petersilie.*

HERBST: *Apfelwürfel, gebackene Süßkartoffel oder gebackener Butternut-Kürbis, rote Zwiebeln, eine Handvoll Rosinen und geröstete Walnüsse mit Apfelessig als Säure.*

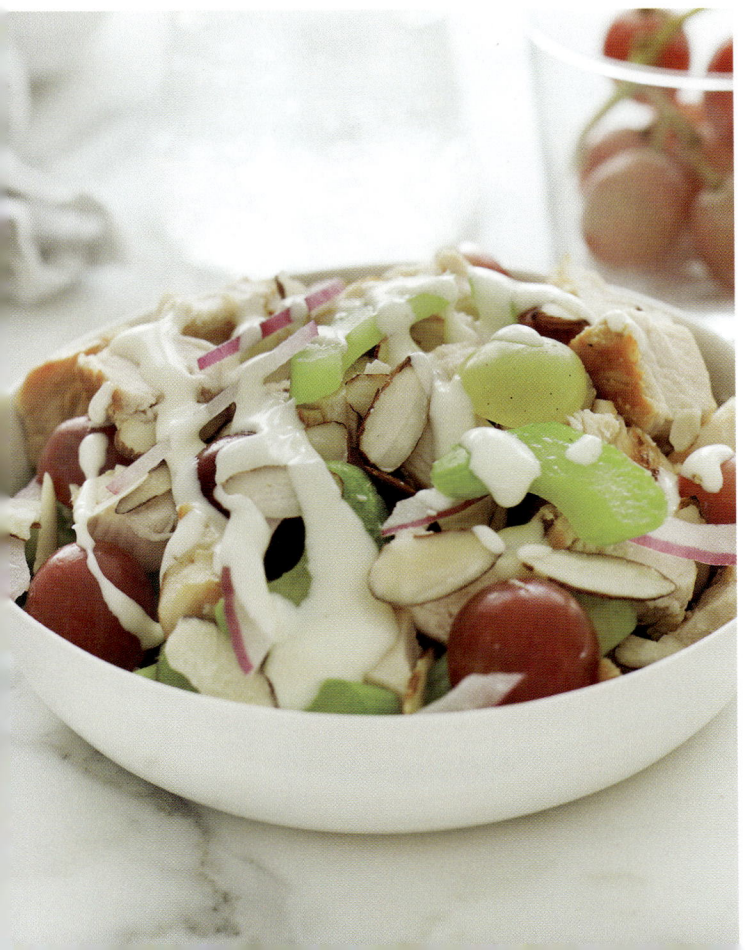

Proteinsalat

FÜR 2 PORTIONEN (UND ETWAS MEHR)
VORBEREITUNGSZEIT: 10 bis 15 Minuten

---

500 g Huhn, gekocht, Lachs oder Thunfisch oder 8 hart gekochte Eier

60 ml cremige Dressingbasis, zum Beispiel Mayonnaise (Seite 175)

2 EL Säure fürs Dressing, zum Beispiel Zitronensaft

¼ TL Salz

⅛ TL schwarzer Pfeffer

zusätzliche Zutaten nach Belieben

Zunächst mit nur 60 ml Mayonnaise und Saft einer Zitrone oder Limette oder 2 Esslöffel Essig anfangen, mehr können Sie später hinzufügen, wenn Sie den Salat cremiger oder saurer mögen. Servieren Sie ihn allein oder auf Salat, mit Selleriestangen oder in einer ausgehöhlten Tomate oder Paprika.

Wenn nötig, das Protein klein schneiden. Protein und Mayonnaise in einer Schüssel gut verrühren. Zitronensaft, Salz, Pfeffer und alle weiteren Zutaten hineingeben und alles vermischen.

⭐ **PROFI-TIPP:** *Die cremige Dressingbasis kann Mayonnaise, Mayonnaise ohne Ei oder eine zerdrückte Avocado sein, die Säure Zitronensaft, Limettensaft, Apfelessig, weißer Essig, Rotweinessig oder Reisweinessig.*

Perfekte Frikadellen

FÜR 2 PORTIONEN

VORBEREITUNGSZEIT: 10 Minuten

GARZEIT: 11 bis 13 Minuten

INSGESAMT: 21 bis 23 Minuten

- **2 TL Bratfett**
- **1 gehackte Zwiebel**
- **500 g Hackfleisch (Schwein, Huhn oder Pute)**
- **½ TL getrockneter Salbei**
- **½ TL Salz**
- **¼ TL schwarzer Pfeffer**
- **¼ TL Knoblauchpulver**

Backofen auf 180 °C vorheizen. Backblech mit Backpapier auslegen.

1 Esslöffel des Bratfetts in einer schweren Pfanne bei mittlerer Temperatur erhitzen. Die Zwiebel hinzufügen und unter Rühren anschwitzen, bis sie weich ist. In einer Schüssel die gedünstete Zwiebel, das Fleisch und alle Gewürze gut mit den Händen vermengen und acht gleich große, etwa 2 cm dicke Frikadellen formen.

Das restliche Fett in derselben Pfanne bei mittlerer Temperatur erhitzen und die Pfanne schwenken. Die Frikadellen hineingeben und 2 Minuten auf jeder Seite anbraten. Auf das Backblech legen und im Backofen 5 bis 7 Minuten garen.

⭐ **PROFI-TIPP:** *Diese Frikadellen können Sie gut einfrieren – stapeln Sie sie zwischen Pergamentpapier in einem Tiefkühlbehälter. Wenn Sie morgens unser amerikanisches Diner-Frühstück (siehe Seite 204) essen wollen, holen Sie die Frikadellen einfach am Abend zuvor aus dem Tiefkühlfach.*

Perfekter Frühstücksspeck

FÜR 2 PORTIONEN

VORBEREITUNGSZEIT: 2 Minuten

GARZEIT: 15 bis 20 Minuten

INSGESAMT: 17 bis 22 Minuten

- **250 g Frühstücksspeck, Reset-konform**

Es ist nicht ganz einfach, Reset-konformen Speck zu finden. Am ehesten werden Sie ihn bei einem Biometzger bekommen.

Backofen auf 190 °C vorheizen. Ein Backblech mit Backpapier auslegen.

Die Speckscheiben auf das Backblech legen. So wird der Speck an den Rändern kross und bleibt in der Mitte noch etwas weich. Wenn Sie den Speck lieber ganz kross möchten, legen Sie einen Bratrost auf das Backpapier und legen den Speck auf den Rost. Den Speck nicht überlappen lassen; falls nötig, zwei Backbleche verwenden.

Je nach Dicke des Specks und je nachdem, wie kross der Speck werden soll, 15 bis 20 Minuten backen. Speck auf einem Küchenpapier abtropfen und sofort servieren. Gebratener Speck hält sich im Kühlschrank etwa eine Woche.

⭐ **PROFI-TIPP:** *Es ist leichter, italienischen Prosciutto zu finden, der den Reset-Regeln entspricht. Dieser Schinken – er ist luftgetrocknet – wird beim Backen im Ofen genauso kross wie Speck. Ein Backblech mit Backpapier auslegen und den Backofen auf 190 °C vorheizen. Den Schinken auf dem Backblech ausbreiten und 12 bis 15 Minuten backen, bis das Fleisch dunkler wird. Schinken aus*

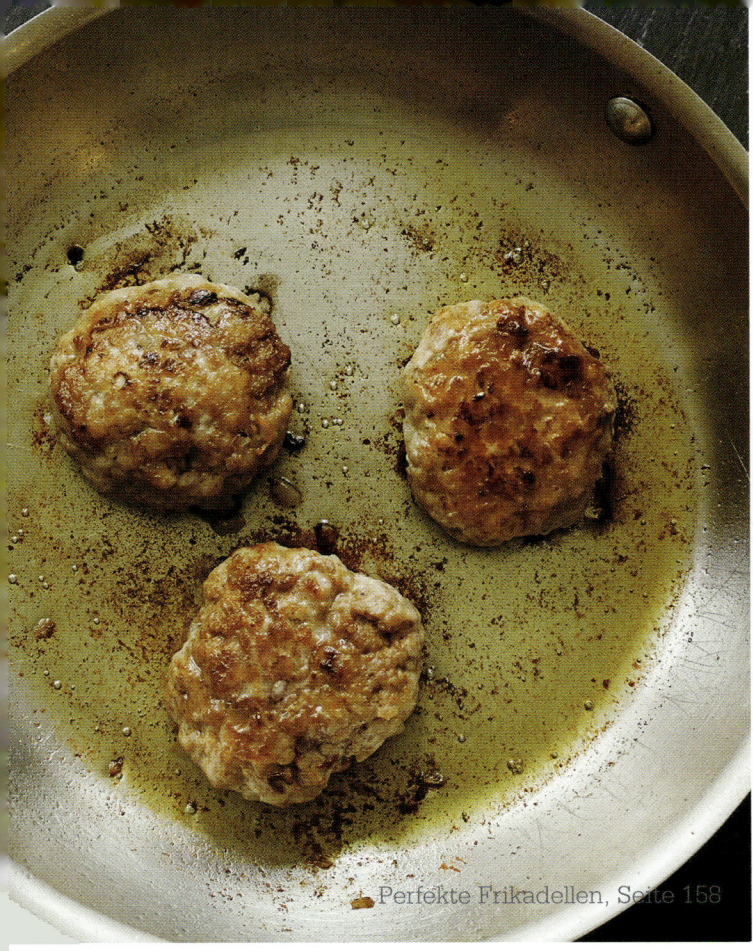

Perfekte Frikadellen, Seite 158

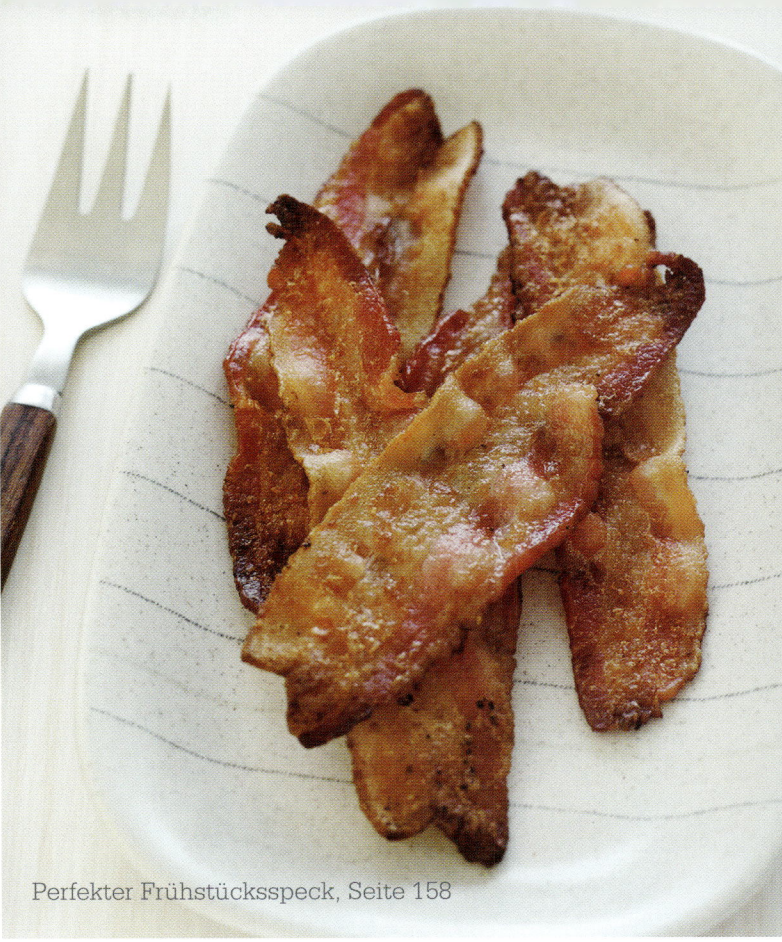

Perfekter Frühstücksspeck, Seite 158

dem Ofen nehmen und 5 Minuten abkühlen lassen, so wird er krosser. In Stückchen über Salat, Suppe oder eine gebackene Süßkartoffel gestreut verleiht er Gerichten salziges Aroma und Biss.

Wenn Sie Speck finden, der den Reset-Regeln entspricht und von artgerecht gehaltenen und grasgefütterten Tieren stammt, können Sie nach dem Braten das übrige Fett abfüllen, abgekühlt in den Kühlschrank stellen und später als Bratfett oder als Zutat in einem Rezept verwenden.

Gegrilltes Gemüse und Obst

Grillen ist die beste Art, Gemüse und Obst ein leicht rauchiges Karamellaroma zu verleihen. Es gibt drei Methoden: Man legt die Scheiben auf den Grillrost, steckt große Würfel oder Stücke auf einen Spieß oder legt sie in einen Grillkorb.

Fast jedes Gemüse außer grünem Blattgemüse eignet sich zum Grillen. Besonders lecker werden Paprika, Zwiebeln, Cherrytomaten, Zucchini, Sommerkürbis, Rettiche, Auberginen, Spargel, Rosenkohl, Pilze und Butternut-Kürbis. Auch Früchte kann man auf dem Grillrost oder auf Spieße aufgesteckt grillen, zum Beispiel Ananas, Mango, Pfirsiche, Äpfel, Birnen, Cantaloupe-Melone und Weintrauben. (Kein Obst zusammen mit Gemüse in den Grillkorb legen, der austretende Saft macht das Gemüse weich.)

Perfekt gegrilltes Gemüse

FÜR 2 PORTIONEN

VORBEREITUNGSZEIT: 10 Minuten
GARZEIT: 4 bis 20 Minuten
INSGESAMT: 14 bis 30 Minuten

---

500 g gemischtes Gemüse und/oder Obst
2 EL Olivenöl extra vergine
Salz und schwarzer Pfeffer

Grill auf 260 °C vorheizen.

GRILLEN AUF DEM ROST: Das Gemüse in lange, flache Stücke schneiden, damit es nicht durch den Rost fällt. Kleine Gemüse wie Cherrytomaten, kleine Pilze und Rosenkohl eignen sich für diese Methode nicht. Bei Spargel einfach das untere Ende abschneiden und ganz auf den Rost legen; Zwiebel, Äpfel oder Birnen in sechs gleich große Spalten schneiden.

Gemüse in eine Schüssel füllen und mit Olivenöl beträufeln. Vermengen, bis das Öl sich gut verteilt hat. Gemüse in einem 45°-Winkel zu den Stäben des Grillrosts legen, damit es nicht durchfällt.

Bei der Grillzeit können Sie sich an unserer Tabelle orientieren. Die Garzeit ist aber auch je nach Grill verschieden, experimentieren Sie also und testen Sie den Gargrad zwischendurch. Zum Wenden eine Grillzange benutzen und das Gemüse in Richtung der Grillrostachse herausholen, damit es nicht hängen bleibt oder reißt. Das Gemüse sollte außen gebräunt und innen weich sein.

Das Grillgut warm und mit dem Lieblingsdressing oder Salz und Pfeffer und einem unserer Gewürzvorschläge bestreut servieren.

GRILLEN AM SPIESS: Bei der Verwendung von Holzspießen diese vor dem Grillen 30 Minuten bis zu einer Stunde in Wasser einweichen, damit sie nicht anbrennen.

Das Gemüse in etwa 2 cm große Würfel oder Stücke schneiden. Kleines Gemüse oder Obst wie Cherrytomaten, kleine Pilze, Radieschen und Weintrauben ganz aufspießen.

Das klein geschnittene Gemüse in eine Schüssel füllen und mit dem Olivenöl beträufeln. Vermengen, bis sich das Öl gut verteilt hat, dann auf die Spieße stecken. Die Spieße in einem 45°-Winkel zu den Stäben des Rostes auf den Grill legen, damit die kleineren Teile nicht kleben bleiben.

Gemüse 10 bis 15 Minuten grillen, die Spieße alle paar Minuten drehen, sodass alle Seiten mit der Hitze in Kontakt kommen. Grillen, bis auch Gemüse wie Paprika, Zwiebeln und Pilze an den Rändern gebräunt und weich sind. Aber nicht so lange, dass weicheres Gemüse wie Zucchini verbrennt oder austrocknet.

Das gegrillte Gemüse in Ihrer Lieblingssoße schwenken oder mit Salz und Pfeffer würzen, mit einem Esslöffel Olivenöl beträufeln und warm servieren.

GRILLEN IM GRILLKORB: Das Gemüse in etwa 2 cm große Würfel oder Stücke schneiden. Kleines Gemüse oder Obst wie Cherrytomaten, Pilze, Radieschen und Weintrauben ganz lassen.

In eine Schüssel füllen und mit Olivenöl beträufeln. Vermengen, bis sich das Olivenöl gut verteilt hat, dann in den Grillkorb füllen.

Korb in den Grill stellen und 15 bis 20 Minuten grillen, dabei den Korb ab und zu schütteln. Grillen, bis auch Gemüse wie Paprika, Zwiebeln und Pilze weich und an den Rändern gebräunt sind, aber nicht so lange, dass Gemüse wie Zucchini verbrennt oder austrocknet.

Das gegrillte Gemüse in Lieblingsdressing oder -soße schwenken oder mit Salz und Pfeffer würzen, mit einem Esslöffel Olivenöl beträufeln und warm servieren.

Grillen von Obst und Gemüse

GEMÜSE ODER OBST	GRILLZEIT	WÜRZVORSCHLÄGE
Ananas	5–8 Minuten jede Seite	ohne Gewürz
Apfel	6–8 Minuten jede Seite	Zitronensaft, Prise Zimt
Aubergine	6–7 Minuten jede Seite	gehackte Tomaten, Oregano
Birne	3–4 Minuten jede Seite	Ghee, Prise Zimt oder Vanille
Butternut-Kürbis	7–8 Minuten jede Seite	getrockneter Thymian
Cantaloupe-Melone	2–3 Minuten jede Seite	ohne Gewürz
Mango	2–3 Minuten jede Seite	ohne Gewürz
Paprika	5–6 Minuten jede Seite	Spritzer Balsamico-Essig
Pfirsich (halbiert)	3–4 Minuten (muss nicht gewendet werden)	ohne Gewürz
Poblanos	5–6 Minuten jede Seite	Salz und Pfeffer
Spargel	4–6 Minuten (muss nicht gewendet werden)	Zitronensaft und -zeste
Zucchini	4–5 Minuten jede Seite	Zitronensaft, getrockneter Schnittlauch
Zwiebel	8–10 Minuten jede Seite	Zitronensaft und -zeste

Gemüse aus dem Backofen

Gemüse im Backofen zu garen ist eine einfache Sache und farbenfroh. Denjenigen, die sagen: »Ich mag keinen Brokkoli«, empfehlen wir, diese Methode auszuprobieren – wir sind sicher, dass sie ihre Meinung ändern.

Im Backofen entwickelt sich das Aroma des Gemüses besonders gut, man erhält eine krosse Außenseite und einen zarten Kern. Außerdem hat man während des Garens Zeit, anderes zu tun. So kann man leicht eine große Menge Gemüse für die Woche zubereiten.

Das Backen von Gemüse erfordert eine hohe Temperatur – wir backen bei 220 °C. Legen Sie das Backblech mit Backpapier aus, damit das Gemüse nicht anhaftet. Verwenden Sie keine Form mit hohem Rand, da die Feuchtigkeit darin bleiben würde und das Gemüse dann eher gedämpft wird.

Perfekt gebackenes Gemüse

FÜR 2 PORTIONEN (MIT VORRAT)

VORBEREITUNGSZEIT: 10 Minuten
GARZEIT: 15 bis 50 Minuten
INSGESAMT: 25 Minuten bis zu 1 Stunde

---

500 g Gemüse
2 EL Bratfett, geschmolzen
Salz und schwarzer Pfeffer

Man kann fast jedes Gemüse im Backofen garen, sogar Blattgemüse. Besonders gut eignen sich stärkehaltige Wurzelgemüse wie Karotten, Kartoffeln, Pastinaken und Rote Bete; herzhafte Gemüse wie Rosenkohl, Brokkoli, Blumenkohl, Zwiebeln, Fenchel, Paprika und Auberginen; und Kürbisse wie Butternut- oder Spaghettikürbis. Auch zartes Gemüse wie grüne Bohnen, Tomaten und Kohl kann man gut backen.

Backofen auf 220 °C vorheizen. Ein Backblech oder zwei mit Backpapier auslegen.

Falls nötig, das Gemüse schälen und putzen. In gleich große Stücke schneiden (orientieren Sie sich an den Empfehlungen in der Tabelle). Gemüse in eine große Schüssel füllen und das geschmolzene Fett darübergießen. Gründlich vermischen, sodass das Fett sich gut verteilt.

Das Gemüse auf das Backblech legen. Nicht aufeinanderlegen, da es sonst gedämpft anstatt gebacken wird. Mit Salz und Pfeffer würzen.

Das Gemüse im Backofen backen, Garzeit wie in der Tabelle angegeben. Zwischendurch das Gemüse wenden, damit es gleichmäßig gart. Die Garzeiten können je nach Backofen und Gemüsesorte variieren, testen Sie das Gemüse während des Backvorgangs öfter, bis Sie mit der Technik vertraut sind. So lange backen, bis das Gemüse außen leicht gebräunt und innen weich ist.

Wenn das Gemüse gebräunt ist, aber noch nicht so weich wie gewünscht, die Temperatur auf 180 °C reduzieren und alle 5 bis 7 Minuten den Garpunkt überprüfen.

Mit Lieblingsdressing oder -soße übergießen, mit Balsamico-Glasur (Seite 258) beträufeln oder mit unseren Würzvorschlägen verfeinern.

Das Backen von Gemüse

GEMÜSE	GRÖSSE	GARZEIT	WÜRZVORSCHLÄGE
Aubergine	1-cm-Scheiben	20–25 Minuten	Balsamico-Essig, gehackte Tomaten, Oregano
Blumenkohl	2,5-cm-Röschen	20–25 Minuten	Zitronensaft, getrockneter Schnittlauch
Brokkoli	2,5-cm-Röschen	20–25 Minuten	Zitronensaft und -zeste
Butternut-Kürbis	2,5-cm-Stücke	45–50 Minuten	Ghee, Thymian oder Rosmarin
Fenchel	2,5-cm-Stücke	30–40 Minuten	Saft und Zeste von Orange oder Zitrone
Grüne Bohnen	ganz	12–15 Minuten	Balsamico-Essig
Grünkohl	2,5-cm-Stücke	10–12 Minuten (Grünkohlchips!)	Olivenöl, fein gehackter Knoblauch
Karotten	2,5-cm-Stücke	20–25 Minuten	Zitronensaft, gehackte Petersilie und Minze
Kartoffeln	2,5-cm-Stücke oder 1-cm-Stäbe	35–40 Minuten	Ghee, frischer Rosmarin
Paprika	2,5-cm-Stücke	25–35 Minuten	Spritzer Balsamico-Essig
Pastinaken	2,5-cm-Stücke	20–25 Minuten	getrockneter Thymian
Pilze	halbiert	30–35 Minuten	Balsamico-Essig, Schnittlauch
Radieschen	halbiert	15–20 Minuten	Orangensaft, frische Petersilie
Rosenkohl	halbiert	35–40 Minuten	Zitronensaft und -zeste
Rote Bete	2,5-cm-Stücke	35–45 Minuten	etwas Orangensaft, -zeste und Thymian
Rüben	2,5-cm-Stücke	45–50 Minuten	Olivenöl, getrockneter Schnittlauch
Spaghettikürbis	halbiert	1 Stunde	Ghee, grobes Salz
Spargel	ganz	25 Minuten	Olivenöl, Zitronensaft und -zeste
Tomaten	in Vierteln	30–40 Minuten	Olivenöl, grobes Salz
Weißkohl	8 Spalten	25–30 Minuten	Zitronensaft, getrockneter Schnittlauch
Zwiebel	8 Spalten	20–25 Minuten	Zitronensaft und -zeste

Sautiertes Gemüse

Sautieren bedeutet, dass man unter Schwenken der Pfanne oder Rühren in wenig Fett bei relativ hoher Hitze gart. Bei dieser Technik wird Feuchtigkeit aus dem Gemüse freigegeben und dessen Aroma konzentriert.

Der Vorteil gegenüber dem Backen ist, dass es schneller geht. Der Nachteil ist, dass man neben dem Herd stehen bleiben und die Pfanne dauernd schwenken muss, damit das Gemüse von allen Seiten mit dem heißen Pfannenboden in Kontakt kommt. (»Sautieren« kommt vom französischen *sauter*, was »springen« bedeutet; das Gemüse soll also ständig springen.)

Perfekt sautiertes Gemüse

FÜR 2 PORTIONEN (UND VORRAT)
VORBEREITUNGSZEIT: 10 Minuten
GARZEIT: 5 bis 20 Minuten
INSGESAMT: 15 bis 30 Minuten

500 g Gemüse
2 EL Bratfett
Salz und Pfeffer

Der Schlüssel zu perfekt sautiertem Gemüse ist, alle Zutaten vorzubereiten, bevor man das erste in die Pfanne gibt. So kann man die Garzeit jedes Gemüses exakt einhalten. Jedes Gemüse hat eine unterschiedliche Garzeit, zuerst kommt also das Gemüse mit der längsten Garzeit in die Pfanne, zum Schluss das mit der kürzesten.

Gemüse vorbereiten, indem man es schält, putzt und wenn nötig in gleich große Formen schneidet (siehe Tabelle). Das Bratfett in einer großen Pfanne bei mittlerer Temperatur erhitzen und schwenken, damit der Boden gleichmäßig mit Fett bedeckt ist. Wenn das Fett heiß ist, Gemüse nach und nach (das mit der längsten Garzeit zuerst, das mit der kürzesten zuletzt) hineingeben.

Gemüse wie in der Tabelle angegeben garen, dabei oft schwenken, damit alle Seiten gleichmäßig garen und nichts am Pfannenboden festgeklebt. (Die Garzeiten variieren je nach Herd und Pfanne, überprüfen Sie den Garpunkt häufig, bis Sie mit der Technik vertraut sind.) Das Gemüse soll zum Schluss leicht gebräunt und weich sein.

Wenn das Gemüse zwar angebräunt, aber nicht weich genug ist, Temperatur reduzieren und unter Rühren weitergaren.

Mit Lieblingssoße oder den Gewürzvorschlägen oder mit Salz, Pfeffer und beträufelt mit einem Esslöffel Olivenöl heiß servieren.

Sautieren von Gemüse

GEMÜSE	GRÖSSE	GARZEIT	WÜRZVORSCHLÄGE
Aubergine	2,5-cm-Stücke	6–8 Minuten	gehackte Tomaten, getrockneter Oregano
Blumenkohl	2,5-cm-Röschen	5–7 Minuten	Zitronensaft, getrockneter Schnittlauch
Brokkoli	etwa 2,5-cm-Röschen	5–7 Minuten	Zitronensaft und -zeste
Butternut-Kürbis	2,5-cm-Stücke	7–9 Minuten	getrockneter Thymian
Fenchel	2,5-cm-Stücke	8–10 Minuten	Saft und Zeste von Orange oder Zitrone
Grüne Bohnen	ganz	5–6 Minuten	Balsamico-Essig
Grünkohl	2,5-cm-Stücke	6–8 Minuten	Zitronensaft und -zeste
Karotten	3,5-cm-Stücke	6–8 Minuten	Zitronensaft, gehackte Petersilie und Minze
Kartoffeln	2,5-cm-Stücke	7–9 Minuten	Ghee, Rosmarin
Paprika	2,5-cm-Stücke	5–6 Minuten	etwas Balsamico-Essig
Pastinaken	3,5-cm-Stücke	6–8 Minuten	getrockneter Thymian
Pilze	halbiert	4–5 Minuten	Balsamico-Essig, Schnittlauch
Rosenkohl	halbiert	6–8 Minuten	getrockneter Thymian und Zitronenzeste
Rote Bete	2,5-cm-Stücke	15–20 Minuten	Orangensaft und etwas -zeste
Spargel	ganz	5–10 Minuten	Zitronensaft und -zeste
Spinat	5-cm-Stücke	4–6 Minuten	Zitronensaft und -zeste
Tomaten	2,5-cm-Stücke	3–4 Minuten	Olivenöl, grobes Salz
Weißkohl	8 Spalten	8–10 Minuten	Zitronensaft, getrockneter Schnittlauch
Zucchini	1-cm-Scheiben	5–6 Minuten	Zitronenzeste, getrockneter Schnittlauch
Zuckerschoten	ganz	4–5 Minuten	Sesamöl, gehackte Frühlingszwiebel
Zwiebel	1-cm-Scheiben	5–7 Minuten	Zitronensaft und -zeste

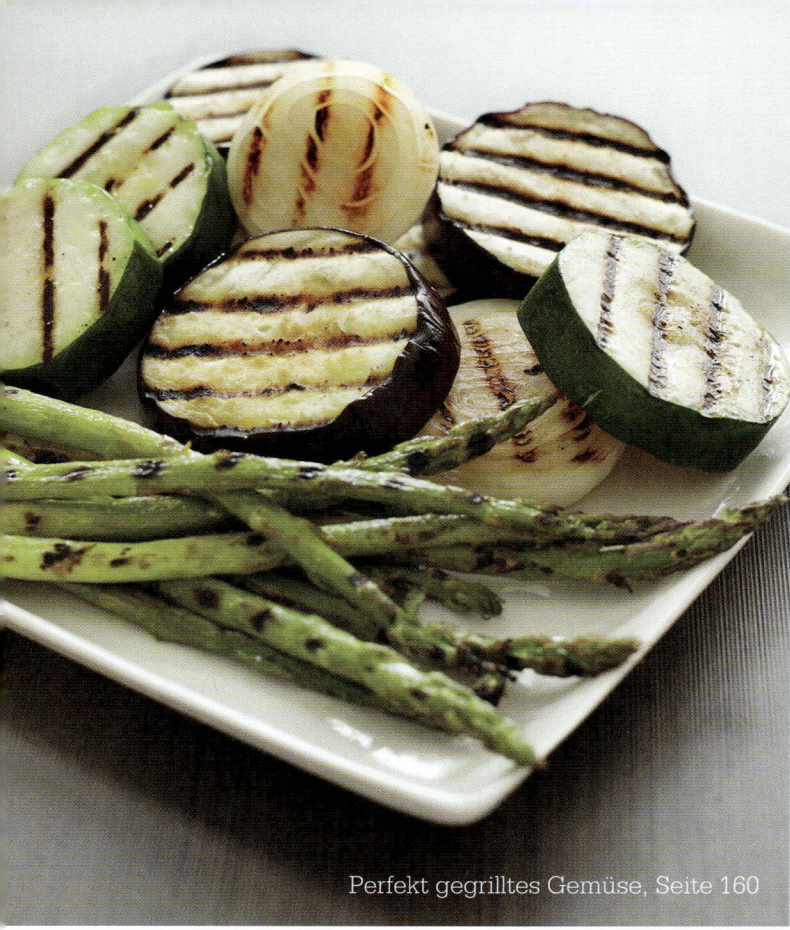
Perfekt gegrilltes Gemüse, Seite 160

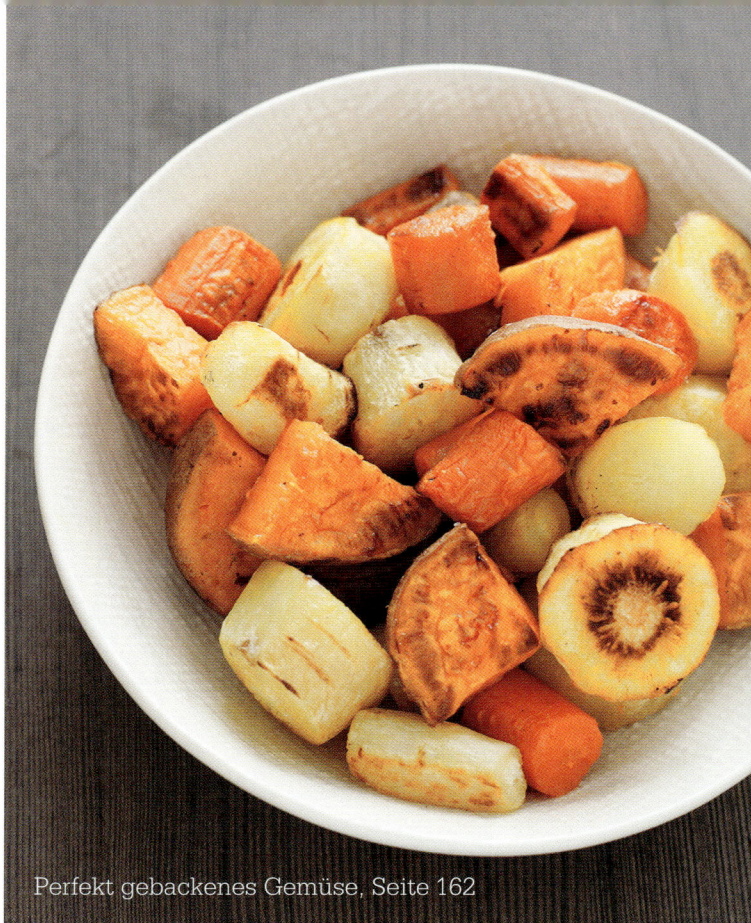
Perfekt gebackenes Gemüse, Seite 162

Perfekt sautiertes Gemüse, Seite 164
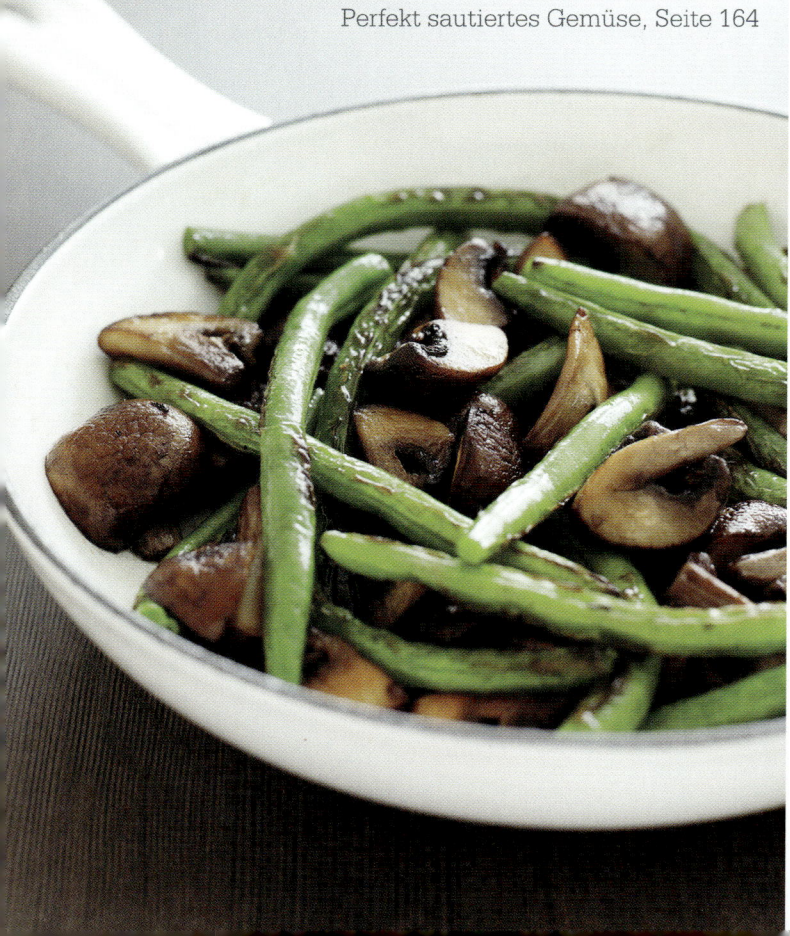

Perfekt gedämpftes Gemüse, Seite 167
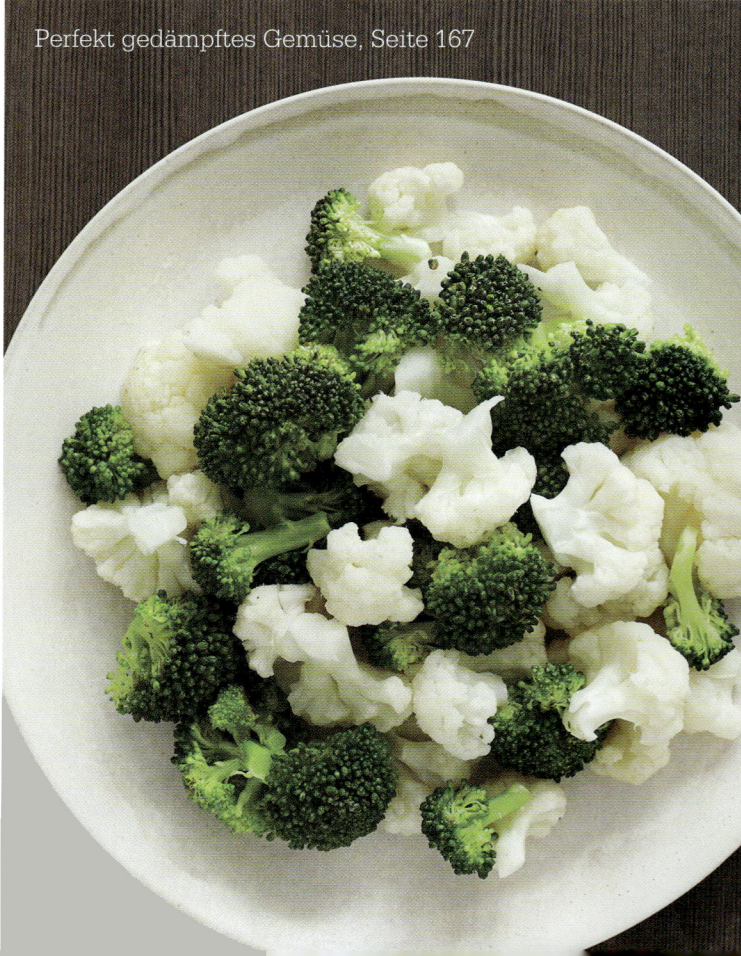

Gedämpftes Gemüse

Gedämpftes Gemüse wird meist als gesund gehandelt, aber leider auch oft als langweilig. Das wollen wir ändern.

Gedämpftes Gemüse *ist* gesund, aber es ist auch köstlich, denn beim Dämpfen bleibt der frische, ursprüngliche Geschmack erhalten, ohne dass eine gebräunte oder krosse Außenhaut ihn verändert. Deswegen ist gedämpftes Gemüse mit köstlichen Dressings und Soßen oder mit einem Spritzer Zitrone und etwas Salz und Pfeffer eine ideale leichte, frische Beilage.

Man kann fast jedes Gemüse dämpfen, allerdings entwickeln Tomaten, Pilze, Paprika, Auberginen und Knoblauch mehr Geschmack, wenn sie gebacken oder sautiert werden.

Unsere zwei verlässlichen Methoden für das Dämpfen von Gemüse sind das Dämpfen auf dem Herd und das Dämpfen im Backofen. Wir ziehen meist das Dämpfen auf dem Herd vor, aber das Dämpfen im Backofen ist eine praktische Alternative, wenn alle Herdplatten belegt sind.

Perfekt gedämpftes Gemüse

FÜR 2 PORTIONEN (MIT VORRAT)
VORBEREITUNGSZEIT: 10 Minuten
GARZEIT: 3 bis 50 Minuten
INSGESAMT: 13 Minuten bis 1 Stunde

---

500 g Gemüse

Saft einer halben Zitrone oder Limette

Salz und schwarzer Pfeffer

Sie können eine Mischung aus verschiedenem Gemüse dämpfen, dann müssen Sie jedoch die unterschiedlichen Garzeiten berücksichtigen. Wurzelgemüse wie Kartoffeln, Winterkürbis und Rüben brauchen zum Beispiel länger als Brokkoli und Zucchini. Sie sollten daher entweder von einem Gemüse eine große Menge dämpfen oder das Gemüse nacheinander in das Dämpfgerät geben, zunächst das mit der längsten Garzeit und dann das mit der kürzesten. Da man beim Dämpfen kein Fett braucht, müssen Sie Ihrer Mahlzeit Fett hinzufügen, entweder als Dressing oder Soße oder mit anderen Beilagen.

Gemüse, wenn nötig, schälen, putzen und klein schneiden. (In der Tabelle auf der nächsten Seite finden Sie Empfehlungen für die Größe.)

DÄMPFEN IM BACKOFEN: Backofen auf 180 °C vorheizen. Zwei Tassen Wasser aufkochen. Das Gemüse in ein feuerfestes Gefäß mit gut schließendem Deckel und reichlich Platz geben – das Gemüse sollte sich nicht stapeln.

Kochendes Wasser etwa 2,5 cm hoch angießen, Gefäß abdecken und in den Backofen stellen. Je nach Garzeit Gefäß wieder herausnehmen (zu Garzeiten siehe Tabelle). Zwischendurch ein Stück Gemüse probieren – wenn man das Gefäß nach und nach mit verschiedenem Gemüse gefüllt hat, ist dasjenige mit der längsten Garzeit entscheidend.

Mit Dressing oder -soße oder mit vorgeschlagenen Gewürzen oder Zitronen- oder Limettensaft und etwas Salz und Pfeffer heiß servieren.

DÄMPFEN AUF DEM HERD: Zwei Tassen Wasser in einem großen Topf aufkochen. Ein großes Sieb oder ein Spezialgefäß zum Dampfgaren in den Topf stellen. Das Gemüse hineingeben, den Topf zudecken und dämpfen. Zwischendurch testen, ob das Gemüse bereits weich ist.

Mit Dressing oder -soße heiß servieren oder mit Gewürzen aus der Vorschlagsliste oder Zitronen- oder Limettensaft und etwas Salz und Pfeffer.

Dämpfen von Gemüse

GEMÜSE	GRÖSSE	GARZEIT	WÜRZVORSCHLÄGE
Blumenkohl	2,5-cm-Röschen	5–10 Minuten	Zitronensaft, Schnittlauch
Brokkoli	2,5-cm-Röschen	5–7 Minuten	Zitronensaft und -zeste
Butternut-Kürbis	2,5-cm-Stücke	7–10 Minuten	Ghee, getrockneter Thymian
Fenchel	2,5-cm-Stücke	8–10 Minuten	Saft und Zeste von Orange oder Zitrone
Grüne Bohnen	ganz	6–10 Minuten	Balsamico-Essig
Grünkohl	2,5-cm-Stücke	4–7 Minuten	Olivenöl, gehackter Knoblauch
Karotten	3,5-cm-Stücke	7–10 Minuten	Zitronensaft, gehackte Petersilie und Minze
Kartoffeln	2,5-cm-Stücke	8–12 Minuten	Ghee, frischer Rosmarin
Mangold	2,5-cm-Stücke	3–5 Minuten	Olivenöl, gehackter Knoblauch
Pastinaken	3,5-cm-Stücke	7–10 Minuten	getrockneter Thymian
Radieschen	ganz	7–14 Minuten	Orangensaft, frische Petersilie
Rosenkohl	ganz	8–15 Minuten	Zitronensaft und -zeste
Rote Bete	2,5-cm-Stücke	35–50 Minuten	Orangensaft und -zeste, frischer Thymian
Spargel	ganz	7–13 Minuten	Olivenöl, Zitronensaft und -zeste
Spinat	ganze Blätter	3–5 Minuten	Zitronensaft und -zeste
Steckrüben	2,5-cm-Stücke	8–12 Minuten	Olivenöl, gehackter Knoblauch
Weißkohl	8 Spalten	6–10 Minuten	Zitronensaft, getrockneter Schnittlauch
Zucchini	2,5-cm-Scheiben	5–8 Minuten	Zitronenzeste, getrockneter Schnittlauch
Zuckerschoten	ganz	5–6 Minuten	Sesamöl, gehackte Frühlingszwiebel
Zwiebel	1-cm-Scheiben	8–12 Minuten	Zitronensaft und -zeste

Der etwas andere Burger

Während Ihres Reset-Programms sind zwar Brot und Brötchen verboten, aber deswegen muss unser perfekter Burger noch lange nicht ohne Drumherum auskommen! Definieren wir Brötchen mal nicht als zwei Hälften aus raffiniertem, geschmacklosem und nährstoffarmem Mehl, sondern als eine gesunde, farbenfrohe, nährstoffreiche Explosion aus Aromen und Geschmack, die das Fleisch einhüllt.

Hört sich gut an, oder? Genießen Sie diese brotlose Burgervariante oder seien Sie selber kreativ. Sie können Ihren Burger auch einfach in Tomatenscheiben, feste Salatblätter oder gebackene Hälften von roten Paprika verpacken.

Oder wie wäre es, wenn Sie das Fleisch selbst zum Brötchen machten? Packen Sie Ihre Füllung zwischen zwei Scheiben Rindfleisch – ein besonders fleischiger Genuss!

Auberginen- burger

FÜR 2 PORTIONEN (MIT VORRAT)

VORBEREITUNGSZEIT: 5 Minuten
GARZEIT: 20 Minuten
INSGESAMT: 25 Minuten

---

1 Aubergine
3 EL Bratfett
½ TL Salz
½ TL schwarzer Pfeffer

Backofen auf 220 °C vorheizen. Backblech mit Backpapier auslegen.

Aubergine in 2 cm dicke Scheiben schneiden und in einer einzigen Lage auf dem Backblech verteilen. Die Hälfte des Bratfetts über die Auberginenscheiben träufeln, dann die Scheiben umdrehen und das übrige Fett über die andere Seite träufeln. Mit Salz und Pfeffer würzen.

Auberginenscheiben 20 Minuten backen, bis sie gebräunt und durchgegart sind. Abkühlen lassen, dann das Burgerfleisch und nach Belieben weitere Zutaten zwischen zwei Scheiben legen und genießen.

Übrige Scheiben in Folie oder einem luftdichten Behälter im Kühlschrank aufbewahren, wo sie sich drei bis fünf Tage halten. Perfekt für weitere Burger oder Rührei (siehe Seite 198).

Sie können die Auberginenscheiben auch grillen (siehe Seite 159).

Portobelloburger

FÜR 2 PORTIONEN
VORBEREITUNGSZEIT: 5 Minuten
GARZEIT: 20 Minuten
INSGESAMT: 25 Minuten

---

4 große Champignons (Sorte Portobello)

3 EL Bratfett

½ TL Salz

½ TL schwarzer Pfeffer

1 Knoblauchzehe, fein gehackt

Sie können die Pilzscheiben auch grillen (siehe Seite 159).

Den Backofen auf 200 °C vorheizen. Ein Backblech mit Backpapier auslegen.

Pilzkappen mit einem feuchten Tuch putzen. Mit den Kappen nach unten auf das Backblech legen. Stiele vorsichtig abbrechen, das geschmolzene Bratfett gleichmäßig über die Pilze träufeln. Mit Salz, Pfeffer und Knoblauch würzen.

Nach 10 Minuten umdrehen und weitere 10 Minuten backen, bis die Pilze weich sind. Abkühlen lassen und mit Burgerfleisch belegt servieren.

Süßkartoffel-burger

FÜR 2 PORTIONEN (MIT VORRAT)
VORBEREITUNGSZEIT: 5 Minuten
GARZEIT: 6 bis 10 Minuten
INSGESAMT: 11 bis 15 Minuten

---

2 Süßkartoffeln

2 EL Bratfett

Salz und schwarzer Pfeffer

Sie können die Süßkartoffeln auch im Ofen backen (siehe Seite 162).

Süßkartoffeln schälen und in gut 1 cm dicke Scheiben schneiden. (Wählen Sie eher dicke, rundliche Kartoffeln als dünne, längliche.) Bratfett bei mittlerer Temperatur in einer großen Pfanne erhitzen, Fett in der Pfanne schwenken. Die größten Scheiben in einer Lage nebeneinander in die Pfanne legen. Etwa 3 bis 5 Minuten auf jeder Seite garen, bis sie weich sind. Mit Salz und Pfeffer würzen. Abkühlen lassen, Burgerfleisch zwischen zwei Scheiben legen und servieren.

Reste in Folie oder einem luftdichten Behälter im Kühlschrank aufbewahren, wo sie sich drei bis fünf Tage halten.

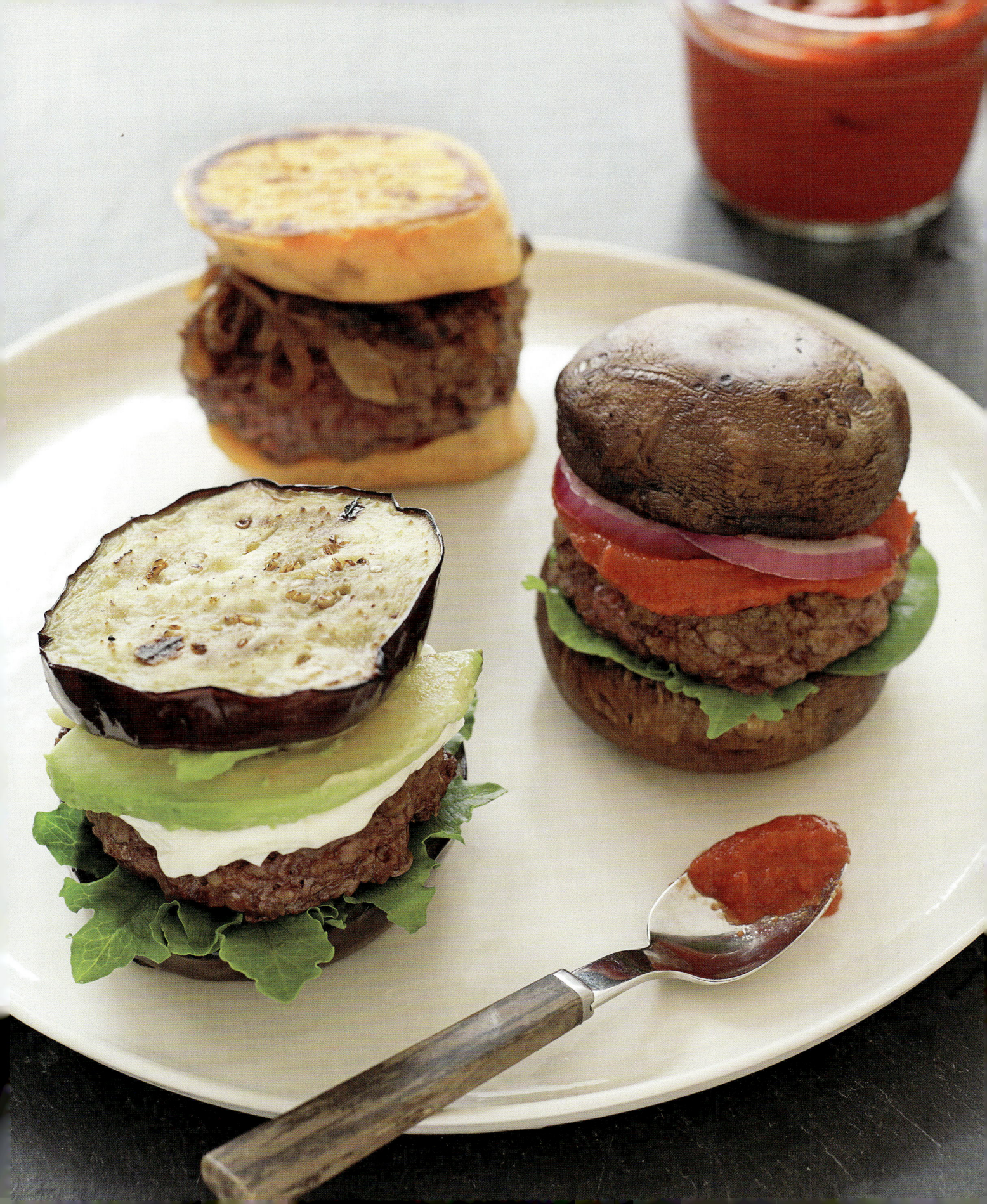

Knochenbrühe

Knochenbrühe ist bei Reset ein Grundnahrungsmittel, nicht nur eine Kochzutat; tatsächlich ist sie auch ein gesundes Nahrungsergänzungsmittel. Denn sie ist Quelle zahlreicher Mineralien – zum Beispiel Kalzium, Phosphor, Magnesium und Kalium –, und das in einer vom Körper leicht aufzunehmenden Form. Diese Brühe ist auch reich an Glycin und Prolin, Aminosäuren, die im Muskelfleisch (das wir hauptsächlich verzehren) nur in unbedeutender Menge vorhanden sind. Außerdem enthält sie Chondritinsulfat und Glucosamin, beides ist in vielen Nahrungsergänzungsmitteln gegen Entzündungen, Arthritis und Gelenkschmerzen enthalten. Und schließlich liefern die Knochen, mit denen die Brühe hergestellt wird, ein äußerst wichtiges und gesundes Protein namens Kollagen. Es verringert Gelenkschmerzen und Entzündungen, verhindert Knochenverlust und sorgt für gesunde Haut, Haare und Nägel. (Die Aufspaltung des Kollagens in der Knochenbrühe führt zu Gelatine, wodurch die Brühe beim Erkalten eine geleeartige Konsistenz annimmt.)

Knochenbrühe hat viele gesundheitliche Vorteile: Sie hilft gegen durchlässigen Darm, reguliert die Verdauung, repariert Muskeln und fördert deren Wachstum; sie sorgt für ein ausgeglichenes Nerven- und ein gesundes Immunsystem.

Leider verhindern bei gekaufter Brühe hohe Herstellungstemperaturen und auf Schnelligkeit ausgelegte Kochtechniken die Entstehung der oben beschriebenen Vorteile. Außerdem enthalten diese Brühen oft Zutaten, die bei Reset nicht zugelassen sind (wie Zucker). Wenn Sie für ein Rezept nur eine kleine Menge Brühe brauchen, können Sie sie auch kaufen, falls Sie eine Brühe finden, die den Reset-Regeln entspricht. Wenn es Ihnen aber um die heilenden Eigenschaften der Brühe geht, müssen Sie sie selbst herstellen.

Als Nahrungsergänzung ist es gut, täglich von der Brühe zu trinken. Eine warme Tasse Brühe ist eine großartige Art, den Tag zu beginnen – trinken Sie möglichst jeden Tag 250 ml. Die Brühe kann auch als Basis für Ihre Lieblingssuppe dienen.

Die Knochen erhalten Sie bei Ihrem Metzger oder im Bio-Supermarkt. Vielleicht kennen Sie sogar einen Bauernhof, wo Sie sie beziehen können, oder Sie versuchen es auf einem Markt mit regionalen Produkten. Wenn Sie ein ganzes Huhn, eine Pute, Ente oder Gans braten, heben Sie die Knochen für eine Brühe auf.

Sie können die Knochen vom Rind, Kalb, Hammel, Lamm, Schwein, Wild, Geflügel verwenden. Fragen Sie nach Markknochen, Ochsenschwanz und Suppenknochen. Kochen Sie möglichst einige größere Knochen mit, zum Beispiel Knöchel oder Hühnerfüße, die mehr Knorpel und daher mehr Kollagen enthalten. Sie können auch die Knochen verschiedener Tiere für eine Brühe nehmen, dann ändert sich aber der Geschmack.

Wenn Sie Hühnerbrühe herstellen wollen, können Sie bei guter Planung mit einem Huhn drei Gerichte machen. Zuerst kaufen Sie ein 1,5 bis zwei Kilogramm schweres Huhn und braten es nach unserem Rezept auf Seite 153 im Ofen. Dann lösen Sie das Fleisch von den Knochen und verwenden es in einem Proteinsalat (Seite 157) oder einem grünen Hühnersalat (Seite 228). Aus den Knochen machen Sie die Hühnerbrühe.

Idealerweise sollten die Tiere für Ihre Knochenbrühe artgerecht gehalten und wenn möglich mit Bio-Futter oder mit Gras gefüttert worden sein.

Wir haben hier die Grundrezepte aufgeführt, aber natürlich können Sie viele verschiedene Kräuter, Gewürze oder Gemüse zu Ihrer Brühe hinzufügen, um sie geschmacklich zu variieren, zum Beispiel Frühlingszwiebeln, Porree, Pilze, Knoblauch, Lorbeerblätter, Rosmarin, Salbei oder Ingwer. Nicht geeignet sind Brokkoli, Steckrüben, Kohl, Rosenkohl, grüne Paprika, Blattkohlarten oder Senfblätter, da sie die Brühe bitter machen.

Für Rezepte, die nur wenig Brühe benötigen, frieren Sie am besten etwas Brühe in einem Eiswürfelbereiter ein. So können Sie genau die gewünschte Menge entnehmen. Größere Mengen Brühe können Sie in Weckgläsern einfrieren, dafür die Brühe unbedingt abkühlen lassen, bevor Sie das Glas verschließen und ins Tiefkühlfach stellen. Lassen Sie genug Platz in dem Gefäß für das Ausdehnen der Brühe beim Gefrieren, damit das Glas nicht zerbricht.

Brühe aus Hühnerknochen

FÜR 4 LITER
VORBEREITUNGSZEIT: 15 Minuten
GARZEIT: 12 bis 24 Stunden
INSGESAMT: 12 bis 24 Stunden

Knochen von einem 1,5 bis 2 kg schweren, gebratenen Huhn

2 Karotten, in großen Stücken

3 Selleriestangen, in großen Stücken

2 Zwiebeln, in großen Stücken

5–6 frische Petersilienstängel

1 Zweig frischer Thymian

2 EL Apfelessig

10 schwarze Pfefferkörner

1 TL Salz

Alle Zutaten in einen großen Suppentopf füllen, mit Wasser bedecken und aufkochen. Bei niedriger Temperatur zugedeckt 12 bis 24 Stunden garen, ohne umzurühren. (Sie können diese Brühe auch im Schongarer zubereiten. Den Schongarer auf hohe Temperatur stellen, bis das Wasser kocht, dann die Temperatur reduzieren und 12 bis 24 Stunden garen.)

Die Brühe durch ein feines Sieb gießen und die zurückgebliebenen festen Teile wegwerfen. Brühe auf mehrere Behälter verteilen, damit sie schneller abkühlt – nicht einfrieren, während sie noch heiß ist! Nach dem Abkühlen ohne Deckel einige Stunden im Kühlschrank stehen lassen, bis das Fett

nach oben gestiegen und hart geworden ist. Das Fett mit einem Löffel abnehmen und wegwerfen.

Eine gut zubereitete Hühnerknochenbrühe hat erkaltet eine geleeartige Konsistenz, was an dem aus den Knochen freigesetzten Kollagen liegt. Beim vorsichtigen Erhitzen wird die Brühe wieder flüssig.

Im Kühlschrank hält sich die Brühe drei bis vier Tage, im Gefrierfach bis zu sechs Monate.

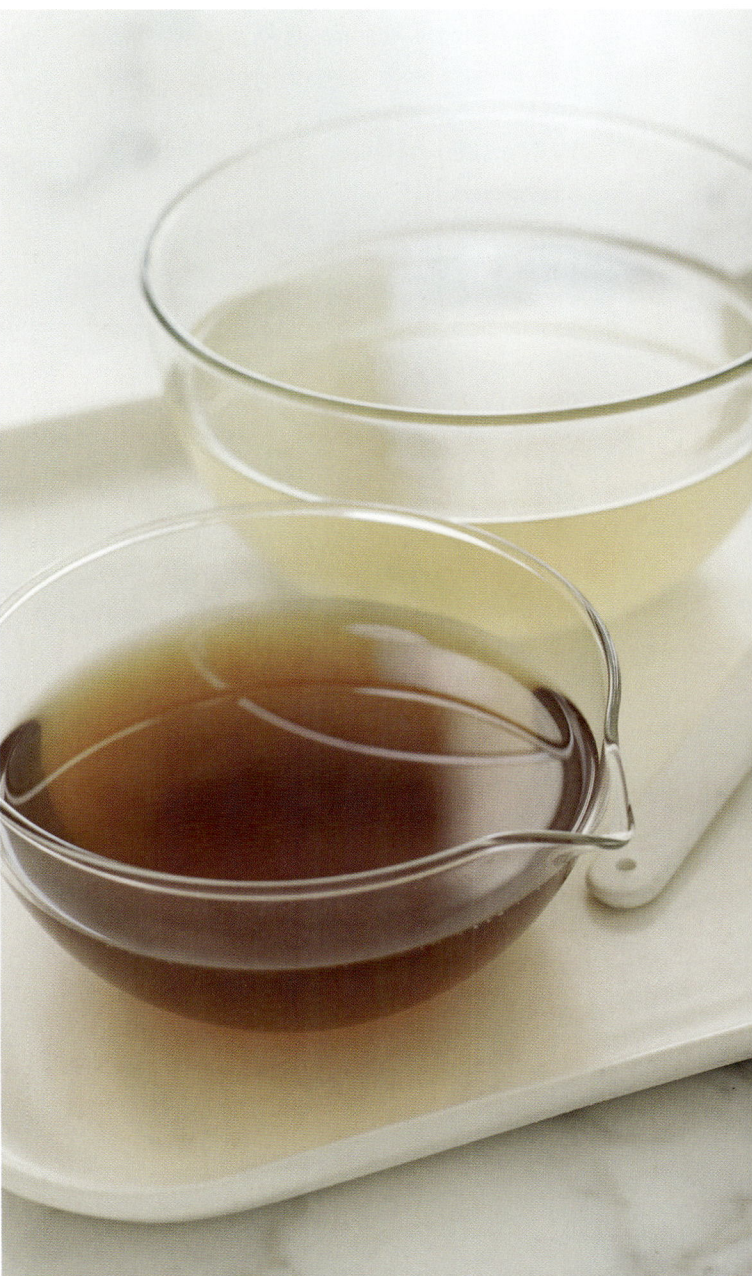

Brühe aus Rinderknochen

FÜR 4 LITER
VORBEREITUNGSZEIT: 15 Minuten
GARZEIT: 12 bis 24 Stunden
INSGESAMT: 12 bis 24 Stunden

3–3½ Pfund Rinderknochen

2 Karotten, in große Stücke geschnitten

3 Selleriestangen, in große Stücke geschnitten

2 Zwiebeln, in große Stücke geschnitten

5–6 frische Petersilienstängel

1 Zweig frischer Thymian

2 EL Apfelessig

10 schwarze Pfefferkörner

1 TL Salz

Alle Zutaten in einen großen Suppentopf füllen, mit Wasser bedecken und zum Kochen bringen. Zudecken und bei niedriger Temperatur 12 bis 24 Stunden garen, ohne umzurühren. (Sie können diese Brühe auch im Schongarer zubereiten. Den Schongarer auf hohe Temperatur stellen, bis das Wasser kocht, dann auf niedrig stellen und 12 bis 24 Stunden garen.)

Die Brühe durch ein feines Sieb abgießen und die zurückgebliebenen festen Teile wegwerfen. Brühe auf mehrere Behälter verteilen, damit sie schneller abkühlt – nicht einfrieren, während sie noch heiß ist! Abgekühlt zunächst im Kühlschrank einige Stunden stehen lassen, bis das Fett nach oben gestiegen und hart geworden ist. Das Fett mit einem Löffel abnehmen und wegwerfen.

Eine gut zubereitete Rinderknochenbrühe hat im kalten Zustand eine feste Konsistenz – wie Wackelpudding. Das liegt an dem aus den Knochen freigesetzten Kollagen. Beim vorsichtigen Erhitzen wird die Brühe wieder flüssig.

Im Kühlschrank hält sich die Brühe drei bis vier Tage, im Gefrierfach bis zu sechs Monate.

Gemüsebrühe

Für eine Gemüsebrühe einfach das Rezept für Hühnerknochenbrühe verwenden, die Hühnerknochen weglassen und stattdessen nach Belieben Gemüse, Kräuter und Gewürze hinzufügen. Zum Kochen bringen, Temperatur reduzieren und ohne Umrühren etwa 1 bis 2 Stunden simmern lassen. Abgießen, abkühlen lassen und im Kühlschrank aufbewahren oder einfrieren.

Kokoscreme

Kokoscreme ist einfach herzustellen und verleiht vielen Gerichten das gewisse Etwas. Kokosmilch sorgt für eine sämige Konsistenz, doch manchmal macht sie das Essen wässrig. In diesen Fällen brauchen wir Kokoscreme.

Um diese herzustellen, stellen Sie eine Dose Kokosmilch mit hohem Fettanteil 1 bis 2 Stunden in den Kühlschrank. (Wir empfehlen ohnehin, immer wenigstens eine Dose im Kühlschrank zu haben, falls es plötzlich einen dringenden Kokosmilchbedarf gibt, was bei Reset durchaus passieren kann.)

Wenn Sie die Dose öffnen, ist die Creme nach oben gestiegen und fest geworden, während das Kokoswasser sich unten in der Dose gesammelt hat. Nun können Sie die feste Creme abschöpfen und in allen Rezepten einsetzen.

Es gibt auch Kokoscreme zu kaufen, aber warum sollen Sie dafür mehr ausgeben, wenn Sie für Ihre selbst hergestellte Creme nur die Kühlschranktür zu öffnen brauchen?

Perfekte Mayonnaise

Selbst gemachte Mayonnaise gehört zu den Grundvorräten der Reset-Küche. Sie ist die Basis für eine Vielzahl Soßen und Dressings, hält Hühner-, Thunfisch-, Lachs- und Eiersalat zusammen und wird vor dem Braten oder Grillen auf Fleisch, Fisch und Meeresfrüchte gestrichen.

Bei diesem Rezept wird einmal kein Olivenöl extra vergine verwendet, weil dessen Geschmack zu intensiv ist. Nehmen Sie stattdessen ein sanftes Olivenöl, Avocadoöl oder ein High-Oleic-Distel- oder -Sonnenblumenöl. High-Oleic-Öle sind aus speziellen Pflanzen hergestellt; sie haben einen hohen Gehalt an Ölsäuren und sind weniger geschmacksintensiv.

Sie können die Mayonnaise mit einer Küchenmaschine oder einem Mixer oder auch einem Pürierstab zubereiten, aber versuchen Sie gar nicht erst, sie mit einem Schneebesen von Hand zu schlagen – Sie werden sich einen Tennisellbogen zuziehen und darüber hinaus eine flüssige Mayonnaise erhalten.

Mayonnaise hält sich im Kühlschrank etwa noch eine Woche nach dem Ablaufdatum der verwendeten Eier, zählen Sie zu diesem Datum also sieben Tage hinzu und schreiben Sie das Ergebnis auf Ihr Mayonnaiseglas.

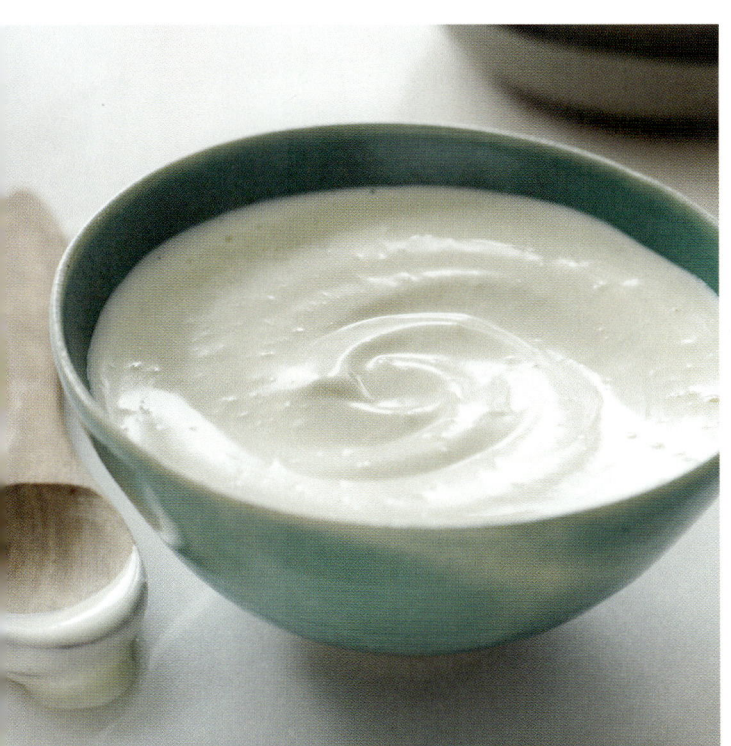

Basis-Mayonnaise

FÜR 350 MILLILITER
VORBEREITUNGSZEIT: 10 Minuten

300 ml leichtes Olivenöl
1 großes Ei
½ TL Senfpulver
½ TL Salz
Saft von ½ Zitrone

Das Grundrezept für Mayonnaise können Sie geschmacklich variieren. Einige Vorschläge finden Sie ab Seite 305.

50 ml des Olivenöls, das Ei, das Senfpulver und das Salz in eine Küchenmaschine, einen Mixer oder eine Schüssel geben und gut vermengen. Während die Küchenmaschine oder der Mixer laufen (oder während Sie mit dem Pürierstab die Zutaten in der Schüssel verrühren), nach und nach die verbliebenen 250 ml Olivenöl dazugeben. Wenn das ganze Öl verrührt ist und die Mischung eine sämige Emulsion bildet, den Zitronensaft hinzufügen und langsam mit den Geräten untermischen oder mit einem Schneebesen verrühren.

⭐ **PROFI-TIPP:** *Damit die Mayonnaise gelingt, müssen alle Zutaten Raumtemperatur haben. Lassen Sie das Ei vor der Zubereitung eine Stunde auf der Arbeitsplatte liegen oder legen Sie es fünf Minuten vor der Verwendung in eine Schüssel mit heißem Wasser. Lassen Sie eine Zitrone immer speziell für die Zubereitung von Mayonnaise draußen liegen, Sie werden sie häufig brauchen. Je langsamer Sie das Öl hinzufügen, desto cremiger wird die Mayonnaise. Sie können das Öl aus einem Messbecher mit Schnabel laufen lassen oder aus einer Dosierflasche langsam in die Küchenma-*

schine, den Mixer oder die Schüssel tropfen. Bei Verwendung eines Pürierstabs am Ende den Stab ein paarmal aus der Mischung ziehen und dann weiter rühren, um der Emulsion Luft beizumischen; das macht sie noch lockerer.

Die perfekte Mayonnaise ohne Ei

Wenn man allergisch gegen Eier ist, ist der größte Nachteil, dass einem unsere Grundrezept-Mayonnaise nicht zur Verfügung steht. Da wir aber nicht wollen, dass jemand auf dieses cremige Verfeinerungsmittel verzichten muss, haben wir unsere Freundin Mickey Trescott, Autorin des Buches *The Autoimmune Paleo Cookbook*, gebeten, ihr Rezept für Mayonnaise ohne Ei übernehmen zu dürfen.

Die Basis dieser Mayonnaise ist Kokosbutter, die man manchmal in Bio-Läden oder online kaufen kann. Ein Rezept, um sie selbst zu machen, finden Sie gleich unter dem Rezept für die Mayonnaise. Auch wenn diese Version anders schmeckt als die Mayonnaise mit Ei, ist sie doch eine gute Basis für unsere Dressings, Soßen und Dips.

Diese Mayonnaise hält sich im Kühlschrank mehrere Wochen, allerdings wird sie dort hart. Denken Sie vor der Verwendung daran, sie wieder auf Raumtemperatur zu bringen – entweder lassen Sie sie etwa eine Stunde draußen stehen oder Sie stellen sie in eine Schüssel mit heißem Wasser, bis sie wieder weich wird.

Mayonnaise ohne Ei

FÜR 300 MILLILITER
VORBEREITUNGSZEIT: 10 Minuten

---

125 ml Kokosbutter

125 ml warmes Wasser

60 ml leichtes Olivenöl

2 Knoblauchzehen, geschält

1 EL Zitronensaft

¼ TL Salz

Wenn Sie diese Mayonnaise als Basis für Dressings oder Soßen verwenden wollen, lassen Sie den Zitronensaft weg. Dann können Sie der neutral schmeckenden Basis je nach Dressing oder Soße andere Säuren hinzufügen (zum Beispiel andere Zitrussäfte oder Essig).

Alle Zutaten in eine Küchenmaschine oder einen Mixer füllen und etwa 1 bis 2 Minuten rühren, bis sich eine dickflüssige Mischung bildet.

Selbst gemachte Kokosbutter

⭐ **PROFI-TIPP:** *Wenn Sie keine Kokosbutter kaufen können, machen Sie sie nach Mickeys Rezept mit Kokosraspeln selbst. Füllen Sie 400 g Kokosraspeln in eine Küchenmaschine. Lassen Sie die Maschine auf hoher Geschwindigkeit arbeiten und stoppen Sie sie ab und zu, um die Kokosraspeln am Rand mit einem Teigschaber wieder nach unten zu schieben. Um den Motor nicht zu überhitzen, immer nur etwa 1 Minute pürieren. Nach 5 bis 10 Minuten sollte sich eine cremige Masse gebildet haben. In einem Glas bei Raumtemperatur aufbewahren (Kühlung nicht nötig) – die Kokosbutter hält sich bis zu 6 Monate.*

Würzbutter

Würzbutter ist eine Mischung aus Butter und Kräutern, gerösteten Nüssen oder anderem. Man kann sie auf Fleisch oder Gemüse schmelzen lassen und den Gerichten damit eine ganz neue Dimension verleihen. Mit der Butter kann man auch ein einfaches Abendessen aufpeppen – eine Scheibe Würzbutter auf Ihrem gebackenen Lachsfilet (Seite 156) wird jeden beeindrucken.

Würzbutter

FÜR 4 BIS 8 RÖLLCHEN

VORBEREITUNGSZEIT: 10 Minuten
KÜHLUNGSZEIT: 2 Stunden
INSGESAMT: 2 Stunden 10 Minuten

---

125 g geklärte Butter oder Ghee

50 g Haselnüsse

1 Knoblauchzehe, gehackt

2 TL frische Thymianblättchen

½ TL Salz

¼ TL schwarzer Pfeffer

⭐ **PROFI-TIPP:** *Hier sind drei unserer Lieblingswürzkombinationen: 50 ml sonnengetrocknete Tomaten, 50 ml schwarze Oliven, entsteint und 2 Teelöffel frische gehackte Rosmarinblättchen; 7 g frische gehackte Petersilie, 35 g geröstete Pinienkerne und 1 Esslöffel Zitronensaft; 1 gehackte Knoblauchzehe, je 2 Teelöffel Rosmarin, Oregano und Schnittlauch, alle frisch gehackt. Wichtig ist, dass alle Zutaten fein gehackt sind.*

Geklärte Butter oder Ghee in eine Schüssel füllen und auf Raumtemperatur bringen.

Eine Pfanne ohne Fett bei mittlerer Temperatur erhitzen. Haselnüsse hineingeben und etwa 5 Minuten rösten, dabei die Pfanne schwenken, damit die Nüsse nicht anbrennen. Auf ein Schneidebrett legen und abkühlen lassen, dann hacken.

Haselnüsse, Knoblauch, Thymianblättchen, Salz und Pfeffer vorsichtig unter die geklärte Butter oder das Ghee mischen. Ein großes Stück Haushaltsfolie auf einer flachen Oberfläche ausbreiten und die Buttermischung in die Mitte geben. In eine etwa 3,5 cm dicke Rolle formen. Die Haushaltsfolie eng um die Butterrolle herumwickeln und 2 Stunden kühl lagern, bis die Butter fest ist. Wenn Sie Gäste bekommen, können Sie die Butter im Voraus zubereiten, Butter mit frischen Zutaten hält sich im Kühlschrank zwei bis drei Tage.

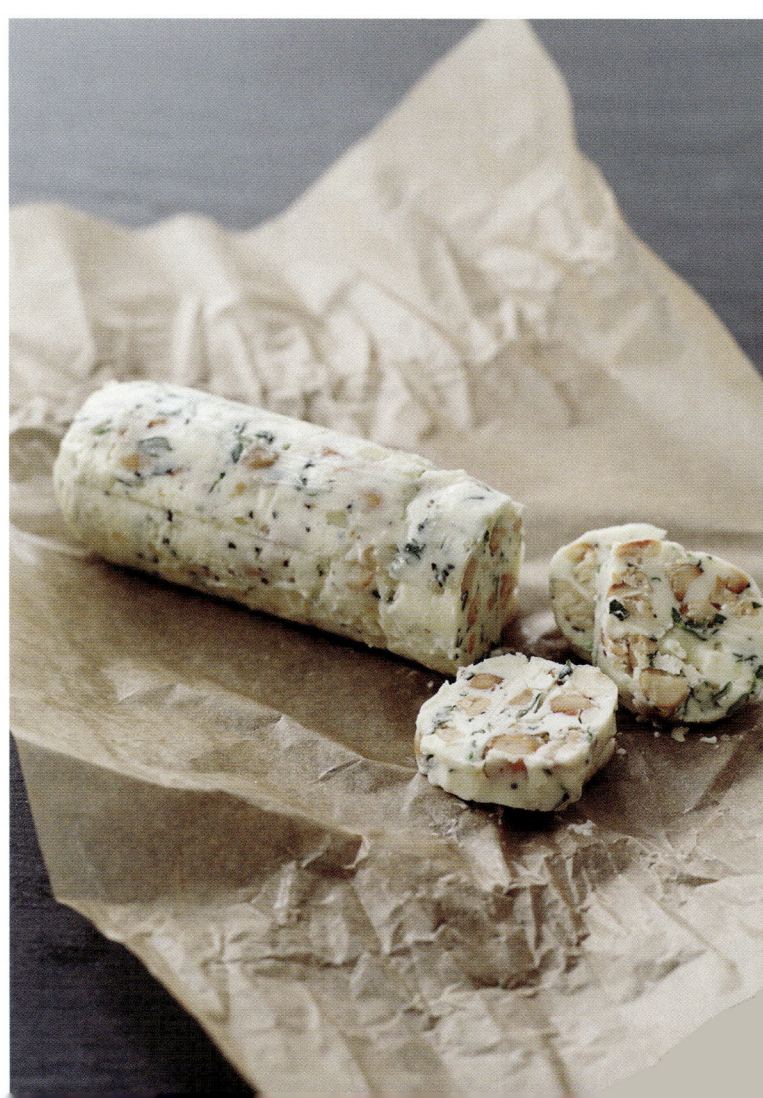

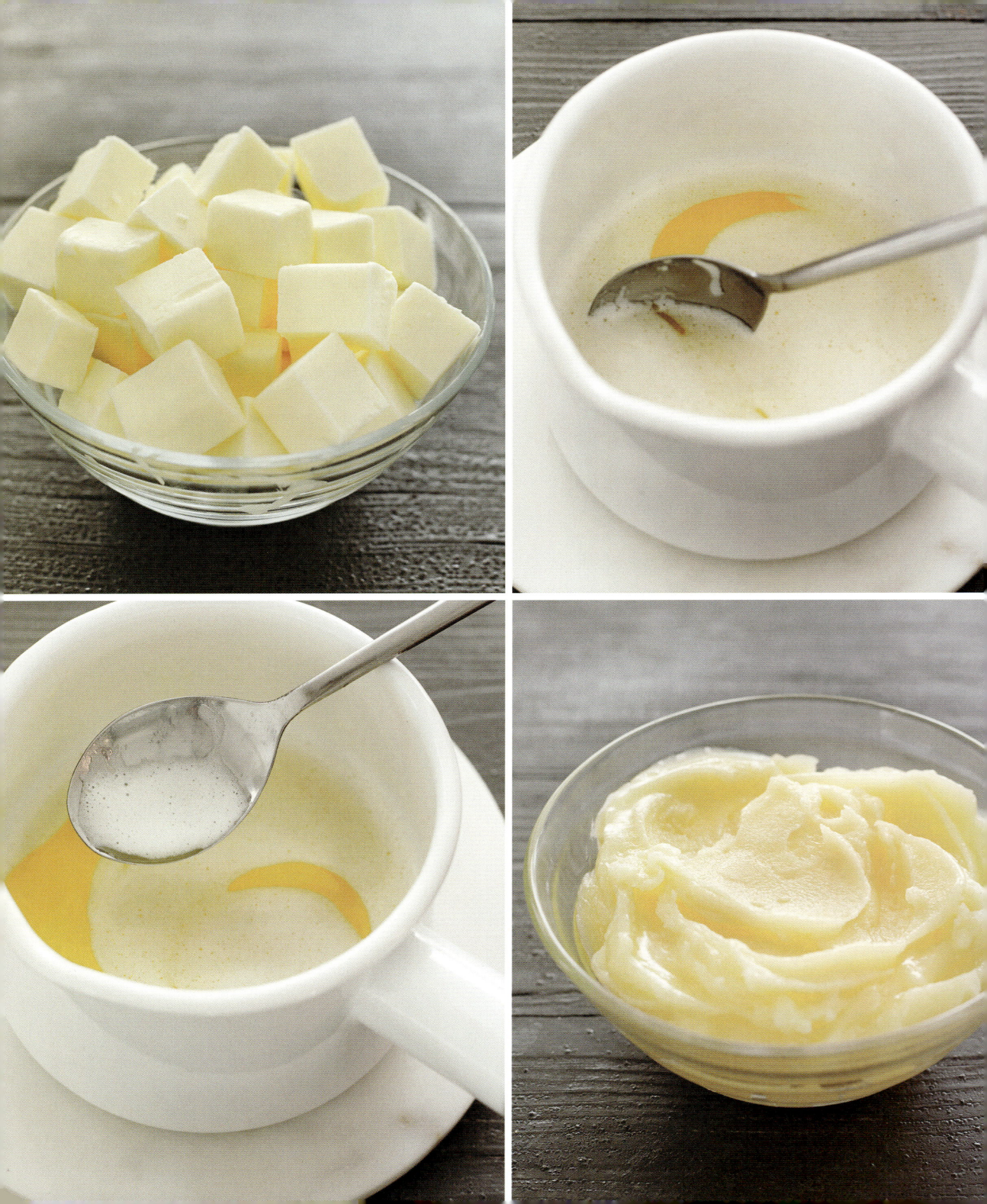

Geklärte Butter

Normale Butter ist bei Reset nicht erlaubt, weil sie Spuren von Milchproteinen enthält, die empfindlichen Menschen Probleme bereiten können. Beim Klären von Butter simmert diese auf niedriger Temperatur, um die festen Bestandteile der Butter von dem reinen Butterfett zu trennen. Das Ergebnis ist eiweißfreies Fett, perfekt zum Aromatisieren von Gerichten oder zum Braten (auch bei hohen Temperaturen).

In unseren Rezepten kommt auch Ghee vor; Ghee ist ähnlich wie geklärte Butter, wird aber etwas anders hergestellt. Die Butter simmert länger, bis die Milchproteine anfangen, braun zu werden, und in kleinen Flocken zu Boden sinken. Ghee schmeckt süßer als geklärte Butter und etwas nussig.

Auch wenn es keine Reset-Regel ist, empfehlen wir Ihnen, zur Herstellung von geklärter Butter oder Ghee Bio-Butter zu verwenden.

Geklärte Butter

FÜR ETWA 375 GRAMM

VORBEREITUNGSZEIT: 5 Minuten
GARZEIT: 20 Minuten
INSGESAMT: 25 Minuten

---

500 g ungesalzene Butter

Die Butter in 2,5 cm große Stücke schneiden und in einen kleinen Topf geben. Bei mittlerer Hitze erwärmen, sodass die Butter schmilzt. Simmern lassen, bis sich schaumig-weiße Teile an der Oberfläche bilden. Diese mit einem Löffel abnehmen.

Wenn sich kein Schaum mehr bildet, die Butter durch ein Mulltuch oder ein sehr feines Sieb in ein Glasgefäß gießen und abkühlen lassen.

Geklärte Butter hält sich im Kühlschrank bis zu 6 Monate und bei Raumtemperatur bis zu 3 Monate.

Basis-Vinaigrette

Vinaigrette ist nicht einfach nur eine Mischung aus Öl und Essig, sondern eine Verbindung, die aus einem Teil Säure, drei Teilen Fett und Geschmackszugaben besteht. Als Säure können alle Essigsorten oder Zitrussäure verwendet werden. Das Fett ist normalerweise ein Öl, aber für ein cremigeres Dressing können Sie auch Ihre selbst gemachte Mayonnaise verwenden. Zur besseren Verbindung von Säure und Öl können Sie als Emulgator zerdrückten Knoblauch, Senf oder Ei einsetzen; es geht aber auch ohne Emulgator – schütteln Sie die Vinaigrette einfach vor dem Servieren einmal kräftig durch!

Vinaigretten gehören bei Reset ebenfalls zum Grundvorrat. Sie sind unverzichtbar für Salate, bilden aber auch die Grundlage für köstliche Marinaden und Dressings für Fleisch, Meeresfrüchte und Gemüse.

Um weniger Abwasch zu haben, können Sie Ihre Vinaigrette ganz einfach zubereiten: Füllen Sie alle Zutaten in einen Glasbehälter mit Deckel und schütteln Sie, bis die Mischung gut verbunden ist. Oder geben Sie alles in eine Schüssel und rühren Sie mit einem Schneebesen so lange, bis sich eine dickflüssige Vinaigrette bildet. Sie können das aber natürlich auch Ihrem Mixer oder Ihrer Küchenmaschine überlassen.

Grundrezept Vinaigrette

FÜR 240 MILLILITER
ZUBEREITUNGSZEIT: 5 Minuten

---

60 ml Weißwein- oder Apfelessig
180 ml Olivenöl extra vergine
¼ TL Salz
½ TL schwarzer Pfeffer

Servieren Sie die Vinaigrette gleich nach der Zubereitung oder bereiten Sie sie im Voraus zu und bewahren Sie sie im Kühlschrank auf. Wenn sich die Mischung wieder trennt, schütteln Sie sie vor dem Servieren einfach noch einmal kräftig oder füllen Sie sie in eine Schüssel und schlagen Sie sie durch.

Salatdressings mit frischen Zutaten (wie Knoblauch oder Kräutern) halten sich im Kühlschrank bis zu zwei oder drei Tage. Das Olivenöl wird bei Kälte mit der Zeit fest und flockt aus; wenn das passiert ist, einfach einige Zeit vor dem Verwenden aus dem Kühlschrank nehmen, auf Raumtemperatur aufwärmen lassen und schütteln oder kräftig durchrühren.

Den Essig in eine kleine Schüssel füllen. Nach und nach das Olivenöl einlaufen lassen, während man beständig kräftig rührt oder schlägt, damit die Flüssigkeiten sich verbinden. Salz und Pfeffer und eventuell noch andere Gewürze hinzufügen.

⭐ **PROFI-TIPP:** *Mit unserer Basis-Vinaigrette können Sie durch Zugabe von Gewürzen viele verschiedene Vinaigretten zubereiten. Inspirationen finden Sie ab Seite 322.*

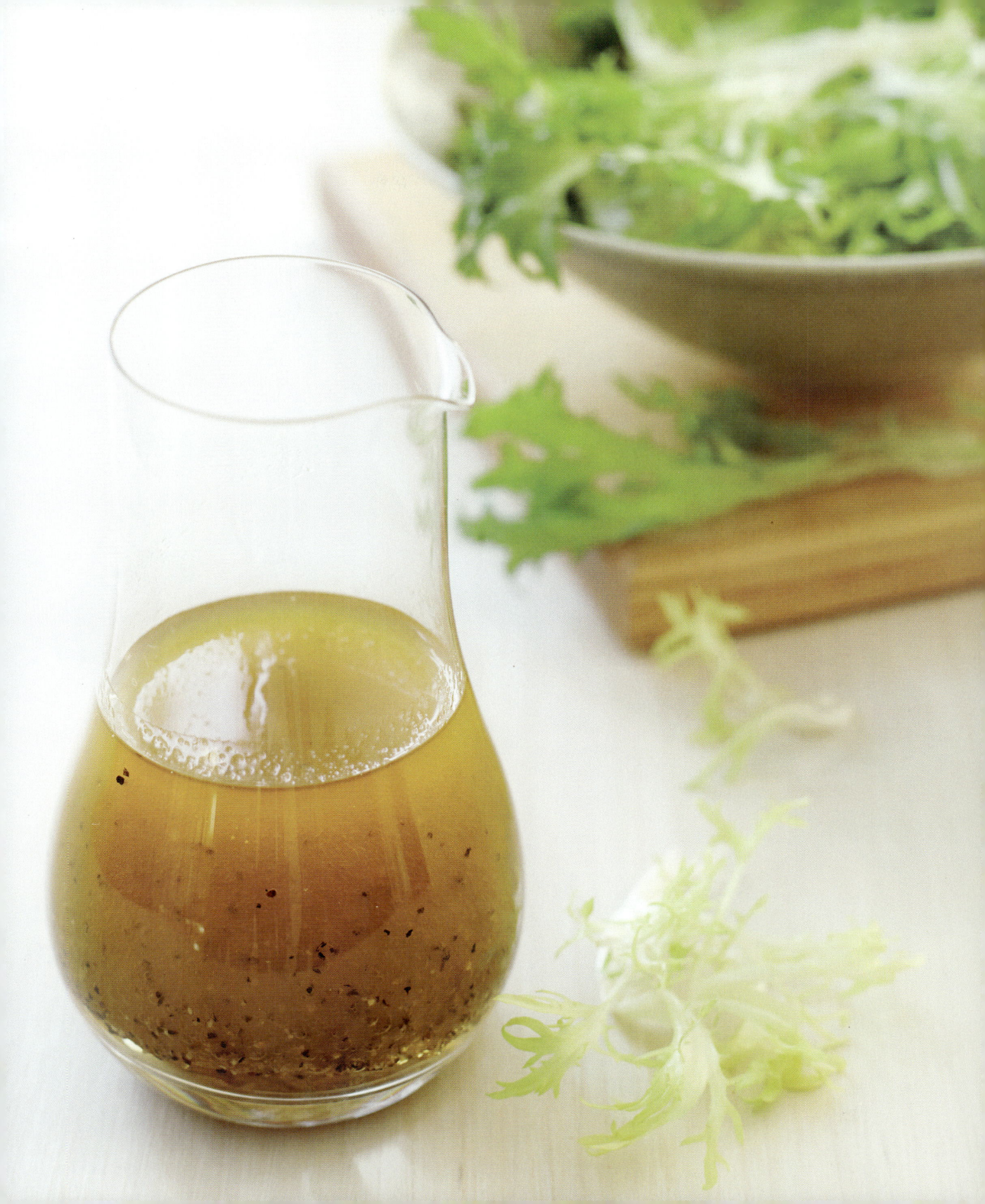

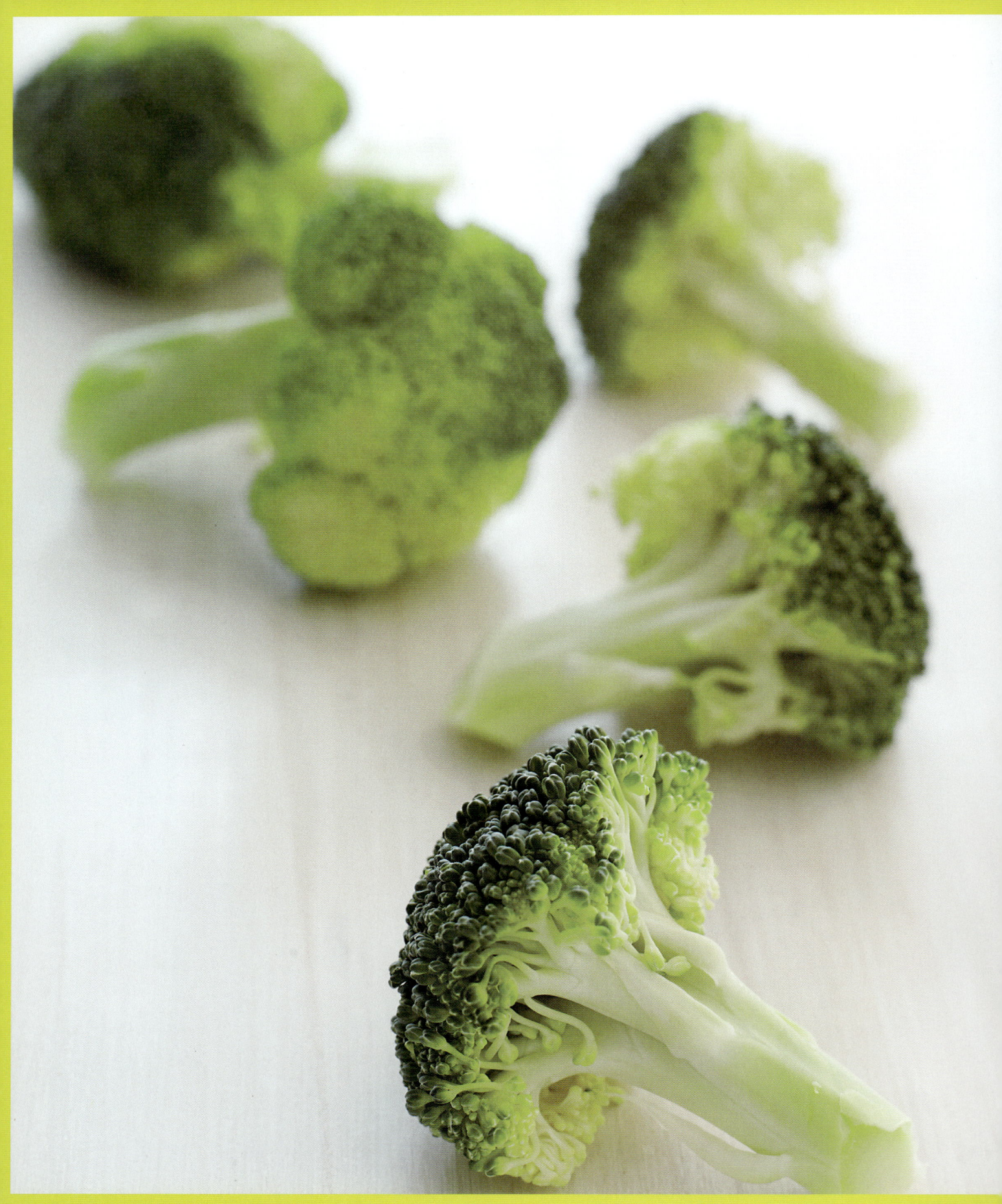

Teil 4

Rezepte

Willkommen zum Herzstück von Reset: unseren Rezepten. In diesem Teil werden Sie die Fertigkeiten und Kochgrundlagen, die Sie sich im dritten Teil angeeignet haben, in die Praxis umsetzen.

Bei unseren Rezepten handelt es sich ausschließlich um leicht zuzubereitende, köstliche und nährwertreiche Mahlzeiten aus Zutaten, die es praktisch überall zu kaufen gibt. Sie brauchen keine Spezialitäten, keine Fette oder Fleischsorten, die schwer zu beschaffen sind, und es kommen keine Kochtechniken vor, für die Sie besondere Küchengeräte brauchen. Wir haben den renommierten Koch Richard Bradford gebeten, mit uns zusammen Mahlzeiten für Kochanfänger zu kreieren, bei denen Zutaten verwendet werden, die man auch in einem kleinen Ort mit nur wenigen Lebensmittelläden kaufen kann. Wir beginnen meist mit einfachen Gerichten und steigern uns dann, so können Sie nach und nach Ihre Kochfähigkeiten ausbauen.

Falls Sie schon eine erfahrene Köchin oder ein erfahrener Koch mit gut ausgestatteter Küche sind, werden Sie ebenfalls Freude an unseren Rezepten haben, denn trotz ihrer Einfachheit sind sie sehr verführerisch.

Das Wichtigste: Die Gerichte funktionieren mit einfachen Zutaten und leichten Zubereitungsmethoden, schmecken aber gleichzeitig vorzüglich und sättigen.

Bitte vorher lesen!

Bestimmt wollen Sie sofort anfangen zu kochen. Aber stellen Sie sich vor, Sie sind in der Mitte der Zubereitung und merken, dass Ihnen eine wichtige Zutat fehlt! Nehmen Sie sich also die Zeit, zunächst das ganze Rezept durchzulesen. Dann wissen Sie, welche Zutaten Sie brauchen, ob Sie etwas im Voraus zubereiten müssen (zum Beispiel eine Soße oder Marinade), welche Kochgeräte Sie brauchen und wie das Gericht fertig aussehen sollte.

Vorbereitung

Wir sagten ja bereits, dass bei Reset Planung und Vorbereitung ganz entscheidend sind. Das gilt beim Kochen genauso. Bevor Sie beginnen, sollten

Sie dafür sorgen, dass alle Zutaten vorbereitet sind und alle Kochutensilien bereitliegen. Beim professionellen Kochen wird diese Arbeitsphase *mise en place* genannt, was aus dem Französischen kommt und so viel wie »an den rechten Ort gelegt« bedeutet. Gehen wir diesen Vorgang einmal beispielhaft für das klassische Chili auf Seite 338 durch: Lesen Sie zuerst das Rezept.

Dann bereiten Sie die Zutaten vor. Legen Sie alles bis auf das Fleisch auf die Arbeitsplatte: die Zwiebel, drei Zehen Knoblauch, zwei Paprika und drei Tomaten, und daneben stellen Sie alle Gewürzbehälter und das Gefäß mit Rinderbrühe. Holen Sie einen großen Topf, dann eine kleine Schüssel, zwei mittelgroße Schüsseln, einen Schaumlöffel, Löffel und Messbecher, ein Kochmesser und ein Schneidebrett.

Hacken Sie die Zwiebel, dann den Knoblauch und füllen Sie beides in eine kleine Schüssel. Dazu kommen jetzt alle Gewürze. (Da im Rezept steht, dass sie alle zur selben Zeit in denselben Topf kommen, brauchen Sie dafür nur eine Schüssel.)

Als Nächstes schneiden Sie die Paprika und die Tomaten klein und geben sie in eine mittelgroße Schüssel. Messen Sie die Brühe ab und gießen Sie sie in die Schüssel mit den Paprika und Tomaten. Stellen Sie beide Schüsseln und eine leere neben den Herd, die Pfanne auf den Herd und holen Sie das Hackfleisch aus dem Kühlschrank. Um später mehr Platz zu haben, können Sie jetzt die Gewürzbehälter zurückstellen und das Messer, die Löffel, den Messbecher und das Schneidebrett abwaschen.

Jetzt kann das eigentliche Kochen beginnen.

Wie am Anfang angegeben, braten Sie als Erstes das Hackfleisch und geben es dann in die Schüssel neben dem Herd. Nun Zwiebel, Knoblauch und Gewürzmischung in den Topf geben und nach Anleitung anschwitzen. Paprika, Tomaten, Hackfleisch und Brühe hinzufügen, dann wie im Rezept angegeben garen lassen.

Wenn Sie den Tisch gedeckt haben, brauchen Sie nur noch die Schüsseln und den Schaumlöffel abzuwaschen. Sie sehen, perfekte Organisation ist eine große Erleichterung beim Kochen.

Heiße Pfanne

Oft steht in unseren Rezepten »Wenn die Pfanne heiß ist …« oder »Wenn das Fett heiß ist …«. Dieser Schritt ist sehr wichtig, denn wenn man kaltes Protein in eine kalte (oder sich gerade erwärmende) Pfanne gibt, wird es wahrscheinlich anhaften – weder zum Braten noch zum Abwaschen ideal. Außerdem würde das Bratgut Flüssigkeit verlieren, sodass Fleisch oder Fisch später trocken wären. Wenn Ihr Steak, Ihre Hühnerbrust oder Ihr Fischfilet eine schöne Kruste haben soll, muss die Pfanne oder das Bratfett heiß sein, um das Bratgut zu versiegeln und die Oberfläche zu bräunen.

Das Gleiche gilt beim Sautieren von Gemüse – mit einer vorgeheizten Pfanne verkürzen sich die Garzeiten, das Gemüse gart gleichmäßiger und erhält eine goldene Außenhaut.

Unterschiedliche Garzeiten

Wir haben alle Rezepte mehr als einmal ausprobiert und dabei auch die Garzeiten notiert. Manchmal geben wir im Rezept eine Zeitspanne an, weil zum Beispiel bei Wurzelgemüse, Steaks oder anderem die Garzeit je nach Beschaffenheit variieren kann.

Auch der Herd kann die Ursache für Unterschiede in den Garzeiten sein, da jedes Gerät ein wenig anders arbeitet. Wenn Sie also nach einiger Zeit feststellen, dass Ihr Backofen eher kälter oder wärmer bäckt als angegeben, passen Sie die Angaben im Rezept Ihrem Gerät an. Oder Sie schaffen sich ein Backofenthermometer an, mit dem Sie die Temperatur im Backofen exakt bestimmen können.

Befolgen Sie die Anleitungen in den Rezepten anfangs genau, danach können Sie die Rezepte anpassen, falls nötig. Natürlich können Sie auch während des Kochens etwas verändern, wenn Sie zum Beispiel wissen, dass Ihr Brokkoli sieben anstatt fünf Minuten braucht, um durch das Dämpfen weich zu werden. Schreiben Sie sich Anmerkungen neben die Rezepte, notieren Sie

Garzeiten oder Backofentemperaturen. Und machen Sie sich keinen Stress, wenn Ihre ersten Steaks stärker durchgebraten sind, als Sie das eigentlich mögen. Mit der Zeit und der Erfahrung wird Kochen einfacher.

»Für 2 Portionen«

Die meisten Rezepte in diesem Buch sind für zwei Portionen konzipiert, manchmal für mehr.

Aber wie groß sind diese Portionen?

Unsere Rezepte geben durchschnittliche Portionsgrößen für Fleisch, Fisch, Meeresfrüchte, Eier und Gemüse an, die auf unserem Idealteller basieren. Aber vielleicht brauchen Sie größere oder kleinere Portionen. Nehmen Sie zum Beispiel das gegrillte Steak. Wenn Sie meinen, dass 150 Gramm zu wenig sind, nun, dann kaufen Sie größere Stücke und passen die Bratzeiten entsprechend an. (Größere Steaks brauchen vielleicht nicht länger, dickere Steaks dagegen schon.)

Sie können die Portionsgrößen auch anpassen, wenn Sie zwischen den Mahlzeiten dauernd Hunger haben. Kaufen Sie zunächst den Proteinanteil in größerer Menge, da dieser Teil der Makronährstoffe am meisten sättigt. Vergrößern Sie die Portion Ihrer Mahlzeit, bis Sie die richtige Menge herausgefunden haben. (Vielleicht möchten Sie auch mehr Fleisch braten, damit Sie Vorräte haben.)

Um Ihren Sättigungsgrad zu erhöhen, können Sie Ihrer Mahlzeit auch mehr Fett hinzufügen. Je nach Gericht können Sie entweder mehr Fett zum Braten oder Kochen nehmen oder das fertige Gericht mit mehr Fett ergänzen. Streuen Sie mehr Nüsse oder Samen darüber, essen Sie eine halbe Avocado dazu oder mischen Sie eine Handvoll Oliven in Ihren Salat. Die Kombination von extra Protein und extra Fett ist besonders gut, um Sie satt zu halten. Sie können auch mehr Gemüse essen, aber das hat weniger Kalorien und hilft daher kaum bei der Sättigung – es sei denn, Sie fügen Ihrer Extra-Süßkartoffel noch einen großen Klecks Ghee hinzu.

TIPP: Bratfett

⭐ *In einigen Rezepten wird ein besonderes Fett verwendet, aber meist sprechen wir nur von »Bratfett«. Spezielles Fett ist nur dann erforderlich, wenn es für den Geschmack oder die Textur des Gerichts wichtig ist. Zum Beispiel kommt in unserem Blumenkohlpüree geklärte Butter oder Ghee zum Einsatz.*

Beim Braten können Sie verwenden, was Sie gerade haben oder was Ihnen am besten schmeckt. Die Liste der gesunden Bratfette ist lang, benutzen Sie Kokosöl, geklärte Butter, Ghee, Olivenöl extra vergine, Palmöl, Rindertalg, Schweinefett, Fett vom ausgebratenen Speck oder Gänsefett.

TIPP: Benutzen Sie ein Fleischthermometer

⭐ *Wir haben Ihnen bereits einige Küchenutensilien empfohlen, die das Kochen vereinfachen und mit denen es mehr Spaß macht. Eines der wertvollsten Geräte für angehende Köche ist ein Fleischthermometer. Es gibt andere Methoden, um herauszufinden, ob Fleisch und Geflügel gar sind – zum Beispiel das Drücken auf das Fleisch oder das Einstellen einer Küchenuhr. Aber eine verlässliche Einschätzung durch Drücken verlangt viel Erfahrung, und Ihre Küchenuhr ist für das Bestimmen des Gargrads ziemlich schlecht geeignet, da Garzeiten von verschiedenen Faktoren abhängen und entsprechend unterschiedlich sind.*

Dagegen sagt Ihnen ein Fleischthermometer genau, wann Sie das Gargut vom Herd oder aus dem Ofen nehmen müssen. Stechen Sie das Thermometer in die dickste Stelle des Fleisches, aber nicht direkt neben Knochen, da Knochen und das Fleisch direkt daneben heißer werden als der Rest des Fleisches. Wenn Sie ein ganzes Huhn braten, stechen Sie das Thermometer in den oberen Teil des Hühnerschenkels. Bei einem dünnen Stück Fleisch können Sie das Thermometer von der Seite einstechen.

Doch nicht bei allen Proteinquellen ist ein Fleischthermometer geeignet, zum Beispiel funktioniert es wegen der vielen Knochen bei Rippchen nicht. Sie sollten also auch Ihre Fähigkeit schulen, mit dem Auge zu erkennen, ob Ihr Fleisch oder Fisch gar ist.

Während des Lernprozesses werden Sie das Fleisch manchmal einfach durchschneiden und nachsehen müssen. Das ist besser, als auf trockenem Fleisch herumzukauen. Beim Aufschneiden des Fleisches werden Sie sehen, ob die Farbe im Inneren des Burgers Ihren Wünschen entspricht, ob der Glanz im aufgeschnittenen Lachsfilet bedeutet, dass das Filet durch ist, und ob das Weiß in der Mitte der Hühnerbrust die richtige Schattierung hat. Und denken Sie daran, dass Ihr Fleisch, Ihr Fisch und Ihre Eier noch ein paar Minuten nachgaren, wenn Sie sie vom Herd oder aus dem Backofen genommen haben. Stoppen Sie die Hitzezufuhr also kurz vor dem Erreichen des gewünschten Garzustands.

Tipp: Achten Sie darauf, dass alle Zutaten Reset-konform sind

⭐ *Bei manchen Rezepten geben wir Zutaten wie Senf, Hühnerbrühe oder scharfe Soße an. Auch wenn wir es in den Rezepten nicht noch einmal besonders erwähnen, müssen natürlich alle gekauften Produkte den Reset-Regeln entsprechen. Lesen Sie also die Zutatenlisten! Achten Sie darauf, dass die scharfe Soße keinen zugesetzten Zucker enthält, der Senf keinen Wein und keine Sulfite und die gekaufte Hühnerbrühe keine Mais- oder Reisstärke.*

Zum Glück können Sie die Hühnerbrühe leicht selbst machen – folgen Sie einfach unserer Anleitung auf Seite 173.

Tipp: Planen Sie ein paar Notfallgerichte

⭐ *Es wird immer Abende geben, an denen Sie müde und schlecht gelaunt nach Hause kommen und die Vorstellung, jetzt noch Essen machen zu müssen, Ihnen den Rest gibt. Sie wollen einfach nur noch eine Pizza bestellen und ein Glas Wein dazu trinken. Sie sind in Versuchung aufzugeben.*

Aber das werden Sie nicht tun.

Blättern Sie durch unsere Rezepte und stellen Sie drei Notfallgerichte zusammen, die Sie in weniger als 15 Minuten zubereiten können, mit Zutaten, die Sie immer dahaben. Zum Beispiel ein Rührei mit scharfer Soße, einer Avocado und ein paar Gemüseresten aus dem Kühlschrank (auf Seite 146). Oder vielleicht Lachsfrikadellen (auf Seite 342). Denn Lachs in der Dose und Süßkartoffeln gehören zum Grundvorrat, und wenn Sie die Frühlingszwiebeln nicht haben, macht es auch nichts. Vielleicht sind Sie auch mit dem Proteinsalat (auf Seite 157) zufrieden, den Sie immer im Kühlschrank haben, und dazu backen Sie rasch eine Süßkartoffel. Sie können auch ins Tiefkühlfach schauen – haben Sie noch Garnelen und gemischtes Gemüse? Das braten Sie beides schnell in der Pfanne und träufeln unsere asiatische Vinaigrette (auf Seite 326) darüber.

Schreiben Sie mindestens drei Mahlzeiten auf, die Sie gerne essen, und hängen Sie die Liste an Ihren Kühlschrank. Sie sind gestresst, wenn Sie mit einer schwierigen Situation konfrontiert werden und keinen Plan haben, um sie zu bewältigen. Das Planen von Notfallgerichten und das Wissen, dass Sie immer gutes Essen vorrätig haben, sind daher sehr wichtig. Jetzt kann Ihr Gehirn entspannen, und die Gefahr, dass Sie wegen eines schlechten Tages Ihr Reset-Programm aufgeben, ist gebannt.

Tipp: Haben Sie Spaß!

⭐ *Das meinen wir genau so, denn Kochen macht Spaß! In Ihrer Küche können Sie kreativ sein, Sie können stolz darauf sein, dass Sie gerade diese wunderbare Mahlzeit hinbekommen haben, die Sie nun genießen können. Benutzen Sie unsere Rezepte als Ausgangspunkt, und wenn Sie merken, dass Sie lieber mehr Gewürze verwenden, mehr Gemüsearten* zusammenmischen oder etwas Neues auf der Grundlage des schon Gelernten ausprobieren möchten, dann nur zu!

Manchmal werden Ihnen Mahlzeiten misslingen. Uns ist das oft passiert, aber fast nie konnte man etwas gar nicht mehr essen. Es kommt vor, dass ein Gericht am Ende nicht schön aussieht, aber es schmeckt vielleicht trotzdem köstlich. Ihre Küche sieht vielleicht manchmal so aus, als hätte eine Bombe eingeschlagen, aber was soll's, das gehört zum Lernprozess. Mit der Zeit wird es einfacher.

Jede Fähigkeit, die man neu lernt, erfordert Übung und Engagement. Ihr Engagement ist da, denn Sie haben sich verpflichtet, die nächsten 30 Tage dreimal am Tag natürliche und gesunde Mahlzeiten zu essen.

Beherzigen Sie die Tipps, die wir Ihnen gegeben haben, sie erleichtern Ihnen den Lernprozess. Stützen Sie sich auf die Basics, um Vertrauen aufzubauen, und bitten Sie Ihre Familie oder Ihre Freunde, Ihnen zu helfen, damit der Einkauf, der Abwasch und das Aufräumen schneller gehen.

Genug geredet, jetzt wird gegessen!

Einkaufslisten nach Nahrungsmitteln

Protein

FISCH UND MEERESFRÜCHTE

- **GUT:** Aquakultur
- **BESSER:** aus Wildfang und/oder nachhaltiger Fischerei
- **AM BESTEN:** aus Wildfang und nachhaltiger Fischerei

WIEDERKÄUER (Rind, Lamm, Wild)

- **GUT:** mager, Fettanteile entfernt
- **BESSER:** grasgefüttert und/oder Bio-Fleisch
- **AM BESTEN:** grasgefüttert und Bio-Fleisch

EIER

- **GUT:** wie im Laden vorhanden
- **BESSER:** Bio-Eier
- **AM BESTEN:** Bio-Eier aus Freilandhaltung

GEFLÜGEL (Huhn, Pute, Ente, Gans etc.)

- **GUT:** wie im Laden vorhanden, Haut entfernt
- **BESSER:** Bio-Geflügel
- **AM BESTEN:** Bio-Geflügel aus Freilandhaltung

NICHTWIEDERKÄUER (Schwein, Wildschwein, Kaninchen etc.)

- **GUT:** mager, Fett entfernt
- **BESSER:** Bio-Fleisch
- **AM BESTEN:** Bio-Fleisch aus Freilandhaltung

VERARBEITETES FLEISCH (Speck, Wurst, Schinken usw.)

- **GUT:** Bio-Produkte
- **BESSER:** von Tieren aus biologischer Weidehaltung
- **ZU VERMEIDEN:** Produkte mit zugesetztem Zucker, MSG, Sulfiten oder Carrageen

Gemüse

- Artischocke
- Aubergine
- Blattkohl
- Blumenkohl
- Bohnen, grüne
- Brokkoli
- Brunnenkresse
- Butternut-Kürbis
- Fenchel
- Grünkohl
- Gurke
- Jalapeños
- Karotten
- Kartoffeln
- Knoblauch
- Kohl
- Kohlrabi
- Kürbis
- Mangold
- Okraschoten
- Pak Choi
- Paprika
- Pastinaken
- Pilze
- Porree
- Radieschen
- Rhabarber
- Rosenkohl
- Rote Bete
- Rucola
- Salate
- Sellerie
- Spargel
- Spaghetti-Kürbis
- Spinat
- Sprossen
- Steckrüben
- Süßkartoffeln
- Tomaten
- Yams-Wurzeln
- Zucchini
- Zuckerschoten
- Zwiebeln

Obst

- Ananas
- Äpfel
- Aprikosen
- Bananen
- Birnen
- Brombeeren
- Datteln
- Erdbeeren
- Feigen
- Granatäpfel
- Grapefruits
- Heidelbeeren
- Himbeeren

- Kirschen
- Kiwis
- Limetten
- Mandarinen
- Mangos
- Melonen
- Nektarinen
- Orangen
- Papaya
- Pfirsiche
- Pflaumen
- Quitten
- Wassermelonen
- Weintrauben
- Zitronen
- **EINGESCHRÄNKT:** Trockenobst

Fette
- BESTE KOCH- UND BRATFETTE:
  - Butter, geklärt
  - Kokosöl
  - Olivenöl, extra vergine
  - tierische Fette
- BESTE SPEISEFETTE:
  - Avocado
  - Cashewnüsse
  - Haselnüsse
  - Kokosbutter
  - Kokosmilch
  - Kokosnussfleisch, Kokoschips
  - Macadamia (und -butter)
  - Oliven
- NÜSSE UND SAMEN (gelegentlich):
  - Mandeln (und -butter)
  - Paranüsse
  - Pekannüsse
  - Pistazien
- NÜSSE UND SAMEN (eingeschränkt):
  - Kürbiskerne
  - Leinsamen

- Pinienkerne
- Sesamkörner
- Sonnenblumenkerne
- Walnüsse

Frische Kräuter und Gewürze
- Basilikum
- Dill
- Ingwer
- Koriander
- Lorbeerblätter
- Oregano
- Petersilie
- Rosmarin
- Schnittlauch
- Thymian
- Zitronengras

Getrocknete Kräuter und Gewürze
- Cayennepfeffer
- Chili (Pulver und Flocken)
- Currypulver
- Dill
- Ingwer, gemahlen
- Knoblauchpulver
- Kumin
- Muskatnuss
- Nelken, gemahlen
- Oregano
- Paprikapulver
- Pfeffer, schwarz
- Piment
- Salbei
- Salz
- Senfpulver
- Thymian
- Wasabipulver
- Zimt
- Zwiebelpulver

Für die Vorratskammer
- Apfelessig
- Balsamico-Essig
- Cranberrys (getrocknet, gesüßt mit Apfeldicksaft)
- Gemüsebrühe
- Gewürzgurken
- Hühnerbrühe
- Kapern
- Lachs in der Dose
- Paprika (geröstet, im Glas)
- Reisessig
- Rinderbrühe
- Rotweinessig
- Scharfe Soße
- Sesamöl
- Thunfisch in der Dose
- Tomaten (in der Dose, püriert)
- Tomaten (in der Dose, in Stücken)
- Weißweinessig

Getränke
- Fruchtsaft (Orange, Apfel, Granatapfel)
- Gemüsesaft
- Kaffee
- Kokoswasser
- Kombucha (ungesüßt)
- Mineralwasser (auch natürlich aromatisiert)
- Tee (alle Arten)

Nach Belieben
- Gemüse in der Dose
- Fischsoße
- Kakao (100 %)
- Kokos-Aminosäuren
- Kokosmehl
- Mandelmehl
- Senf

Gesund und leicht gemacht

Nehmen Sie Ihre Mahlzeiten immer am Tisch in einer entspannten Atmosphäre ein. Lenken Sie sich während des Essens nicht mit anderen Aktivitäten ab, sehen Sie nicht fern, telefonieren Sie nicht, checken Sie nicht Ihre E-Mails. Kauen Sie langsam und gründlich, schlingen Sie nichts hinunter. Nehmen Sie sich Zeit, die köstlichen, gesunden Gerichte, die Sie zubereitet haben, zu genießen!

Mahlzeiten

Essen Sie drei Mahlzeiten am Tag und beginnen Sie mit einem guten Frühstück. Jede Mahlzeit sollte zunächst eine Proteinquelle enthalten, etwa in der Größe von ein bis zwei Handtellern. Füllen Sie den Teller dann mit Gemüse auf und gelegentlich noch mit einer Portion Obst. Fett sollte bei jeder Mahlzeit in folgenden Mengen enthalten sein:

- **ÖLE, KOCH- UND BRATFETTE:** ein bis zwei daumengroße Portionen

- **BUTTER (GHEE, KOKOS- UND NUSSBUTTER):** ein bis zwei daumengroße Portionen

- **KOKOS (CHIPS ODER FLOCKEN):** ein bis zwei offene (gehäufte) Handvoll

- **OLIVEN:** ein bis zwei offene (gehäufte) Handvoll

- **NÜSSE UND SAMEN:** bis zu einer geschlossenen Handvoll

- **AVOCADO:** eine halbe bis zu einer ganzen

- **KOKOSMILCH:** eine viertel bis zu einer halben 400-ml-Dose

Jede Mahlzeit sollte groß genug sein, um Sie zu sättigen – essen Sie zwischendurch keine Snacks, wenn Sie nicht sehr großen Hunger haben. Essen Sie ein paar Stunden, bevor Sie zu Bett gehen, gar nichts mehr.

Vor dem Sport

Essen Sie 15 bis 75 Minuten vor dem Sport eine Kleinigkeit, um Ihrem Körper das Signal zu geben, dass er gleich aktiv werden soll. Wenn Sie morgens vor dem Frühstück trainieren, ist es besser, vorher ein bisschen zu essen. Wählen Sie leicht verdauliches Essen. Hier können Sie ein bisschen experimentieren, aber auf jeden Fall sollte eine kleine Portion Eiweiß dazugehören (Größe einer halben Mahlzeit oder kleiner). Obst oder kohlenhydratreiche Gemüse eignen sich vor dem Sport nicht.

Nach dem Sport

Essen Sie gleich nach dem Sport etwas (15 bis 30 Minuten danach). Die Mahlzeit sollte aus leicht verdaulichem Eiweiß bestehen (so viel wie zu einer Mahlzeit) und einer entsprechend großen Menge kohlenhydratreicher Gemüse. Essen Sie als Kohlenhydratanteil nicht hauptsächlich Obst und fügen Sie wenig oder gar kein Fett hinzu. Gut geeignete kohlenhydratreiche Gemüse sind zum Beispiel Süßkartoffeln, Yams-Wurzeln, Kürbis und Rote Bete.

Diese kleine Mahlzeit nach dem Sport ist ein Extra, sie sollte keine Hauptmahlzeit ersetzen. Sie dient als nötige Quelle zusätzlicher Kalorien und Nährstoffe, die dem Körper helfen, nach hochintensivem Sport schneller und effektiver wieder zu Kräften zu kommen.

Gutes Essen für unterwegs

Protein

- Fleischscheiben (zum Beispiel Roastbeef)
- Thunfisch, Lachs oder Huhn aus der Dose
- hart gekochte Eier
- geräucherter Lachs (aus Wildfang)
- Garnelen (vorgekocht gekauft oder selbst gekocht)
- fertig gekaufte, gebratene Hühnerbrust oder Lachs
- Dörrfleisch

Gemüse

- Karotten, Sellerie, Gurke, Zuckerschoten, Paprika
- Grünkohl-Chips (selber machen!)
- geröstete Nori-Blätter
- frische Salsa
- Babynahrung! (Süßkartoffel, Kürbis oder Gemüse-Allerlei)

Obst

- alles, was frisch, regional und saisonal ist
- ungesüßtes Apfelmus
- Babynahrung (verschiedene Obstsorten)
- Trockenobst (perfekt zum Wandern)

Gesunde Fette

- Oliven aus der Dose
- Olivenöl, extra vergine
- Avocado oder frische Guacamole
- Kokosmilch
- Kokosfleisch oder Kokosflakes
- Kokosbutter
- Nüsse, Samen und Nussbutter

Küchenutensilien

- scharfes kleines Messer (nicht im Handgepäck!)
- flexibles Schneidebrett
- Dosenöffner, Besteck und vielleicht Teller und Schüsseln

Extratipp

PLANUNG UND VORBEREITUNG SIND ALLES!

PROTEIN ist unterwegs nicht so leicht zu bekommen. Planen und legen Sie einen Vorrat an; braten Sie Huhn und Lachs am Abend zuvor, kochen Sie ein Dutzend Eier oder kaufen Sie Dörrfleisch.

GERÄUCHERTER LACHS ist eine großartige Quelle von Omega-3-Fettsäuren und Protein. Kaufen Sie ihn möglichst aus Wildfang und rollen Sie Scheiben um Melonen- oder Kiwistückchen. Mit einem Zahnstocher zusammenhalten.

OBST isst man unterwegs leicht zu viel, ersetzen Sie es möglichst oft durch Gemüse. Mit Schneidebrett, Messer und Besteck brauchen Sie sich nicht auf Karotten und Selleriestangen zu beschränken.

FRISCHE SALSA UND GUACAMOLE verleihen dem Essen einen besonderen Kick. Wickeln Sie Putenscheiben um Paprikastücke und Salat, halten Sie das Ganze mit einem Zahnstocher zusammen und dippen Sie es in Salsa oder Guacamole.

NÜSSE sind auch etwas, von dem man unterwegs gern zu viel isst. Probieren Sie stattdessen Oliven. Man kann sie gut mitnehmen, sie müssen nicht gekühlt werden und sind die perfekte Knabberei im Flugzeug (wenn Sie die Flüssigkeit vorm Sicherheitscheck ausgegossen haben).

ENERGIERIEGEL sind auch okay, aber sie müssen den Reset-Regeln entsprechen. Essen Sie davon nicht zu viel, echtes Essen ist immer besser.

Der 7-Tage-Menüplan

	MONTAG	DIENSTAG	MITTWOCH	DONNERSTAG	FREITAG	SAMSTAG	SONNTAG
1	Spinat-Frittata (Seite 202), dazu Obst und Avocado	übrig gebliebenes Hackfleisch und Spaghetti-Kürbis, dazu ein gebratenes Ei (Seite 145)	übrig gebliebenes Hühnchen und Backkartoffeln, dazu etwas Pesto (Seite 311)	Rührei (Seite 146) mit Beeren, dazu gedämpften Spinat (Seite 167) mit Ghee	übrig gebliebener Lachs, Butternut-Kürbissuppe (Seite 262)	Grünes Rührei (Seite 198), mit übrig gebliebenem Schweinefleisch und Gemüseresten), dazu Rest von Apfelsoße	übrig gebliebene Carnitas, darauf ein gebratenes Ei, dazu gebratene Kochbananen
2	Proteinsalat (Seite 157), auf einem Bett Babyspinat, mit Ranch-Dressing (Seite 312), dazu Obst	Proteinsalat in einer ausgehöhlten Paprikaschote, dazu Karotten- und Selleriestangen und Apfelscheiben mit Ranch-Dressing (Seite 312) zum Dippen	Mexikanische Thunfischboote (Seite 234) auf Romana-Salatblättern, übrig gebliebener Weißkohlsalat, dazu Obst	übrig gebliebene Rinderbrust mit Kürbis, dazu etwas Pesto und danach Obst	Griechischer Salat (Seite 274) mit hart gekochten Eiern (Seite 144) und dazu Obst	Lachsfrikadellen (Seite 342), übrig gebliebene Kürbissuppe, grüne Bohnen mit Zwiebeln, Pilzen und Paprika (Seite 276)	übrig gebliebene Lachsfrikadellen, Thai-Salat (Seite 270) mit Sunshine-Soße (Seite 316)
3	Perfektes Hackfleisch (Seite 148), italienisch gewürzt, Tomatensoße (Seite 320), gebackener Spaghetti-Kürbis (Seite 290)	Gebratene Hühnerbrust (Seite 153), Paprika-Mayonnaise (Seite 308), Kartoffeln aus dem Backofen (Seite 162), Weißkohlsalat (Seite 278)	Geschmorte Rinderbrust (Seite 210) mit Butternut-Kürbis aus dem Schongarer, Gartensalat mit dem Dressing vom griechischen Salat (Seite 274)	Lachsfilet aus dem Backofen (Seite 156) mit Brokkoli, Pilzen und Kürbis mit Paprikasoße (Seite 312)	Schweinekotelett mit würziger Apfelsoße (Seite 254)	Gebackene Süßkartoffeln (Seite 292) gefüllt mit Carnitas (Seite 250), dazu Avocado-Mayonnaise (Seite 306)	Frittata (Seite 202) mit Hühnerwürstchen, Paprika, Zwiebeln und Grünkohl, darüber etwas Avocado-Mayonnaise, dazu Blumenkohlpüree (Seite 266) und Obstsalat

Wir sagen es gleich vorneweg: Nein, wir geben Ihnen keinen Plan mit Mahlzeiten für alle 30 Tage. Natürlich wäre das kein Problem, aber wir haben uns absichtlich dagegen entschieden.

Wir haben Ihnen die Informationen, die Anleitungen, die Unterstützung und die Ermutigung gegeben, die Sie brauchen, um Reset erfolgreich durchzuführen.

Jetzt müssen Sie uns auf halbem Weg entgegenkommen.

Sie sind erwachsen und absolut in der Lage, zu entscheiden, was Sie am Mittwoch in einer Woche essen werden. Und nicht nur das, Sie *sollten* auch selbst bestimmen, was Sie essen und wann Sie essen. Ob Sie mit dem Programm Erfolg haben werden und ob Sie die erlernten neuen, gesunden Ess- und Lebensgewohnheiten auch für den Rest Ihres Lebens beibehalten werden, hängt davon ab, dass Sie selbst herausfinden, wie Sie das Gelernte in die Praxis umsetzen. Wenn Sie einfach nur genau das essen, was wir für die nächsten 30 Tage vorschreiben, wie wollen Sie dann lernen, Mahlzeiten zu planen, vorzubereiten und mit schwierigen Situationen umzugehen? Die Antwort lautet: Gar nicht.

Wir wollen Ihnen das Angeln beibringen, keinen Fisch in die Hand drücken. Aber wir werfen Sie auch nicht mit der Angelrute und einem Köder in den Fluss. Wir geben Ihnen einen Menüplan für die erste Woche mit auf den Weg – das sind 21 Gelegenheiten, Essen vorzubereiten, zu kochen und herauszufinden, wie das bei Ihnen in der Praxis funktioniert. Unser Plan umfasst eine große Vielfalt an Proteinen, Gemüse und Fetten, lässt Ihnen bei Obst die Wahl und beinhaltet einfache Kochtechniken, damit Sie gut zurechtkommen. In den ersten fünf Tagen haben wir vor allem Basics und Reset-Rezepte ausgewählt, am Wochenende überlassen wir Sie auch mal Ihrer Kreativität.

Und nun gehen wir noch mal Tag für Tag die erste Woche mit Ihnen durch und sagen Ihnen genau, wie Sie Ihre Gerichte vorbereiten. Wie schon gesagt, wir lassen Sie nicht mitten im Fluss allein.

Der Menüplan für Ihre erste Woche

Den Plan für die erste Woche haben wir so gestaltet, dass Ihr Budget geschont wird, Sie so wenig Zeit wie möglich in der Küche verbringen und Ihre Geschmacksknospen überzeugt werden, dass Reset lecker ist und zufriedenstellt. Die Vorbereitungen halten sich in Grenzen, aber am Sonntag brauchen viele etwas mehr Zeit – ungefähr ein oder zwei Stunden.

Unsere Mahlzeiten bestehen häufig aus Resten. Wenn Sie nur für sich kochen, können Sie unsere Rezepte genau nachkochen, da sie immer für zwei Personen konzipiert sind. Wenn Sie für zwei oder mehr kochen, verdoppeln Sie sie oder passen sie entsprechend an, damit genügend für den nächsten Tag übrig bleibt.

Lesen Sie auf jeden Fall den ganzen Plan, bevor Sie einkaufen gehen. Es ist wichtig, dass Sie wissen, für welche Mahlzeiten Sie die meiste Vorbereitungszeit brauchen und an welchen Tagen Sie das Frühstück frisch zubereiten oder nur aufwärmen.

Wir haben für diese Woche keine Snacks geplant, aber gerade in der ersten Woche sollten Sie immer etwas vorrätig haben, falls Sie zwischendurch Hunger bekommen. Bevorraten Sie sich mit den empfohlenen Snacks und achten Sie darauf, dass Sie für alle Fälle immer etwas im Auto, in der Sporttasche, der Handtasche und in der Schreibtischschublade haben.

Wie wir immer wieder betonen: Bei Reset sind Planung und Vorbereitung der Schlüssel zum Erfolg.

Sonntag

Schalten Sie in den Vorbereitungsmodus!

Nehmen Sie ein Ei aus dem Kühlschrank und legen Sie es in ein Glas mit heißem Wasser, weil Sie es gleich für die Mayonnaise brauchen. Nun fangen Sie mit der Tomatensoße und dem Spaghettikürbis an – beide brauchen eine Stunde ohne Ihr Zutun. In dieser Zeit machen Sie eine ordentliche Menge Basis-Mayonnaise (Seite 175).

Einen Teil davon verwenden Sie für das Ranch-Dressing, einen anderen für Proteinsalat. Fünf Minuten bevor der Kürbis fertig ist, bereiten Sie die Frittata vor. Nehmen Sie den Kürbis aus dem Backofen, erhöhen Sie die Temperatur und stellen Sie die Frittata hinein. Nun packen Sie noch für Montagabend eine Portion Proteinsalat, etwas Babyspinat und einen kleinen Behälter mit Ranch-Dressing ein.

Das war's schon. Morgen werden Sie glücklich sein, sich diese Zeit genommen zu haben!

Montag

Wärmen Sie die Frittata auf und genießen Sie Ihr Mittagessen. Wenn Sie abends nach Hause kommen, brauchen Sie nur noch das Hackfleisch zu braten und die Tomatensoße und den Kürbis aufzuwärmen – Abendessen in weniger als fünf Minuten ist etwas extra Vorbereitung an einem faulen Sonntag wert, oder?

Gewöhnen Sie sich an, nach dem Abendessen etwa eine halbe Stunde der Vorbereitung für den nächsten Tag zu widmen. Machen Sie das zum Teil Ihrer Abendroutine, bevor Sie sich hinsetzen, um einen Film zu sehen, ein Buch zu lesen oder etwas zu spielen.

Montagabend packen Sie für das Mittagessen am Dienstag den Rest des Proteinsalats, eine ausgehöhlte Paprikaschote, ein paar Karotten- und Selleriesticks und Apfelscheiben mit dem Rest des Dressings ein. Dann rühren Sie noch die Paprikasoße (Seite 312) zusammen und machen mit einem Teil davon die Mayonnaise-Variation für Dienstagabend.

Wenn Sie gut drauf sind: Machen Sie Weißkohlsalat für Dienstagabend – er schmeckt besser, wenn er über Nacht im Kühlschrank durchzieht.

Dienstag

Das Frühstück besteht wieder aus Resten, und Ihr Mittagessen ist schon fertig. Abends bereiten Sie sich Huhn und Kartoffeln zu. Ein Tipp: Machen Sie mehr Kartoffeln, die Reste können Sie gebrau-

chen! Die Kartoffeln bei 220 °C im Ofen garen, etwa 20 Minuten später kommt das Huhn dazu, wobei Sie nun die Temperatur auf 180 °C reduzieren.

Ihre Essensvorbereitungen am Dienstagabend: Sie machen eine Menge Pesto (Seite 311), bereiten die mexikanischen Thunfisch-Boote zu (Seite 234) und schälen und schneiden schon mal für den nächsten Morgen Ihren Butternut-Kürbis. Einfach – Sie mussten nicht einmal kochen! Packen Sie Ihr Mittagessen für morgen ein (die Thunfisch-Boote, ein paar Romana-Salatblätter, ein Obst und eventuell einen Rest Weißkohlsalat). Stellen Sie den Kürbis über Nacht kühl.

Mittwoch

Stehen Sie 15 Minuten früher auf, um die Rinderbrust anzubraten und Ihr Abendessen im Schongarer vorzubereiten. (Das schaffen Sie, denn Ihr Frühstück besteht aus Resten, und das Mittagessen ist schon gepackt.) Wenn Sie abends nach Hause kommen, machen Sie rasch noch einen Gartensalat (mit allem, wonach Ihnen gerade ist und was Sie gerade dahaben – Blattsalat, Gurke, Paprika, Zwiebeln, Tomaten, Pilze, geraspelte Karotten, Oliven etc.) und bereiten das Dressing für den griechischen Salat (Seite 274) – verdoppeln Sie gleich die Menge, Sie verwenden es Freitag noch einmal. Nach höchstens 15 Minuten sitzen Sie am Tisch bei einer heißen Mahlzeit mit einem knackigen Salat.

Mittwochabend haben Sie frei! Keine Essensvorbereitungen für morgen, packen Sie nur für Donnerstagmittag Ihre Reste, etwas Pesto und ein Obst ein.

Donnerstag

Heute wird Ihr Frühstück frisch zubereitet, es dauert aber nur ungefähr 10 Minuten. Ihr Mittagessen ist schon gepackt, sodass Sie sich auf etwas Leckeres in der Mittagspause freuen können. (Haben Ihre Kollegen schon bemerkt, was Sie immer für tolle Sachen dabeihaben?) Zum Abendessen backen Sie den Lachs mit viel Gemüse, über das Sie den Rest der Paprikasoße geben.

Ihre Vorbereitung heute: Kürbissuppe (Seite 262) und griechischer Salat (Seite 274); kochen Sie noch sechs Eier und packen Sie Ihr Mittagessen für morgen. (Vergessen Sie nicht den Rest des griechischen Dressings von gestern.)

Freitag

Zum Frühstück gibt's Reste und die Suppe, die Sie gestern Abend gemacht haben. Das Mittagessen ist gepackt, und es ist Freitag! Abends machen Sie sich Schweinekoteletts mit Apfelsoße. (Verdoppeln Sie das Soßenrezept, denn morgen werden Sie zum Frühstück wieder davon essen.)

Das langt für heute – es ist Wochenende!

Samstag

Zum Frühstück essen Sie die Reste des Koteletts und frisch gedünstetes Blattgemüse, das Sie in eine große Portion Rührei untermischen, dazu die übrig gebliebene Apfelsoße. Die Carnitas (Seite 250) für das Abendessen bereiten Sie entweder jetzt im Schongarer vor, oder Sie machen es nachmittags im Backofen – wie Sie wollen.

Mittags gibt's Lachsfrikadellen (Seite 342) und grüne Bohnen mit Zwiebeln, Pilzen und Paprika (Seite 276). Dazu wärmen Sie sich den Rest der Kürbissuppe auf. Irgendwann im Laufe des Tages bereiten Sie eine ordentliche Menge Basis-Mayonnaise vor und machen mit einem Teil davon die Avocado-Mayonnaise (Seite 306) für abends.

Eine Stunde vor dem Abendessen schieben Sie die Süßkartoffeln in den Ofen. Holen Sie sie heraus, wenn die Carnitas gar sind. Nach dem Essen können Sie noch die Sunshine-Soße (Seite 316) machen oder sich freinehmen.

Sonntag

Ihr sonntägliches Frühstück ist einfach und macht Spaß – die Kochbananen geben den Carnitas und Eiern etwas Süßes und Festliches. Wenn Sie in Ihrem Supermarkt keine bekommen, probieren Sie es im Bio- oder Asialaden. Sie sollten reif und nicht mehr grün sein. Schneiden Sie sie in 0,5 cm dicke Scheiben, schmelzen Sie etwas Ghee in einer Pfanne und braten Sie sie darin in einer einzigen Lage (eventuell in mehreren Durchgängen). Eine Seite bräunen lassen, dann wenden.

Mittags gibt es die übrig gebliebenen Lachsfrikadellen, aber vorher machen Sie den Thai-Salat (Seite 270) und – wenn Sie es nicht schon am Vorabend getan haben – die Sunshine-Soße. (Wenn Sie keine Sonnenblumenkernbutter finden, machen Sie stattdessen die asiatische Vinaigrette (Seite 326) oder die Koriander-Limetten-Mayonnaise (Seite 306).

Am Abend nehmen Sie unser Rezept für Spinat-Frittata (Seite 202) und fügen eigene Zutaten dazu (Beispiele in der Tabelle). Wenn Sie keine Reset-konformen Hühnerwürstchen bekommen können, nehmen Sie stattdessen eine halbe Portion gebratenes Hackfleisch (Seite 148). Oder Sie bereiten eine doppelte Menge Frikadellen (Seite 158) zu, nehmen zwei davon für die Frittata und heben den Rest fürs Frühstück, Mittag- oder Abendessen am Montag auf. Dazu machen Sie noch Blumenkohlpüree (Seite 266). Wir empfehlen, das Rezept zu verdoppeln. (Wir sehen Sie am Montag schon vor einem köstlichen Frühstück aus Frittata und Blumenkohlpüree sitzen.)

Herzlichen Glückwunsch! Sie haben die erste Reset-Woche geschafft und dabei eine große Vielfalt gesunder Lebensmittel gegessen und einfache, aber köstliche Mahlzeiten zubereitet, ohne sich an Schneidebrett oder Spülmaschine gefesselt zu fühlen. Wir sind sicher, dass Sie auch die restlichen 23 Tage schaffen werden! Wenden wir uns nun den Rezepten zu.

EIER

EIER SIND EINE DER VIELSEITIGSTEN UND ÖKONOMISCHSTEN PROTEINQUELLEN – gut für Ihr Budget, aber ein Risiko für Ihre Geschmacksknospen. Es kann schnell passieren, dass man keine Eier zum Frühstück mehr sehen kann, also ist es an der Zeit, dass wir den Begriff »Frühstück« neu definieren.

Woran denken Sie beim Wort Frühstück? Wahrscheinlich an Müsli, Brötchen, Marmelade und Eier. Das könnte bei Reset zum Problem werden, denn drei dieser Sachen sind nicht erlaubt. Also lösen wir uns von dem, an das wir bei Frühstück normalerweise denken, und reden von nun an einfach von der »ersten Mahlzeit«. Nun können wir eine ganz andere Perspektive einnehmen. Es geht nicht mehr um das, was traditionell morgens gegessen wird, sondern es geht um eine Ihrer drei Mahlzeiten am Tag.

Unsere Eierrezepte sind sehr vielseitig. Wir zeigen Ihnen, wie Sie auf fünf verschiedene Arten Ei zubereiten können – gekocht, als Rühr- oder Spiegelei, pochiertes Ei oder als Frittata. So werden Sie von Eiern nicht so schnell gelangweilt sein.

Aber kümmern wir uns trotzdem schon mal um die Frage, die Sie wahrscheinlich irgendwann während des Reset-Programms stellen werden: »Haben Sie auch Frühstücksideen ohne Ei?« Natürlich haben wir die! Alles, was Sie während Reset essen können, ist als Frühstück genauso gut geeignet wie als Abendessen. Sie müssen nur Ihre Vorstellung von Frühstück erweitern.

Denken Sie zum Beispiel an Geflügel. Huhn und Pute sind einfach zuzubereiten oder aufzuwärmen und schon deswegen sehr gut geeignet. Alle unsere Geflügelrezepte sind fantastische Alternativen zu Eiern am Morgen – Melissas Hühner-Geschnetzeltes hat sie sogar extra dafür erfunden.

Lachs ist auch eine sehr gute Wahl – viele werden schon mal morgens Lachs gegessen haben, allerdings auf einem Bagel und mit Frischkäse bestrichen. Bei uns können Sie den Lachs braten, dünsten oder geräuchert kaufen und unserem griechischen Salat hinzufügen.

Ja, auch Salat ist super am Morgen. Er ist leicht und köstlich und gibt Ihnen das gute Gefühl, mit extra Nährwerten in Ihren Tag gestartet zu sein.

Auch Aufschnitt, zum Beispiel Salami, Roastbeef oder Schinken mit eingelegtem Gemüse, ist wunderbar als erste Mahlzeit, oder Sie fügen Ihrem Lieblingssalat gegrilltes Hähnchen, Lachs oder auch Hackfleisch hinzu. Bereiten Sie den Proteinanteil am Abend vorher zu und legen Sie die Sachen schon bereit, dann haben Sie in weniger als fünf Minuten ein herzhaftes, zufriedenstellendes Mahl für Ihren Start in den Tag.

Hier sind noch mehr eierfreie Frühstücksideen:

- Reste vom Abend zuvor – essen Sie einfach alles noch einmal!

- Perfekter Burger (Seite 149), belegt mit karamellisierten Zwiebeln und dazu gedämpfter Spinat

- Perfektes Lachsfilet aus dem Backofen (Seite 156), dazu Würzbutter (Seite 177), Lieblingsgemüse und Obstsalat

- Proteinsalat (Seite 157), serviert auf Blattsalat

- Amerikanisches Diner-Frühstück (Seite 204) – ohne gebratene Eier

- Übrig gebliebene Rinderbrust (Seite 210) mit Butternut-Kürbissuppe (Seite 262)

- Gefüllte Paprika (Seite 218)

- Hühner-Fleischbällchen (Seite 222) und Gazpacho (Seite 272)

- Melissas Hühner-Geschnetzeltes (Seite 224)

- Grüner Hühnersalat (Seite 228)

- Heilbutt mit Zitrus-Ingwer-Glasur (Seite 236) und Blumenkohlpüree (Seite 266)

- Lachs blau mit Gurken-Dill-Soße (Seite 242)

- Reste von Carnitas (Seite 250) in einer gebackenen Süßkartoffel

- Reste der Schweinerippchen mit scharfer Grillsoße (Seite 252), mit gedünsteten Paprika und Zwiebeln

- Schweinekotelett mit Apfelsoße (Seite 254)

- Frikadellen mit Süßkartoffelpüree (Seite 245) – Sie werden das Ei in den Frikadellen gar nicht schmecken, oder Sie lassen es gleich ganz weg, falls Sie allergisch sind

Und dann wollen wir noch eine Frage beantworten, die Sie garantiert stellen werden – ja, wir wollen, dass Sie das ganze Ei essen. Und zwar deshalb, weil sich die Hälfte des Proteins und viele der Vitamine, Mineralien und Phytonährstoffe im Eigelb befinden. Und nein, wir machen uns deswegen keine Sorgen um Ihre Cholesterinwerte. Reset ist dazu entwickelt, eine systemische Entzündung zu reduzieren, und diese ist viel stärker für hohe Cholesterinwerte verantwortlich als Ihre Ernährung – auch wenn Sie regelmäßig rotes Fleisch und Eier essen. Viele Ärzte lieben unser Programm, weil es eine natürliche Methode bietet, um die Werte des »schlechten« Cholesterins und der Triglyceride zu senken, während es gleichzeitig das »gute« Cholesterin fördert.

Und außer dem Protein und den Mikronährstoffen befindet sich alles Fett des Eis im Eigelb. Fett ist das, was unser Essen gut schmecken lässt.

Wenn das keine guten Nachrichten sind!

Grünes Rührei

FÜR 2 PORTIONEN

VORBEREITUNGSZEIT: 10 Minuten

GARZEIT: 10 Minuten

INSGESAMT: 20 Minuten

---

2 EL Bratfett

½ Zwiebel, fein gehackt

½ Paprika, wahlweise grün, in feinen Streifen

200 g Champignons, in Scheiben

200 g Blattgemüse (Kohl, Spinat, Mangold oder Senfblätter), klein geschnitten

6 große Eier, geschlagen

1 Avocado, geschält und in Stücke geschnitten

¼ TL Salz

¼ TL schwarzer Pfeffer

Der Clou bei Rührei ist, dass Sie es mit einer beliebigen Kombination aus Fleisch, Fisch, Gemüse oder Obst zubereiten können. (Ja, auch Obst! Eier und Obst sind eine überraschend köstliche Kombination.) Verbrauchen Sie Sachen, die nicht mehr lange halten, nehmen Sie das übrig gebliebene Gemüse vom Abend zuvor oder kaufen Sie absichtlich etwas, um eine neue Kreation zu schaffen.

Probieren Sie gedünstete Pfirsiche, Spinat und Basilikum; geräucherten Lachs, Porree, Rucola, Fenchel und Dill; Kürbis, Äpfel und Pekannüsse; Geflügelwurst, rote Paprika und Kalamata-Oliven; oder Süßkartoffel, Heidelbeeren und Grünkohl.

Eine große Pfanne auf mittlerer bis niedriger Temperatur erhitzen. Das Bratfett hineingeben und in der Pfanne schwenken. Wenn das Fett heiß ist, Zwiebel, Paprika und Pilze hinzufügen und unter Rühren etwa 4 bis 5 Minuten dünsten, bis die Zwiebeln glasig sind.

Das Blattgemüse ebenfalls in die Pfanne geben und mitgaren, bis die Blätter zusammenfallen (die Garzeit ist abhängig von der Art des Gemüses). Eier hinzufügen und weitergaren, dabei häufig umrühren, Boden und Seiten der Pfanne abschaben, damit das Ei nicht anhaftet. Nach etwa 5 bis 7 Minuten sollte das Ei gestockt sein.

Wenn das Ei noch feucht, aber nicht mehr flüssig ist, Pfanne vom Herd nehmen, Avocadostücke darüberstreuen, mit Salz und Pfeffer würzen und servieren.

⭐ *RÜHREI ist unkomplizierter als Omeletts und Frittata, da die Eimasse nicht zusammengehalten werden muss. Rühren und schlagen Sie die Eier vorher gründlich, bis sie vollständig verbunden sind. Rühren Sie auch während des Bratvorgangs häufig und versuchen Sie nicht, den Garprozess durch hohe Temperatur zu beschleunigen, da das Rührei sonst eine gummiartige Konsistenz annehmen kann.*

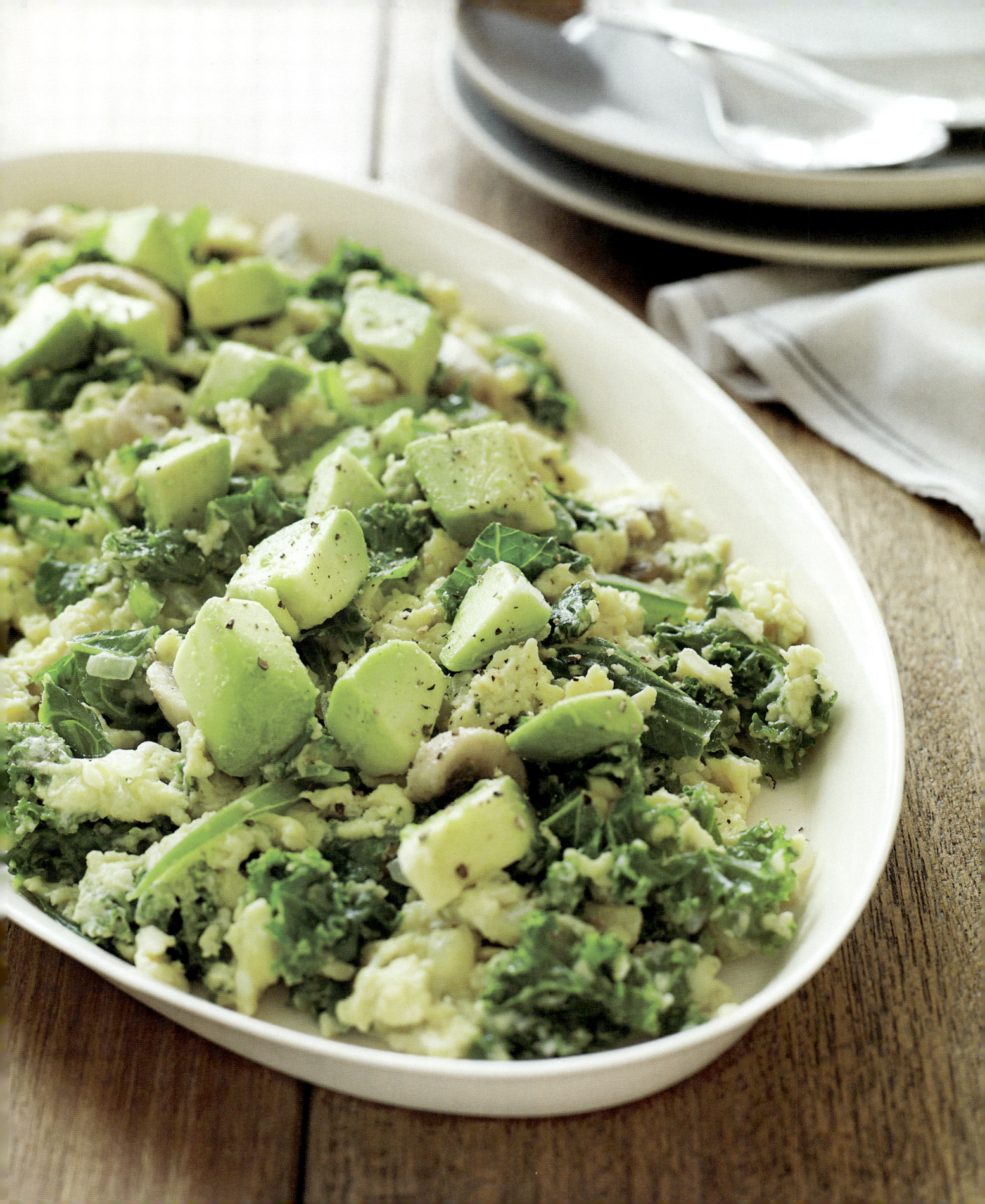

Mexikanisches Rührei

FÜR 2 PORTIONEN

VORBEREITUNGSZEIT: 5 Minuten
GARZEIT: 7 bis 10 Minuten
INSGESAMT: 12 bis 15 Minuten

---

1 Avocado, halbiert, entsteint und geschält

2 EL Bratfett

6 große Eier, geschlagen

1 TL Salz

½ TL schwarzer Pfeffer

250 ml Salsa (Seite 315)

Sie haben wenig Zeit? Die Salsa können Sie bis zu zwei Tage im Voraus zubereiten oder fertig kaufen. Lesen Sie dann aber die Zutatenliste sehr genau – viele Salsas enthalten Zucker. Das Rührei ist auch köstlich mit Guacamole (Seite 304) als Beilage anstatt Avocado.

Die Avocadohälften mit der flachen Seite auf ein Schneidebrett legen und quer in dünne Scheiben schneiden.

Das Bratfett in einer großen Pfanne bei mittlerer Temperatur erhitzen. Die Eier mit Salz und Pfeffer in einer großen Schüssel schlagen. Wenn das Fett heiß ist, die Eimasse in die Pfanne gießen. Rühren; Boden und Seite der Pfanne immer wieder abschaben, damit nichts anbrennt. So 5 bis 7 Minuten braten, bis die Eier gestockt und noch feucht, aber nicht mehr flüssig sind.

Rührei auf zwei Teller geben, Avocadoscheiben verteilen und Salsa darübergeben.

ALS VOLLWERTIGE MAHLZEIT: Servieren Sie das Rührei mit Spinat und gebratenen Kochbananen oder mit Gemüseresten vom letzten Abend und einer Beerenbeilage.

⭐ *AVOCADO VORBEREITEN: Um den Kern zu entfernen, halbieren Sie die Avocado, indem Sie vorsichtig ein Messer längs bis zum Kern ziehen. Stecken Sie ein spitzes Messer in den Kern und drehen Sie es leicht, bis der Kern sich vom Fleisch löst, und ziehen Sie ihn dann heraus. Mit einem großen Löffel können Sie nun das Avodacofleisch von der Schale trennen, oder die Schale einfach abziehen.*

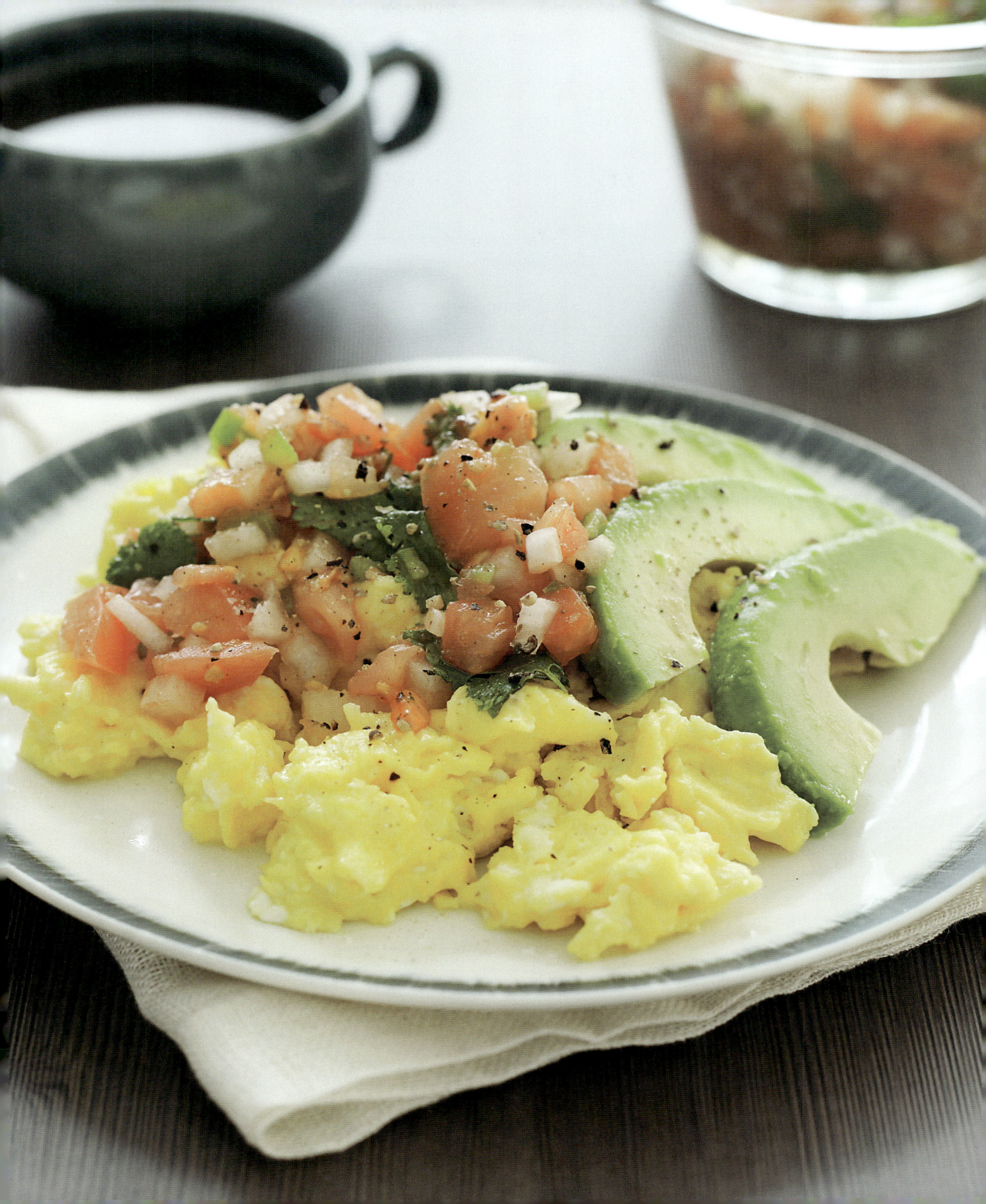

Spinat-Frittata

FÜR 2 PORTIONEN
VORBEREITUNGSZEIT: 10 Minuten
GARZEIT: 10 bis 15 Minuten
INSGESAMT: 20 bis 25 Minuten

6 große Eier, geschlagen

¼ TL Salz

¼ TL schwarzer Pfeffer

2 EL Bratfett

½ Zwiebel, gewürfelt

200 g Tomaten, gewürfelt (und Scheiben zum Garnieren)

1 Beutel (etwa 250 g) Babyspinat, grob gehackt

abgeriebene Schale und Saft von ¼ Zitrone

Um den Geschmack Ihrer Frittata zu variieren, kombinieren Sie sie mit unterschiedlichem Gemüse und Fleischarten. Probieren Sie mexikanische Frittata (mit würzig gebratenem Hackfleisch, dünn geschnittenen Jalapeños, gewürfelten Tomaten und Koriander), italienische (gebratene Wurst, rote Paprika, Zwiebeln und Basilikum), griechische (gekochtes Huhn, sonnengetrocknete Tomaten, schwarze Oliven und Artischockenherzen) oder nehmen Sie einfach Fleisch- und Gemüsereste, die Sie gerade im Kühlschrank haben, und machen Sie eine kunterbunte Frittata.

Den Backofengrill anstellen oder den Backofen auf 260 °C vorheizen.

Eier mit Salz und Pfeffer in einer großen Schüssel gut schlagen.

Eine große ofenfeste Pfanne bei mittlerer Temperatur erhitzen. Bratfett hineingeben und Pfanne leicht schwenken. Zwiebel und Tomaten hinzugeben und unter Rühren etwa 2 bis 3 Minuten dünsten. Spinat etwa 30 Sekunden mitdünsten, bis er zusammenfällt. Eimasse mit einem Gummispatel unter das Gemüse mischen. Ohne Rühren garen, bis das Ei gestockt und noch etwas feucht ist (etwa 3 bis 4 Minuten). Ein paar Tomatenscheiben obenauf legen, mit Zitronensaft beträufeln und die abgeriebene Zitronenschale darüberstreuen.

Pfanne in den Backofen stellen – zum Grillen 12 bis 15 cm unter den Grill oder zum Backen in den vorgeheizten Backofen –, bis die Frittata goldbraun ist (etwa 3 bis 5 Minuten). In Stücke schneiden und heiß servieren.

⭐ **VARIATION:** *Wenn Sie keine ofenfeste Pfanne haben, können Sie die Beigaben für die Frittata in einer normalen Pfanne auf dem Herd dünsten und dann zusammen mit dem Ei in einer ofenfesten Form im Backofen backen. Den Backofen auf 180 °C vorheizen und Boden und Seiten Ihrer feuerfesten Form mit Kokosöl oder Ghee einfetten. Das Gemüse wie oben beschrieben in einer großen Pfanne auf dem Herd dünsten, dann zu den geschlagenen Eiern in die Schüssel geben und diese Mischung in Ihre Ofenform füllen. 25 bis 30 Minuten backen, bis die Frittata gestockt und die Oberfläche goldbraun ist. Vor dem Servieren Zitronensaft darüberträufeln und Zitronenschale darüberstreuen. Die Frittata kann man gut am nächsten Tag aufwärmen, und auch kalt schmeckt sie sehr gut. Mit einer Scheibe davon haben Sie ohne jeden Aufwand ein köstliches Frühstück oder Mittagessen.*

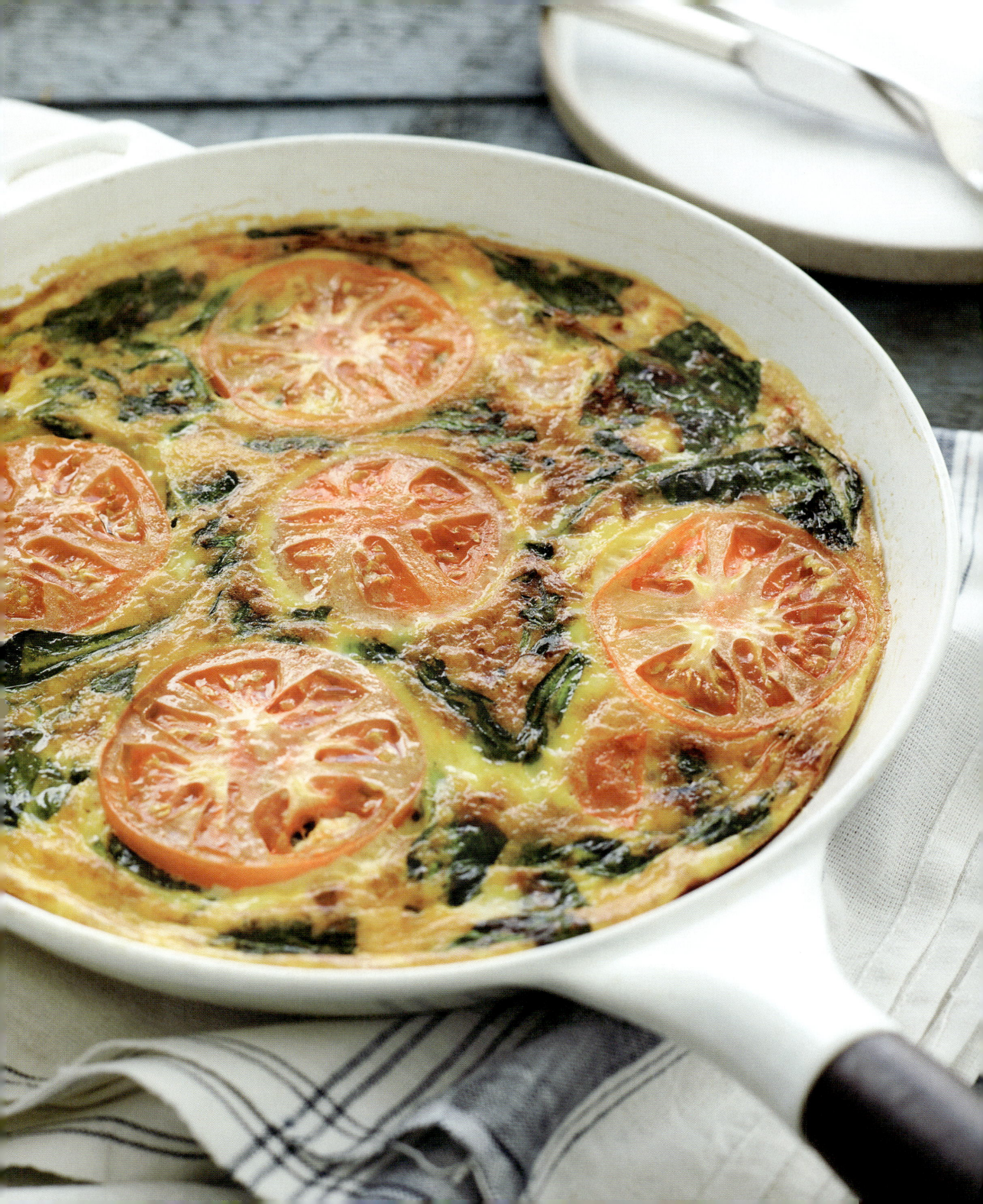

American Breakfast

FÜR 2 PORTIONEN

VORBEREITUNGSZEIT: 5 bis 10 Minuten
GARZEIT: 15 bis 20 Minuten
INSGESAMT: 20 bis 30 Minuten

---

3 EL Bratfett

½ Zwiebel, fein gehackt

250 g Hackfleisch (Schwein, Huhn, Pute)

¼ TL getrockneter Salbei

¼ TL Salz

⅛ TL schwarzer Pfeffer

⅛ TL Knoblauchpulver

1 Süßkartoffel, geschält und in große Stücke geschnitten

½ Paprikaschote beliebiger Farbe, entkernt und in Stücke geschnitten

4 große Eier, in eine Schüssel geschlagen

Dieses reichhaltige Frühstück schmeckt auch köstlich mit etwas Sauce hollandaise (Seite 310), Ranch-Dressing (Seite 312), Chimichurri (Seite 302) oder Buffalo-Soße (Seite 300).

Backofen auf 180 °C vorheizen. Backblech mit Backpapier auslegen.

Für die Frikadellen 1 Esslöffel Bratfett in einer großen schweren Pfanne bei mittlerer Temperatur erhitzen. Zwiebel darin etwa 2 Minuten anschwitzen.

Zwiebel in einer Schüssel mit dem Gehackten, Salbei, Salz, Pfeffer und Knoblauchpulver vermischen. Masse in vier gleich große Frikadellen formen und beiseitestellen.

In derselben Pfanne 1 Esslöffel Bratfett erhitzen. Pfanne leicht schwenken. Wenn das Fett heiß ist, Süßkartoffeln 4 Minuten braten, dabei gelegentlich rühren. Paprika hinzufügen und unter Rühren 2 bis 3 Minuten weiterbraten, bis das Gemüse weich ist. Auf dem vorbereiteten Backblech verteilen und im Ofen 5 Minuten backen.

Derweil dieselbe Pfanne wieder erhitzen und die Frikadellen etwa 2 Minuten auf jeder Seite anbraten, bis das Fleisch gebräunt ist.

Zu den Bratkartoffeln auf das Backblech geben und 5 bis 7 Minuten backen, bis die Frikadellen in der Mitte nicht mehr rosa und die Bratkartoffeln weich sind.

Währenddessen das übrige Bratfett in derselben Pfanne auf mittlerer Temperatur erhitzen. Alle vier Eier sanft in die Pfanne gleiten lassen und langsam 5 bis 8 Minuten braten, bis das Eigelb gestockt, aber noch gelb ist.

Mit einem Pfannenwender vorsichtig die Eier aus der Pfanne heben und mit Frikadellen und Bratkartoffeln anrichten.

⭐ **EIER AUFSCHLAGEN:** *Finden Sie es schwierig, Eier aufzuschlagen, ohne das Eigelb zu beschädigen? Der Trick ist ein kurzes, scharfes Klopfen (kein hartes Schlagen) auf eine scharfe Kante. Der Rand Ihrer Pfanne oder der Rührschüssel*

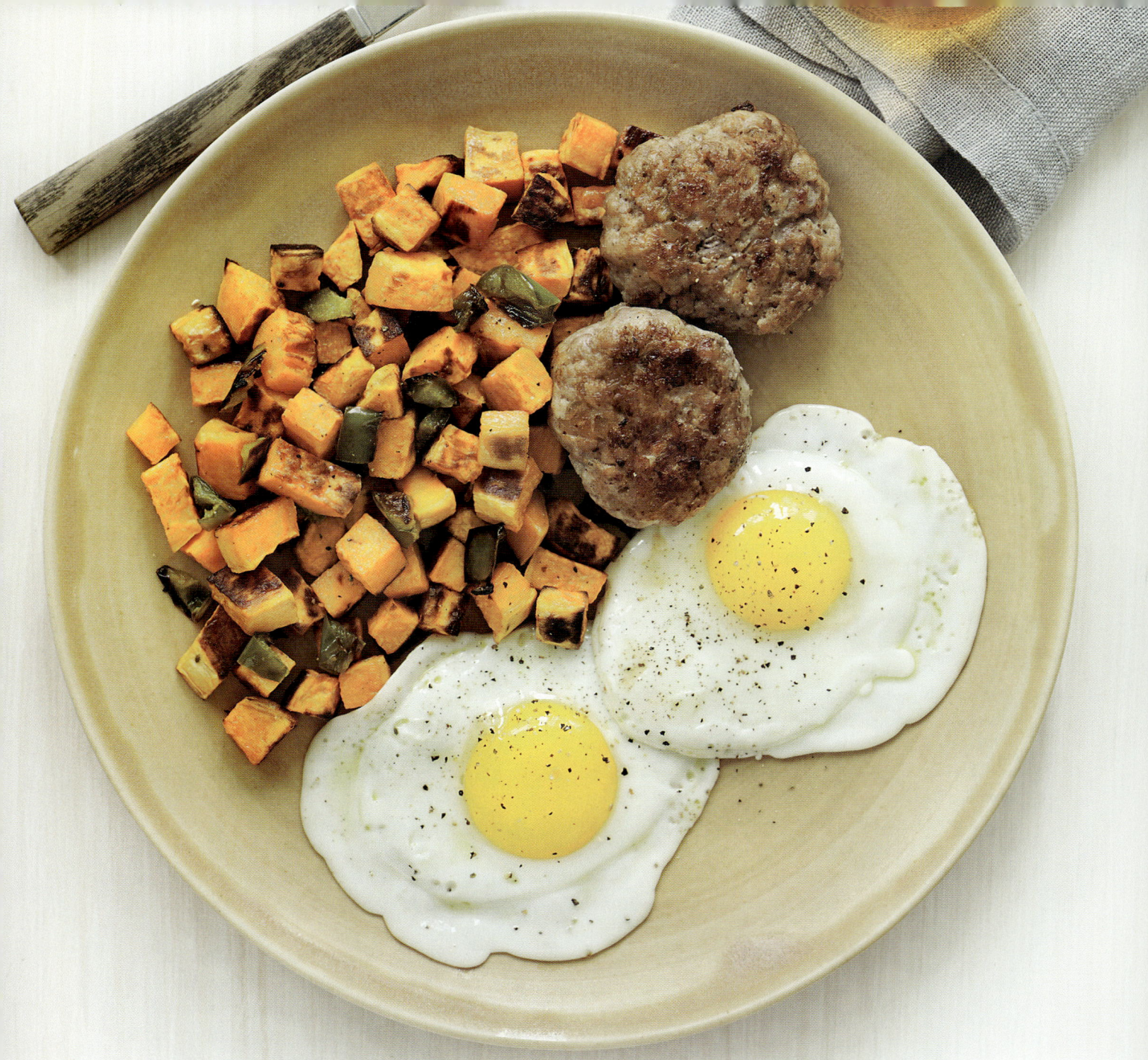

ist vielleicht zu breit dafür, versuchen Sie es dann mit einem scharfen Klopfen mit einem Messer oder nehmen Sie eine Pfanne oder eine Schüssel mit einem schärferen Rand. Und wenn das Eigelb zerläuft, ist es auch nicht tragisch! Lassen Sie es so in die Pfanne gleiten und das Eigelb stocken, ohne etwas zu vermischen – es schmeckt auch so wie ein Spiegelei!

Eier Benedict mit Lachsfilets

FÜR 2 PORTIONEN

VORBEREITUNGSZEIT: 15 Minuten
GARZEIT: 10 Minuten
INSGESAMT: 25 Minuten

---

2 Lachsfilets (je 150 g), ohne Haut

1 TL Salz

½ TL schwarzer Pfeffer

3 EL Bratfett

2 große Eier, pochiert (siehe Seite 146)

125 ml Sauce hollandaise (Seite 310)

1 Prise Cayennepfeffer

Um den Fisch richtig zuzubereiten, muss das Fett sehr heiß sein. Werfen Sie ein paar Körner Meersalz oder ein Stückchen Knoblauch oder Zwiebel in das Fett. Wenn es zischt, kann der Fisch hinein! Sie können auch ein Holzstäbchen in das Fett halten. Wenn sich daran Blasen bilden, ist die richtige Temperatur erreicht.

Den Backofen auf 180 °C vorheizen.

Beide Seiten der Filets gleichmäßig mit Salz und Pfeffer würzen. In einer großen ofenfesten Pfanne das Bratfett bei mittlerer Temperatur erhitzen. Die Pfanne leicht schwenken, damit sich das Fett gut verteilt. Wenn es heiß ist, Lachsfilets mit der enthäuteten Seite nach unten in die Pfanne legen. 3 bis 4 Minuten braten, bis sich die Ränder von der Pfanne zu heben beginnen. Mit einem metallenen Pfannenwender unter die Fischfilets fahren und wenden. (Wenn die Filets gut angebraten sind, lassen sie sich leicht lösen, beschleunigen Sie diesen Schritt also nicht! Lassen sie sich nicht lösen, braten Sie sie noch 1 oder 2 Minuten.)

Die Pfanne in den Backofen stellen und 5 bis 7 Minuten backen, bis an den Seiten des Lachses weiße Proteingerinnsel austreten. Oft überprüfen, da dünne Filets schneller garen. Die fertigen Filets anrichten.

Die pochierten Eier auf die Lachsfilets legen und die Hollandaise gleichmäßig darüberträufeln. Mit schwarzem Pfeffer und einer Prise Cayennepfeffer bestreuen.

⭐ **LACHS ENTHÄUTEN:** *Das Filet mit der Haut nach unten auf eine flache Oberfläche legen. Das Filet leicht andrücken und mit einem scharfen Messer an der vorderen Seite zwischen Haut und Fleisch fahren. Nun das Stück Haut festhalten, das Sie gerade freigelegt haben, und das Messer nach vorn durchziehen und dabei Fleisch und Haut trennen. Die Haut wegwerfen. Meist wird Ihr Verkäufer aber den Fisch für Sie enthäuten, bitten Sie ihn also ruhig darum, bevor er Ihren Einkauf einpackt.*

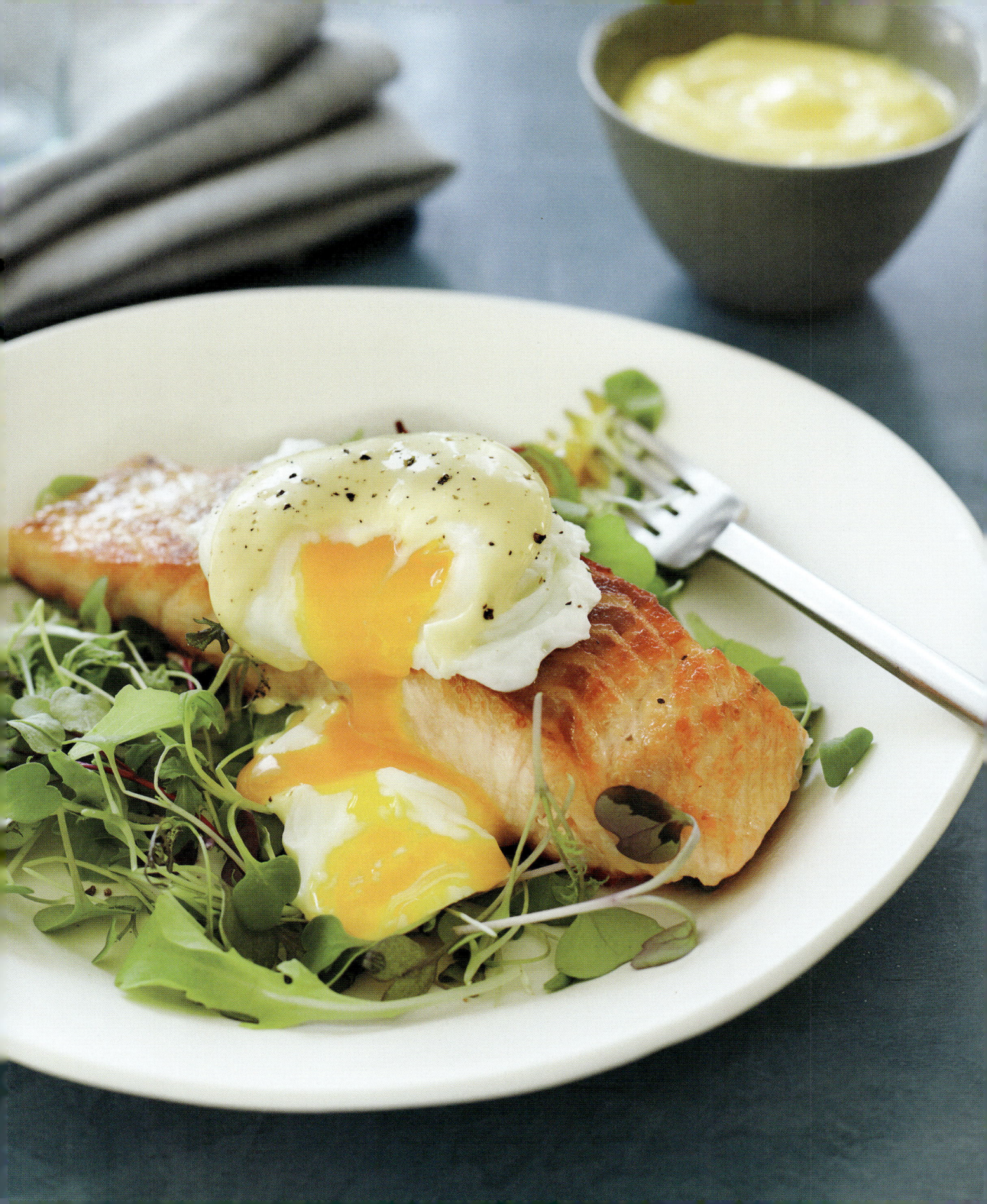

ROTES FLEISCH

WIR SAGEN IHNEN GLEICH, dass bei einigen der folgenden Rezepte das Fleisch bis zu acht Stunden mariniert wird. Wozu diese Warnung? Aus bestimmten Gründen, die für jedes Rezept in diesem Buch gelten, bei denen eine Marinade, eine Salzlake oder ein Gewürzmantel vorgegeben ist.

Zunächst einmal werden Sie versucht sein, diesen Schritt wegzulassen. Tun Sie das bitte nicht! Wenn Sie es täten, würde Ihr Fleisch deutlich an Aroma verlieren. Zweitens würden sich die etwas zäheren Fleischstücke eben nicht in die zarten Teile verwandeln, die Ihnen auf der Zunge zergehen. Und drittens würden Sie sich nicht wie ein kultivierter Erwachsener fühlen können, der seine Bücher pünktlich wieder in die Bibliothek zurückbringt und Steaks marinieren kann.

Wenn Sie erst eine Stunde vor dem Abendessen Ihr Rezept auswählen, kann das sehr frustrierend werden. Sie denken »Oh, das hört sich gut an … diese Zutaten habe ich alle da … aber was ist das denn? Ich soll das marinieren? Ich habe aber *jetzt* Hunger.«

Um diese Situation zu vermeiden, kommt wieder einmal die so wichtige Planung und Organisation ins Spiel. Sie wollen Ihr Fleisch marinieren, einlegen oder mit einer köstlichen Gewürzmischung einreiben? Also können Sie die Vorbereitung nicht auf die letzte Minute verschieben. Wir sagen Ihnen, was wir an Ihrer Stelle tun würden:

Zum Beispiel planen Sie am Sonntag Ihre Mahlzeiten für den nächsten Tag und beschließen, Montagabend den Steaksalat auf Seite 216 zu essen. Dieses Steak soll mariniert werden, also nehmen Sie sich Sonntagabend nach dem Essen fünfzehn Minuten Zeit, bereiten die Koriander-Limetten-Mayonnaise und die Marinade zu und stellen beides schon mal für den nächsten Tag in den Kühlschrank.

Am Montagmorgen brauchen Sie nur zwei Minuten, um Ihre Steaks zusammen mit der Marinade in einen Plastikbeutel zu füllen, die Luft herauszudrücken, den Beutel gut zu verschließen und in den Kühlschrank zu legen. In den nächsten acht Stunden arbeiten Sie im Büro, während das Steak daran arbeitet, zart und voller Geschmack zu werden. (Bei rotem Fleisch kann die Marinade auch ein oder zwei Stunden länger wirken.)

Wenn Sie nun Montagabend nach Hause kommen, brauchen Sie nur noch Gemüse klein zu schneiden, das Steak zu braten und den Salat mit der Mayonnaise zu vermischen!

Wenn Sie weiter im Voraus planen wollen, können Sie auch eine kleine Menge der Marinade in einem anderen Behälter aufbewahren und später vor dem Servieren über das fertige Fleisch träufeln, um noch mehr Geschmack hinzuzufügen. (Verwenden Sie niemals eine Marinade, die schon in Kontakt mit rohem Fleisch war!)

Wir haben bei jedem Rezept lange Garzeiten (zum Beispiel bei der geschmorten Rinderbrust auf Seite 210) oder Marinierzeiten notiert, wenn Sie also bereits beim Planen Ihrer Mahlzeiten die Rezepte aufmerksam lesen, müssen Sie niemals frustriert Ihr gewähltes Rezept aufgeben oder zähes, trockenes, geschmackloses Fleisch essen.

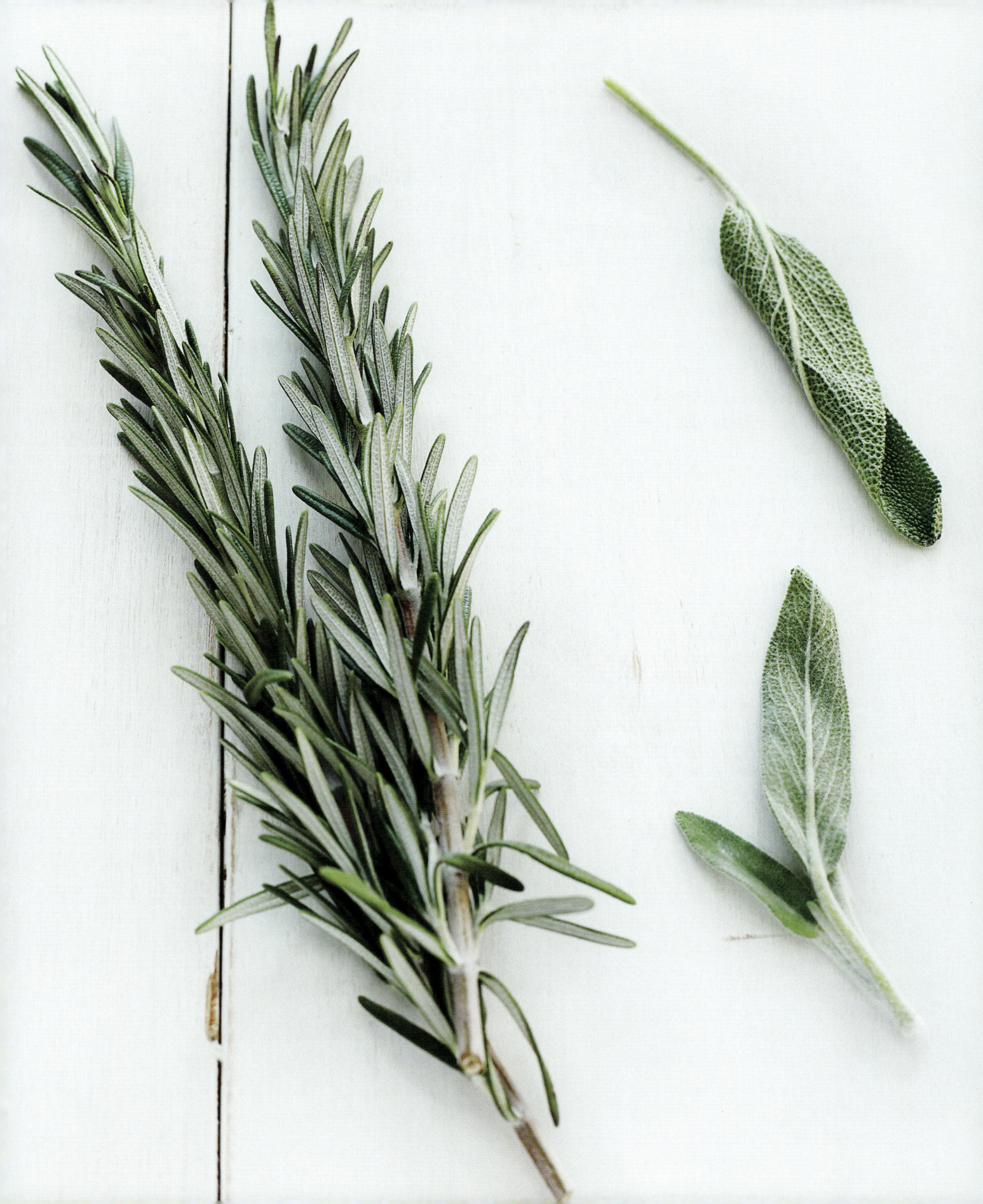

Geschmorte Rinderbrust

FÜR 2 PORTIONEN

VORBEREITUNGSZEIT: 15 Minuten
GARZEIT: 4 Stunden
INSGESAMT: 4 Stunden 15 Minuten

---

1 EL Salz

1 TL schwarzer Pfeffer

700 g Rinderbrust, von Fett und Sehnen befreit

3 EL Bratfett

½ mittelgroße Zwiebel, gepellt und in Vierteln

4 Knoblauchzehen, gepellt

2 Zweige frischer Thymian

1¼ l Rinderknochenbrühe (Seite 174) oder Wasser

Sie können den ersten Schritt (das Anbraten der Rinderbrust) weglassen, aber es wäre schade; denn es erzeugt eine leckere Kruste und im Fleisch ein würziges Aroma. Es ist die Mühe wert, und wenn Sie denselben Topf für den Herd und den Backofen benutzen, haben Sie auch keinen extra Abwasch.

⭐ **FÜR DEN SCHONGARER:** *Das ist das perfekte Gericht, um es morgens vorzubereiten. Alle Zutaten in den Schongarer geben, mit Brühe oder Wasser bedecken (wahrscheinlich brauchen Sie nicht ganz 1 ¼ l). Zudecken und bei niedriger Temperatur 8 bis 9 Stunden garen lassen. Wenn Sie genug Zeit haben, folgen Sie der Anleitung im Rezept und braten Sie die Rinderschulter vorher auf dem Herd an.*

Den Backofen auf 180 °C vorheizen.

Salz und Pfeffer in einer kleinen Schüssel vermischen und die Rinderschulter damit auf beiden Seiten gut einreiben.

In einem Schmortopf oder einem tiefen ofenfesten Bräter das Bratfett bei mittlerer Temperatur erhitzen. Dann das Fleisch in den Topf legen und ungefähr 2 Minuten auf jeder Seite goldbraun braten. Das Fleisch aus dem Topf nehmen.

Die Temperatur reduzieren und die Zwiebel hineingeben. 2 bis 3 Minuten anschwitzen, dabei am Boden des Topfes mit einem Holzlöffel hin und her fahren, damit die Zwiebel nicht anbrennt. Wenn die Zwiebel weich ist, Knoblauch hinzugeben und mit anschwitzen, bis er anfängt zu duften (etwa 1 Minute). Thymian und Rinderbraten hinzufügen, mit Brühe oder Wasser aufgießen und aufkochen lassen.

Topf bedecken, in den vorgeheizten Backofen stellen und 3½ bis 4 Stunden schmoren, bis das Fleisch weich ist. Nach jeder Stunde das Fleisch im Topf wenden.

Braten auf eine Platte legen und in Scheiben schneiden. Thymianstängel wegwerfen.

Die Schmorflüssigkeit, die Zwiebeln und den Knoblauch aus dem Topf in eine Küchenmaschine oder einen Mixer füllen und pürieren. Den Topf wieder auf den Herd stellen, die Soße hineingeben und bei mittlerer bis hoher Temperatur zum Köcheln bringen und reduzieren, indem man sie etwa 5 Minuten ohne Deckel köcheln lässt.

Die Rinderschulter mit der Soße servieren.

ALS VOLLWERTIGE MAHLZEIT: Ein vollständiges Gericht haben Sie, wenn Sie zwei Viertel einer Süßkartoffel, einen gewürfelten Butternut-Kürbis und/oder vier bis sechs in große Stücke geschnittene Karotten mit im Topf garen.

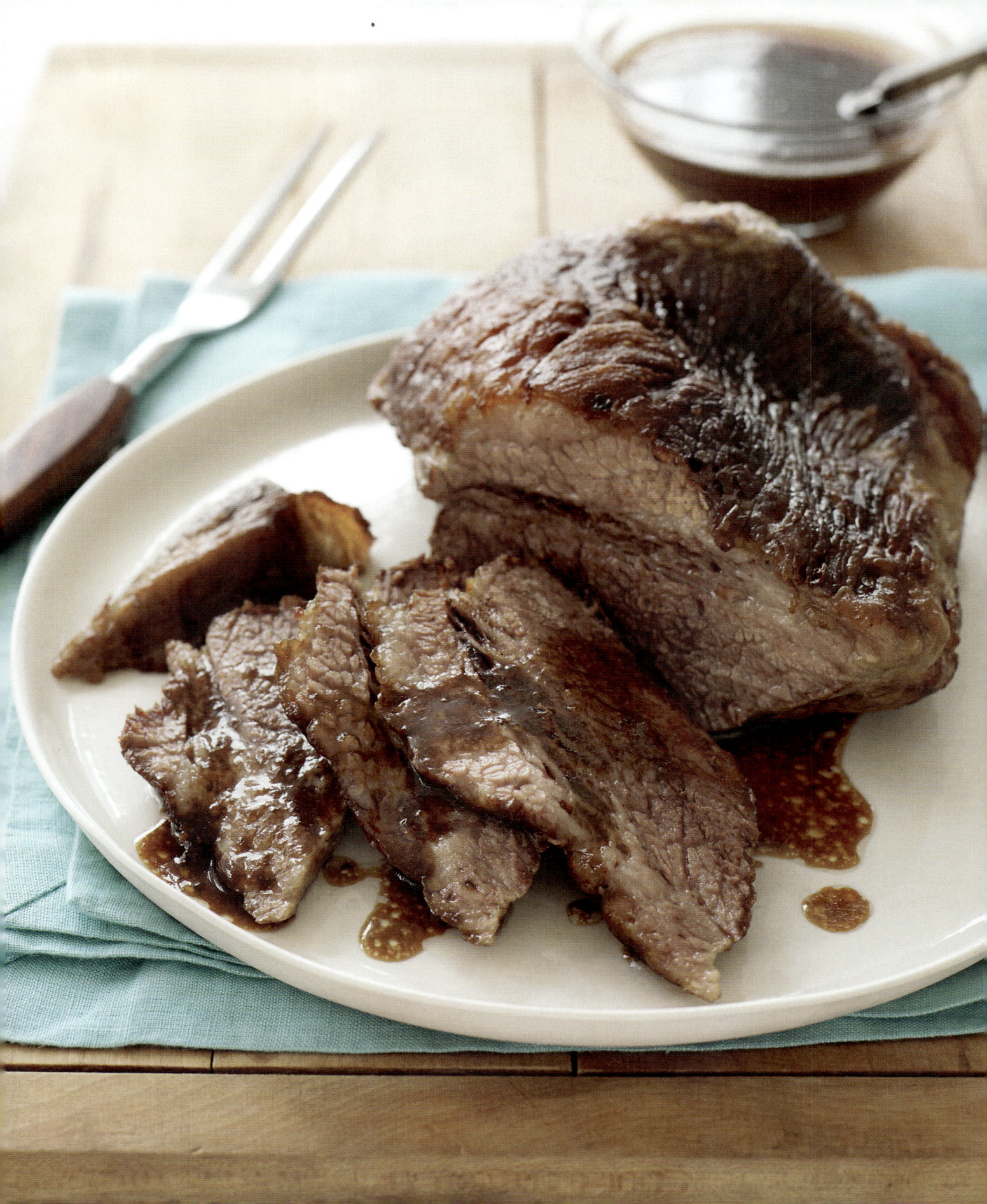

Steak mit Knoblauch-Schalotten-Püree und Avocado

FÜR 2 PORTIONEN

VORBEREITUNGSZEIT: 15 Minuten

GARZEIT: 25 Minuten

INSGESAMT: 40 Minuten

---

2 Steaks (je 150 g) zum Grillen (Roastbeef, Rib-Eye-Steak, Filetsteak)

1 TL Salz

1 TL schwarzer Pfeffer

2 Knoblauchzehen, gepellt

1 Schalotte, gepellt

2 EL Olivenöl, extra vergine

1 Avocado, entsteint und geschält

Wenn es schnell gehen soll, können Sie Schalotte und Knoblauch dünsten anstatt backen. Dafür beides zunächst fein hacken. Eine große Pfanne bei mittlerer Temperatur erhitzen, einen Esslöffel Bratfett hineingeben und die Pfanne schwenken. Schalotte ins heiße Fett geben und 2 bis 3 Minuten dünsten, bis sie glasig ist. Knoblauch hinzufügen und etwa 1 Minute mitdünsten, bis er zu duften beginnt. Im Mixer pürieren.

Die Steaks 30 Minuten vor dem Braten aus dem Kühlschrank nehmen. Den Grill auf hoher Temperatur (260 °C) und den Backofen auf 180 °C vorheizen. Ein Backblech mit Backpapier auslegen.

Salz und Pfeffer in einer kleinen Schüssel vermischen und mit zwei Dritteln davon die Steaks würzen.

Knoblauch und Schalotte in einem Esslöffel des Olivenöls wälzen und auf das vorbereitete Backblech legen. Gleichmäßig mit dem restlichen Salz und Pfeffer würzen. Im Backofen 25 Minuten backen, bis die Knoblauchzehen weich sind. In der Küchenmaschine mit dem restlichen Olivenöl pürieren. In ein Gefäß umfüllen und zum Warmhalten mit Folie bedecken.

Die Steaks auf den heißen Grill legen und 2 bis 3 Minuten anbraten. Wenn sie gut angebraten sind, lassen sie sich leicht vom Rost lösen. Dann wenden und auf der anderen Seite anbraten – die zweite Seite braucht nicht so lange wie die erste, 1 bis 2 Minuten oder bis die gewünschte Garstufe erreicht ist. Steaks vor dem Anschneiden 5 Minuten ruhen lassen.

Die Avocadohälften mit der entkernten Seite nach unten 3 bis 4 Minuten auf dem Grill backen, bis sie etwas gebräunt sind.

Avocado und Steaks anrichten und das warme Knoblauch-Zwiebel-Püree darauf verteilen.

ALS VOLLWERTIGE MAHLZEIT: Dieses schmackhafte Steak passt vorzüglich zu unserem Rote-Bete-Orangen-Salat mit Avocado (Seite 286) oder zu den grünen Bohnen mit Zwiebeln, Pilzen und Paprika (Seite 276).

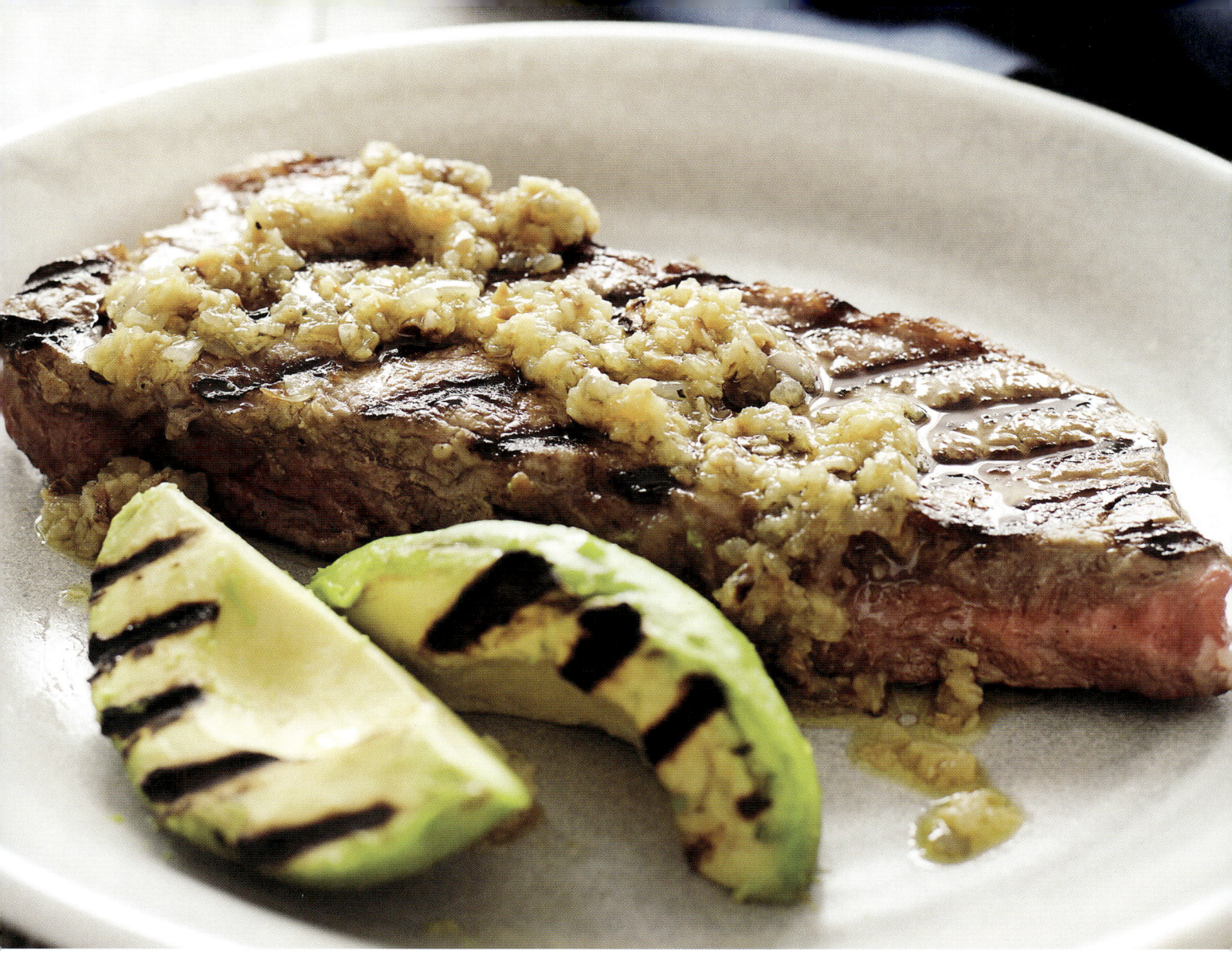

⭐ **STEAKS GRILLEN:** *Wenn man Steaks vor dem Grillen auf Raumtemperatur erwärmt, verhindert das, dass das Fleisch außen zu heiß wird, während es innen noch nicht die richtige Temperatur erreicht hat. Und schneiden Sie das Steak nicht sofort an, nachdem Sie es vom Grill genommen haben – lassen Sie es erst 5 Minuten ruhen! Wenn Sie es frisch vom Grill (oder aus der Pfanne) anschneiden, werden die Säfte, die sich in der Mitte gesammelt haben (zusammen mit dem Geschmack) auslaufen, das Fleisch wird trockener und weniger geschmackvoll. Beim Ruhen kühlt das Steak leicht ab, die äußeren Muskelfasern entspannen sich wieder und der Saft verteilt sich gleichmäßig.*

Chimichurri-Kebabspieße

FÜR 2 PORTIONEN

VORBEREITUNGSZEIT: 20 Minuten

MARINIERZEIT: 1 bis 8 Stunden

GARZEIT: 15 Minuten

INSGESAMT: 35 Minuten + Marinierzeit

---

500 g mageres Steakfleisch, in 2 cm große Würfel geschnitten

375 ml Chimichurri (Seite 302)

1 rote, gelbe oder orange Paprika, Kerne und Häute entfernt und in 3,5 cm große Stücke geschnitten

1 Zwiebel, in 6 Spalten geschnitten

1 Zucchini, in 3,5 cm dicke Scheiben geschnitten

Wenn Sie keinen Grill haben, haben Sie zwei andere Möglichkeiten, Kebabspieße zuzubereiten. Falls Ihr Herd dafür geeignet ist, können Sie eine Grillplatte kaufen und dann der Anleitung des Rezepts folgen. Oder Sie können die Spieße erst im Backofen grillen, dann zu Ende backen. Backofen auf 260 °C vorheizen und die Spieße auf ein mit Alufolie ausgelegtes Backblech legen. 3 Minuten grillen, dann die Spieße umdrehen und noch einmal 3 Minuten grillen. Backofentemperatur auf 180 °C reduzieren und die Spieße mit dem restlichen Chimichurri bestreichen. 12 bis 15 Minuten backen, bis der gewünschte Gargrad erreicht ist.

Beim Verwenden von Holzspießen diese zunächst 30 Minuten bis zu einer Stunde in Wasser einweichen, damit sie nicht anbrennen.

Fleisch in einen verschließbaren Plastikbeutel oder eine Schüssel mit Deckel legen und Chimichurri dazugeben (etwa 250 ml), sodass alles gut von der Marinade überzogen ist. Das Fleisch im Kühlschrank 1 bis 8 Stunden marinieren; je zäher das Fleisch, desto länger. (Es kann auch über Nacht marinieren.)

30 Minuten vor dem Grillen die Fleischstücke aus dem Kühlschrank nehmen. Grill auf hohe Temperatur (260 °C) vorheizen.

Das Fleisch aus der Marinade nehmen, die Marinade wegwerfen. Spieße vorbereiten: Fleischstücke, Paprika, Zwiebel und Zucchini aufspießen, immer Fleisch und Gemüse abwechselnd. Die Zutaten sollten sechs Spieße ergeben.

Spieße bei starker Hitze auf jeder Seite 2 Minuten grillen, dann Temperatur herunterschalten und etwa 12 bis 15 Minuten weitergrillen, bis sie den gewünschten Gargrad haben. Mit dem restlichen Chimichurri servieren. (Am besten überprüfen Sie den Gargrad, indem Sie einen Spieß herausnehmen und ein Fleischstück anschneiden.)

ALS VOLLWERTIGE MAHLZEIT: Zu diesem sommerlichen Grillgericht passt Weißkohlsalat sehr gut (Seite 278).

⭐ **MARINIEREN:** *Marinieren Sie nicht in einer Schüssel aus Kupfer, Gusseisen, Aluminium oder Plastik. Stark säurehaltige Nahrungsmittel wie Zitronensaft oder Tomatensoße können mit den Metallen reagieren und der Marinade einen metallischen Geschmack verleihen. Verwenden Sie stattdessen eine Schüssel aus Glas oder Edelstahl. Immer im Kühlschrank marinieren, um die Vermehrung von Bakterien zu vermeiden, und die übrige Marinade auf jeden Fall wegwerfen, da sie in Kontakt mit dem rohen Fleisch war.*

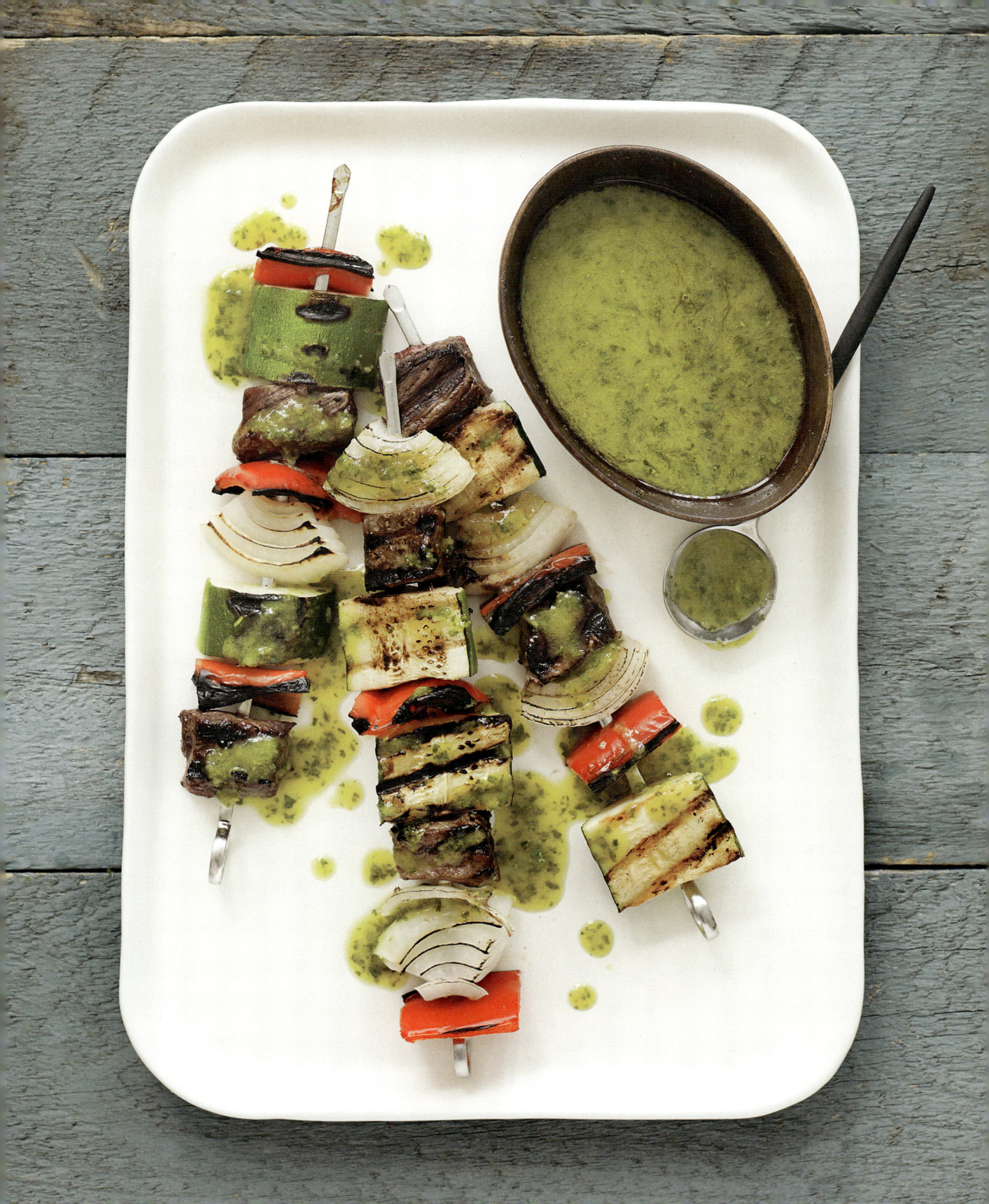

Steaksalat mit Koriander-Limetten-Mayonnaise

FÜR 2 PORTIONEN

VORBEREITUNGSZEIT: 20 Minuten

MARINIERZEIT: 1 bis 8 Stunden

GARZEIT: 20 Minuten

INSGESAMT: 40 Minuten + Marinierzeit

---

125 ml Olivenöl, extra vergine

Saft von 4 Limetten

1 Zwiebel, fein gehackt

2 Knoblauchzehen, fein gehackt

2 EL frischer Koriander, grob gehackt

1 TL Senfpulver

500 g Rindfleisch (vom Steak)

1 grüne Salatmischung (nach Belieben)

1 Avocado, in große Stücke geschnitten

125 g halbierte Cherrytomaten

1 rote, gelbe oder orange Paprika, Kerne und Trennwände entfernt und in große Stücke geschnitten

125 ml Koriander-Limetten-Mayonnaise (Seite 306)

Das Rindfleisch kann durch Huhn, Garnelen, Lachs oder Kabeljau ersetzt werden. Fische und Meeresfrüchte sollten allerdings höchstens 20 Minuten in der Marinade liegen – sonst verwandelt die Säure des Limettensafts den Fisch in Brei. Vegetarier können statt des Fleisches hart gekochte Eier nehmen.

Für die Marinade Olivenöl, Limettensaft, Zwiebel, Knoblauch, Koriander und Senfpulver in die Küchenmaschine füllen und auf niedriger Stufe pürieren. Rindfleisch in einen verschließbaren Plastikbeutel oder eine Schüssel legen und die Marinade dazugeben. Beutel verschließen oder Schüssel bedecken und 1 bis 8 Stunden im Kühlschrank marinieren. (Zähere Fleischstücke brauchen länger, am besten über Nacht marinieren oder morgens vor der Arbeit.)

Steakfleisch 30 Minuten vor dem Garen aus dem Kühlschrank nehmen. Backofen auf 180 °C vorheizen. Grill auf 260 °C vorheizen oder eine schwere Pfanne bei hoher Temperatur auf dem Herd erhitzen. Ein Backblech mit Backpapier auslegen.

Das Fleisch aus der Marinade nehmen und die restliche Marinade entsorgen. Fleisch auf dem Grill oder in der Pfanne 2 bis 3 Minuten auf jeder Seite anbraten, bis sich eine Kruste bildet. Fleisch auf das vorbereitete Backblech legen und im Backofen je nach Dicke 8 bis 15 Minuten bis zum gewünschten Gargrad backen. Das Fleisch noch 5 bis 10 Minuten ruhen lassen, dann in dünne Scheiben schneiden.

Während das Fleisch ruht, in einer großen Schüssel die Salatblätter mit der Avocado, den Tomaten und der Paprika mischen und auf zwei Teller verteilen.

Die Fleischscheiben auf dem Gemüse anrichten. Einen Esslöffel Wasser (oder mehr) in die Koriander-Limetten-Mayonnaise geben und gut vermischen, bis die Konsistenz eines Salatdressings erreicht ist. Das Dressing über die Fleischscheiben träufeln und den Salat servieren.

⭐ **GRÜNER SALAT:** *Vielleicht möchten Sie zu diesem Gericht einen herzhaften Salat. Probieren Sie Romana, Endivie oder Rucola oder bereiten Sie in kälteren Monaten ein Salatbett aus Babyspinat oder in feine Streifen geschnittenem Grünkohl. Wenn Sie die Reste des Fleisches kalt servieren, eignen sich besonders die Blätter von Kopfsalat.*

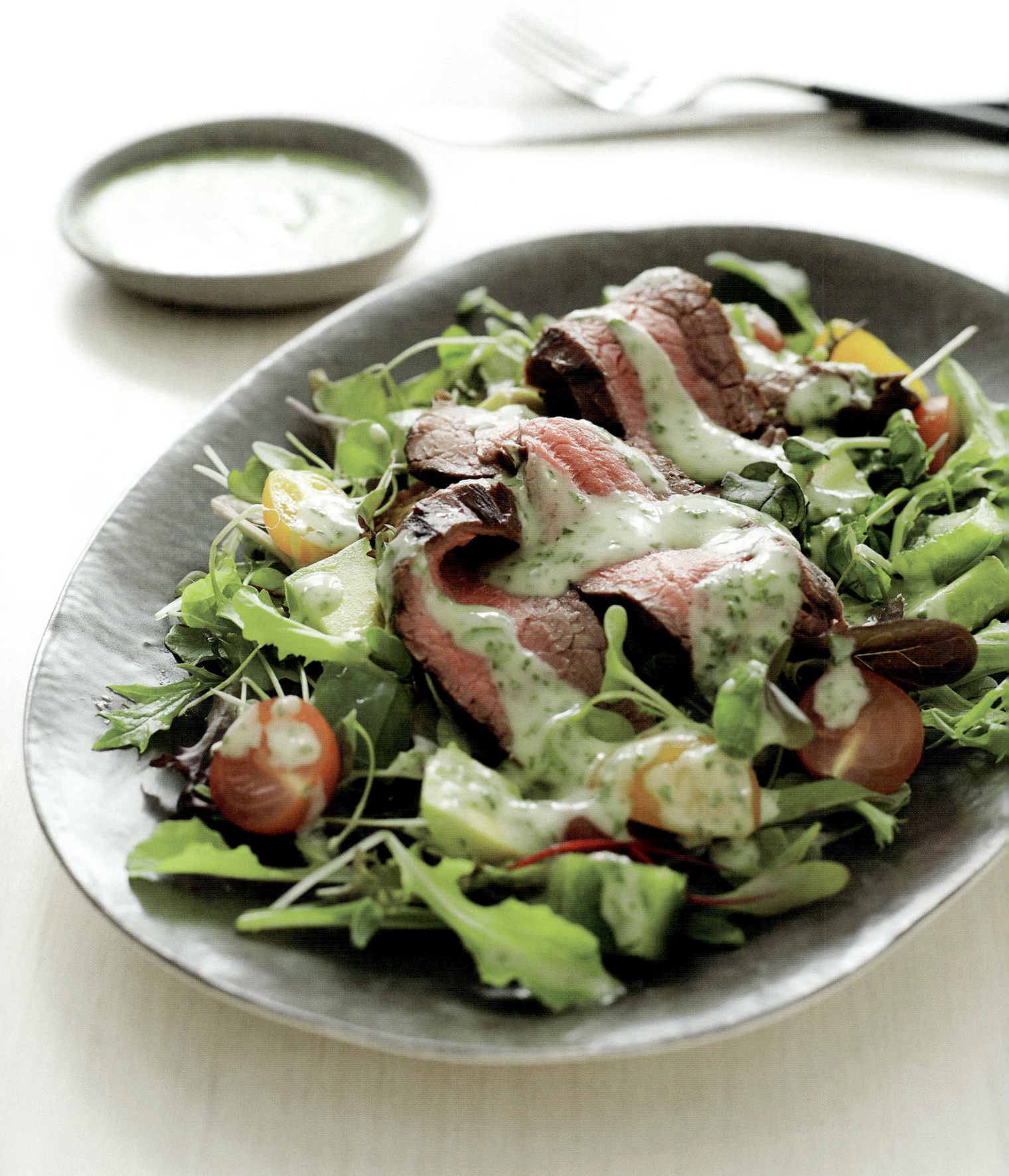

Gefüllte Paprika

FÜR 2 PORTIONEN

VORBEREITUNGSZEIT: 20 Minuten

GARZEIT: 30 Minuten

INSGESAMT: 50 Minuten

4 runde Paprika (rot, gelb oder grün)

3 EL Bratfett

½ Zwiebel, fein gehackt

2 Knoblauchzehen, fein gehackt

4 Grünkohlblätter, Rippe entfernt, Blätter fein gehackt

1 Pfund Gehacktes (Rind oder Lamm)

2 EL Tomatenmark

¼ TL Chilipulver

½ TL Salz

¼ TL schwarzer Pfeffer

250 g Kürbis, fein gehackt

Dieses Gericht lädt dazu ein, alle Gemüsereste in Ihrem Kühlschrank zu verbrauchen, zum Beispiel gehackte Pilze, Spinat, Blumenkohl oder Brokkoli. Je mehr Gemüse der Mischung beigefügt werden, desto mehr Paprika sind nötig. Kaufen Sie also eine oder zwei Paprika mehr, oder Sie essen die Füllung, die keinen Platz mehr findet, am nächsten Tag auf einem Salat oder beträufelt sie mit Pesto (Seite 311) oder Ranch-Dressing (Seite 312).

Den Backofen auf 180 °C vorheizen. Eine tiefe feuerfeste Form mit Backpapier auslegen.

Mit einem kleinen spitzen Messer um den Stiel jeder Paprikaschote einen kleinen Kreis schneiden und vorsichtig den Stielansatz herausziehen; dabei löst sich auch schon die mittlere Trennwand mit den Kernen. Restliche Trennwände und Kerne entfernen und wegwerfen. Paprikas auf das vorbereitete Backblech legen und 10 Minuten backen, bis sie weich sind. Beiseitestellen.

In einer großen Pfanne das Bratfett bei mittlerer Temperatur erhitzen und die Pfanne leicht schwenken. Wenn das Fett heiß ist, Zwiebel hinzufügen und 2 bis 3 Minuten anschwitzen. Knoblauch hinzufügen und etwa 1 Minute anschwitzen, bis er anfängt zu duften. Grünkohl hinzufügen und eine weitere Minute mitdünsten, dabei rühren. Nun das Gehackte dazugeben und 2 bis 3 Minuten braten, dabei in kleine Stücke teilen und wenden. Tomatenmark einrühren und alles mit Kumin, Chilipulver, Salz und Pfeffer würzen. 7 bis 9 Minuten braten, bis das Fleisch anbräunt. Kürbisstückchen unterrühren und 2 bis 3 Minuten weich garen.

Paprika mit der Mischung füllen, in den Backofen stellen und 10 Minuten backen, bis die Paprika faltig aussehen und das Fleisch gebräunt ist.

⭐ **PAPRIKA STABILISIEREN:** *Wenn die Paprika in der Backform nicht aufrecht stehen bleiben, den Boden vorsichtig glätten, indem man ein wenig abschneidet. Aber Vorsicht – nicht zu viel, sonst entsteht ein Loch und Saft läuft aus.*

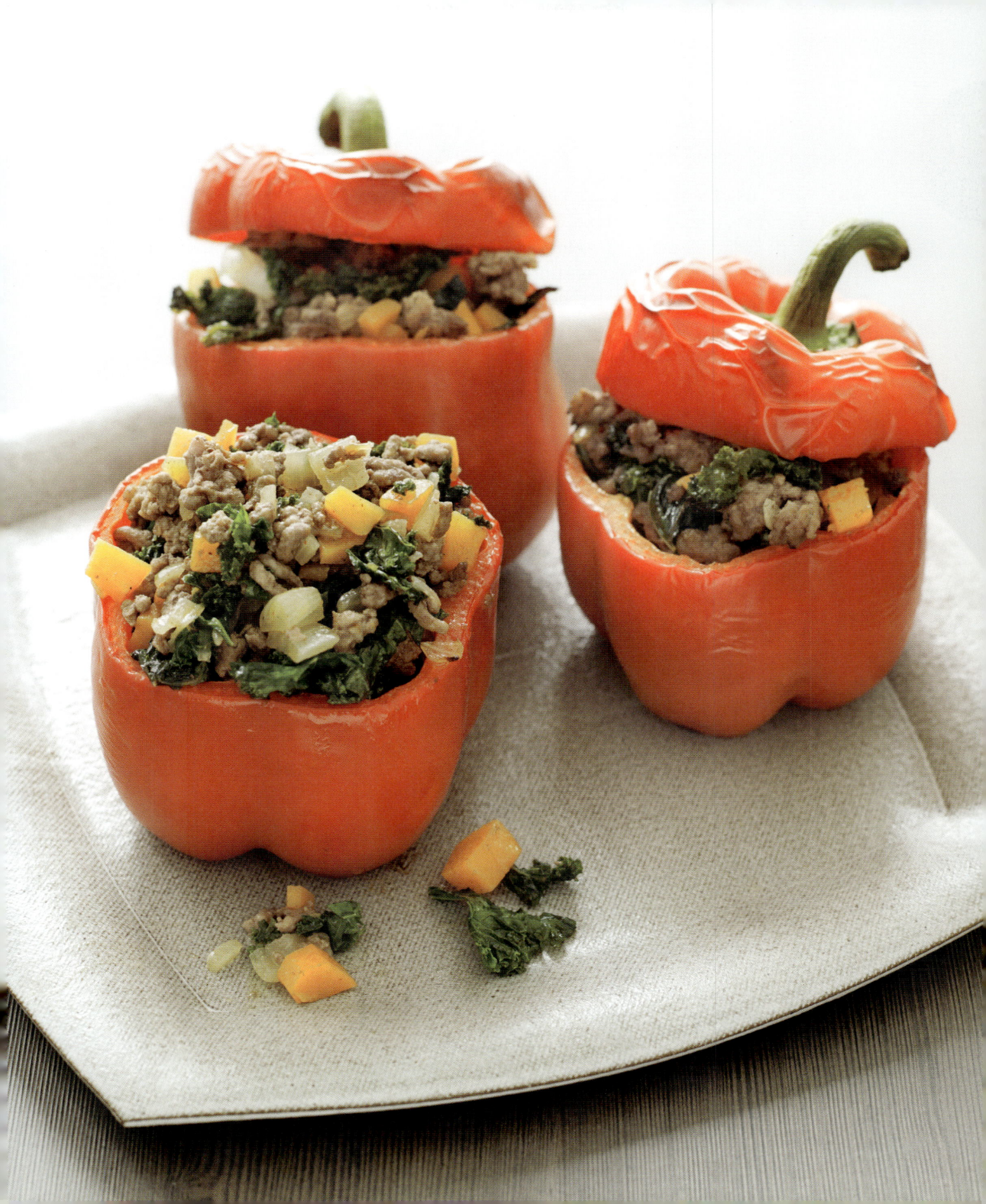

GEFLÜGEL

WAS FÄLLT IHNEN ALS ERSTES EIN, wenn Sie an Hühnerfleisch denken? Ist es »trocken«, »langweilig« oder »schmeckt nach nichts«? Nun, das haben wir uns gedacht. Huhn und Geflügel im Allgemeinen haben bei Fleischessern kein besonders gutes Image, und wahrscheinlich erweckt die Vorstellung, noch mehr Huhn zu essen, nicht gerade Ihre Begeisterung. Aber wir haben einen Tipp für Sie: Garen Sie Geflügel nicht zu lange.

Wenn man es lange gart, wird es trocken, gummiartig und geschmacklos. Ja, Geflügel sollte durchgegart sein, und wir wollen auch nicht, dass Sie Ihr Hühnchen roh essen. Aber es gibt ein paar Dinge, die Sie tun können, damit es am Ende zart, aromatisch und saftig ist.

Zunächst einmal müssen Sie es manchmal vor dem Garen klopfen. Bearbeiten Sie eine Hühnerbrust so lange, bis sie gleichmäßig dick ist. Das verhindert, dass die dünneren Enden austrocknen, während Sie darauf warten, dass der dickere Teil durchgart. Das Klopfen dauert nur 60 Sekunden und ist ein echter Stressminimierer.

Als Nächstes braten Sie das Fleisch gut an. Diese Technik beschreiben wir in mehreren Rezepten, es ist ganz einfach: Pfanne und Bratfett müssen richtig heiß sein, dann kommt die Hühnerbrust hinein. Stechen Sie nicht hinein und bewegen Sie das Fleisch nicht. Lassen Sie es einfach braten, bis es eine goldbraune Kruste bekommt. (Das dauert 3 bis 4 Minuten.) Wenn sich das Fleisch leicht vom Pfannenboden lösen lässt und nicht anhaftet, können Sie es wenden.

Raten Sie bitte nicht, ob Ihr Huhn fertig ist, sondern verwenden Sie ein Fleischthermometer. Hühnerfleisch ist durchgegart, wenn es eine Kerntemperatur von 75 °C erreicht (oder 80 °C, wenn man ganz sichergehen will). Aber denken Sie daran: Fleisch gart weiter, auch wenn es der Hitzequelle nicht mehr ausgesetzt ist. Wenn Sie es also bei 75 °C (oder 80 °C) vom Herd oder aus dem Backofen nehmen, gart es auf Ihrem Teller weiter und wird trocken und zäh.

Stechen Sie Ihr Fleischthermometer immer in den dicksten Teil des Fleisches und berühren Sie keine Knochen. Bei Hühnerbrust können Sie das Thermometer von der Seite aus einstechen. Wenn das Thermometer fast die angestrebte Kerntemperatur anzeigt, nehmen Sie das Fleisch von der Wärmequelle und lassen es etwas ruhen.

Nun sollte Ihr Geflügel gleichmäßig gegart, saftig, zart und sehr geschmackvoll sein.

TIPP: Wenn Sie Ihr Geflügel vor dem Garen marinieren, können Sie ihm dadurch noch mehr Geschmack verleihen. Ab Seite 322 finden Sie Vorschläge für köstliche Marinaden.

Hier erst mal eine einfache Technik für das Einlegen in Salzlake, die Sie bei jeder Art von Geflügel anwenden können, egal ob es sich um ein ganzes Tier, ein Stück Brust oder um Schenkel handelt:

Verrühren Sie vier Esslöffel Salz in einem Liter lauwarmem Wasser, bis das Salz ganz aufgelöst ist, dann füllen Sie es zusammen mit Ihrem Geflügel in einen verschließbaren Beutel oder in eine Schüssel mit Deckel. Das Fleisch muss ganz bedeckt sein, eventuell brauchen Sie mehr Salzlake. Nun stellen Sie das Ganze in den Kühlschrank und lassen es dort 30 Minuten bis zu einer Stunde stehen. Geflügel aus der Lake nehmen, abspülen, trocken tupfen und nach Rezept zubereiten.

Um Ihr Gericht noch mehr zu verfeinern, können

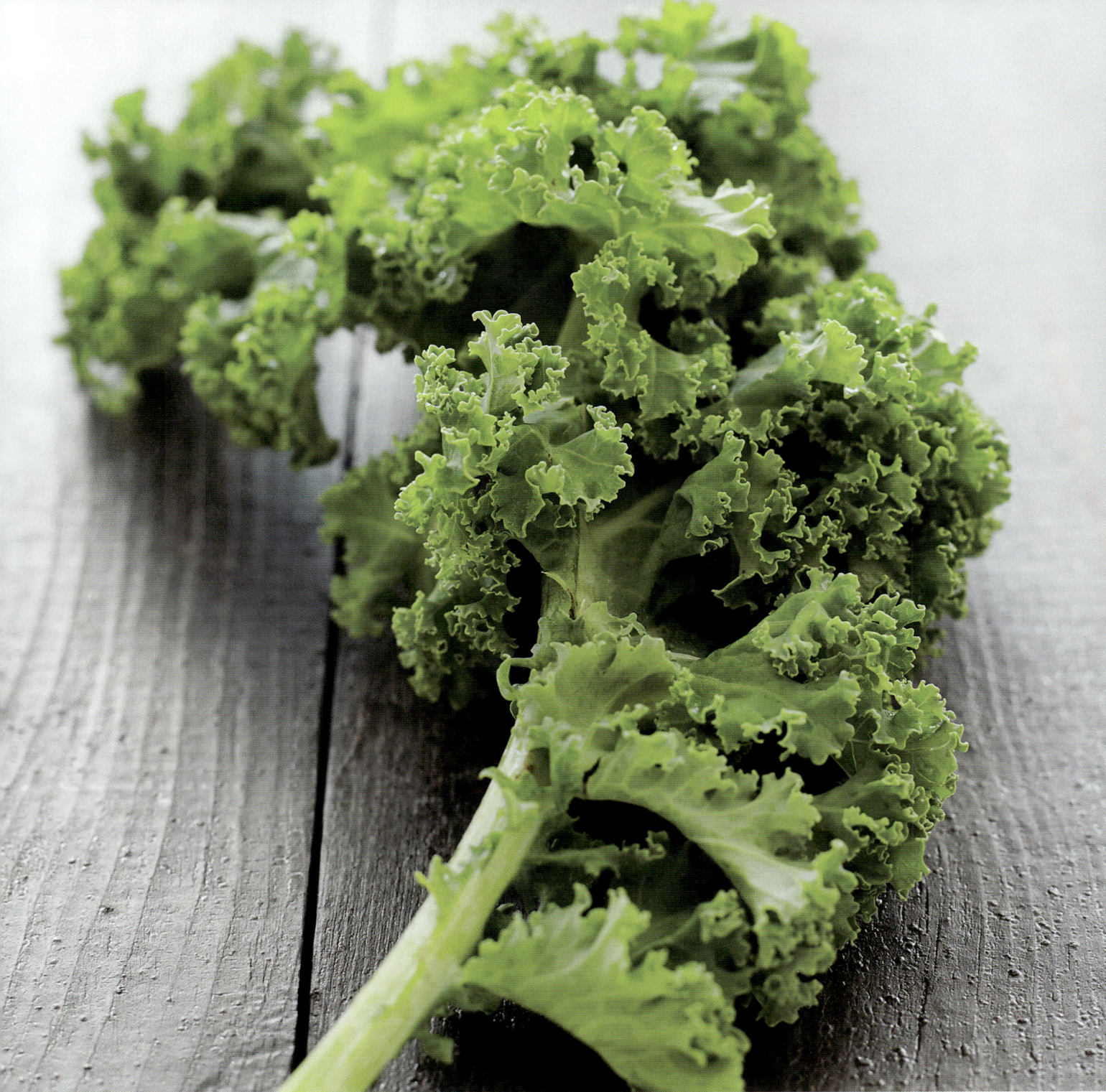

Sie die Salzlake auch mit verschiedenen Kräutern und Gewürzen anreichern, zum Beispiel mit gehacktem Knoblauch oder Ingwer, Rosmarin-, Thymian- oder Salbeizweigen, Zitronenscheiben oder Lorbeerblättern.

Hühner-Fleischbällchen

FÜR 2 PORTIONEN

VORBEREITUNGSZEIT: 20 Minuten

GARZEIT: 15 Minuten

INSGESAMT: 35 Minuten

½ kg Hühnerfleisch, gehackt

1 großes Ei, geschlagen

¼ Zwiebel, fein gehackt

2 Knoblauchzehen, fein gehackt

2 TL gehackter frischer Oregano (oder 1 TL getrockneter Oregano)

1 TL Salz

1 TL schwarzer Pfeffer

2 EL Bratfett, eventuell mehr

Es ist zwar nicht nötig, aber wenn Sie bei Reset erlaubtes Mehl in Ihrer Speisekammer haben, können Sie Ihrer Fleischmischung zum Beispiel zwei Esslöffel Mandel- oder Kokosmehl hinzufügen, um den Fleischbällchen eine festere Konsistenz zu geben. Den Geschmack können Sie variieren, indem Sie den Oregano mit frischem Rosmarin, Salbei oder Thymian ersetzen. Oder Sie fügen zwei Esslöffel einer scharfen Soße zur Fleischmischung und servieren die Fleischbällchen mit Ranch-Dressing (Seite 312). Sie lassen sich auch gut wieder aufwärmen, machen Sie also ruhig eine große Menge davon, dann haben Sie an den nächsten Tagen auch noch etwas.

Den Backofen auf 180 °C vorheizen. Ein Backblech mit Backpapier auslegen.

Hühnerfleisch, Ei, Zwiebel, Knoblauch, Oregano, Salz und Pfeffer in einer großen Schüssel gründlich vermengen. Aus der Mischung 15 Fleischbällchen formen. Das Bratfett in einer großen Pfanne bei mittlerer Temperatur erhitzen, Fleisch hinzufügen. (Je nach Pfanne müssen Sie in mehreren Durchgängen braten.) Die Fleischbällchen etwa 5 Minuten goldbraun braten, dabei alle 30 Sekunden wenden. Nach und nach die Temperatur reduzieren, und falls das Fett anfängt zu rauchen, mehr hinzugeben.

Fleischbällchen auf das vorbereitete Blech legen, in den Backofen schieben und noch 8 bis 10 Minuten garen, bis die Kerntemperatur 70 °C erreicht. Vor dem Servieren 5 Minuten ruhen lassen.

ALS VOLLWERTIGE MAHLZEIT: Servieren Sie die Fleischbällchen zu gebackenem Spaghetti-Kürbis (Seite 290) oder Ratatouille (Seite 284), mit Paprikasoße, Tomatensoße oder Pesto.

⭐ **GEMÜSEPASTA:** *Fleischbällchen passen gut zu Nudeln. Mit den richtigen Geräten machen Sie Ihre Nudeln aus Gemüse! Ein Julienneschneider ist für weiche Gemüse wie Gurke oder Zucchini geeignet, mit einem Spiralschneider können Sie fast alles – Kartoffeln, Karotten, Pastinaken, sogar Äpfel – in dünne, spaghettiähnliche Streifen verwandeln. Das macht so viel Spaß, dass Ihre Familie bestimmt mitmachen will. Stellen Sie einen Berg Ihrer Lieblings-»Nudeln« her, essen Sie sie gleich roh oder dämpfen Sie sie, bis sie al dente sind (oft überprüfen, Sie wollen ja keine pappigen Nudeln), und servieren Sie sie mit den Fleischbällchen.*

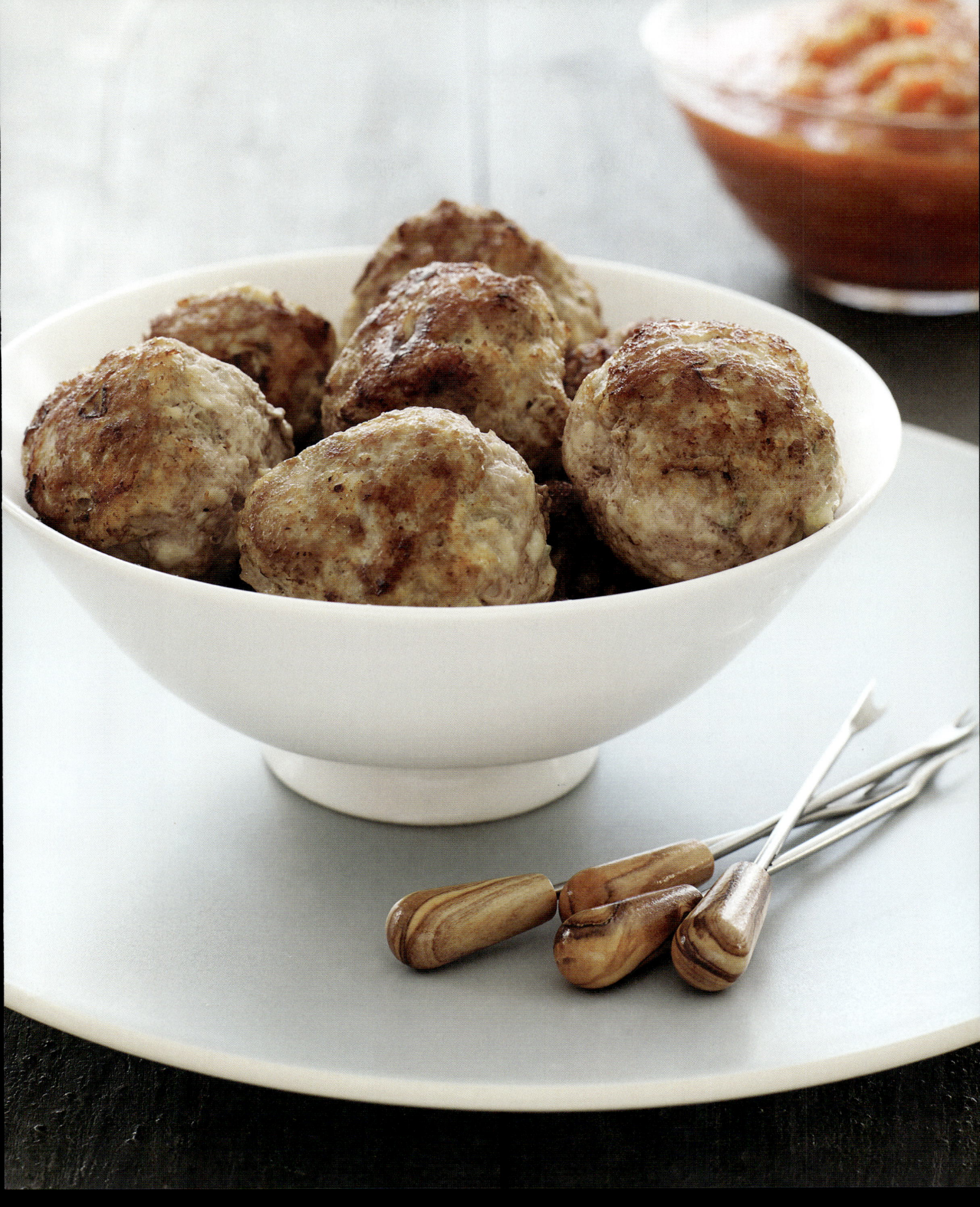

Melissas Hühner-Geschnetzeltes

FÜR 2 PORTIONEN

VORBEREITUNGSZEIT: 15 Minuten

GARZEIT: 5 bis 10 Minuten

INSGESAMT: 20 bis 25 Minuten

2 EL Bratfett

500 g Hühnerfleisch, in 2,5 cm große Würfel geschnitten

½ TL Salz

½ TL schwarzer Pfeffer

3 EL gehackte Walnüsse

1 Süßkartoffel, geschält und gerieben

1 Apfel, entkernt, geschält und in Würfeln

½ TL Chiliflocken

60 ml Apfelessig

2 Handvoll Rucola oder Babyspinat

Dieses Rezept kreierte Melissa eines Morgens, als sie keine Lust mehr auf Eier hatte, und die Kombination von Huhn und Apfel erwies sich als äußerst köstlich. Als sie unserem Koch Richard von dem Rezept erzählte, schlug er vor, mit Walnüssen und Apfelessig noch mehr Biss und Schärfe hinzuzufügen. In dieser Form ist das Gericht jetzt ein Hit geworden. Und es ist Melissas liebstes eierfreies Frühstück!

In einer großen Pfanne das Bratfett bei mittlerer Temperatur erhitzen. Hühnerfleisch hinzufügen, salzen, pfeffern und etwa 2 bis 3 Minuten anbraten, bis alle Stücke gleichmäßig gebräunt sind. Wenden, Walnüsse hinzufügen und 2 bis 3 Minuten weiterbraten, bis das Hühnerfleisch auch auf der anderen Seite gebräunt und die Walnüsse geröstet sind. (Ab und zu Pfanne schütteln, damit die Nüsse nicht anbrennen.) Süßkartoffel, Apfel und Chiliflocken hinzufügen und etwa 3 bis 4 Minuten unter Rühren braten, bis das Hühnerfleisch gar ist.

Apfelessig angießen und alle Zutaten vermischen, dabei den Pfannenboden abschaben, um festgeklebte aromatische Stückchen mit in die Mischung zu bringen. Rucola hinzufügen, noch einmal unter vorsichtigem Rühren 30 Sekunden garen, bis die Blättchen zusammengefallen sind. Sofort servieren.

⭐ **RESTE:** *Die Süßkartoffel kann auch mit einem Spiralschneider in lange Fäden geschnitten und dann in 2,5 cm lange Stücke geschnitten werden.*

Dieses Gericht schmeckt auch kalt köstlich, dann ist es ein besonderer Hühnersalat. Richten Sie Reste auf einem Bett frischer grüner Salatblätter an, träufeln Sie etwas Olivenöl und Apfelessig darüber und garnieren Sie das Ganze mit Avocadowürfeln.

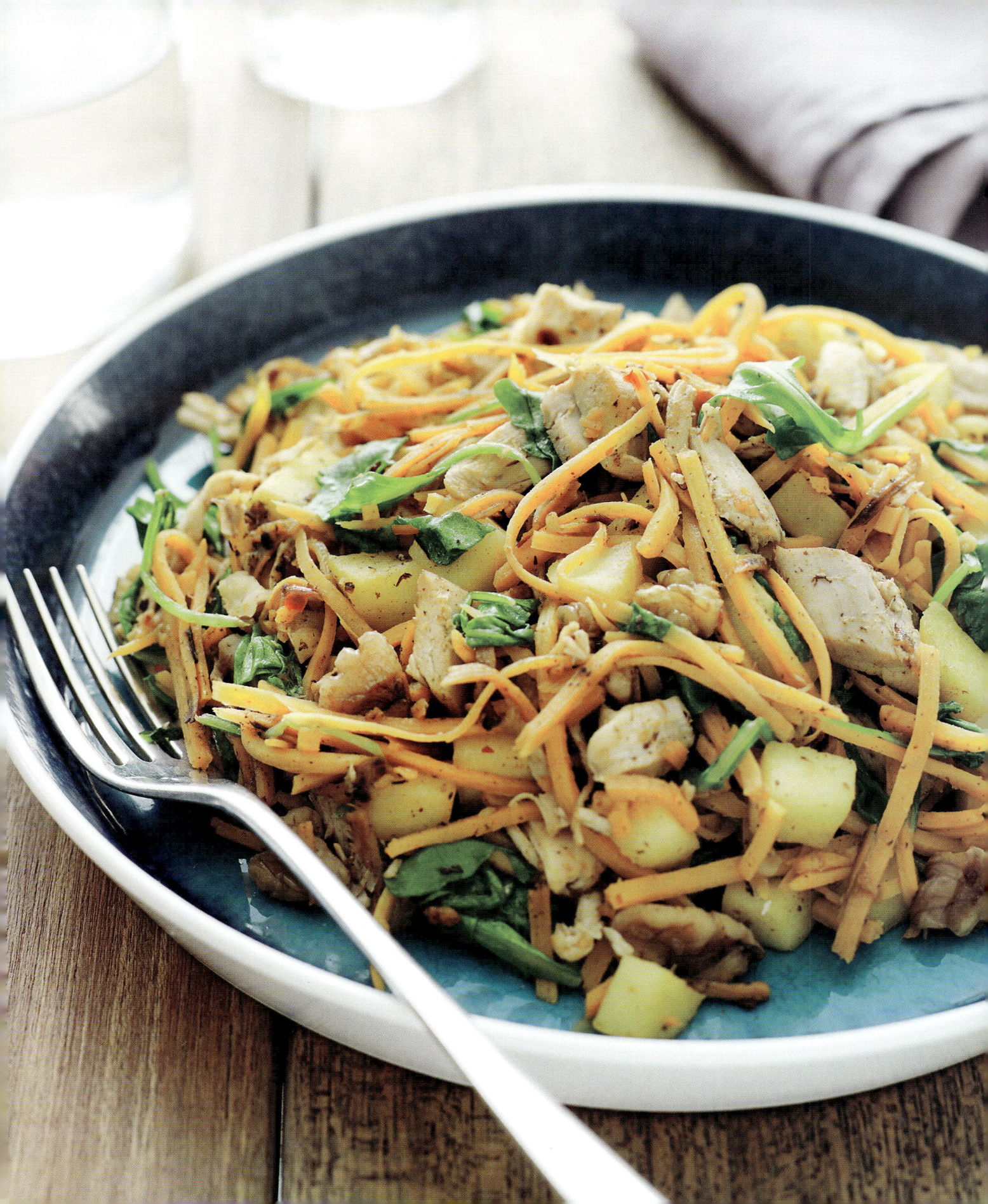

Kokos-Curry-Hühnchen vom Grill

FÜR 2 PORTIONEN

VORBEREITUNGSZEIT: 15 Minuten
GARZEIT: 15 Minuten
INSGESAMT: 30 Minuten

---

3 EL Bratfett

½ Zwiebel, fein gehackt

2 Knoblauchzehen, fein gehackt

1 EL Currypulver

1 Dose gewürfelte Tomaten (250 g)

125 ml Kokoscreme (siehe Seite 174)

1 TL Salz

½ TL schwarzer Pfeffer

2 Stücke Hühnerbrust mit Knochen und Haut
(je etwa 350 g)

1 Limette, in Viertel geschnitten

Marinieren Sie das Fleisch nicht in der ganzen Currysoße. Denn die Marinade müssen Sie danach entsorgen. Legen Sie das Hühnerfleisch in eine flache Schüssel und bestreichen Sie es mit der Soße oder reiben Sie es ein, dann wiederholen Sie den Prozess auf der anderen Seite. Die übrige Soße können Sie nun vor dem Servieren über das Gericht träufeln oder am nächsten Tag zum Abendessen für Ihr Huhn, Ihre Garnelen oder Ihr Gemüse verwenden.

Für die Currysoße das Bratfett in einer Pfanne bei mittlerer Temperatur erhitzen und schwenken, damit der Boden gefettet ist. Die Zwiebel hinzufügen und etwa 2 bis 3 Minuten unter Rühren anschwitzen. Knoblauch hinzufügen und etwa 30 Sekunden mit anschwitzen, bis er zu duften beginnt. Currypulver dazugeben und 15 bis 20 Sekunden einrühren. (Aufpassen, dass Knoblauch und Currypulver nicht anbrennen!) Tomaten mit in die Pfanne geben und etwa 5 Minuten köchelnd eindicken. Die Mischung in eine Küchenmaschine oder einen Mixer füllen und glatt pürieren. In eine Schüssel gießen und abkühlen lassen. Kokoscreme, Salz und Pfeffer untermischen.

Hühnerbrüste in eine flache Schüssel legen. Beide Seiten mit der Soße einstreichen oder einreiben.

Den Grill auf 260 °C vorheizen.

Hühnerfleisch aus der Marinade nehmen und die übrige Soße wegwerfen. Das Huhn mit der äußeren Brustseite nach unten auf den Grill legen und etwa 2 Minuten grillen, bis es goldbraun ist. (Wenn das Fleisch gut angebraten ist, löst es sich leicht vom Rost; versuchen Sie nicht, diesen Schritt zu verkürzen.) Hühnerbrüste umdrehen und bei indirekter Hitze grillen. Grilldeckel auflegen und weitergaren, bis die Kerntemperatur der Hühnerbrust 70 °C beträgt. Wenn Sie kein Fleischthermometer haben, können Sie mit einem Finger auf das Fleisch drücken. Wenn es gar ist, bleibt keine Delle zurück. Je nach Fleischstück dauert das ungefähr 10 bis 15 Minuten.

Hühnerbrüste 5 Minuten ruhen lassen. Mit etwas Limettensaft und der übrigen Currysoße beträufelt servieren.

ALS VOLLWERTIGE MAHLZEIT: Zu diesem Gericht passen gut Blumenkohlreis (Seite 268) und Grünkohl mit Mandeln (Seite 294).

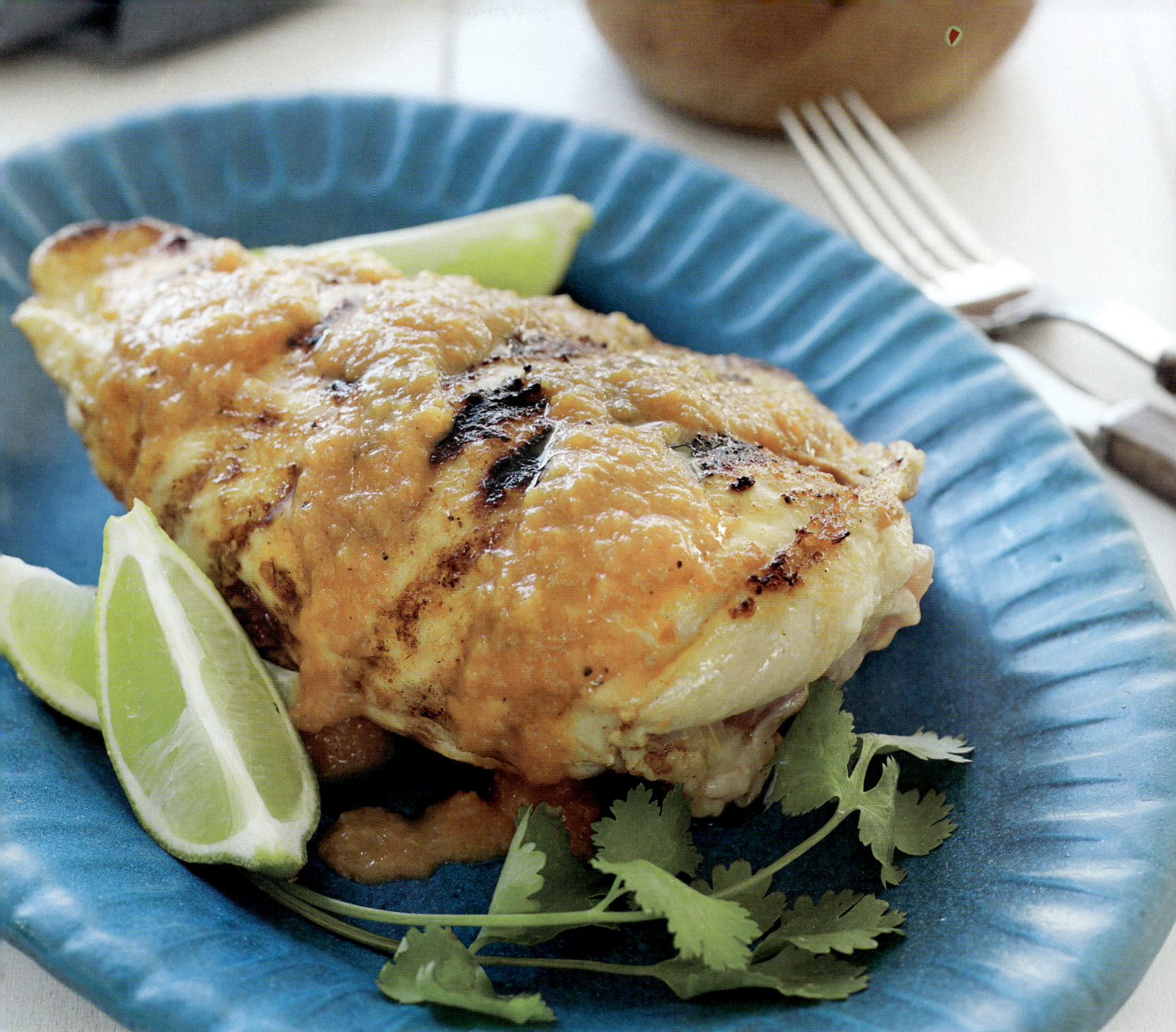

⭐ **KOKOS-CURRY-HUHN AUS DEM OFEN:** *Wenn Sie keinen Grill haben, können Sie die Hühnerbrust auch im Backofen braten. Stellen Sie den Backofen auf 260 °C und legen Sie die rohen Hühnerbrüste in eine feuerfeste Form. Dann 5 Minuten braten. Backofentemperatur auf 180 °C reduzieren, das Huhn mit der Currysoße bestreichen und je nach Dicke 10 bis 15 Minuten backen, bis die Kerntemperatur 70 °C erreicht.*

Grüner Hühnersalat

FÜR 2 PORTIONEN
VORBEREITUNGSZEIT: 20 Minuten
GARZEIT: 10 Minuten
INSGESAMT: 30 Minuten

½ TL Salz

½ TL schwarzer Pfeffer

½ TL Kumin, gemahlen

½ TL Chilipulver

½ TL Knoblauchpulver

½ TL Zwiebelpulver

500 g Hühnerbrust, ohne Haut und Knochen

4 Handvoll Salatblätter, in 3,5 cm große Stücke gerissen

½ Granny Smith, entkernt und in Scheiben oder Würfeln

½ Salatgurke, in Scheiben oder Würfeln

60 g getrocknete Cranberrys (mit Apfelsaft gesüßt)

Himbeer-Walnuss-Vinaigrette (Seite 324)

Wenn Sie keine mit Apfelsaft gesüßten Cranberrys bekommen, ersetzen Sie sie durch Rosinen oder Korinthen.
Im Weckglas ist dieser Salat ein perfektes Mittagessen im Büro. Damit er nicht durchweicht, in dieser Reihenfolge hineingeben: Dressing, Hühnerfleisch (kalt!), Gemüse und Obst und dann Salat bis obenhin. Vor dem Essen schütteln.

Den Grill auf 190 °C bis 230 °C vorheizen.

In einer kleinen Schüssel Salz, Pfeffer, Kumin, Chili-, Knoblauch- und Zwiebelpulver vermischen. Das Hühnerfleisch gleichmäßig damit einreiben. 3 bis 4 Minuten auf jeder Seite grillen, bis die Kerntemperatur 70 °C erreicht oder nach Drucktest keine Delle hinterlässt. Hühnerfleisch 5 Minuten ruhen lassen, dann in dünne Streifen schneiden.

In einer großen Schüssel Salat, Apfel, Gurke und Cranberrys vermengen. Die Hühnerfleischstreifen darüberlegen. Vor dem Servieren die Vinaigrette darübergeben.

⭐ **FÜR NOTFÄLLE:** *Sie haben keinen Grill? Garen Sie das Huhn nach unserem Rezept für perfekt gebratene Hühnerbrust auf Seite 153. Keine Zeit zum Kochen? Kaufen Sie ein gebratenes Huhn (den Reset-Regeln entsprechend) und nutzen Sie die Knochen für eine Brühe. Oder Sie verwenden statt des Hühnerfleischs etwas vom Proteinsalat, den Sie immer im Kühlschrank haben, oder Huhn, Thunfisch, Lachs aus der Dose oder hart gekochte Eier.*

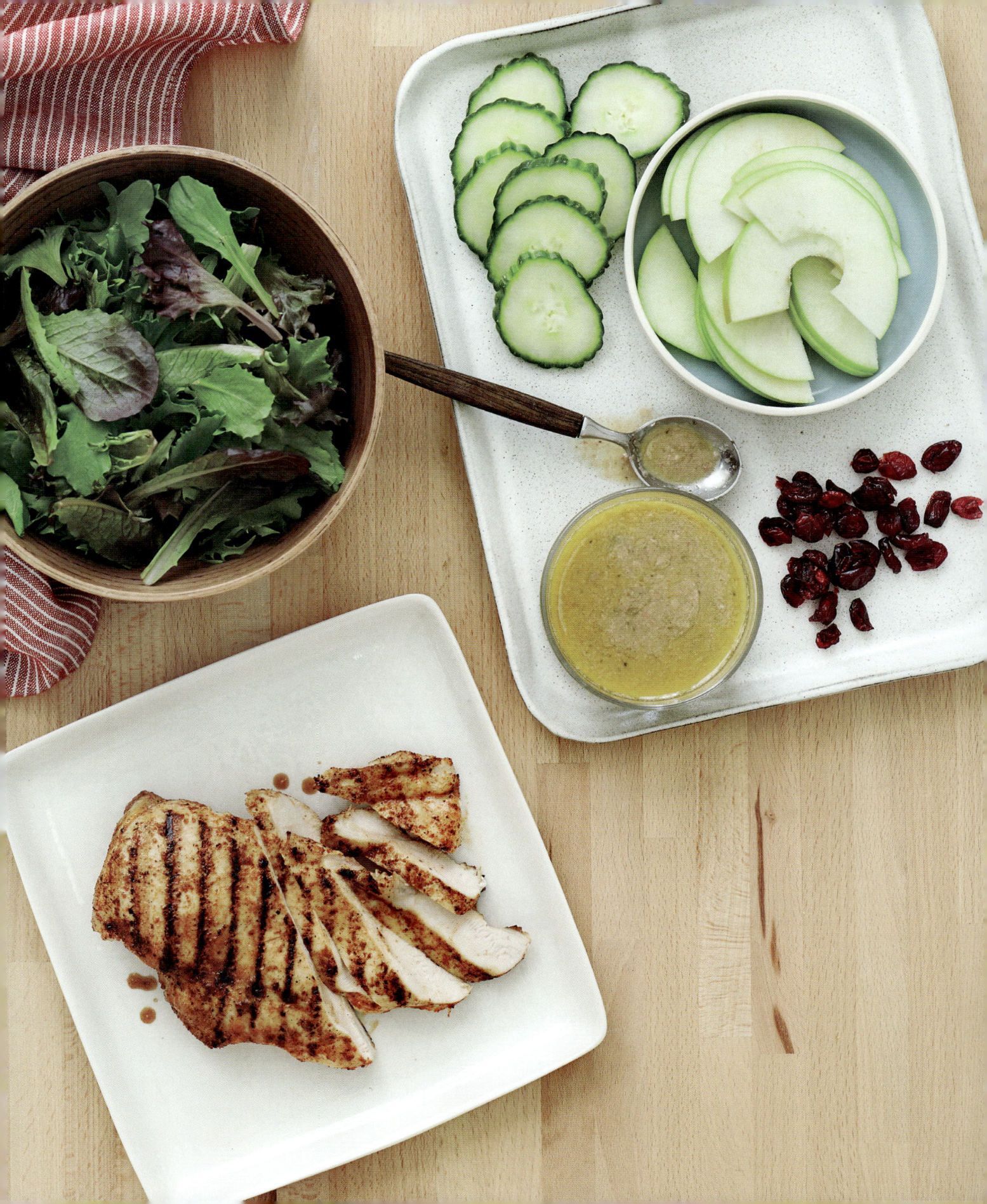

Thai-Gurkenbecher

FÜR 2 PORTIONEN

VORBEREITUNGSZEIT: 20 Minuten

GARZEIT: 15 Minuten

INSGESAMT: 35 Minuten

---

2 Knoblauchzehen, gehackt

1 EL frisch gehackter Ingwer

½ Jalapeño, ohne Kerne und gehackt

abgeriebene Schale und Saft von 2 Limetten

125 ml + 2 EL Olivenöl, extra vergine

¼ TL Salz

¼ TL schwarzer Pfeffer

125 g Cashewkerne

250 g Champignons, in feine Scheiben geschnitten

½ rote Paprika, klein geschnitten

2 EL Frühlingszwiebel, fein geschnitten

500 g Putenfleisch, gehackt

4 Gurken

2 EL frischer Koriander, gehackt

Die Gurkenbecher machen aus diesem Gericht perfekte Appetizer, die man auch gut zu Partys mitbringen kann. Für ein Mittag- oder Abendessen sind sie vielleicht zu aufwendig, aber man kann die Füllung auch auf grünem Salat, in ein Romana-Salatblatt eingewickelt, in einer Paprika oder auf einem der Brötchen ohne Mehl ab Seite 169 servieren. Aufgewärmt ist es ein leckeres Frühstück – servieren Sie die Putenmischung mit ein oder zwei Spiegeleiern.

Für das Dressing Knoblauch, Ingwer, Jalapeño, Limettenschale und -saft in einer Schüssel vermischen (kein Metall, das auf Säure reagiert). Die Flüssigkeit mit einem Rührbesen schlagen und dabei nach und nach 60 ml Olivenöl einfließen lassen. Salz und Pfeffer unterrühren und Dressing beiseitestellen.

In einer großen Pfanne 1 Esslöffel Olivenöl bei mittlerer Temperatur erhitzen, Pfanne schwenken. Die Cashewkerne hinzugeben und 2 bis 3 Minuten rösten, bis sie leicht gebräunt sind. Dabei die Pfanne schwenken, damit die Nüsse nicht anbrennen. Auf einem Schneidebrett grob hacken und abkühlen lassen.

In derselben Pfanne bei mittlerer Temperatur das übrige Olivenöl erhitzen. Pilze hinzugeben und unter Rühren etwa 3 Minuten anschwitzen. Paprika, Frühlingszwiebel und Putenfleisch in die Pfanne geben und etwa 7 bis 10 Minuten mitbraten, dabei das Fleisch auseinanderreißen und mit dem Gemüse vermischen, bis es goldbraun ist.

Pfanne vom Herd nehmen, den größten Teil des Dressings in die Fleischmischung einrühren. Die gehackten Cashewkerne unter die Mischung heben und darüberstreuen.

Putenmischung in die Gurkenbecher füllen, mit Koriander bestreuen, das übrige Dressing darüberträufeln und servieren.

⭐ **GURKENBECHER:** *Jede Gurke in drei Stücke schneiden (etwa 5 cm lang). Mit einem kleinen Löffel oder einem Melonenausstecher das Innere der Gurke herausschaben, dabei am Boden genug Gurkenfleisch übrig lassen, um die Fleischmischung zu halten. Die Gurkenbecher leicht salzen und zum Entwässern auf Küchenpapier stellen.*

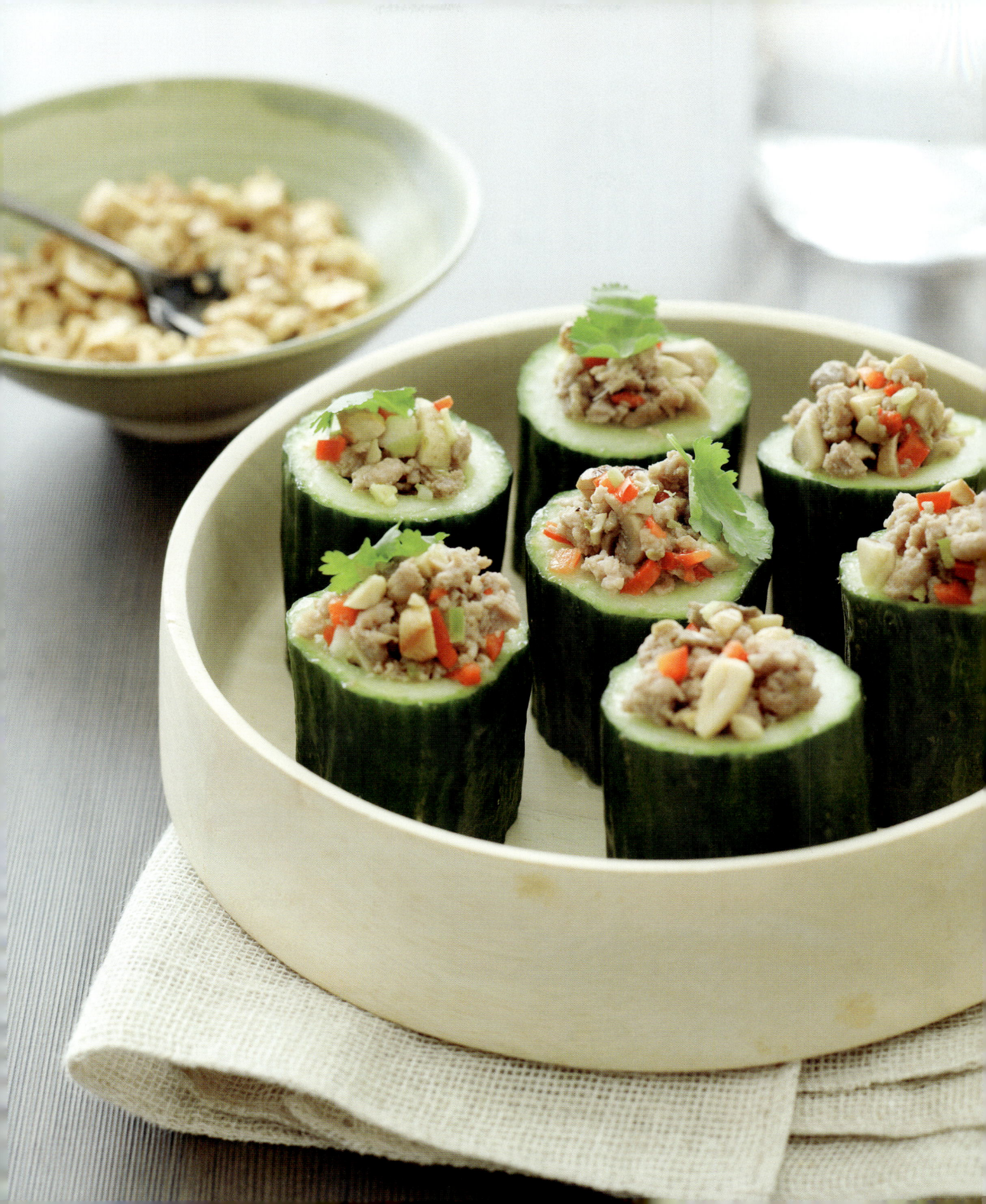

FISCH UND MEERESFRÜCHTE

WIR HABEN RESET NICHT FÜR VEGETARIER KONZIPIERT, trotzdem gibt es viele Teilnehmer, die kein Fleisch oder Geflügel essen möchten. Das ist auch kein Problem, denn Fisch und Meeresfrüchte, vor allem aus Wildfang, sind voller gesunder Nährstoffe, Fettsäuren und Proteine. Es haben schon viele das Reset-Programm nur mit Fisch, Meeresfrüchten und Eiern als Proteinquelle erfolgreich abgeschlossen.

Kochanfänger schrecken vor Fisch und Meeresfrüchten oft zurück. Woher weiß man, ob der Fisch frisch ist? Und schmeckt tiefgefrorener Fisch auch gut? Wie kocht man Fisch überhaupt?

Tatsächlich ist es einfach und geht schnell, Fisch zu kochen oder zu braten (die meisten Rezepte in diesem Buch erfordern nicht mehr als 20 Minuten aktive Zeit), und meist kann man eine Fischart durch eine andere ersetzen. Außerdem ist Tiefkühlware eine kostengünstige Proteinquelle.

Und nehmen Sie ruhig auch kleinere Fische in Ihren Speiseplan auf. Wir haben dafür zwar keine Rezepte zur Verfügung gestellt, aber Sardinen, Heringe, Makrelen und Sardellen sind voll gesunder Fette und enthalten kaum Giftstoffe.

Fische kann man aufgrund ihrer Textur in drei große Kategorien aufteilen: fest, mittelfest und zart. Richten Sie sich nach dieser Aufteilung, um einen Ersatz für Fisch zu finden, der zu teuer oder nicht aufzutreiben ist.

FEST: Seewolf, Zackenbarsch, Heilbutt, Seebarsch, Schnapper, Goldmakrele, Lachs, Schwertfisch, Thunfisch

MITTELFEST: Garnelen, Barsch, Rotbarsch, Forelle, Makrele

ZART: Kabeljau, Flunder, Schellfisch, Seelachs, Muscheln, Felchen

Beim Kauf von frischem Fisch gilt die Faustregel, auf den Geruch zu achten. Frischer Fisch sollte höchstens ganz leicht nach Meerwasser oder Gurke riechen. Hat der Fisch einen intensiven Geruch, liegt er schon zu lange – kaufen Sie ihn nicht. Das Fleisch von frischem Fisch sollte glänzen und sauber sein, nicht stumpf, verfärbt oder fleckig. Wenn Sie dürfen, können Sie mit dem Finger das Fleisch eindrücken. Bleibt die Vertiefung, ist der Fisch nicht mehr frisch. Verbrauchen Sie frischen Fisch innerhalb von zwei Tagen oder frieren Sie ihn ein.

Tiefgefrorener Fisch darf überhaupt nicht riechen. Wenn sich Eiskristalle auf dem Fisch gebildet haben, heißt das, dass der Fisch Feuchtigkeit verloren hat und wahrscheinlich nicht mehr so gut schmeckt. Lassen Sie tiefgefrorenen Fisch niemals auf der Arbeitsplatte auftauen – sondern über Nacht im Kühlschrank (rechnen Sie mit 12 Stunden für ein halbes Kilo). Schneller geht's, indem Sie ihn in eine Schüssel legen und unter fließend kaltes Wasser stellen. Sobald der Fisch aufgetaut ist, gleich verarbeiten – nicht länger als einen Tag liegen lassen und nicht wieder einfrieren.

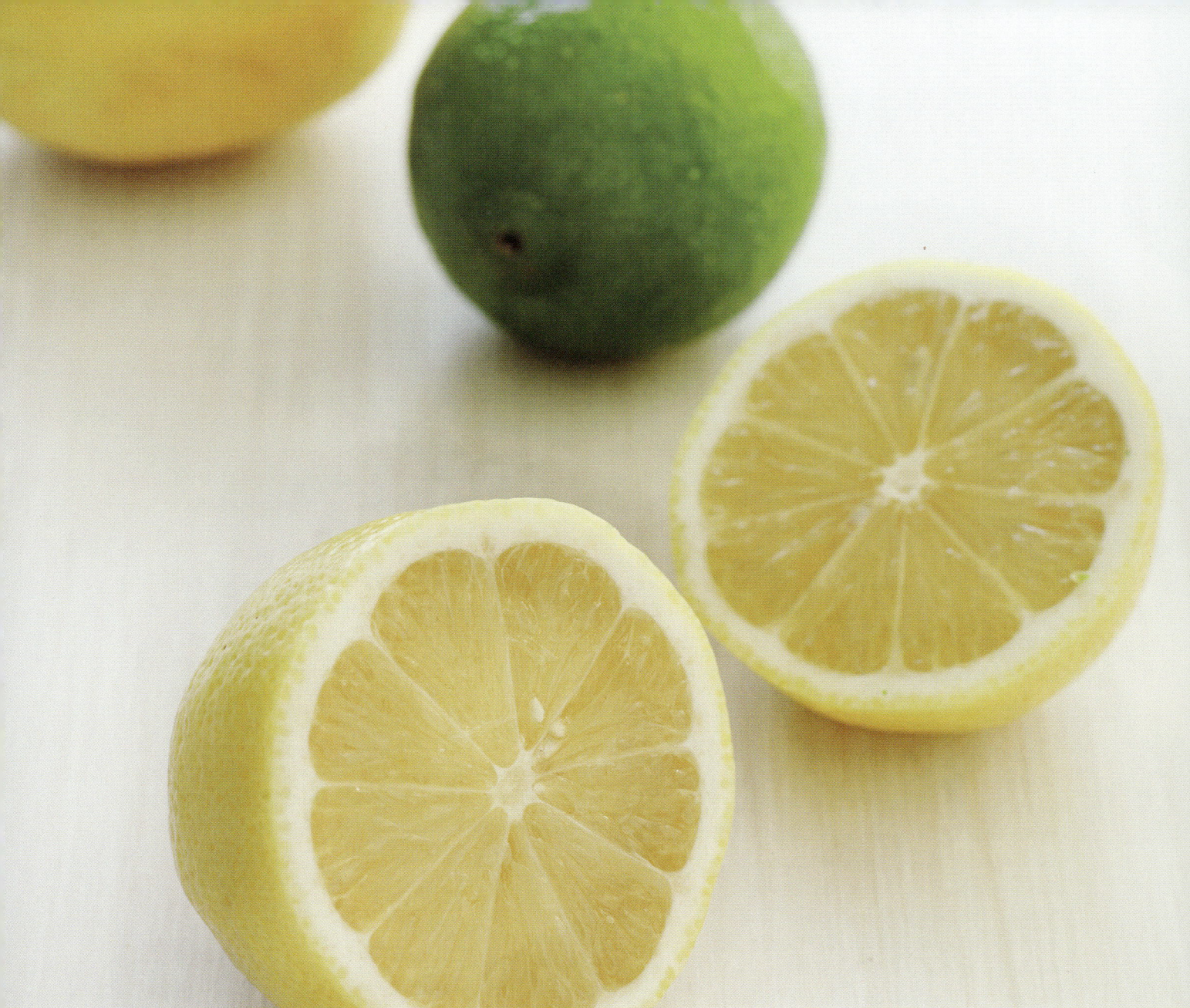

Tauen Sie weder Muscheln noch Garnelen unter fließendem Wasser auf – ihr Fleisch ist empfindlich und könnte darunter leiden. Tauen Sie sie entweder im Kühlschrank auf oder lassen Sie sie im Beutel, dann geht es auch unter fließendem kaltem Wasser. Vor dem Kochen oder Braten immer gut trocken tupfen.

Bleiben Sie beim Kochen in der Nähe und testen Sie den Gargrad häufiger, um eine perfekte Konsistenz Ihres Fischs oder Ihrer Garnelen zu garantieren. Währenddessen können Sie zum Beispiel eine Mayonnaise machen. Damit beherzigen Sie auch einen wichtigen Grundsatz von Reset: Wenn ich sowieso in der Küche bin und darauf warte, dass etwas gart, denke ich gleich voraus und bereite etwas anderes vor.

Mexikanische Thunfisch-Boote

FÜR 2 PORTIONEN

VORBEREITUNGSZEIT: 10 Minuten

1 Avocado, ohne Stein und Schale

2 Dosen Thunfisch, je 150 g, abgetropft

3 Frühlingszwiebeln, klein geschnitten

Saft von 1½ Limetten

½ Jalapeño, ohne Kerne

1 EL frischer Koriander, gehackt

½ TL Chilipulver

½ TL Salz

⅛ TL schwarzer Pfeffer

Blätter von 1 Chicorée

Dieses Gericht ist ideal, um es mit ins Büro zu nehmen. Die Thunfischmischung einfach in einen Glasbehälter füllen und die Chicorée-blätter in angefeuchtetem Küchenpapier in einen verschließbaren Beutel legen, damit sie knackig bleiben. Oder stattdessen in Romana-Salatblätter wickeln oder in eine ausgehöhlte Paprikaschote, eine Tomate oder die Gurkenbecher von Seite 230 füllen. Sie können statt Thunfisch auch Huhn oder Lachs aus der Dose nehmen. Köstlich schmeckt es auch mit etwas kaltem Ranch-Dressing (Seite 312) oder mit Avocado-Mayonnaise (Seite 306).

In einer Schüssel die Avocado mit einer Gabel zerdrücken, sodass die Creme noch etwas stückig ist. Den Thunfisch hinzufügen, mit einer Gabel etwas auseinanderzupfen und mit der Avocadocreme vermischen. Zwiebeln, Saft einer Limette, die Jalapeño, den Koriander, das Chilipulver, Salz und Pfeffer hinzufügen und gut vermengen.

Mit einem Löffel die Thunfischmischung in die Chicoréeblätter füllen. Mit einem Hauch Chilipulver und dem Saft der übrigen Limette servieren.

ALS VOLLWERTIGE MAHLZEIT: Auch wenn das Gericht ein bisschen Grün enthält, fehlt doch die volle Gemüsepower. Servieren Sie die Thunfisch-Boote mit gebackenen Süßkartoffeln (Seite 292), Gazpacho (Seite 272) oder rohen Karotten, Paprikastreifen und Stangensellerie mit Avocado-Mayonnaise (Seite 306) zum Dippen.

⭐ **GEMÜSEHACKER:** *Ein Gemüsehacker ist nicht unbedingt notwendig, aber bei Gerichten wie Salsa und Gazpacho spart man damit viel Vorbereitungszeit, das Hacken der Jalapeño dauert dann nur Sekunden.*

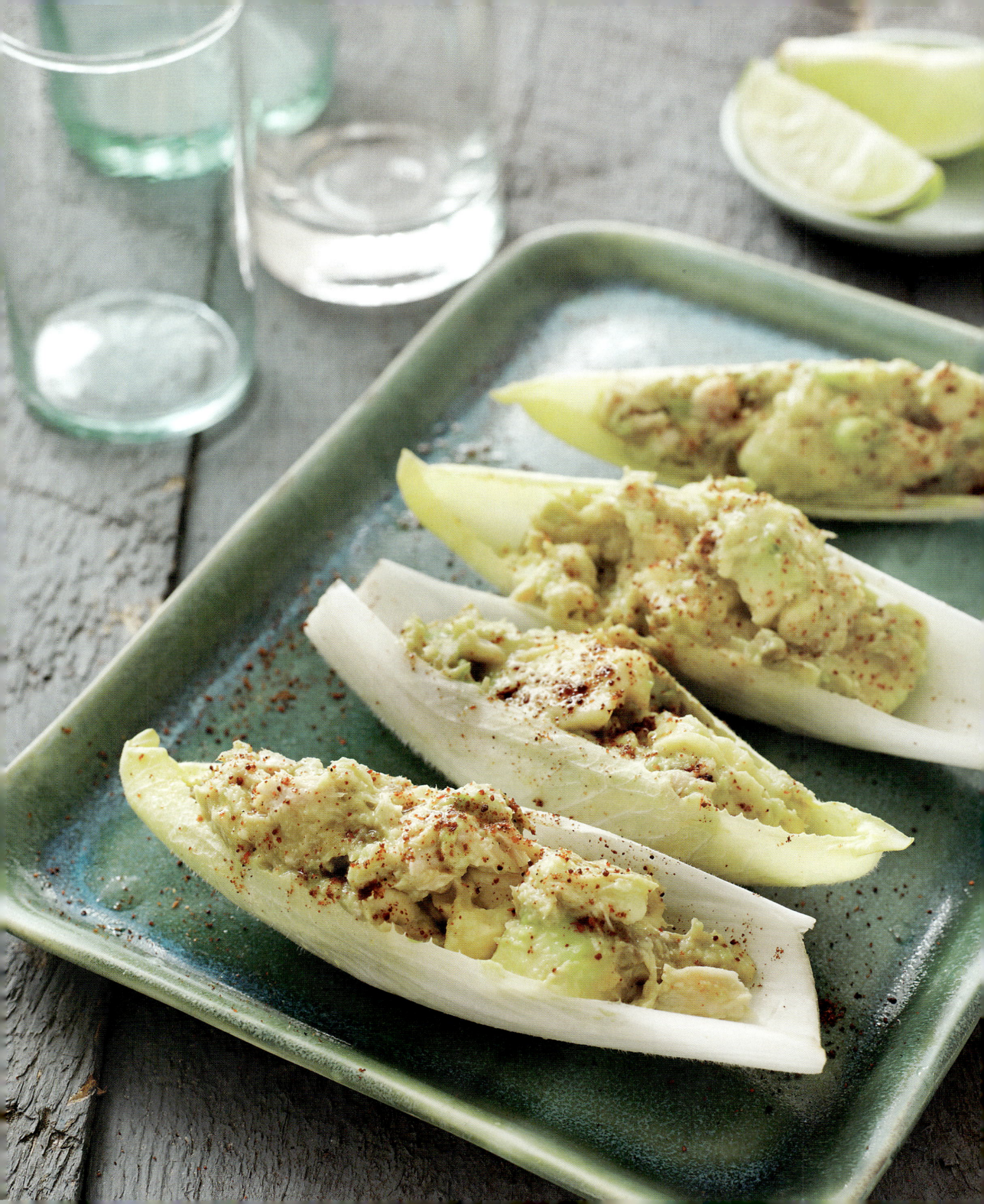

Heilbutt mit Zitrus-Ingwer-Glasur

FÜR 2 PORTIONEN

VORBEREITUNGSZEIT: 10 Minuten
GARZEIT: 20 Minuten
INSGESAMT: 35 Minuten

FÜR DIE GLASUR

125 ml Apfelessig

abgeriebene Schale und Saft von 2 Zitronen

Saft von 1 Orange

½ EL frisch geriebener Ingwer (oder ½ TL gemahlener Ingwer)

FÜR DEN FISCH

3 EL Bratfett

2 Heilbuttfilets (je 150 g)

1 TL Salz

½ TL schwarzer Pfeffer

Heilbutt ist sehr schmackhaft, aber auch teuer. Sie können ihn in diesem Gericht zum Beispiel durch Kabeljau, Rotbarsch oder Wolfsbarsch ersetzen.
Anstatt den Orangensaft selbst zu pressen, können Sie auch 60 ml gekauften Orangensaft nehmen.

Den Backofen auf 200 °C vorheizen.

FÜR DIE GLASUR: Apfelessig in einem kleinen Topf auf etwa einen Esslöffel einkochen. Zitronensaft, Orangensaft und Ingwer hinzufügen und 3 bis 5 Minuten köchelnd etwa auf die Hälfte reduzieren. Topf vom Herd nehmen, abgeriebene Zitronenschale dazugeben und beiseitestellen.

FÜR DEN FISCH: In einer Pfanne 2 Esslöffel Bratfett bei hoher Temperatur erhitzen. Die Pfanne schwenken, damit der Boden gleichmäßig gefettet ist. Den Fisch salzen und pfeffern. Wenn das Fett heiß ist, den Fisch mit der Oberseite nach unten 2 bis 3 Minuten anbraten. Derweil das verbleibende Bratfett schmelzen, ein Backblech mit Backpapier auslegen und das Papier mit der Hälfte des Fetts bestreichen.

Heilbutt aus der Pfanne nehmen und mit der angebratenen Seite nach oben auf das gefettete Backpapier legen. Das übrige Bratfett auf dem Heilbutt verteilen. Im Ofen 10 bis 12 Minuten backen, bis das Fleisch sich mit einer Gabel leicht teilen lässt. Vor dem Servieren Glasur auf den Fisch streichen.

⭐ *HEILBUTT: Weißer Fisch wie Heilbutt hat wenig Fett und trocknet schnell aus. Überprüfen Sie bei diesem Gericht den Fisch daher zum Ende der Garzeit alle paar Minuten. Wenn Sie befürchten, den Fisch zu lange zu backen, nehmen Sie ihn aus dem Ofen, wenn er Ihnen fast durchgegart erscheint (wenn das Fleisch sich teilen lässt). Lassen Sie den Fisch dann noch eine Minute in der Pfanne, da er dort weitergart. Sie können auch ein Fleischthermometer verwenden – der Fisch ist gar, wenn die Mitte des Fleisches zwischen 55 °C und 60 °C erreicht hat.*

ALS VOLLWERTIGE MAHLZEIT: Für eine asiatische Geschmacksnote servieren Sie den Heilbutt mit Weißkohlsalat (Seite 278) und Blumenkohlreis (Seite 268); für ein frisches, einfaches Essen mit Rote-Bete-Orangen-Avocado-Salat (Seite 286).

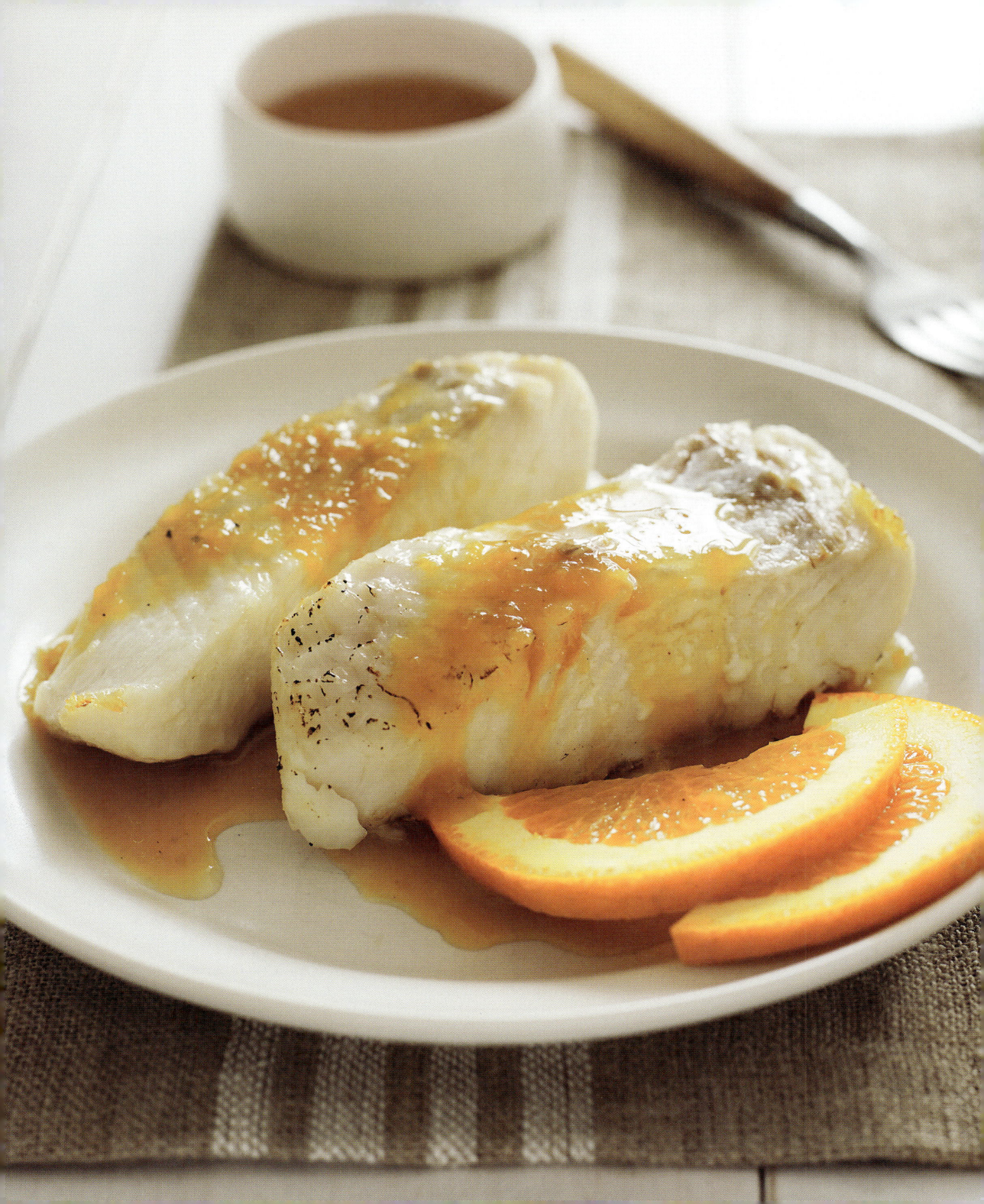

Kabeljau mit Pilz-Paprika-Soße

FÜR 2 PORTIONEN

VORBEREITUNGSZEIT: 10 Minuten
GARZEIT: 15 Minuten
INSGESAMT: 25 Minuten

500 g Kabeljau

½ TL Salz

¼ TL schwarzer Pfeffer

2 EL Bratfett

¼ Zwiebel, fein gehackt

2 TL frischer Ingwer (oder ½ TL Ingwerpulver),
  gerieben

2 Knoblauchzehen, gehackt

250 g Champignons

250 g rote Paprika, geröstet und klein
  geschnitten

Mit diesem Gericht machen Sie Ihren Gästen Freude. Und wenn Sie als Beilage gebackenen Kürbis servieren, nutzen Sie den Backofen doppelt. Der Kürbis wird bei dieser Temperatur etwa eine Stunde brauchen (bei großen Stücken), stellen Sie ihn also etwa 45 Minuten vor dem Fisch in den Ofen. Für das Blumenkohlpüree fangen Sie mit dem Dämpfen des Blumenkohls an – so ist er pürierbereit, wenn der Fisch aus dem Ofen kommt. Bereiten Sie Ihr Dressing im Voraus zu und mischen Sie rasch den Salat zusammen, während der Fisch bäckt.

Den Backofen auf 180 °C vorheizen. Ein Backblech oder eine feuerfeste Form mit Backpapier auslegen.

Den Fisch in Portionen zerteilen und mit Küchenpapier trocken tupfen. Gleichmäßig mit ¼ Teelöffel Salz und ⅛ Teelöffel Pfeffer würzen und etwa 12 bis 15 Minuten backen, bis der Fisch in der Mitte fest wirkt, wenn Sie mit der Gabel hineinstechen. Oder versuchen Sie, das Fleisch auseinanderzuziehen; wenn es sich fast löst, ist es gut.

Während der Fisch bäckt, das Bratfett in einer Pfanne bei mittlerer Temperatur erhitzen. Wenn es heiß ist, die Zwiebel hinzufügen und 2 bis 3 Minuten glasig anschwitzen. Ingwer dazugeben und 30 Sekunden rühren. Knoblauch hineingeben und noch einmal 1 Minute rühren, bis er zu duften beginnt. Nun kommen die Pilze in die Pfanne: 1 bis 2 Minuten unter Rühren mit anschwitzen. Geröstete Paprika, den übrigen ¼ Teelöffel Salz und ⅛ Teelöffel Pfeffer zugeben und 2 Minuten unter Rühren erhitzen. Die Pfanne vom Herd nehmen und zudecken, damit es warm bleibt.

Den Fisch aus dem Backofen nehmen und mit der Pilz-Paprika-Soße sofort servieren.

ALS VOLLWERTIGE MAHLZEIT: Zu diesem Gericht passen sehr gut ein grüner Salat mit Balsamico-Vinaigrette (Seite 324) und gerösteter Butternut-Kürbis (Seite 264) oder ein einfaches Blumenkohlpüree (Seite 266).

⭐ **GETROCKNETE PILZE:** *Wenn Sie für dieses Gericht eine Mischung getrockneter Pilze verwenden wie Shitake, Steinpilze, Morcheln oder Pfifferlinge, intensiviert das den Geschmack der Soße. Sie brauchen etwa 100 g getrocknete Pilze – die Mischung bleibt ganz Ihnen überlassen. Die Pilze 30 Minuten in warmem Wasser einweichen, dann eventuellen Schmutz oder Sand abspülen. Nun in Scheiben schneiden oder würfeln – je nach Form und Größe – und die Soße wie angegeben zubereiten.*

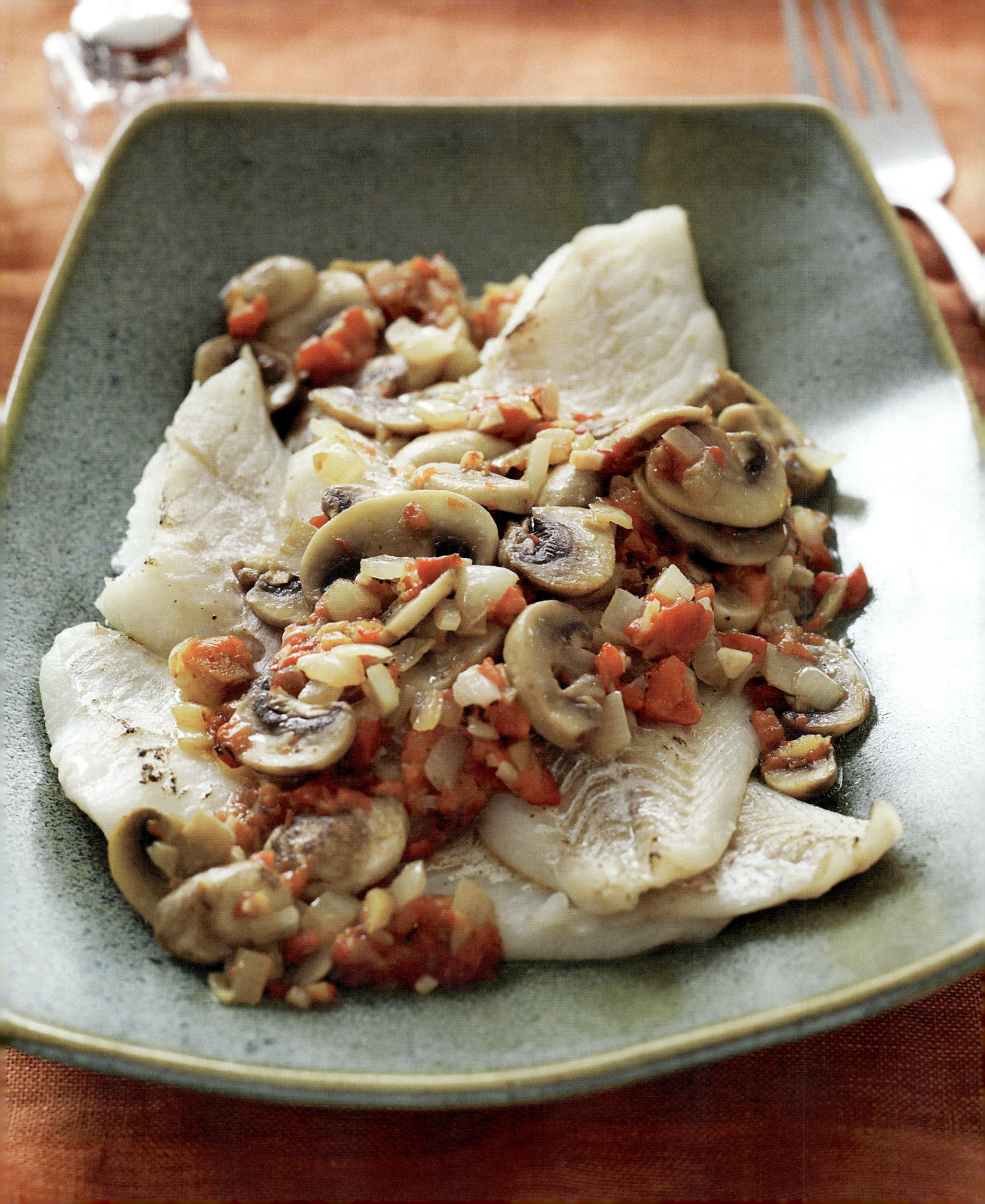

Knoblauchgarnelen mit Zucchini-Spaghetti und Romesco

FÜR 2 PORTIONEN

VORBEREITUNGSZEIT: 45 Minuten

GARZEIT: 10 Minuten

INSGESAMT: 55 Minuten

---

4 mittelgroße Zucchini

2 EL Bratfett

¼ Zwiebel, fein gehackt

2 Knoblauchzehen, fein gehackt

500 g große Garnelen, geschält und Darm entfernt

1 TL Salz

½ TL schwarzer Pfeffer

2 TL frisch gehackte Petersilienblätter

Romesco-Soße (Seite 314)

Sie können ein bisschen Vorarbeit leisten und die Romesco-Soße bis zu zwei Tage vorher zubereiten. Dieses Gericht schmeckt auch kalt köstlich; ersetzen Sie dann die Romesco-Soße durch Pesto und die Zucchini-Spaghetti durch Gurken-Spaghetti. Sie können auch gekochte Garnelen kaufen und die Kochzeit am Ende des dritten Schritts weglassen.

Die Zucchini schälen und mit einem Julienneschäler lange Streifen schneiden, bis das Innere mit den Kernen sichtbar wird. Zucchini drehen und Vorgang wiederholen, bis alle vier Seiten geschält sind. (Man kann auch einen Spiralschneider verwenden.) Das Innere der Zucchini wegwerfen und die Streifen beiseitestellen.

In einem Topf einen halben Liter Wasser zum Kochen bringen, während man die Garnelen zubereitet.

Das Bratfett in einer Pfanne bei mittlerer Hitze erhitzen, Zwiebel darin etwa 2 Minuten glasig anschwitzen. Knoblauch hinzufügen und etwa 1 Minute mitbraten, bis er anfängt zu duften. Garnelen hinzufügen, durch Schwenken der Pfanne mit dem Fett überziehen und unter Rühren 2 Minuten braten. 60 ml Wasser angießen, Pfanne zudecken. 4 bis 6 Minuten kochen, bis die Garnelen wie ein C geformt sind. Wasser abgießen, Garnelen in eine Schüssel füllen, salzen und pfeffern.

In den Topf mit kochendem Wasser ein Sieb oder einen Dampfeinsatz stellen, Zucchini-Spaghetti hineingeben und etwa 2 bis 3 Minuten dämpfen. Dampfeinsatz herausholen und Spaghetti auf Tellern verteilen.

Garnelen mit der Petersilie mischen und auf den Zucchini-Spaghetti verteilen. Mit Romesco-Soße beträufelt servieren.

⭐ **GARNELEN:** *Sie sind leicht zuzubereiten, aber je länger man sie kocht, desto zäher werden sie. Perfekt gekochte Garnelen sind rosa und wie ein C geformt – sehen sie wie ein O aus, sind sie zu lange gegart. Beim Verwenden von tiefgefrorenen Garnelen müssen Sie darauf achten, dass sie vorher komplett aufgetaut sind.*

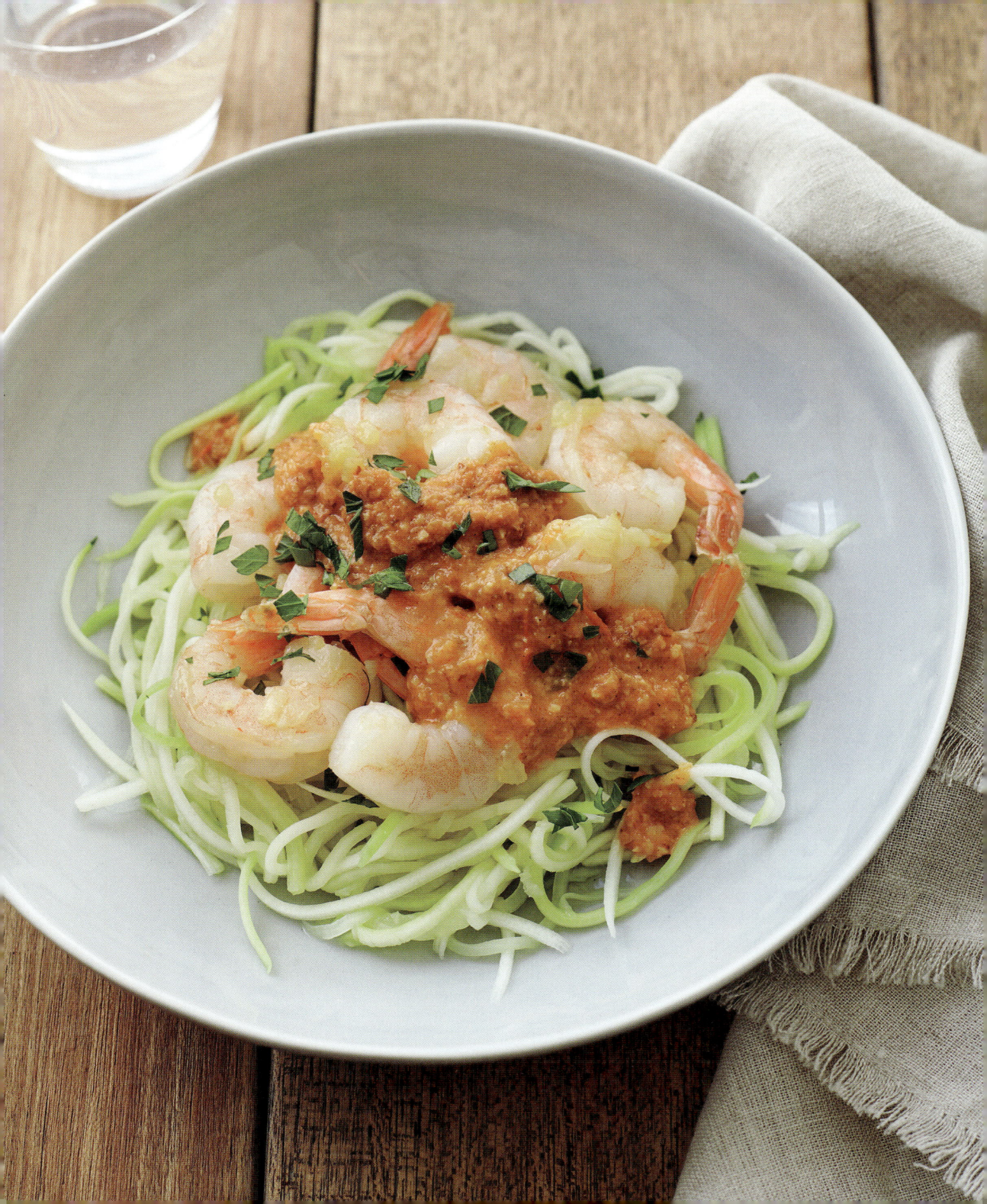

Pochierter Lachs mit Gurken-Dill-Soße

FÜR 2 PORTIONEN

VORBEREITUNGSZEIT: 25 Minuten

GARZEIT: 20 Minuten

INSGESAMT: 45 Minuten

125 ml Reisessig

Saft von 3 Zitronen

1 Lorbeerblatt

6 schwarze Pfefferkörner

2 Lachsfilets (je 150 g)

125 ml Mayonnaise (Seite 175)

60 ml Kokoscreme (Seite 174)

½ Gurke, geschält und in kleine Stücke geschnitten

½ Schalotte, klein gehackt

2 Zweige frischer Dill, gehackt

1 TL Salz

½ TL schwarzer Pfeffer

½ Zitrone in dünnen Scheiben

Pochierter Fisch erhält dessen Saftigkeit, während es ihm gleichzeitig zusätzlichen Geschmack verleiht. Aber wenn Sie nicht genug Zeit oder nicht die passenden Zutaten haben, können Sie den Lachs auch nach unserem Rezept für perfektes Lachsfilet aus dem Backofen auf Seite 156 zubereiten. Machen Sie gleich die doppelte Menge Gurken-Dill-Soße, mit dem Rest können Sie Ihren Proteinsalat verfeinern.

Den Backofen auf 200 °C vorheizen.

Für den Fischsud zwei Tassen Wasser mit Reisessig, Saft zweier Zitronen, Lorbeerblatt und Pfefferkörnern in einem kleinen Topf aufkochen und dann vom Herd nehmen.

Lachsfilets mit der Hautseite nach unten in eine feuerfeste Form legen. Fischsud über den Lachs gießen. In den Backofen stellen und je nach Dicke der Filets etwa 15 bis 20 Minuten garen.

Während der Fisch gart, Saft der restlichen Zitrone, Mayonnaise, Kokoscreme, Gurke, Schalotte, Dill, Salz und Pfeffer in einer Schüssel vermischen.

Lachsfilets aus der Garflüssigkeit nehmen und auf Tellern anrichten, die Soße darübergießen und mit den Zitronenscheiben garnieren.

⭐ **PERFEKT POCHIERTER LACHS:** *Zu lange gegarter Lachs verliert an Saftigkeit und Zartheit, überprüfen Sie also zu Ende der Garzeit öfter, ob der Fisch schon gar ist. Es ist besser, wenn Sie den Lachs kurz vor Ende der Garzeit aus dem Backofen nehmen, da er auch auf dem Teller noch weitergart. Stechen Sie mit einem spitzen Messer in die dickste Stelle des Filets und ziehen Sie das Fleisch vorsichtig auseinander. Es sollte sich leicht trennen lassen. An der Seite sollten sich weiße Flöckchen gebildet haben, und das Fleisch sollte sich fest anfühlen. Wenn es fast auseinanderfällt, ist es zu lange gegart. Das Garen im Sud ist jedoch sehr praktisch: Auch wenn der Fisch etwas zu lange im Sud liegen bleibt, ist er noch saftig und zart.*

ALS VOLLWERTIGE MAHLZEIT: Dieses Gericht eignet sich perfekt für einen Brunch oder als Mahlzeit 1 (früher »Frühstück«). Servieren Sie den Lachs mit einer Butternut-Kürbissuppe (Seite 262) oder gegrilltem Spargel mit Zitronenzeste (Seite 280).

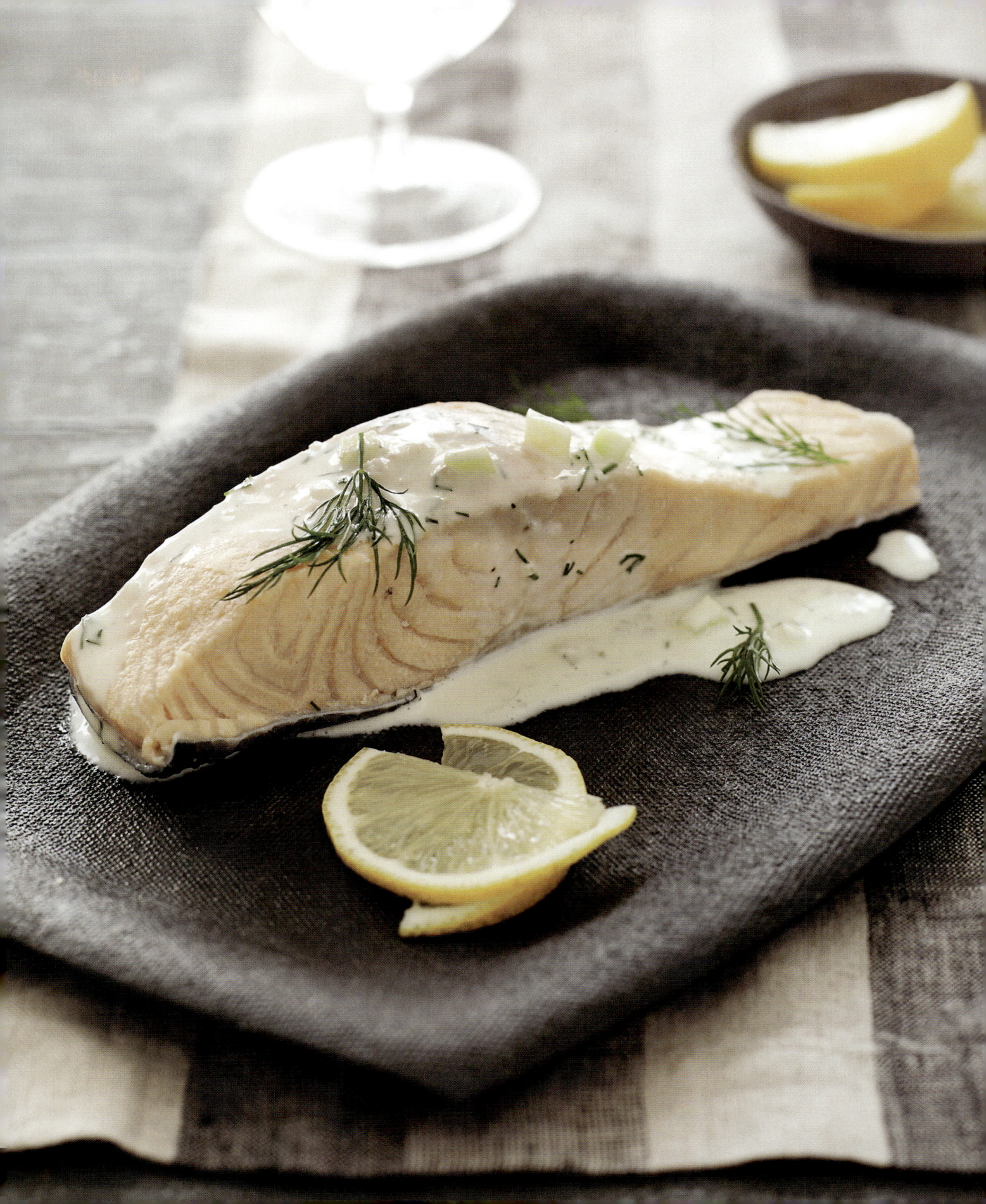

SCHWEINE-
FLEISCH

SCHWEINE-
FLEISCH

SCHWEINE-FLEISCH

FRÜHSTÜCKSSPECK! Denken Sie bei Schweinefleisch nicht auch schnell an Frühstücks-speck? In der Paleo-Community wird Schweinefleisch oft sofort mit diesem kross gebrate-nen Speck assoziiert. Denn seit der Low-Fat-Hype überwunden ist, sind nicht wenige ganz verrückt nach Frühstücksspeck und Baconstreifen.

Zu Schweinefleisch gehört mehr als nur Wurst, Schinken, Speck, Bratwürste und Schweinekote-letts. Es gibt viele kostengünstige, wohlschme-ckende Teile, die häufig übersehen werden und kaum in der eigenen Küche verwendet werden. Wenn Sie diese in Ihre Ernährung mit einbeziehen, bekommen Sie die verschiedensten Nährstoffe aus geschmackvollem Fleisch und schonen gleichzei-tig Ihren Geldbeutel. Viele dieser Stücke eignen sich perfekt für den Schongarer, sodass Sie bequem und ohne großen Abwasch zu Ihrem Abendessen kommen.

Wir möchten noch einmal vor einigen Nah-rungsmitteln warnen, die dem süßen, fetten, salzi-gen Zeug, das Sie früher gegessen haben, so nahekommen, dass sie während Reset problema-tisch werden könnten. Drei Beispiele sind Nuss-butter, Trockenobst und Frühstücksspeck – sie alle verführen dazu, zu viel zu essen, und verursachen dadurch unerwünschte Wirkungen.

Also auch wenn Sie Speck finden, der den Reset-Regeln entspricht, halten Sie den Verzehr in Grenzen. Verwenden Sie ihn als Würzzutat – über Salat, in Suppen oder Eintöpfe gestreut – oder als gelegentliche Proteinbeilage zu einer Mahlzeit. Ihn hin und wieder zu genießen, ist in Ordnung. Da er aber keine gute Proteinquelle ist, sollten Sie ihn nicht regelmäßig essen. Ein Stück davon enthält ebenso viel Fett wie Protein.

Frikadellen mit Süßkartoffelpüree und karamellisierten Zwiebeln

FÜR 2 PORTIONEN

VORBEREITUNGSZEIT: 25 Minuten

GARZEIT: 25 Minuten

INSGESAMT: 50 Minuten

FÜR DIE FRIKADELLEN

500 g Gehacktes vom Schwein

¼ TL Salbeipulver

¼ TL Knoblauchpulver

¼ TL getrockneter Thymian

¼ TL Zwiebelpulver

⅛ TL Cayennepfeffer

⅛ TL gemahlene Muskatnuss

1 TL Salz

⅛ TL schwarzer Pfeffer

abgeriebene Schale von 1 Zitrone

2 Süßkartoffeln, geschält und in große Stücke geschnitten

4 EL Ghee oder geklärte Butter

125 ml Kokosmilch

1 Zwiebel, in dünne Ringe geschnitten

¼ TL Salz

¼ TL schwarzer Pfeffer

Den Backofen auf 180 °C vorheizen. Ein Backblech mit Backpapier auslegen. In einem Topf einen Liter Wasser zum Kochen bringen.

DIE FRIKADELLEN VORBEREITEN: In einer großen Schüssel alle Zutaten gut vermischen und in acht gleich große Frikadellen formen. Auf einen Teller legen und 10 bis 15 Minuten in den Kühlschrank stellen, während Sie mit dem Püree beginnen.

Die Süßkartoffeln 10 bis 15 Minuten in dem kochenden Wasser garen, bis sie weich sind. Abgießen und zurück in den Topf geben. Je einen Esslöffel Ghee und Kokosmilch hinzufügen. Mit einem Kartoffelstampfer, einem Pürierstab oder einer großen Küchengabel die Süßkartoffeln mit dem Ghee und der Kokosmilch verrühren und pürieren. Topf bedecken, um das Püree warm zu halten, und beiseitestellen.

Die Frikadellen aus dem Kühlschrank nehmen und auf das vorbereitete Backblech legen. Im Backofen 12 bis 15 Minuten backen, bis die Kerntemperatur 65 °C erreicht und in der Mitte kein Rosa mehr zu sehen ist.

Derweil die übrigen drei Esslöffel Ghee in einer großen Pfanne bei mittlerer Temperatur erhitzen. Pfanne schwenken, um den Boden gleichmäßig mit Fett zu überziehen. Wenn das Ghee heiß ist, Zwiebelringe hinzufügen und 15 Minuten rösten. Sobald sie anfangen zu karamellisieren, regelmäßig wenden. Diesen Schritt nicht abkürzen – je brauner die Zwiebeln, desto konzentrierter der Geschmack.

Das Kartoffelpüree auf Teller geben und mit Salz und Pfeffer würzen. Mit den karamellisierten Zwiebeln und den Frikadellen servieren.

Lassen Sie sich von der langen Zutatenliste nicht abschrecken – das Abmessen und Untermischen der Gewürze geht schnell. Um es in Zukunft noch leichter zu haben, können Sie die Gewürzmengen vervierfachen, nur ein Viertel verwenden (zwei gehäufte Teelöffel) und den Rest in einem luftdichten Behälter in der Speisekammer für die nächsten Frikadellen aufbewahren.

ALS VOLLWERTIGE MAHLZEIT: Verdoppeln Sie das Rezept für Süßkartoffelpüree und schon haben Sie etwas für den nächsten Abend – servieren Sie es dann mit geschmorter Rinderbrust (Seite 210), Schweinelende in Walnusskruste (Seite 248) oder Heilbutt mit Zitrus-Ingwer-Glasur (Seite 236).

⭐ **ZWIEBELN KARAMELLISIEREN:** *Das Karamellisieren der Zwiebeln verleiht diesem Gericht einen intensiven Geschmack, aber es verlangt auch Sorgfalt und Geduld. Die Zwiebeln dürfen nicht zu dünn geschnitten werden, da sie sonst austrocknen. Sie sollten etwa 3 mm dick sein. Und nehmen Sie Ihre größte Pfanne – wenn die Zwiebelringe übereinanderliegen, werden sie gedünstet statt karamellisiert. Die Zwiebeln sollten weich sein und eine tiefbraune Farbe haben, wenn Sie sie vom Herd nehmen.*

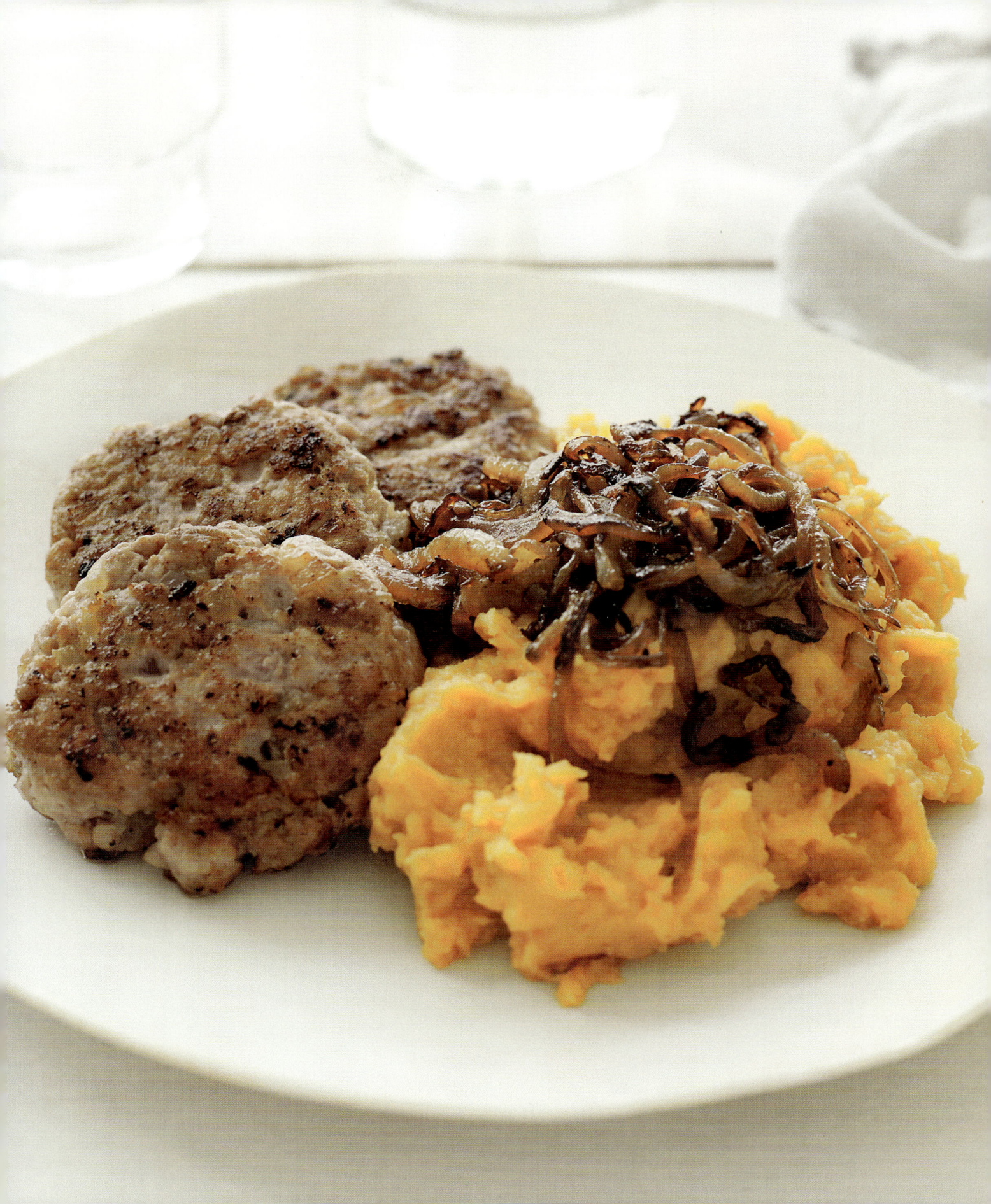

Schweinelende mit Walnusskruste

FÜR 2 PORTIONEN

VORBEREITUNGSZEIT: 20 Minuten
GARZEIT: 30 Minuten
INSGESAMT: 50 Minuten

---

500 g Schweinelende

2 EL Senfpulver

1 EL Paprikapulver

1 EL Zwiebelpulver

1 EL Knoblauchpulver

1½ TL Salz

1½ TL schwarzer Pfeffer

200 g Walnüsse, fein gehackt

3 Handvoll Salatgrün

125 ml Balsamico-Vinaigrette (Seite 324)

Schweinelende ist einer der magersten und zartesten Teile des Schweins, aber wenn sie zu lange gart, trocknet sie aus. Hier ist es besser, sich auf das Fleischthermometer als auf Ihre Uhr zu verlassen, überprüfen Sie zum Ende der Garzeit häufig die Temperatur. Dieses Rezept geht auch gut mit Schweine-koteletts, die Garzeit ist etwa die gleiche.

Das Fleisch etwa 30 Minuten vor der Zubereitung aus dem Kühlschrank nehmen.

Den Backofen auf 190 °C vorheizen.

Falls nötig, die zähere Außenhaut der Schweinelende entfernen. Das Fleisch mit einem Küchenpapier trocken tupfen. Senfpulver, Paprikapulver, Zwiebelpulver, Knoblauchpulver, Salz und Pfeffer vermischen. Das Fleisch gleichmäßig mit der Würzmischung einreiben.

Die Walnüsse in einer Küchenmaschine oder per Hand fein hacken. Das Fleisch gleichmäßig mit drei Vierteln der gehack-ten Walnüsse überziehen. Die Lende in eine feuerfeste Form legen und 25 bis 30 Minuten im Backofen backen, bis die Kerntemperatur 65 °C erreicht. Dann herausnehmen und 10 Minuten ruhen lassen.

Die Lende in 1,5 cm dicke Medaillons schneiden. Salatblätter anrichten, Medaillons darauflegen, mit den übrigen Walnüs-sen und der Balsamico-Vinaigrette servieren.

⭐ **HAUT DER SCHWEINELENDE ENTFERNEN:** *Die meisten Lendenstücke haben keine Haut mehr, falls doch, entfernen Sie diese vor der Zubereitung. Mit einem scharfen kleinen Messer gehen Sie unter die Haut und trennen sie dann mit sägenden Messerbewegungen in Faserrichtung vom Fleisch. Sie können auch Ihren Metzger bitten, die Haut für Sie zu ent-fernen.*

ALS VOLLWERTIGE MAHLZEIT: Zu diesem Gericht passt gegrillter Spargel mit Zitronenzeste (Seite 280), Süßkartoffel-suppe (Seite 296) oder die Rosenkchl-Kürbis-Pfanne (Seite 282).

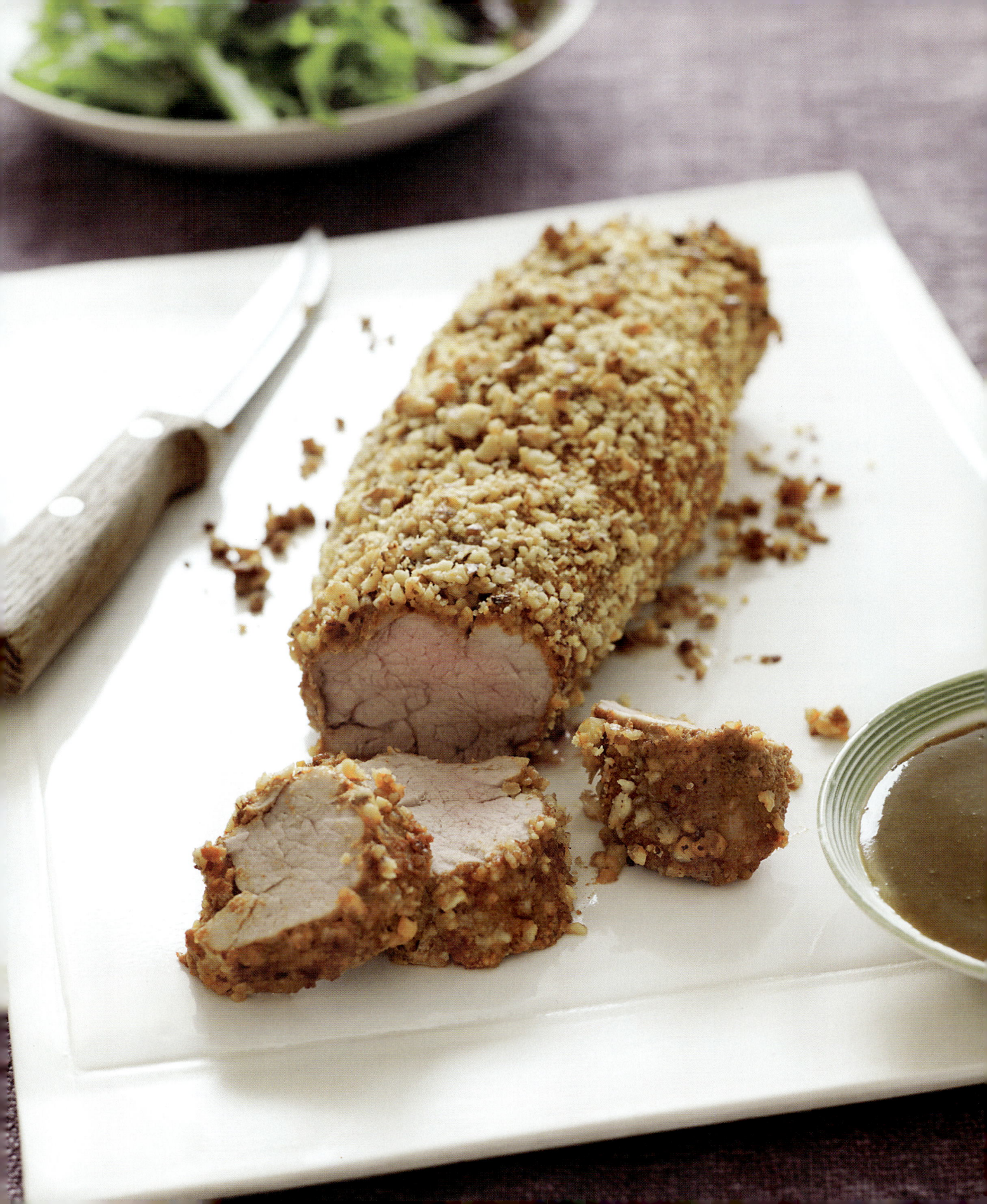

Carnitas

FÜR 2 PORTIONEN
VORBEREITUNGSZEIT: 15 Minuten
GARZEIT: 2 Stunden 45 Minuten
INSGESAMT: 3 Stunden

1½ EL Salz

1 TL schwarzer Pfeffer

1 kg Schweineschulter, in Würfeln zu 10 cm

2 EL Bratfett

½ Zwiebel, grob gehackt

3 Knoblauchzehen, gehackt

½ TL Chilipulver

¼ TL Zimtpulver

2 Frühlingszwiebeln, in 1 cm langen Stücken

Saft von ½ Limette

Ein bequemes Abendessen wartet auf Sie, wenn Sie das Garen dem Schongarer über-lassen. Bevor Sie aus dem Haus gehen, das Rezept bis zum vierten Schritt befolgen (be-vor der Topf in den Ofen kommt). Jetzt füllen Sie alles in den Schongarer, stellen ihn auf niedrige Temperatur und lassen ihn den Tag über garen (8 bis 10 Stunden). Wenn Sie nach Hause kommen, empfängt Sie ein himmlischer Duft und schmackhaftes, zartes Schweinefleisch.

Den Backofen auf 180 °C vorheizen.

Einen Esslöffel des Salzes und den ganzen Pfeffer in einem Schälchen vermischen und das Schweinefleisch damit gleich-mäßig einreiben.

In einem schweren Topf oder Schmortopf das Bratfett bei mitt-lerer Temperatur erhitzen. Wenn es heiß ist, Fleisch hineinge-ben und auf allen Seiten gut anbraten (die Stücke dürfen nicht übereinanderliegen) – etwa 3 bis 4 Minuten auf jeder Seite. Fleisch herausnehmen und beiseitestellen.

In demselben Topf bei reduzierter Temperatur die Zwiebel 4 bis 5 Minuten unter Rühren glasig anschwitzen. Knoblauch hinzufügen und etwa eine Minute mit anschwitzen, bis er zu duften beginnt. Dabei kräftig rühren, damit er nicht anbrennt. Mit einer Tasse Wasser ablöschen, Chilipulver und Zimt hin-zufügen. Temperatur wieder erhöhen, Fleisch zurück in den Topf geben und aufkochen.

Den Topf mit einem Deckel oder Alufolie gut verschließen. In den Backofen stellen und zweieinhalb Stunden backen. Nach jeder Stunde das Fleisch umdrehen. Danach sollte die Schwei-neschulter so zart sein, dass man sie mit der Gabel zerteilen kann.

Fleisch in eine Schüssel füllen und mit Gabeln auseinander-reißen. Dabei fettige Teile entfernen. Die Kochflüssigkeit aus dem Topf hinzufügen, dann auch Frühlingszwiebeln und Limettensaft. Mit dem übrigen halben Teelöffel Salz würzen.

ALS VOLLWERTIGE MAHLZEIT: Machen Sie aus Ihren Carni-tas einen Taco-Salat, indem Sie sie auf knackigem grünen Salat mit Salsa und Guacamole anrichten. Oder Sie servieren sie mit Weißkohlsalat (Seite 278) und Ranch-Dressing (Seite 312).

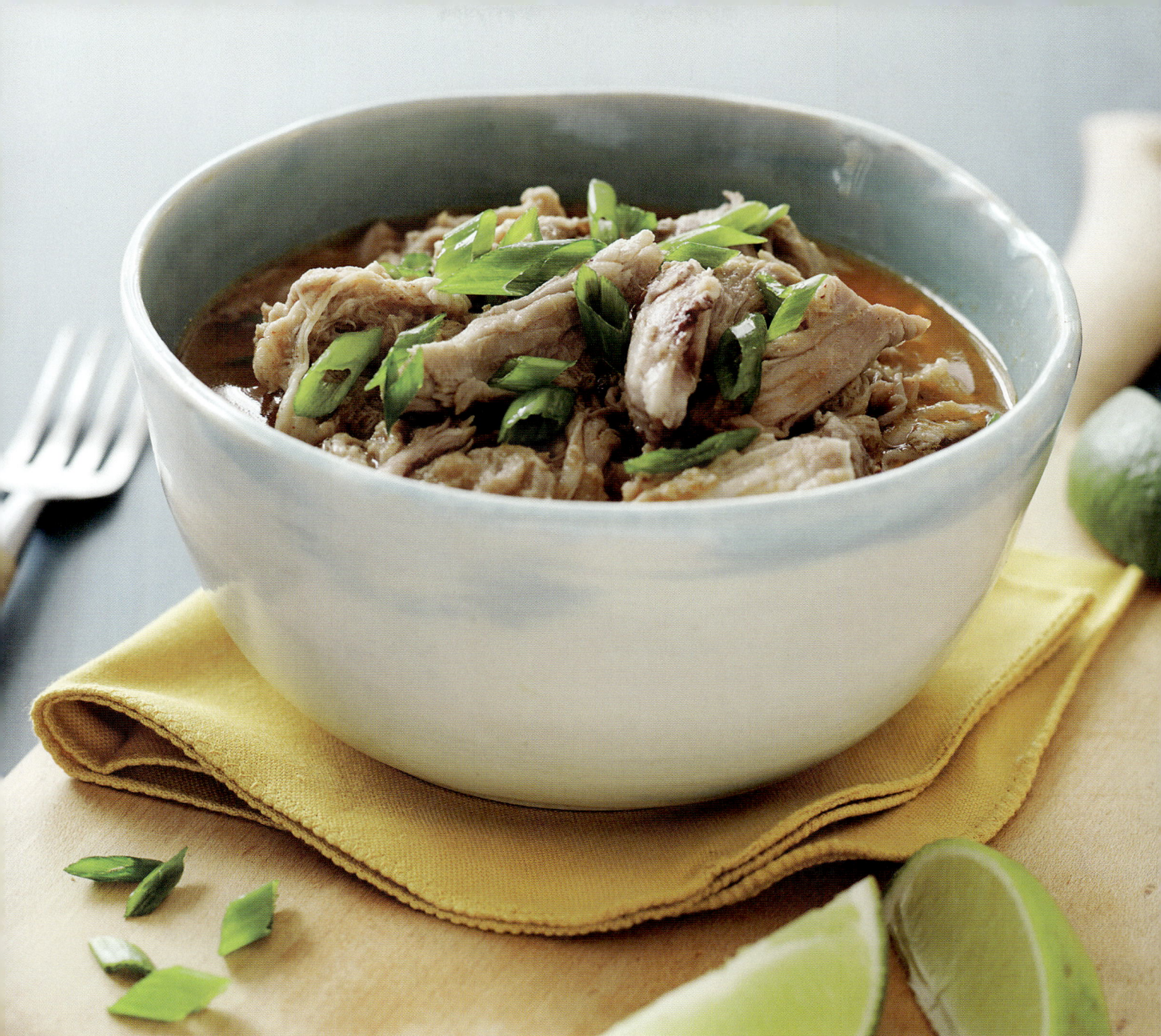

⭐ **FLEISCHTEILE FÜR CARNITAS:** *Schweineschulter wird für Carnitas am häufigsten verwendet, denn sie ist mit Fett durchzogen, das dem Gericht viel Geschmack verleiht. Wenn Sie ein Fleischteil mit Knochen bekommen, geben Sie den Knochen mit in den Topf, dann ziehen die Nährstoffe des Knochens auch in Ihre Carnitas.*

Schweinerippchen mit scharfer Grillsoße

VORBEREITUNGSZEIT: 20 Minuten

MARINIERZEIT: 3 bis 24 Stunden

GARZEIT: 1 Stunde 15 Minuten

INSGESAMT: 1 Stunde 35 Minuten plus Marinierzeit

FÜR DIE MARINADE

2 EL getrockneter Oregano

1 TL Senfpulver

1 TL Zwiebelpulver

1 TL Knoblauchpulver

1 EL Paprikapulver

½ TL Kumin

1 TL Salz

1 TL schwarzer Pfeffer

1 kg Schweinerippchen

250 ml Hühnerbrühe (Seite 173)

500 ml scharfe Grillsoße (Seite 318)

Halbieren Sie die Garzeit und bereiten Sie die scharfe Grillsoße bis zu zwei Tage vorher zu. Sie möchten den Schritt ganz weglassen? Kaufen Sie die Soße – aber lesen Sie aufmerksam die Zutatenliste!

DIE MARINADE ZUBEREITEN: Oregano, Senfpulver, Zwiebelpulver, Knoblauchpulver, Paprikapulver, Kumin, Salz und Pfeffer in einer kleinen Schüssel vermischen. Die Rippchen mit der Fleischseite nach oben auf ein großes Stück Folie legen und gleichmäßig mit der Marinade bedecken. Im Kühlschrank 3 bis 24 Stunden marinieren (je länger, desto besser).

Backofen auf 150 °C vorheizen.

Die Rippchen in eine feuerfeste Form legen, die Hühnerbrühe oder das Wasser in die Form gießen und die Form mit Folie abdecken. Eine Stunde im Backofen garen, bis sich das Fleisch leicht von den Knochen löst.

Den Grill auf 180 °C vorheizen. Die Rippchen 6 bis 8 Minuten auf jeder Seite grillen, bis sie stark gebräunt sind. Wenn Sie keinen Grill haben, die Backofentemperatur auf 245 °C erhöhen und die Rippchen auf jeder Seite 10 Minuten rösten.

Die Rippchen vom Grill oder aus dem Backofen nehmen und sofort großzügig mit der Grillsoße bestreichen. Mit der restlichen Soße servieren.

ALS VOLLWERTIGE MAHLZEIT: Die Rippchen passen gut zu Butternut-Kürbis mit Grünkohl und Mangold (Seite 264), Weißkohlsalat (Seite 278) oder gebackenen Süßkartoffeln (Seite 292).

⭐ **WANN SIND DIE RIPPCHEN GUT?** *Rippchen sollten etwa eine Kerntemperatur von 85 °C haben, aber in diesem Fall hilft ein Fleischthermometer nicht viel – das Fleisch hat zu viele Knochen. Sie können testen, ob die Rippchen gut sind, indem Sie mit einer Zange am Stück vorsichtig rütteln. Wenn es sich biegt und fast bricht, ist das Fleisch gut. Oder Sie können einen Zahnstocher in das Fleisch zwischen den Rippen stechen. Gleitet er leicht hinein, ist es gar.*

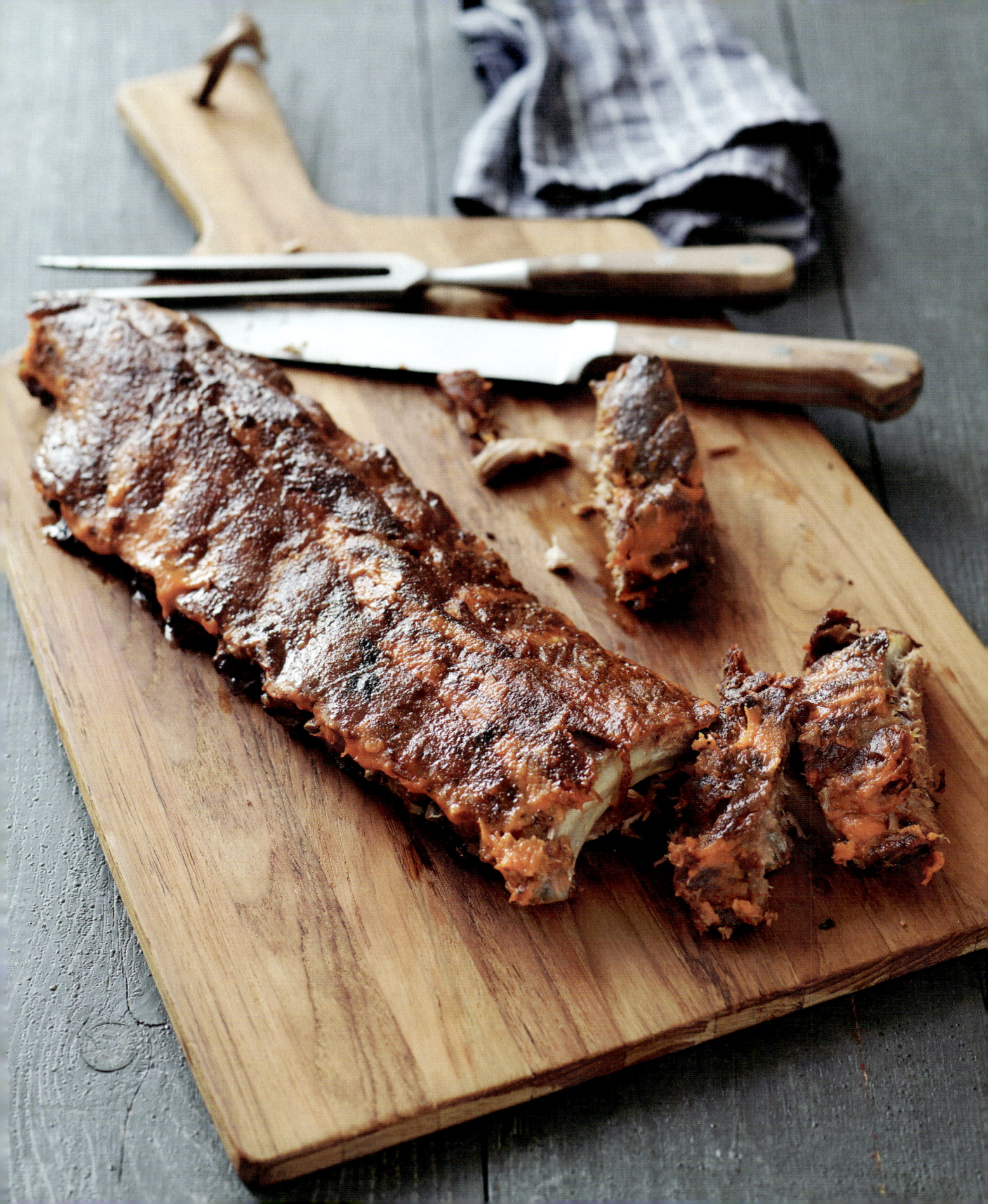

Schweinekotelett mit würziger Apfelsoße

FÜR 2 PORTIONEN

VORBEREITUNGSZEIT: 5 Minuten

GARZEIT: 20 Minuten

INSGESAMT: 25 Minuten

---

1 TL Salz

1 TL schwarzer Pfeffer

2 Schweinekoteletts mit Knochen (zusammen circa 500 g)

3 EL Bratfett

1 Zwiebel, in Ringe geschnitten

2 Äpfel, geschält, entkernt und gewürfelt

125 ml Apfelessig

½ TL Ingwerpulver

½ TL Piment

1 Prise Muskatnuss

2 Handvoll Friséesalat

Wenn Sie keinen Frisée bekommen, können Sie ihn durch Rucola oder Babyspinat ersetzen. Die Reste dieses Gerichts machen sich auch zum Frühstück sehr gut – braten Sie ein oder zwei Eier und richten Sie sie auf dem restlichen Fleisch an, dazu etwas Apfelsoße und kurz gedünstetes Blattgemüse.

Den Backofen auf 180 °C vorheizen.

Salz und Pfeffer in einer kleinen Schüssel vermischen und beide Seiten der Koteletts damit würzen.

Zwei Esslöffel des Bratfetts in einer großen Pfanne bei mittlerer bis hoher Temperatur erhitzen. Koteletts in die Pfanne geben und 2 bis 3 Minuten anbraten, bis sie eine goldbraune Kruste haben. Umdrehen und die andere Seite 2 Minuten anbraten.

Koteletts in eine feuerfeste Form legen und im Backofen backen, bis die Kerntemperatur 60 °C erreicht. Das dauert je nach Dicke der Koteletts 10 bis 15 Minuten.

Während die Koteletts im Backofen sind, den übrigen Esslöffel Bratfett und die Zwiebel in dieselbe Pfanne geben und bei mittlerer Temperatur die Zwiebel 2 bis 3 Minuten glasig anschwitzen. Apfel, Apfelessig, Ingwer, Piment und Muskatnuss hinzufügen. Etwa 5 Minuten köcheln (dabei den Pfannenboden abkratzen, um kleine Stückchen zu lösen), bis die Apfelstücke weich sind.

Die Apfelmischung in eine Küchenmaschine oder einen Mixer füllen und zu einer glatten Soße pürieren.

Den Salat auf Teller verteilen. Die Schweinekoteletts darauf anrichten und mit der Apfelsoße servieren.

⭐ **FETT:** *Wenn Sie das Glück haben, Speck zu finden, der den Reset-Regeln entspricht, können Sie das Fett, das beim Braten des Specks übrig bleibt, aufheben und dann bei so herzhaften Rezepten wie diesem verwenden.*

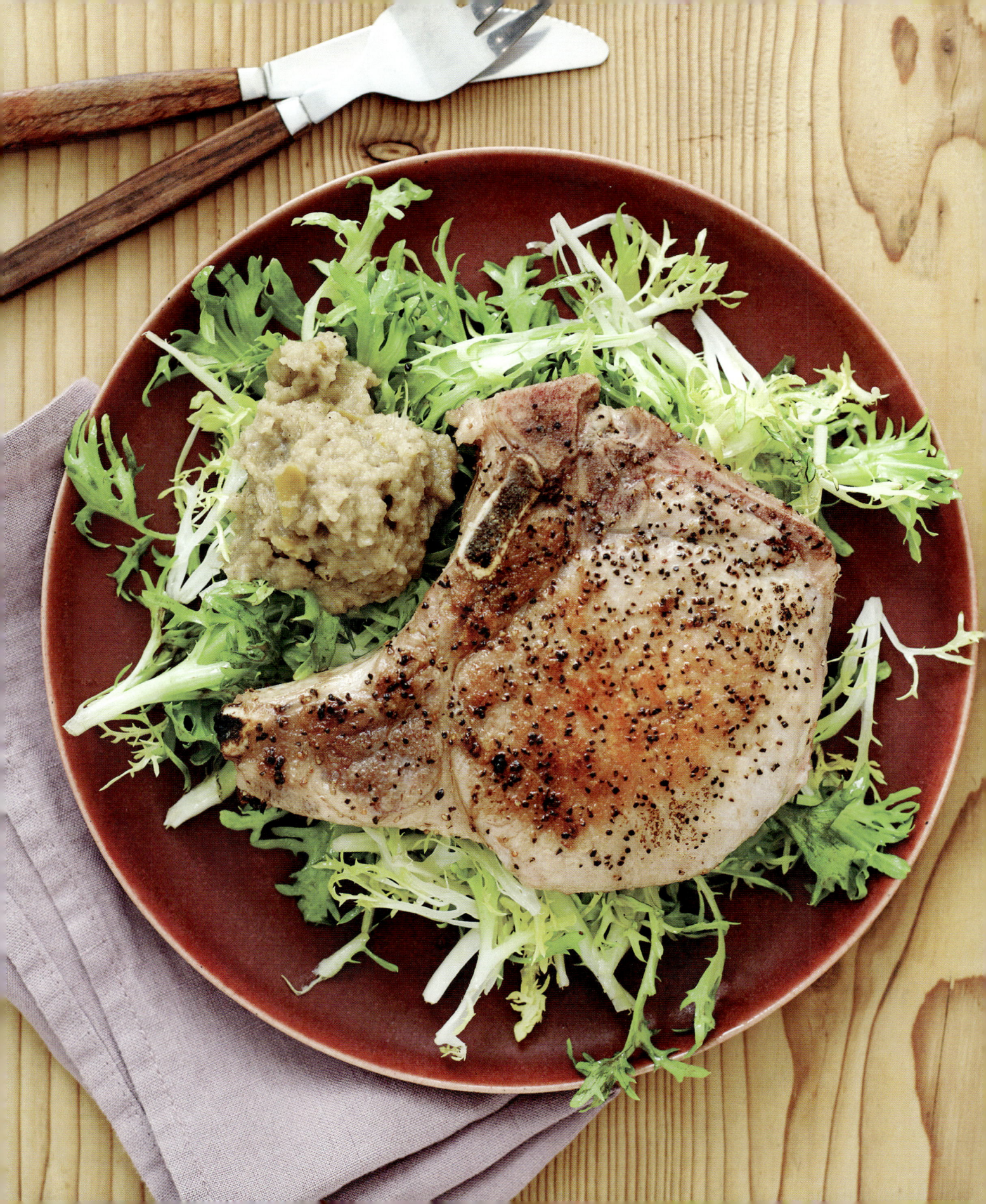

BEILAGEN

AUCH WENN DAS MANCHMAL SO ERSCHEINEN MAG, besteht unser gesunder Essensplan nicht nur aus Fleischgerichten. Wenn Sie sich nach unserem Idealteller richten, verzehren Sie bei jeder Mahlzeit nur eine mäßig große Menge Protein. Und das tierische Eiweiß in unseren Ernährungsempfehlungen wird mit einer reichhaltigen Menge an pflanzlicher Nahrung ausgeglichen – vor allem Gemüse, aber auch Obst. Wir empfehlen, dass Sie bei jeder Mahlzeit etwas Protein essen und den Rest Ihres Tellers mit reichlich Gemüse und vielleicht ein wenig Obst füllen.

Warum Reset bei manchen das Image hat, hauptsächlich aus Fleisch zu bestehen, wissen wir auch nicht. Grundsätzlich sind extreme Diäten beliebter, während gemäßigtes Essen eher langweilig klingt. Aber ausgeglichen zu essen ist gesund, und das ist es, worauf es uns ankommt.

Daher ist es wichtig, dass Sie Gemüse essen, ob Sie es frisch kaufen oder tiefgefroren, ob Sie es kochen oder roh essen – Hauptsache, Sie essen es.

Es ist richtig, dass bei Tiefkühlkost ein Teil der Nährstoffe verloren geht. Aber verliert das Gemüse auf dem Weg vom Erzeuger bis in Ihren Supermarkt nicht auch Nährstoffe? Tiefgefrorenes Gemüse ist kostengünstig und verhilft Ihnen zu einem schnellen Abendessen. Wenn Sie also mögen, füllen Sie Ihr Tiefkühlfach mit einem Grundvorrat. Und wenn Sie frisches Gemüse kaufen, holen Sie es am besten vom Bauernmarkt – regional, frisch, saisonal und erschwinglich.

Ob Sie Ihr Gemüse kochen oder roh essen, bleibt Ihnen überlassen. Manche haben bei rohem Gemüse Verdauungsschwierigkeiten, vor allem wenn sie nicht daran gewöhnt sind. Wenn Sie Leiden wie ein Reizdarmsyndrom haben oder feststellen, dass Sie sich nach zu viel Salat wie aufgebläht fühlen, kochen Sie Ihr Gemüse und beobachten Sie, ob Ihnen das hilft.

Manche Menschen vertragen auch bestimmte Gemüse oder Früchte nicht – meist die mit einem hohen FODMAP-Gehalt. FODMAPs sind Zuckeralkohole, die bei manchen Menschen im Dünndarm schlecht resorbiert werden, dann in den Dickdarm weiterwandern, wo sich durch die Fermentation Gase und somit Blähungen bilden. Mehr Informationen zu FODMAPs und anderen Verdauungsproblemen finden Sie ab Seite 103.

Die Gemüse- und Obstbeilagen in den folgenden Rezepten sind wunderbare Ergänzungen zu unseren Fleisch-, Fisch- und Eierrezepten. Sie können die Gemüserezepte aber auch mit einfachen Proteinrezepten wie dem perfekten Steak (Seiten 150 und 152) oder dem perfekten Brathuhn (Seite 153) kombinieren.

Wir haben auch darauf geachtet, Gerichte für jede Jahreszeit aufzunehmen, auch wenn man heute praktisch das ganze Jahr fast alles bekommt. Aber trotzdem – irgendwie passt gebackener Butternut-Kürbis nicht so recht zur Sommerhitze, und kalte Gazpacho ist nichts für einen kalten Wintermorgen. Oft haben wir auch Alternativen für andere Jahreszeiten vorgeschlagen. Insgesamt haben Sie jedenfalls genug Auswahl, um sich abwechslungsreich durch die 30 Tage zu bringen.

Es ist uns ein Anliegen, dass Sie vielleicht das eine oder andere Gemüse neu entdecken oder dass Sie Gemüse plötzlich gerne essen, das Sie nie mochten, und dass Sie erkennen, dass es eine ganze Welt köstlicher, nahrhafter Gemüseangebote außer Kartoffelbrei, Erbsen und Mais gibt.

Und übrigens ist Mais technisch gesehen kein Gemüse, sondern ein Getreide, weshalb er bei Reset verboten ist. Und Erbsen sind eine Hülsenfrucht, also ebenfalls nicht erlaubt. Aber alle Kartoffelarten gehören zu unserem Programm!

Letztendlich sind unsere Regeln ein Gewinn für Sie, denn finden Sie nicht auch, dass gebackene Süßkartoffeln mit Würzbutter allemal leckerer sind als Erbsen in Sahne?

Ofengebackene Süßkartoffeln mit Rosenkohl

FÜR 2 PORTIONEN

VORBEREITUNGSZEIT: 10 Minuten
GARZEIT: 20 Minuten
INSGESAMT: 30 Minuten

250 ml Balsamico-Essig

1 Süßkartoffel, geschält und in große Stücke geschnitten

3 EL geschmolzenes Ghee, geklärte Butter, Kokosöl oder Olivenöl

250 g Rosenkohl, geputzt und halbiert

½ rote Zwiebel, in dünne Ringe geschnitten

3 Knoblauchzehen, gehackt

½ TL Salz

¼ TL schwarzer Pfeffer

Soßen und Dressings sind etwas Wunderbares und sollten eigentlich reichlich verwendet werden; doch mit einer Balsamico-Glasur müssen Sie sparsam umgehen! Der Geschmack ist so intensiv, dass ein paar Tropfen auf dem Gemüse ausreichen. Besser vorsichtig portionieren, als den frischen Geschmack des Gemüses damit überdecken.

Den Backofen auf 200 °C vorheizen. Ein Backblech mit Backpapier auslegen.

Essig in einem kleinen Topf bei mittlerer Hitze zum Kochen bringen. Temperatur herunterschalten und etwa 20 bis 30 Minuten köcheln, bis er um die Hälfte reduziert ist. Vom Herd nehmen und abkühlen lassen. (Sie können die Essigglasur bis zu einer Woche im Voraus zubereiten. In einem geschlossenen Behälter bei Raumtemperatur lagern.)

Während der Essig einkocht, in einer Schüssel die Süßkartoffelstücke und einen Esslöffel des Bratfetts gut vermischen. Die Kartoffelstücke nebeneinander auf das vorbereitete Backblech legen.

Die übrigen 2 Esslöffel Bratfett in einer großen Pfanne bei mittlerer Temperatur erhitzen. Wenn das Fett heiß ist, die halbierten Rosenkohlröschen in die Pfanne geben und 3 bis 4 Minuten anschwitzen. Wenn sie zu bräunen beginnen, in der Pfanne ab und zu schwenken Zwiebel und Knoblauch hinzufügen und noch etwa 1 Minute mit anschwitzen, dabei gut umrühren. Mit Salz und Pfeffer würzen.

Die Rosenkohlmischung auf das Backblech mit den Süßkartoffeln geben und alles gleichmäßig verteilen. Das Backblech in den Backofen schieben und das Gemüse 15 bis 18 Minuten backen, bis die Kartoffeln goldbraun und weich und die Rosenkohlröschen zart sind.

Auf Tellern anrichten und mit der Balsamico-Glasur beträufeln.

ALS VOLLWERTIGE MAHLZEIT: Aus diesem Gericht machen Sie im Nu ein Frühstück. In derselben Pfanne, in der Sie Rosenkohl und Zwiebel angeschwitzt haben, ein paar Hühnerwürstchen oder Eier braten, während das Gemüse im Backofen ist. Die Süßkartoffel-Rosenkohl-Mischung ist auch ein perfekter Begleiter zu unserem Brathuhn (Seite 153), zu den

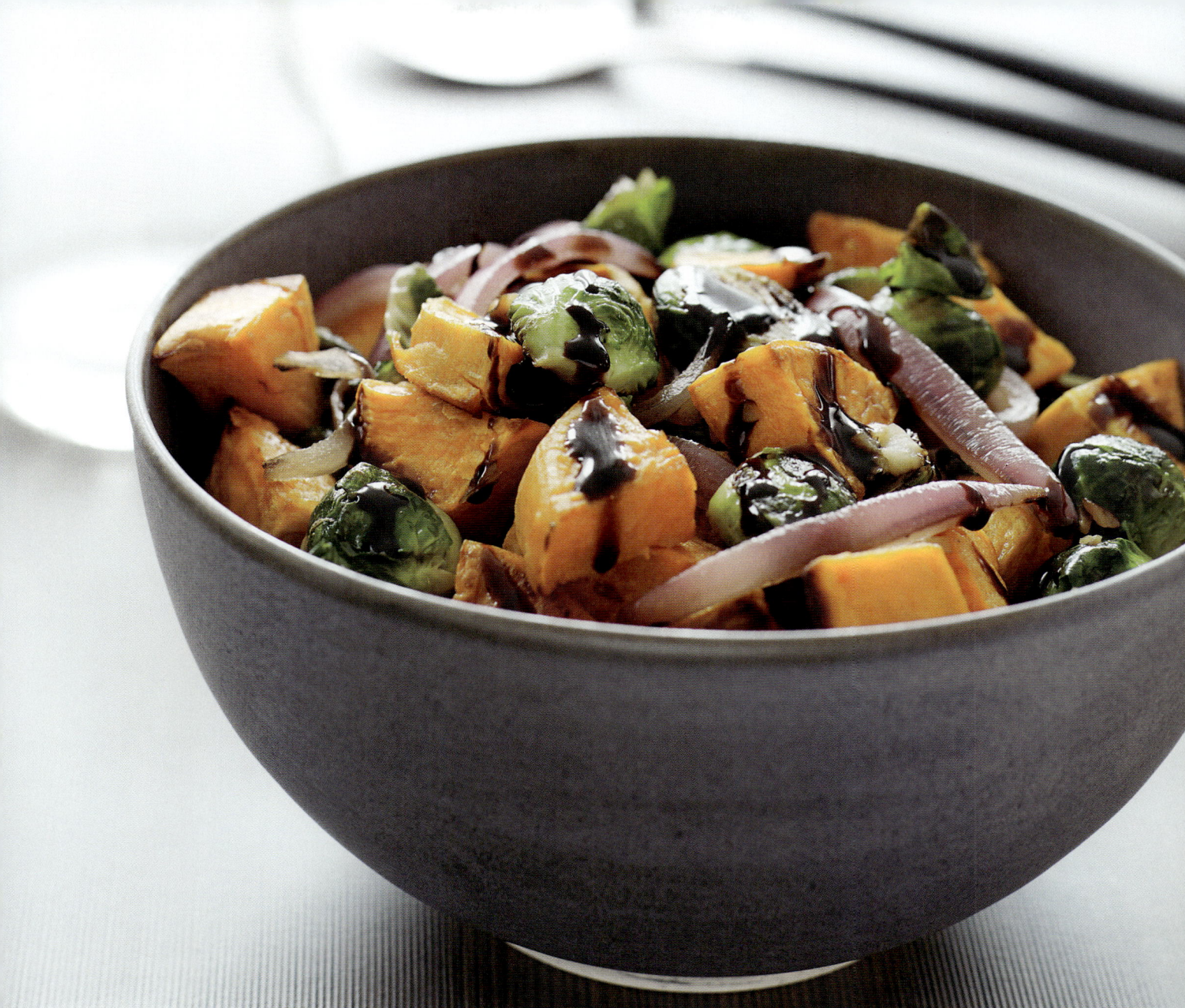

Schweinekoteletts mit würziger Apfelsoße (Seite 254) oder dem Steak mit Knoblauch-Zwiebel-Püree (Seite 212).

⭐ **ROSENKOHL-CHIPS:** *Besonders lecker beim gebackenen Rosenkohl sind die abgefallenen Blättchen, die im Ofen kross wie Chips werden. Diesem Prozess können Sie nachhelfen, indem Sie ein paar Blättchen abzupfen, bevor Sie den Rosenkohl in den Ofen schieben.*

Brokkoli, Pilze und Kürbis mit Paprikasoße

FÜR 2 PORTIONEN

VORBEREITUNGSZEIT: 20 Minuten

GARZEIT: 10 Minuten

INSGESAMT: 30 Minuten

1 Kopf Brokkoli, in Röschen gebrochen

2 EL Kokosöl oder Olivenöl, extra vergine

¼ Zwiebel, fein gehackt

100 g Champignons, in Viertel geschnitten

½ gelbfleischiger Kürbis, in große Stücke geschnitten

2 Knoblauchzehen, gehackt

Salz und schwarzer Pfeffer

125 ml Paprikasoße (Seite 312)

Die Paprikasoße kann bis zu zwei Tage im Voraus zubereitet werden. Sie können stattdessen auch einen Esslöffel Chiliflocken mit dem Knoblauch zum Gemüse geben und beim Servieren das Gemüse mit einem Dressing verfeinern. Zum Beispiel mit Ranch-Dressing (Seite 312), Chimichurri (Seite 302) oder Currysoße (Seite 303). Kürbis und Pilze geben beim Kochen ziemlich viel Flüssigkeit ab, sogar wenn sie schon auf dem Teller sind. Heben Sie daher das Gemüse mit einem Schaumlöffel aus der Pfanne.

In einem großen Topf 250 ml Wasser zum Kochen bringen. Einen Dämpfeinsatz in den Topf stellen, Brokkoli hineingeben, Topf bedecken und etwa 5 bis 6 Minuten dämpfen, bis er weich ist. Brokkoli aus dem Topf nehmen und beiseitestellen.

Während Sie darauf warten, dass das Wasser kocht, das Bratfett in einer großen Pfanne erhitzen. Wenn es heiß ist, Zwiebel und Pilze hineingeben und 2 bis 3 Minuten anschwitzen, bis die Zwiebel glasig ist. Kürbisstücke und Knoblauch hinzufügen und etwa 5 Minuten unter Rühren braten, bis der Kürbis fast weich ist.

Brokkoli in die Pfanne geben und vermengen. Leicht salzen und pfeffern, da die Paprikasoße auch gewürzt ist. Das Gemüse mit der Paprikasoße servieren.

ALS VOLLWERTIGE MAHLZEIT: Diesem Gericht können Sie praktisch jedes Protein hinzufügen. Ganz besonders passen gebratene Eier (Seite 145), Burger (Seite 149) oder die perfekt gebratene Hühnerbrust (Seite 153).

⭐ **BROKKOLI:** *Werfen Sie den Stiel nicht weg, das wäre eine Verschwendung. Machen Sie eine Suppe daraus: Stiel schälen und klein schneiden, einen Esslöffel Kokosöl, geklärte Butter oder Ghee in einem Topf erhitzen, eine halbe gehackte Zwiebel, zwei gehackte Knoblauchzehen, 50 g Pilze in Scheiben zum Brokkoli hinzufügen. 10 Minuten unter Rühren anschwitzen, 250 ml Hühnerbrühe und 125 ml Kokosmilch dazugeben, umrühren und vom Herd nehmen. Etwas abkühlen lassen, dann in einer Küchenmaschine oder einem Mixer glatt pürieren. Mit Salz und Pfeffer würzen.*

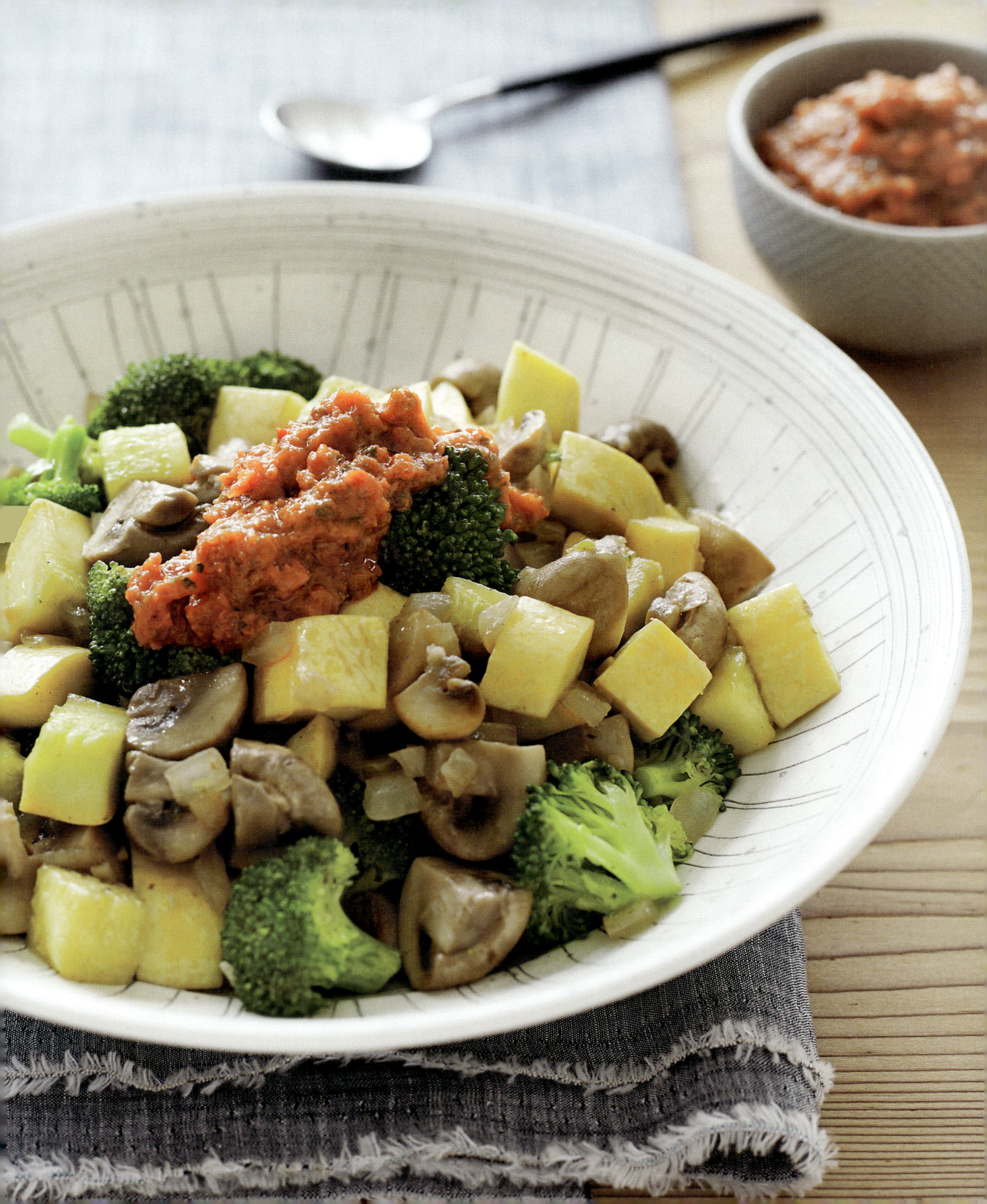

Butternut-Kürbissuppe

FÜR 2 PORTIONEN
VORBEREITUNGSZEIT: 15 Minuten
GARZEIT: 30 Minuten
INSGESAMT: 45 Minuten

---

3 EL geklärte Butter, Ghee oder Kokosöl

1 Zwiebel, gehackt

1 Butternut-Kürbis, in Würfel geschnitten

2 Knoblauchzehen, gehackt

½ TL Ingwerpulver

1 l Hühnerbrühe

1 TL Salz

½ TL schwarzer Pfeffer

Sie sind sich nicht sicher, wie groß der Kürbis sein soll? Die Zutaten sind für einen Kürbis von etwa 1 kg gedacht. Aber wenn Ihr Kürbis etwas mehr oder weniger wiegt, ist das bei diesem Rezept kein Problem.

Das Bratfett in einem großen Topf bei mittlerer Temperatur schmelzen. Den Topf schwenken, um den Boden gleichmäßig zu fetten. Wenn das Fett heiß ist, Zwiebel hinzugeben und etwa 2 bis 3 Minuten anschwitzen. Kürbis, Knoblauch und Ingwer hinzufügen und unter Rühren etwa eine Minute mit anschwitzen, bis der Knoblauch zu duften beginnt.

Mit der Hühnerbrühe ablöschen und aufkochen, bis der Kürbis nach circa 10 Minuten weich ist. Topf vom Herd nehmen.

Die Suppe in eine Küchenmaschine oder einen Mixer füllen und glatt pürieren – eventuell in zwei Durchgängen. Die pürierte Suppe wieder in den Topf gießen.

Bei mittlerer Temperatur etwa 7 bis 10 Minuten erhitzen, bis sie etwas eindickt. Mit Salz und Pfeffer abschmecken.

ALS VOLLWERTIGE MAHLZEIT: Um aus der Suppe eine vollständige Mahlzeit zu machen, können Sie etwas gekochtes Hühnerfleisch, Muscheln oder hart gekochte Eier hinzufügen, wenn Sie die Suppe für die letzte Garzeit zurück in den Topf geben. Wer noch mehr Gemüse möchte, gibt in den letzten 3 Minuten zwei gute Handvoll Spinat oder klein geschnittenen Grünkohl in die Suppe.

⭐ **KÜRBIS VORBEREITEN:** *Mit der richtigen Technik ist es gar nicht schwer, einen Kürbis zu schälen und klein zu schneiden. Als Erstes vom Ober- und Unterteil ein wenig abschneiden, sodass zwei flache Enden entstehen. Nun mit dem Sparschäler den Kürbis schälen. Dann in der Mitte durchschneiden. Aus den beiden Hälften mit einem Löffel die Kerne herauskratzen. Die Hälften auf die Innenseite auf ein Schneidebrett legen, zuerst längs Streifen schneiden, dann die Streifen quer durchschneiden. Wenn einige Stücke sehr viel dicker als die anderen sind, noch einmal durchschneiden, damit sie ungefähr gleich groß sind.*

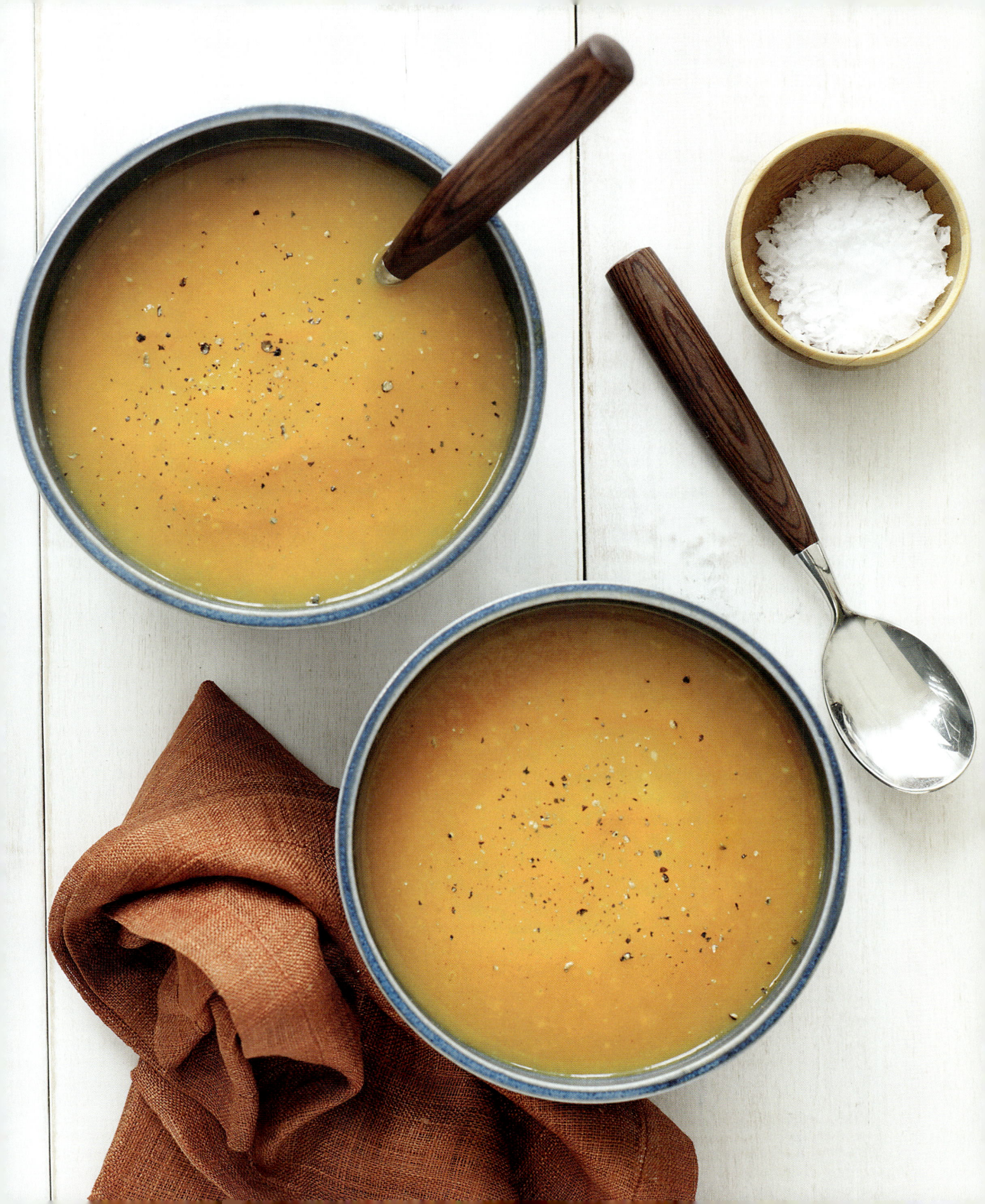

Butternut-Kürbis mit Grünkohl und Mangold

FÜR 2 PORTIONEN
VORBEREITUNGSZEIT: 15 Minuten
GARZEIT: 45 Minuten
INSGESAMT: 1 Stunde

---

500 g Butternut-Kürbis, in große Stücke geschnitten

1 EL Olivenöl, extra vergine

1 Kopf Grünkohl, entstielt, in 2 cm breite Streifen geschnitten

1 Bund Mangold, entstielt, in 2 cm breite Streifen geschnitten

3 EL geklärte Butter, Ghee oder Kokosöl

1 Knoblauchzehe, gehackt

50 g Mandelblättchen

½ TL Chilipulver

½ TL Salz

½ TL schwarzer Pfeffer

Wir sagten ja bereits, dass Sie praktisch auf alles ein Spiegelei legen können, und dieses Gericht ist keine Ausnahme. Wenn Sie Reste übrig behalten, haben Sie schnell ein gutes Frühstück. Einfach aufwärmen und mit ein paar Spiegeleiern servieren.

Den Backofen auf 220 °C vorheizen. Ein Backblech mit Backpapier auslegen.

In einer Schüssel Kürbisstücke und Olivenöl vermengen, bis alle Stücke gut mit Öl überzogen sind. Kürbis auf das vorbereitete Backblech legen und im Backofen 45 bis 50 Minuten backen, bis die Stücke weich sind.

Etwa 15 Minuten bevor der Kürbis gar ist, in einem großen Topf 1 l Wasser zum Kochen bringen. Einen Dampfeinsatz oder ein großes Sieb in den Topf stellen, Grünkohl und Mangold einfüllen, bedecken und 3 bis 5 Minuten dämpfen, bis der Kohl zart, aber nicht weich ist. Gemüse aus dem Topf nehmen und beiseitestellen. Flüssigkeit aus dem Topf abgießen und Topf auswischen.

Im selben Topf das Bratfett bei mittlerer Temperatur erhitzen. Knoblauch und Mandelblättchen hineingeben und etwa eine Minute unter Rühren anschwitzen. Temperatur erhöhen und den gedämpften Kohl und Mangold hineingeben. 20 bis 30 Sekunden unter Rühren vermengen, dann vom Herd nehmen.

Den gebackenen Kürbis unter die Kohl-Mangold-Mischung rühren. Mit Chilipulver, Salz und Pfeffer würzen, vermengen und sofort servieren.

⭐ *GRÜNKOHL ENTSTIELEN: Um die Blätter von Grünkohl und anderem festen grünen Blattgemüse vom Stiel zu trennen, den Stiel mit einer Hand festhalten und mit Zeigefinger und Daumen der anderen Hand am Stiel entlangfahren. (Mit derselben Technik löst man auch Rosmarin- und Thymianblättchen.) Wenn das nicht funktioniert oder die Blätter zu weich dafür sind, Blatt mit der Oberseite nach unten auf ein Schneidebrett legen und mit einem kleinen Messer auf beiden Seiten vom Stiel trennen.*

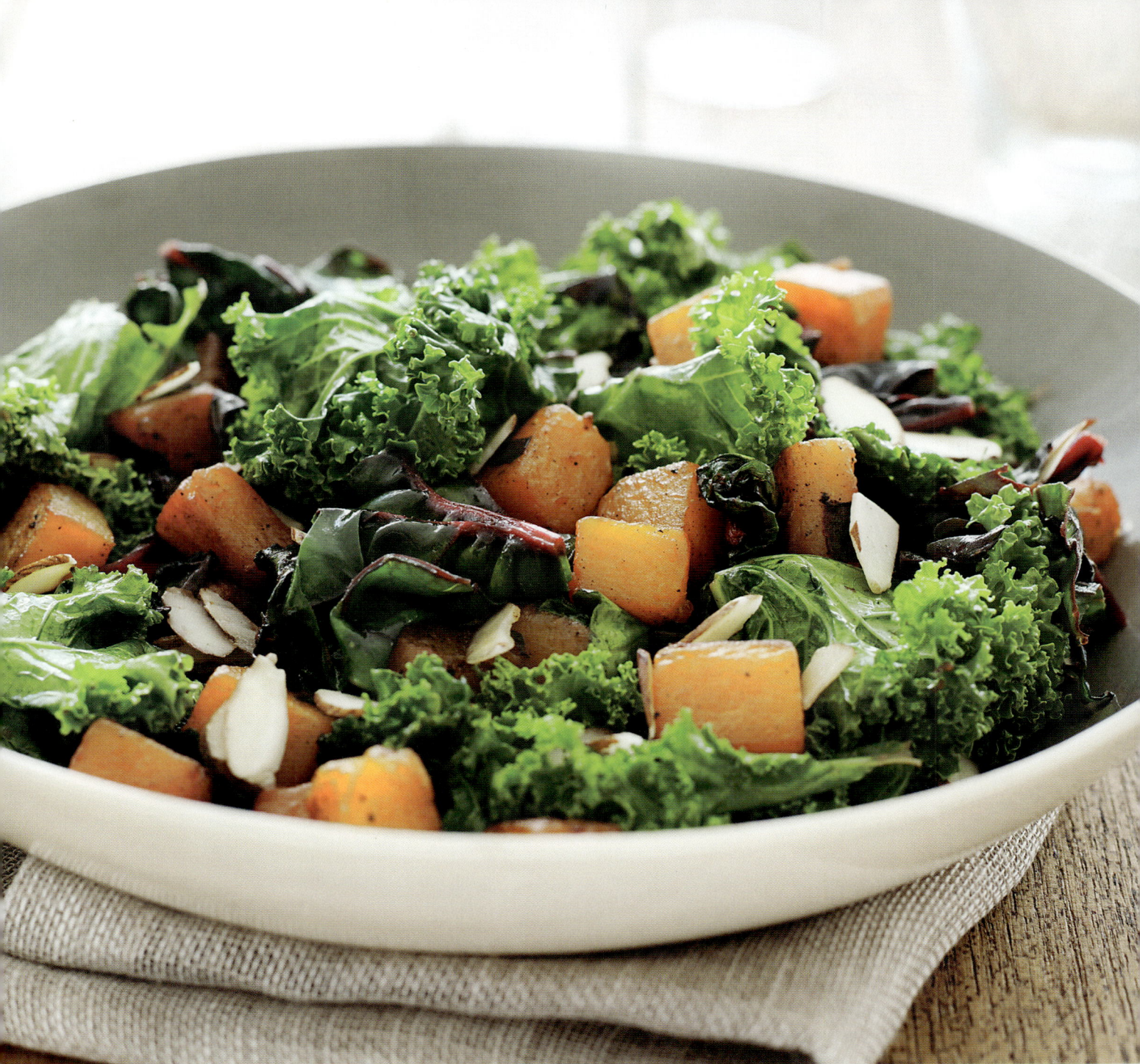

ALS VOLLWERTIGE MAHLZEIT: Einfach Hühnerwürstchen, gebratenes Gehacktes oder Hühnerfleisch zum Gemüse hinzufügen oder mit Lachsfilet aus dem Ofen (Seite 156) oder dem Kokos-Curry-Hühnchen (Seite 226) servieren.

Blumenkohlpüree

FÜR 2 PORTIONEN

VORBEREITUNGSZEIT: 10 Minuten

GARZEIT: 15 Minuten

INSGESAMT: 25 Minuten

1 Blumenkohl, in Röschen gebrochen

2 Knoblauchzehen, gehackt

125 ml Kokoscreme (Seite 174)

2 EL Ghee oder geklärte Butter

1 TL Salz

¼ TL schwarzer Pfeffer

125 ml Hühnerbrühe

1 EL frische Petersilie, gehackt

Das ist ein äußerst vielseitiges Rezept. Ein leichter Ersatz für Kartoffelpüree, den man vielfältig variieren kann. Mit mehr Hühnerbrühe wird das Püree cremiger, mit nur einem Esslöffel sehr dick. Sie können etwas kross gebratenen Speck (den Reset-Regeln entsprechend!) oder Prosciutto darüberstreuen oder frische Kräuter wie Rosmarin, Oregano und Thymian untermischen. Für ein scharfes Püree zwei Esslöffel geriebenen frischen Meerrettich oder einen Teelöffel Chilipulver unterheben. Grobkörniger Senf macht das Püree ideal für Schweinefleisch, oder Sie vermischen es mit klein geschnittenem, in geklärter Butter oder Ghee sautiertem Kohl.

Einen halben Liter Wasser in einem großen Topf zum Kochen bringen. Blumenkohl und Knoblauch hinzufügen und etwa 15 Minuten köcheln lassen, bis der Blumenkohl weich ist.

Das Wasser abgießen und den Blumenkohl in eine Küchenmaschine füllen. Kokoscreme, Ghee, Salz und Pfeffer hinzugeben und pürieren, bis die Masse gut vermischt ist und beginnt, weich zu werden. Nach und nach die Hühnerbrühe hinzufügen, dabei immer pürieren, bis die gewünschte Konsistenz erreicht ist. Petersilie hinzufügen und weiter pürieren, bis die Masse glatt ist. Heiß servieren.

ALS VOLLWERTIGE MAHLZEIT: Blumenkohlpüree passt zu allem – wirklich. Aber wenn wir unsere Lieblingsbegleiter auswählen sollten, wären das geschmorte Rinderbrust (Seite 210), Hühnerfleischbällchen (Seite 222), Heilbutt mit Zitrus-Ingwer-Glasur (Seite 236) und Schweinelende mit Walnusskruste (Seite 248).

⭐ **PÜRIEREN:** *Den Blumenkohl können Sie auf verschiedene Arten pürieren, je nachdem welche Konsistenz Sie bevorzugen. Seidig-weich wird das Püree in der Küchenmaschine, aber wenn Sie es lieber etwas stückig haben, benutzen Sie einen Kartoffelstampfer oder eine große Gabel. Für eine Konsistenz dazwischen eignet sich ein Pürierstab.*

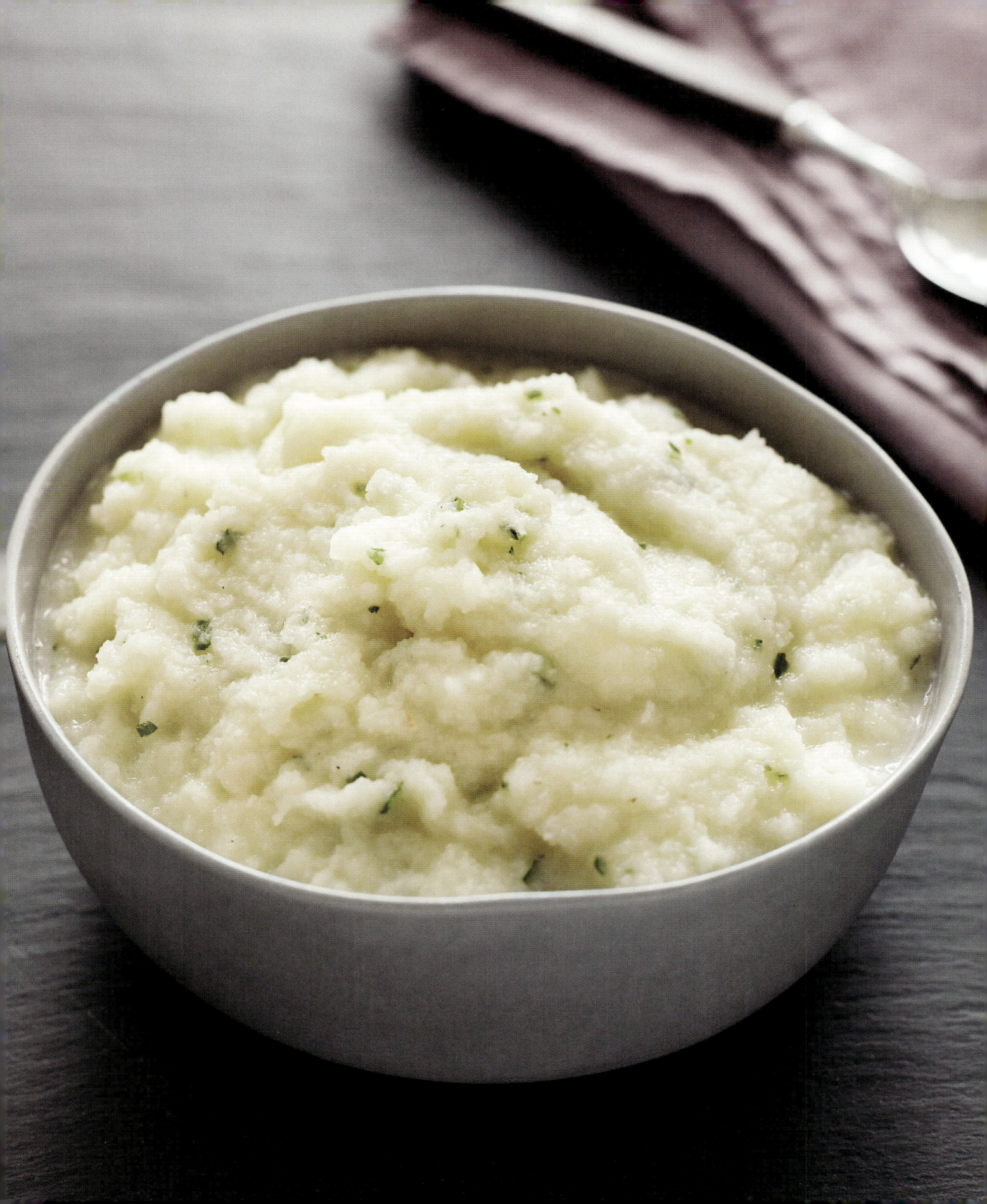

Blumenkohlreis

FÜR 2 PORTIONEN
VORBEREITUNGSZEIT: 15 Minuten
GARZEIT: 15 Minuten
INSGESAMT: 30 Minuten

1 großer Blumenkohlkopf, in Röschen gebrochen

3 EL Ghee oder geklärte Butter

½ Zwiebel, fein gehackt

1 Karotte, fein gehackt

2 Knoblauchzehen, fein gehackt

125 ml Hühnerbrühe

1 EL frischer Koriander, gehackt

½ TL Salz

½ TL schwarzer Pfeffer

Dies ist ebenfalls ein äußerst vielseitiges Rezept. Bereiten Sie es marokkanisch zu, indem Sie 50 g Mandelblättchen oder Pinienkerne, 50 g Rosinen, ½ Teelöffel gemahlenen Kumin, ¼ Teelöffel gemahlene Kurkuma und ¼ Teelöffel gemahlenen Zimt hinzufügen. Asiatisch angehaucht wird der Reis mit 2 Teelöffel Coconut Aminos, 1 Teelöffel Sesamöl und zwei gehackten Frühlingszwiebeln. Oder Sie machen eine vollwertige Mahlzeit daraus und essen den Reis mit Ihrem Lieblingsprotein (Hühnchen, Garnelen, Rind- oder Schweinefleisch) und Gemüseresten aus dem Kühlschrank.

Um aus dem Blumenkohl »Reis« zu machen, die Hälfte der Röschen in einer Küchenmaschine in eine reisähnliche Konsistenz schreddern, indem Sie die Maschine 15 bis 20 Mal kurz laufen lassen und gleich wieder ausstellen. Nicht zu viel Blumenkohl einfüllen oder zu lange bearbeiten, sonst wird der Blumenkohl matschig. Mit der anderen Hälfte genauso verfahren.

In einer großen Pfanne das Ghee schmelzen und die Pfanne schwenken, um den Boden gleichmäßig mit Fett zu überziehen. Wenn das Ghee heiß ist, Zwiebel und Karotte in die Pfanne geben und unter Rühren 2 bis 3 Minuten anschwitzen, bis die Zwiebel glasig ist. Knoblauch hinzufügen und 1 Minute mit anschwitzen, bis er zu duften beginnt.

Blumenkohlreis in die Pfanne geben und mit dem anderen Gemüse vermischen. Mit Hühnerbrühe ablöschen, Pfanne bedecken und 10 bis 12 Minuten köcheln lassen, bis der Blumenkohl eine reisähnliche Konsistenz hat (zart, aber nicht matschig oder nass).

Pfanne vom Herd nehmen und gehackten Koriander untermischen. Mit Salz und Pfeffer abschmecken.

ALS VOLLWERTIGE MAHLZEIT: Wie das Püree passt auch Blumenkohlreis zu allem. Probieren Sie es mit dem Kokos-Curry-Hühnchen (Seite 226), Knoblauchgarnelen (Seite 240) und Carnitas (Seite 250).

⭐ **BLUMENKOHL REIBEN:** *Wenn Sie keine Küchenmaschine haben, können Sie den Blumenkohl auch auf einer Vierkantreibe reiben. Aber Geduld, das dauert ein bisschen! Sie können auch gebratenen »Reis« machen, indem Sie die Hühnerbrühe weglassen, mehr Fett in die Pfanne geben und den Reis in etwa 5 Minuten gar braten. Richtig lecker wird es, wenn Sie zwei Eiweiß in den Blumenkohl geben, während er gart.*

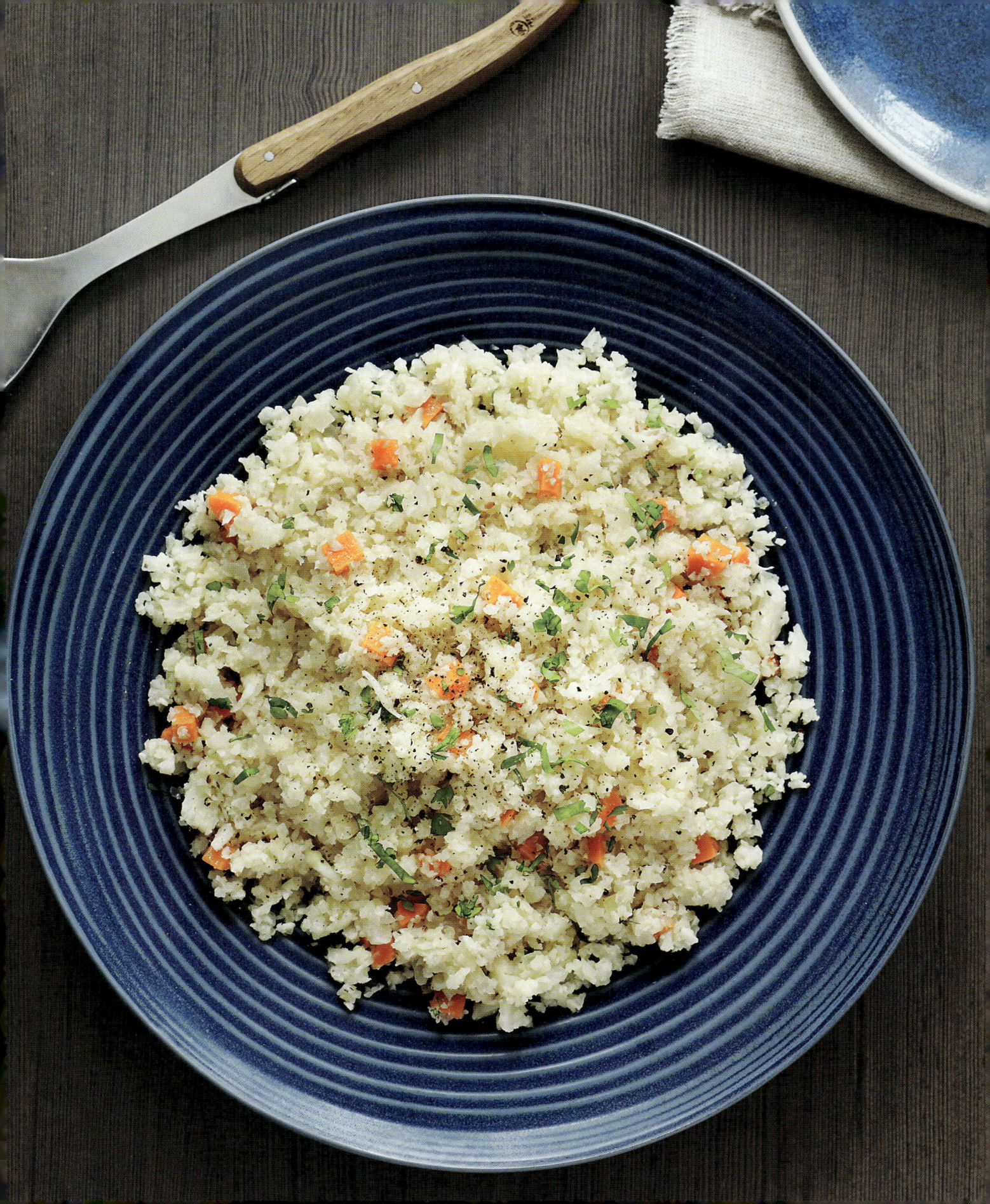

Kalter Thai-Salat

FÜR 2 PORTIONEN

VORBEREITUNGSZEIT: 25 Minuten
KÜHLZEIT: 30 Minuten
INSGESAMT: 55 Minuten

2 kleine Zucchini

1 kleine Gurke

2 Karotten, geraspelt

100 g Bohnensprossen (optional)

50 g gehackte Cashewnüsse

1 Bund Koriander, gehackt

125 ml Sunshine-Soße (Seite 316)

Sparen Sie sich 30 Minuten Kühlzeit, indem Sie Zucchini, Gurke, Karotten und Bohnensprossen am Abend vorher in den Kühlschrank stellen. Oder lassen Sie das Kühlen ganz weg, wenn Ihnen der Salat ungekühlt schmeckt. Sollten Sie ein leichteres Dressing bevorzugen, probieren Sie anstatt der Sunshine-Soße unsere asiatische Vinaigrette (Seite 326) oder die cremige Koriander-Limetten-Mayonnaise (Seite 306).

Die Zucchini mit einem Sparschäler schälen. Dann mit einem Julienneschneider lange Streifen an einer Seite der Zucchini schneiden, bis die Kerne erscheinen. Dies auf den anderen Seiten wiederholen und mit der anderen Zucchini und der Gurke ebenso verfahren. (Falls Sie einen Spiralschneider haben, können Sie diesen benutzen.) Kerne wegwerfen.

Die Zucchini- und Gurkennudeln in eine Schüssel füllen, dazu die geraspelten Karotten, die Bohnensprossen (falls verwendet), den größten Teil der Cashewnüsse und den größten Teil des Korianders. 30 Minuten kalt stellen.

Die Sunshine-Soße mit einem Esslöffel Wasser verrühren, sodass sie eine cremige Konsistenz bekommt, über den Salat gießen und gut verrühren. Mit den übrigen Cashews und dem Koriander garnieren.

ALS VOLLWERTIGE MAHLZEIT: Vor dem Kühlen dem Salat gebratene Garnelen, Hühnerfleisch oder hart gekochte Eier hinzufügen. Oder servieren Sie ihn mit Heilbutt mit Zitrus-Ingwer-Glasur (Seite 236), gefüllten Gurkenbechern (Seite 230) oder Chimichurri-Kebabs (Seite 214).

⭐ **THAI-SUPPE:** *Aus diesem Gericht kann man leicht eine heiße Suppe machen. Einen Liter Rinder- oder Hühnerbrühe in einem großen Topf erhitzen. Während sie heiß wird, in einer kleinen Pfanne auf mittlerer Temperatur die Cashews etwa 3 bis 4 Minuten goldbraun rösten. Dabei die Pfanne schwenken, damit die ölhaltigen Nüsse nicht anbrennen. Aus der Pfanne nehmen und beiseitestellen Wenn die Brühe warm ist, Zucchini, Karotten und eventuell Bohnensprossen in den Topf geben und 2 bis 3 Minuten garen. Auf Suppenschüsseln verteilen, geröstete Cashews und Koriander darüberstreuen. Mit Gurkensticks und Sunshine-Soße zum Dippen servieren.*

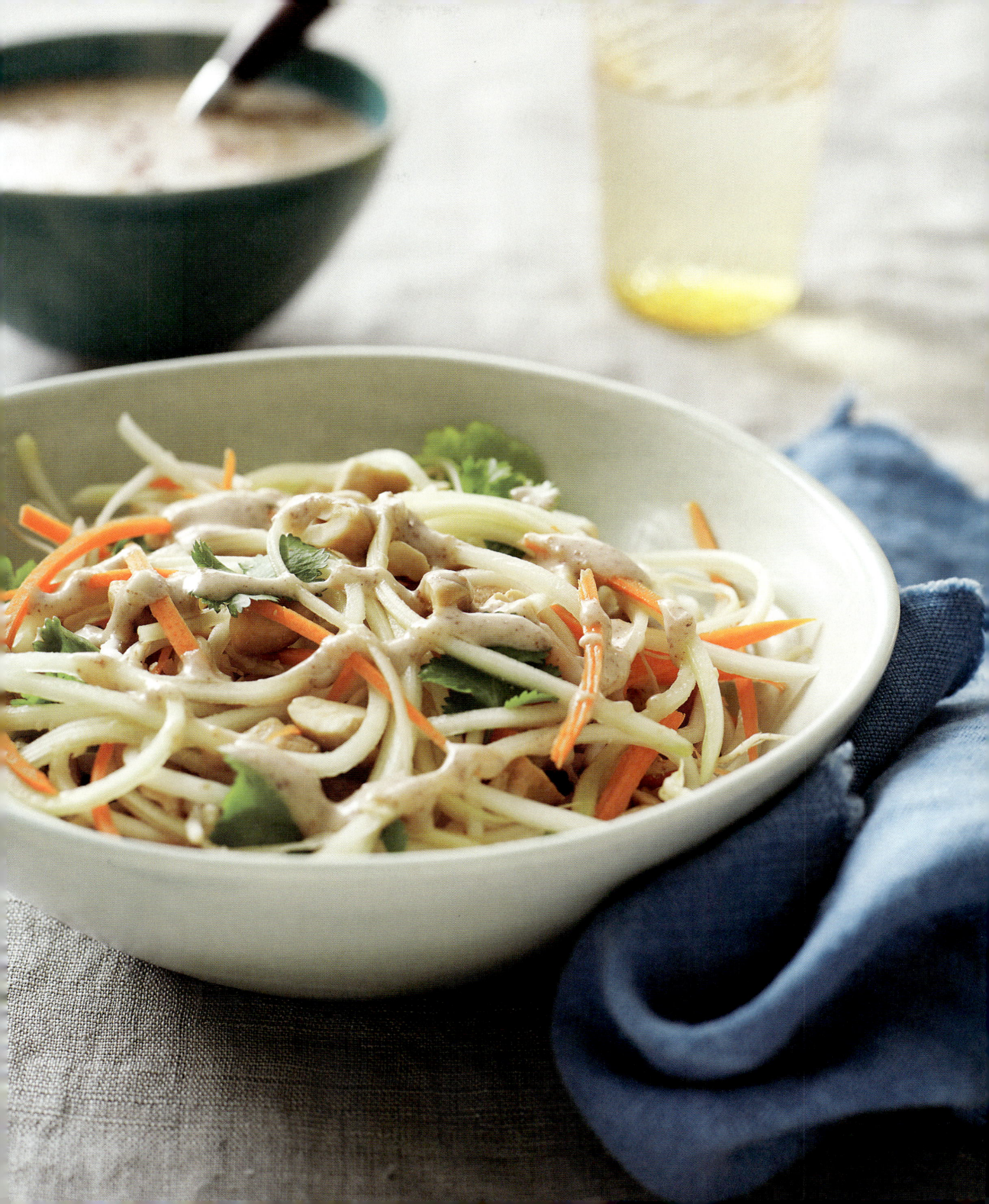

Gazpacho

FÜR 2 PORTIONEN

VORBEREITUNGSZEIT: 20 Minuten
GARZEIT: 30 Minuten
INSGESAMT: 50 Minuten

---

1 mittelgroße Gurke, geschält und in Stücke geschnitten

2 mittelgroße Tomaten, geschält, entkernt und in Stücke geschnitten

1 rote Paprikaschote, Kerne und Rippen entfernt und in Stücke geschnitten

½ kleine Zwiebel, grob gehackt

2 Knoblauchzehen, gehackt

1 Dose passierte Tomaten (400 g)

1½ TL Rotweinessig

1 EL Olivenöl, extra vergine

½ TL Salz

½ TL schwarzer Pfeffer

Wenn Sie keine Küchenmaschine haben, können Sie alle Zutaten mit der Hand hacken und dann in einem Mixer oder mit einem Pürierstab mit den Tomaten, dem Essig und dem Olivenöl pürieren. Ein Gemüsehacker erleichtert diese Arbeit.

Gurkenstücke in eine Küchenmaschine geben und fein hacken. In eine Schüssel füllen. Diesen Prozess mit den Tomatenstücken, der Paprika und Zwiebel wiederholen, danach jedes Gemüse in dieselbe Schüssel füllen. (Wenn Sie alle Zutaten auf einmal pürieren, werden sie matschig anstatt fein gehackt.) Knoblauch unterrühren und den Inhalt der Schüssel wieder in die Küchenmaschine füllen.

Die passierten Tomaten, den Essig, das Olivenöl. Salz und Pfeffer hinzufügen und pürieren, bis die Suppe eine sämige Konsistenz hat.

Vor dem Servieren die Gazpacho mindestens 30 Minuten kühlen – über Nacht ist noch besser, da sich die Aromen weiter entfalten.

ALS VOLLWERTIGE MAHLZEIT: Sie können der Suppe gebratene Garnelen und eine Avocado in Scheiben hinzufügen. Gazpacho schmeckt auch sehr gut mit unserem Rührei (Seite 198), mexikanischen Thunfisch-Booten (Seite 234) oder Hühner-Fleischbällchen (Seite 222).

⭐ **VARIATIONEN:** *Für noch mehr Geschmack verfeinern Sie die Suppe mit gehackten Kräutern, zum Beispiel Petersilie oder Koriander. Für einen Schärfekick geben Sie zwei Esslöffel Ihrer bevorzugten scharfen Soße und ¼ Teelöffel Cayennepfeffer in die Gazpacho. Eine süße Richtung bekommt die Suppe, wenn Sie das Fleisch zweier Mangos kurz in der Küchenmaschine zerkleinern und mit dem Rest der Zutaten pürieren.*

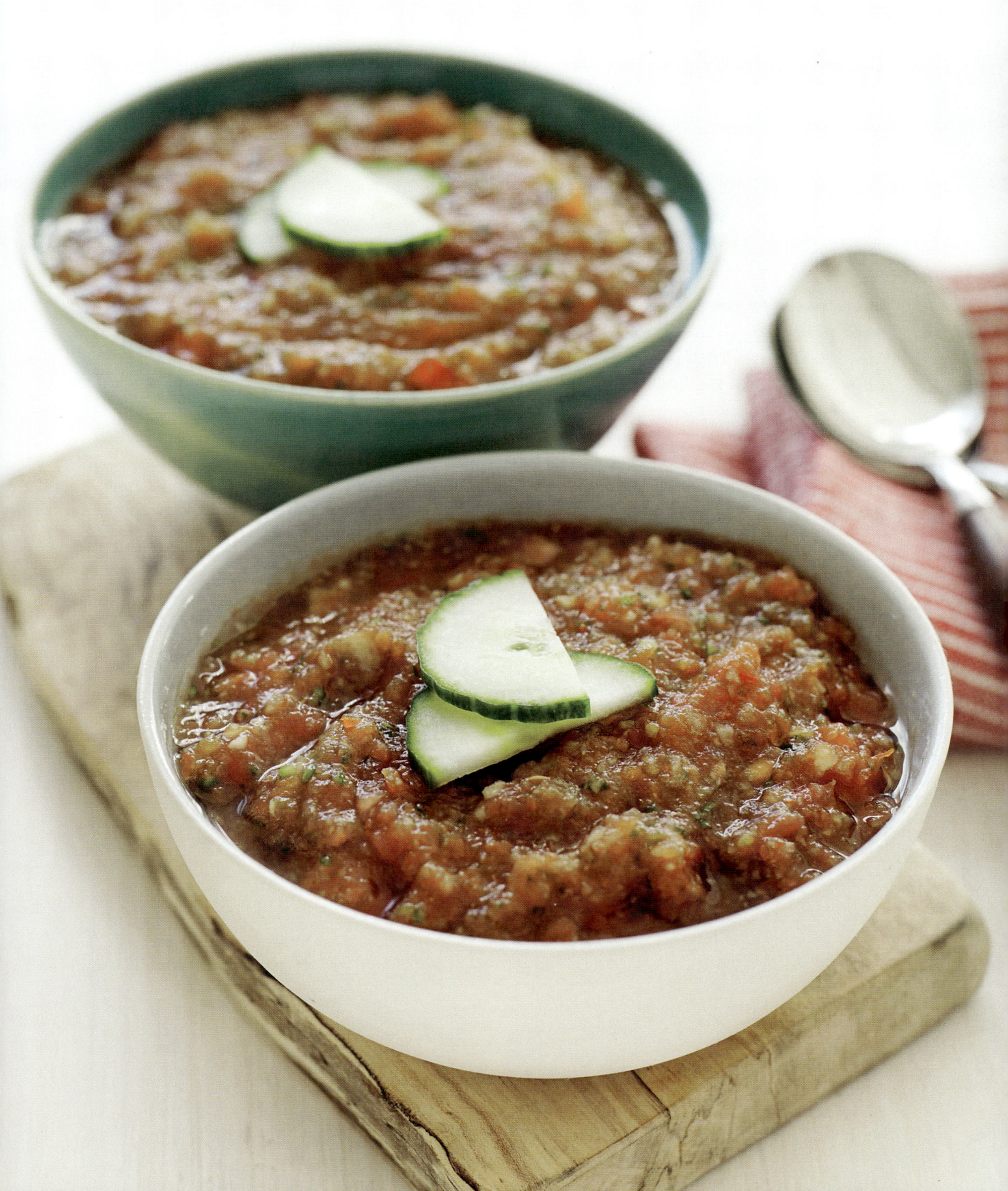

Griechischer Salat

FÜR 2 PORTIONEN

VORBEREITUNGSZEIT: 15 Minuten

---

1 Kopf Romana-Salat, klein geschnitten

4 Tomaten, entkernt und in Stücke geschnitten

1 Gurke, geschält und in Stücke geschnitten

½ rote Zwiebel, in dünne Ringe geschnitten

30 Kalamata-Oliven, entsteint und halbiert

60 ml Olivenöl, extra vergine

2 EL Rotweinessig

1 Knoblauchzehe, gehackt

¼ TL Salz

¼ TL schwarzer Pfeffer

Saft von ½ Zitrone

Dieser herzhafte Salat wird noch gehaltvoller durch das Hinzufügen von Artischocken-herzen (in Vierteln), getrockneten Tomaten, Peperoni oder gerösteten Paprika. Oder Sie beträufeln den Salat noch mit einer cremigen Version unserer Kräuter-Zitrus-Vinaigrette (Seite 322).

Salat, Tomaten, Gurke, Zwiebel und Oliven in einer großen Schüssel vermischen.

Olivenöl, Essig, Knoblauch, Salz und Pfeffer in einer kleinen Schüssel kräftig verrühren.

Das Dressing über die Salatzutaten gießen und Zitronensaft darüberträufeln.

ALS VOLLWERTIGE MAHLZEIT: Fügen Sie noch Thunfisch, hart gekochte Eier, gekochtes Hühnerfleisch oder gebratene Garnelen, Salami oder Schinken hinzu. Oder Sie servieren den Salat mit unserem gegrillten Steak (Seite 150), einem Burger (Seite 149) oder gegrillten Garnelen (Seite 154).

⭐ **OLIVEN ENTSTEINEN:** *Sie können entsteinte Oliven kaufen (es müssen nicht unbedingt Kalamata sein), aber es ist nicht schwer, sie selbst zu entsteinen. Legen Sie die Olive auf ein Schneidebrett und die flache Seite eines großen Küchen-messers darauf. Drücken Sie nun vorsichtig auf das Messer, bis Sie ein Nachgeben der Olive spüren. Nehmen Sie das Mes-ser weg, die Olive ist aufgeplatzt und Sie können den Kern sehen und entfernen. Wenn Ihr Messer groß genug ist, können Sie so mehrere Oliven auf einmal entsteinen.*

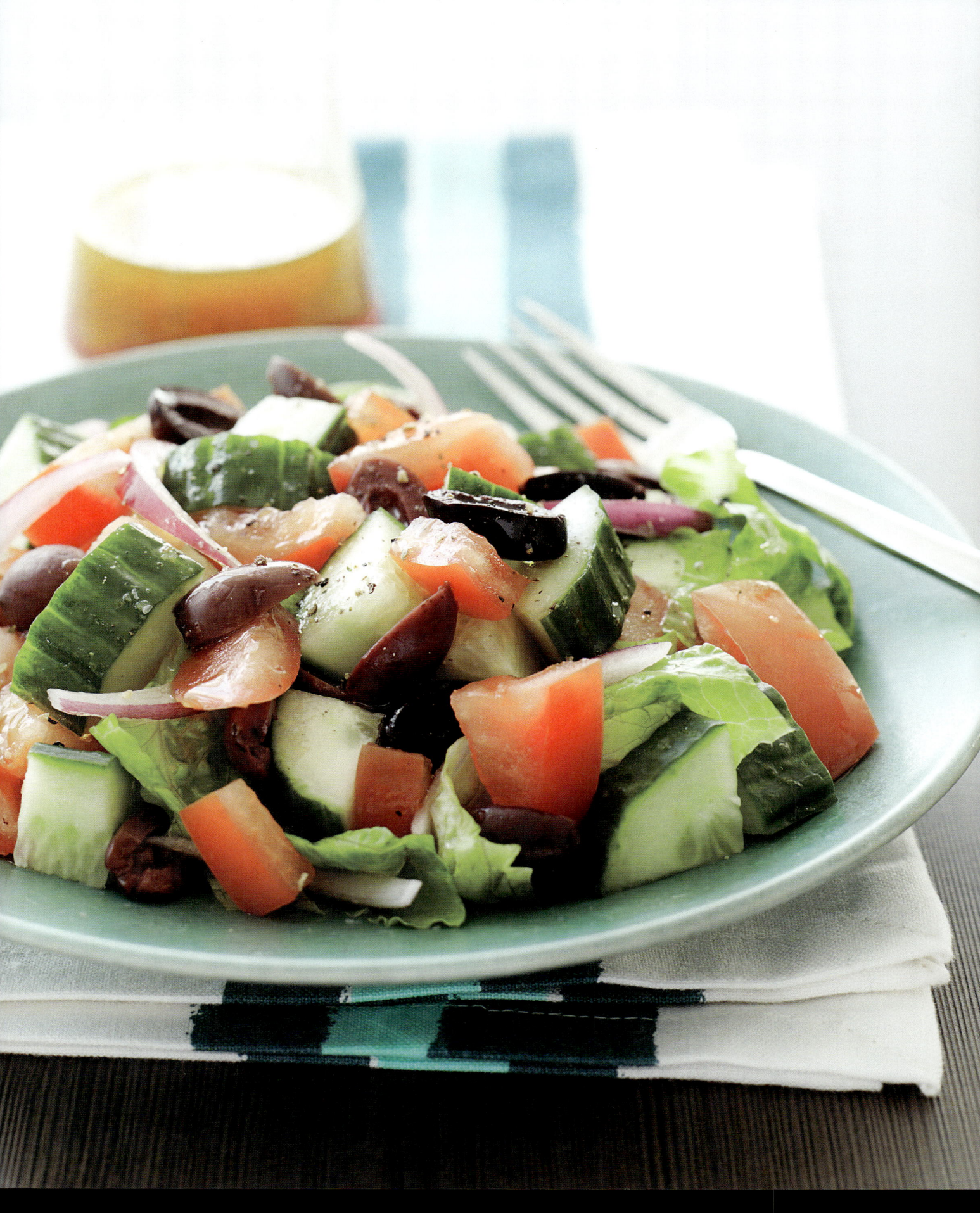

Grüne Bohnen mit Zwiebeln, Pilzen und Paprika

FÜR 2 PORTIONEN

VORBEREITUNGSZEIT: 15 Minuten

GARZEIT: 15 Minuten

INSGESAMT: 30 Minuten

Eiswürfel, eine kleine Schüssel voll

2 EL und ¼ TL Salz

500 g grüne Bohnen, Stielansätze entfernt

3 EL geklärte Butter, Ghee oder Kokosöl

½ Zwiebel, in dünne Ringe geschnitten

1 Handvoll Champignons, in dünne Scheiben geschnitten

½ rote Paprika, in dünne Streifen geschnitten

¼ TL schwarzer Pfeffer

Das Blanchieren (kurzes Kochen) erhält die Knackigkeit und Farbe der grünen Bohnen. Das anschließende Abschrecken in Eiswasser stoppt den Garprozess, und die Bohnen behalten Farbe, Geschmack und Struktur. Richtig abgeschreckte Bohnen sind leuchtend grün und knackig-fest.

Eisbad vorbereiten, um die grünen Bohnen darin abzuschrecken. Dafür eine Schüssel zur Hälfte mit kaltem Wasser füllen und die Eiswürfel hinzugeben.

In einem großen Topf 750 ml Wasser und 2 Esslöffel Salz zum Kochen bringen. Die Bohnen darin 20 Sekunden blanchieren, dann mit einem Schaumlöffel herausnehmen und sofort im Eiswasser abschrecken. Sobald die Bohnen abgekühlt sind (etwa nach 1 Minute), in einem großen Sieb abgießen.

Das Bratfett in einer großen Pfanne erhitzen, die Zwiebel hinzufügen und unter Rühren 2 bis 3 Minuten anschwitzen. Pilze hinzugeben und unter Rühren 2 bis 3 Minuten mitbraten. Die Paprikastreifen ebenfalls in die Pfanne geben und noch einmal 2 Minuten braten, bis Pilze und Paprika weich sind.

Temperatur hochschalten. Bohnen mit in die Pfanne geben und vermengen. Etwa 2 Minuten garen, bis die Bohnen zart sind. (Am einfachsten testet man das durch Kosten!) Das Gemüse mit dem restlichen Salz und Pfeffer abschmecken und servieren.

ALS VOLLWERTIGE MAHLZEIT: Servieren Sie dieses farbenfrohe Gericht mit einer Spinat-Frittata (Seite 202), gefüllter Paprika (Seite 218), Heilbutt mit Zitrus-Ingwer-Glasur (Seite 236) oder Hühner-Fleischbällchen (Seite 222).

⭐ *HARICOTS VERTS: Vielleicht sehen Sie in der Gemüseabteilung auch grüne Bohnen mit der Bezeichnung »Haricots verts« (französisch für grüne Bohnen). Sie sind länger und dünner als normale Brechbohnen, sie sind auch zarter und haben einen intensiveren Geschmack. Sie werden schneller gar. Wenn Sie also in diesem Rezept Haricots verts verwenden, blanchieren Sie sie genauso lange, aber braten Sie sie am Ende nur eine Minute.*

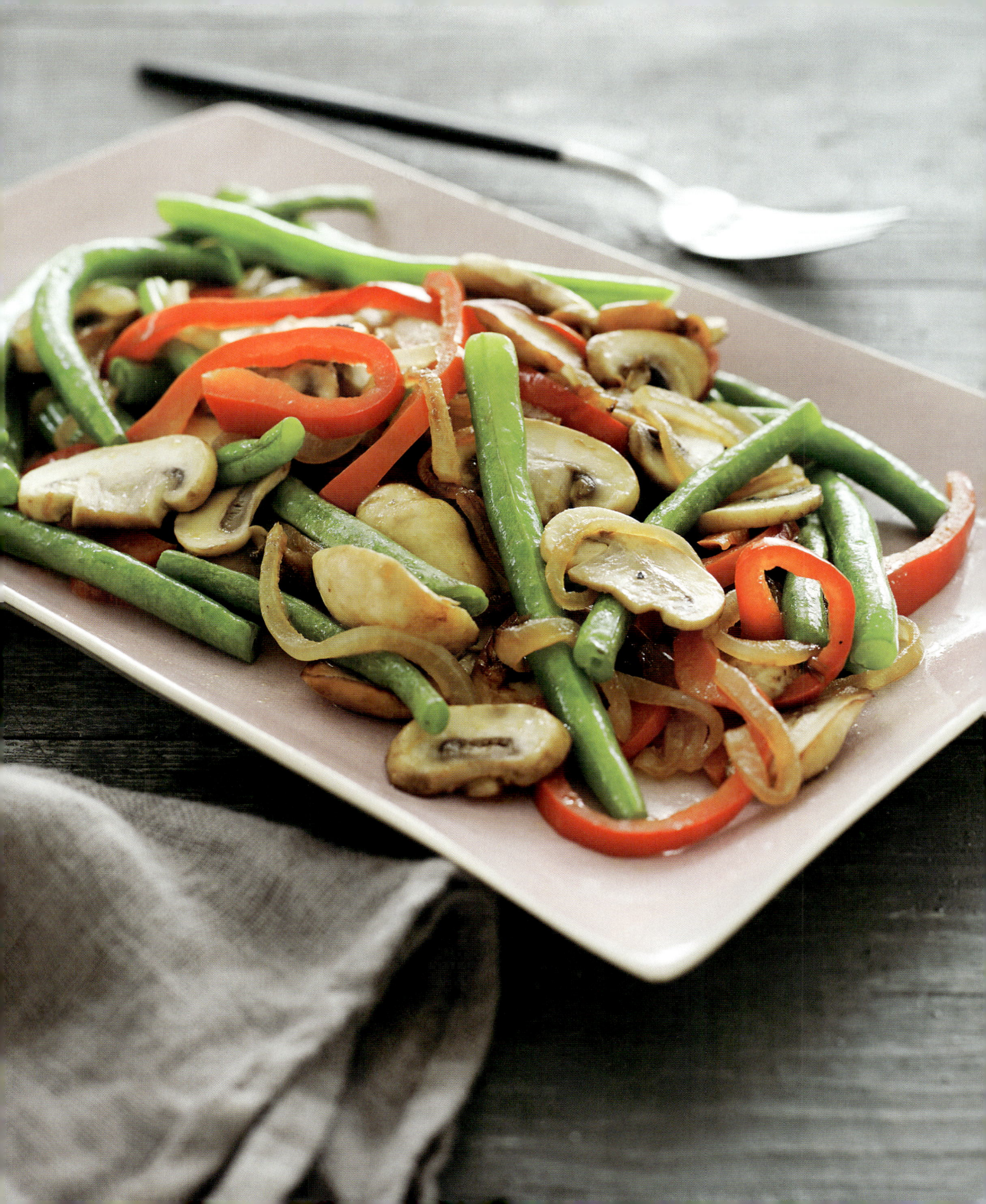

Weißkohlsalat mit Zitronenöl

FÜR 2 PORTIONEN

VORBEREITUNGSZEIT: 20 Minuten

---

1 Knoblauchzehe, gehackt

Saft von 1 Zitrone

60 ml Olivenöl, extra vergine

1 Weißkohl, in feine Streifen geschnitten

250 ml Karotten, geraspelt

2 EL Cashewnüsse, gehackt

1 TL Sesamkörner

½ TL Salz

½ TL schwarzer Pfeffer

1 EL Basilikum, in Streifen geschnitten

Sie sparen Zeit, wenn Sie verpackten, geschnittenen Weißkohl kaufen. Mit einem Apfel der Sorte Granny Smith können Sie dem Salat noch etwas Säure hinzufügen. Einen cremigeren Salat erhalten Sie mit einem Dressing auf Mayonnaisebasis – ersetzen Sie einfach das Olivenöl mit 60 ml Mayonnaise (Seite 175). Und wie wäre es mit einem scharfen Weißkohlsalat? Statt des Zitronenöls mischen Sie den Salat mit 60 ml Apfelessig, 60 ml Ketchup (Seite 319) und 1 Teelöffel scharfer Soße.

Knoblauch und Zitronensaft mit einem Rührbesen vermischen. Während Sie kräftig schlagen, das Olivenöl langsam einfließen lassen, bis alles gut verbunden ist.

Weißkohl, Karotten, Cashewnüsse und Sesamkörner in einer großen Schüssel vermischen und mit dem Zitronenöl verrühren. Mit Salz und Pfeffer abschmecken und mit Basilikum garnieren.

ALS VOLLWERTIGE MAHLZEIT: Dieser knackige, frische Salat passt zu fast allem. Er ist ein großartiger Begleiter zu unserem gegrillten Steak (Seite 150), ist leicht genug für pochierten Lachs mit Gurken-Dill-Soße (Seite 242) und eine gute Ergänzung zu Chimichurri-Kebabs (Seite 214). Oder Sie servieren den Salat einfach mit einem kalten Proteinanteil aus Garnelen, Lachs, Huhn oder Eiern.

⭐ **KOHL IN STREIFEN SCHNEIDEN:** *Das Schneiden von Kohl in feine Streifen ist mit der richtigen Technik einfach. Den Kohl zunächst vierteln, dann den weißen harten Strunk entfernen, jedes Viertel einzeln auf ein Schneidebrett legen und quer in dünne Streifen schneiden.*

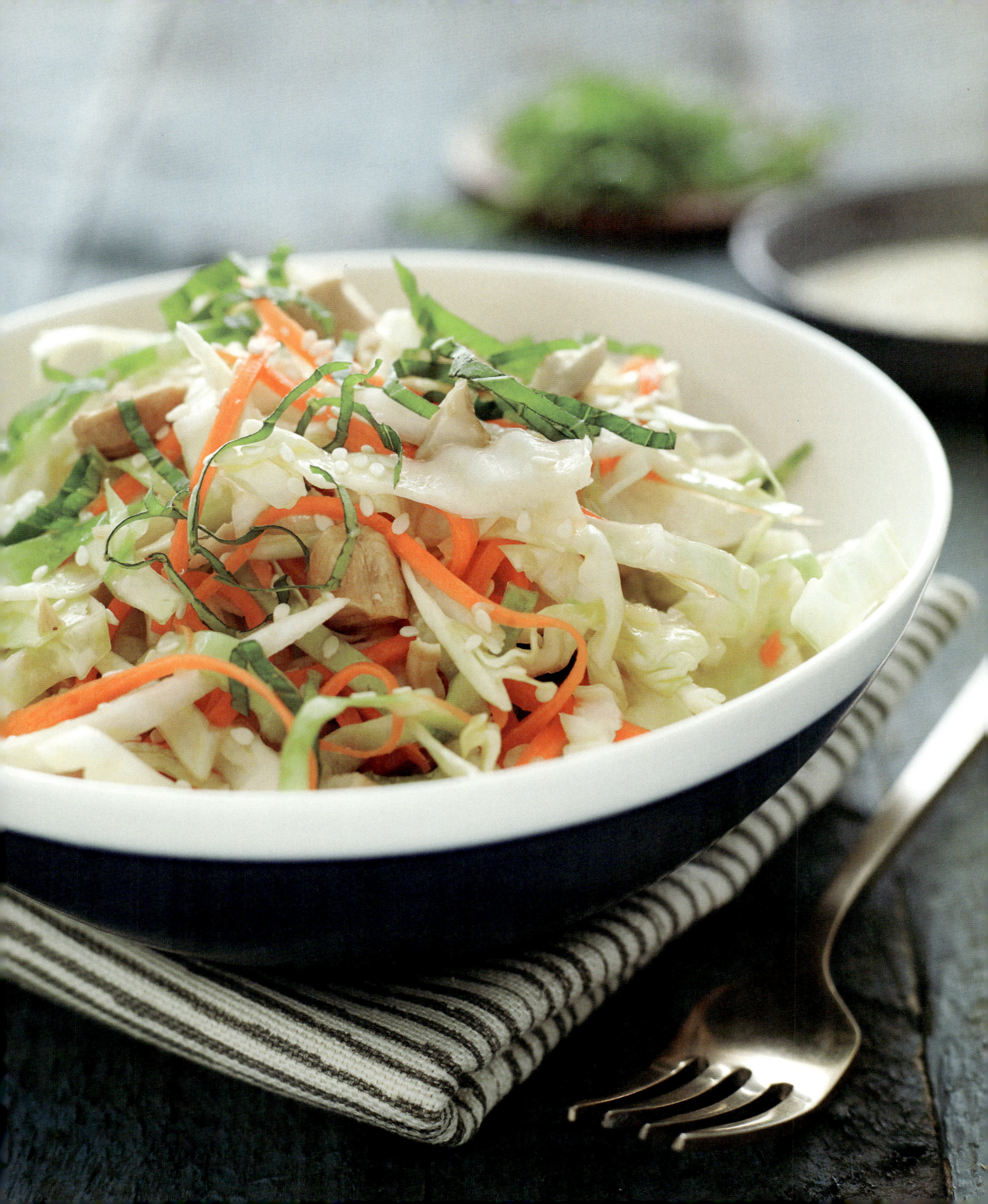

Gegrillter Spargel mit Zitronenzeste

FÜR 2 PORTIONEN

VORBEREITUNGSZEIT: 3 Minuten

GARZEIT: 5 Minuten

INSGESAMT: 8 Minuten

---

500 g Spargel, geputzt

1 EL geklärte Butter, Ghee oder Kokosfett, geschmolzen

½ TL Salz

abgeriebene Schale und Saft von 1 Zitrone

Damit der Spargel nicht versehentlich durch den Rost fällt, können Sie vier oder fünf Stangen quer auf Holz- oder Metallspieße stecken oder sie in einem Grillkorb oder in Folie grillen. Wenn Sie keinen Grill haben, garen Sie den Spargel bei mittlerer Hitze etwa 10 Minuten in einer großen Pfanne in einem Esslöffel Bratfett. Gelegentlich schwenken, damit alle Seiten gleichmäßig gar werden.

Den Grill auf 200 °C vorheizen. Ein Backblech mit Backpapier auslegen.

Den Spargel auf das Backblech legen, mit geschmolzenem Fett beträufeln und mit Salz bestreuen. Dann mit einer Zange auf den Grill legen, sodass die Spieße horizontal zum Rost liegen. 4 bis 6 Minuten grillen, bis der Spargel weich ist.

Vor dem Servieren Zitronensaft darüberträufeln und die Zitronenzeste darauf verteilen.

ALS VOLLWERTIGE MAHLZEIT: Machen Sie eine komplette Grillmahlzeit daraus – mit unserem perfekten Burger (Seite 149), den gegrillten Garnelen (Seite 154) oder dem Kokos-Curry-Hühnchen vom Grill (Seite 226). Der Spargel kann sich auch zu Schweinerippchen mit scharfer Grillsoße (Seite 252) behaupten und passt gut zu Eiern Benedict (Seite 206).

⭐ **SPARGEL PUTZEN:** *Die härteren unteren Teile der Spargelstangen müssen vor dem Garen entfernt werden. Am einfachsten macht man das, indem man eine Stange in der Mitte und am Ende greift und biegt, bis sie bricht – sie wird automatisch dort brechen, wo das härtere Ende aufhört und die Stange zarter wird. Um Zeit zu sparen, kann man das auch mit mehreren Stangen auf einmal machen.*

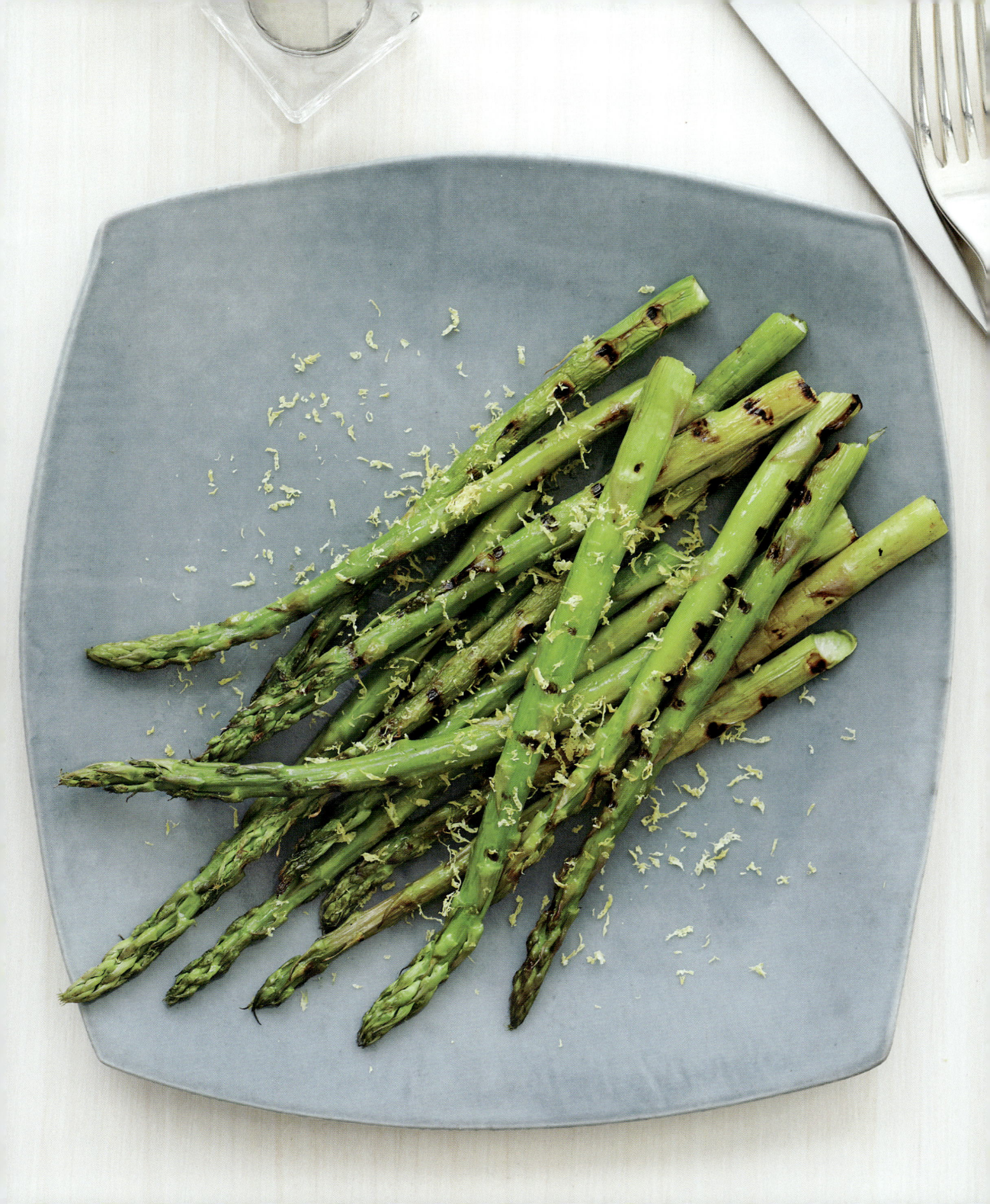

Rosenkohl-Kürbis-Pfanne

FÜR 2 PORTIONEN
VORBEREITUNGSZEIT: 15 Minuten
GARZEIT: 25 Minuten
INSGESAMT: 40 Minuten

3 EL Olivenöl, extra vergine

250 g Rosenkohl, geputzt und halbiert

½ rote Zwiebel, in 2 cm große Stücke geschnitten

1 TL getrockneter Salbei

½ TL Muskatnuss

½ TL schwarzer Pfeffer

¼ TL Salz

500 g Butternut-Kürbis, gewürfelt

Ein mittelgroßer Butternut-Kürbis ergibt etwa 500 g Kürbiswürfel, aber für dieses Rezept muss die Menge nicht genau stimmen. Statt des Butternuts können Sie auch jeden anderen Winterkürbis nehmen, zum Beispiel Hokkaido. Es ist Sommer? Nehmen Sie stattdessen zwei große geschälte und gewürfelte Süßkartoffeln oder Äpfel. Eine schöne Garnierung sind Granatapfelkerne, oder Sie streuen etwas zerkrümelten gebratenen Frühstücksspeck oder Schinken über das Gemüse.

Das Olivenöl in einer großen Pfanne erhitzen. Rosenkohl und Zwiebel hineingeben und mit Salbei, Muskatnuss, Pfeffer und Salz würzen. Pfanne zudecken und 5 bis 7 Minuten braten, dabei gelegentlich schwenken, bis der Rosenkohl anfängt zu bräunen. Rosenkohl wenden, Kürbis hinzufügen und noch einmal 7 bis 10 Minuten garen, bis der Kürbis weich ist.

Auf eine Servierplatte oder einzelne Teller füllen und sofort servieren.

ALS VOLLWERTIGE MAHLZEIT: Wenn Sie den Kürbis in die Pfanne geben, fügen Sie gleichzeitig gebratene Frikadellen, Hühnerwürstchen oder Hühnerfleisch hinzu. Oder servieren das Gemüse mit unserem Steaksalat (Seite 216), dem Kokos-Curry-Hühnchen (Seite 226) oder Schweinelende (Seite 248).

⭐ *ROSENKOHL UND KÜRBIS AUS DEM BACKOFEN: Dieses Gericht können Sie auch im Backofen garen und währenddessen andere Sachen erledigen. Dafür wird der Rosenkohl nur geputzt und nicht halbiert. Den Backofen auf 180 °C vorheizen. In einer großen Schüssel Rosenkohl, Zwiebel und Kürbis vermischen. Olivenöl darübergießen und umrühren, bis alles mit Öl überzogen ist. Das Gemüse auf einem mit Backpapier ausgelegten Backblech ausbreiten und mit Salbei, Muskatnuss, Pfeffer und Salz würzen. Im Ofen 30 bis 40 Minuten garen, bis Rosenkohl und Kürbis weich sind.*

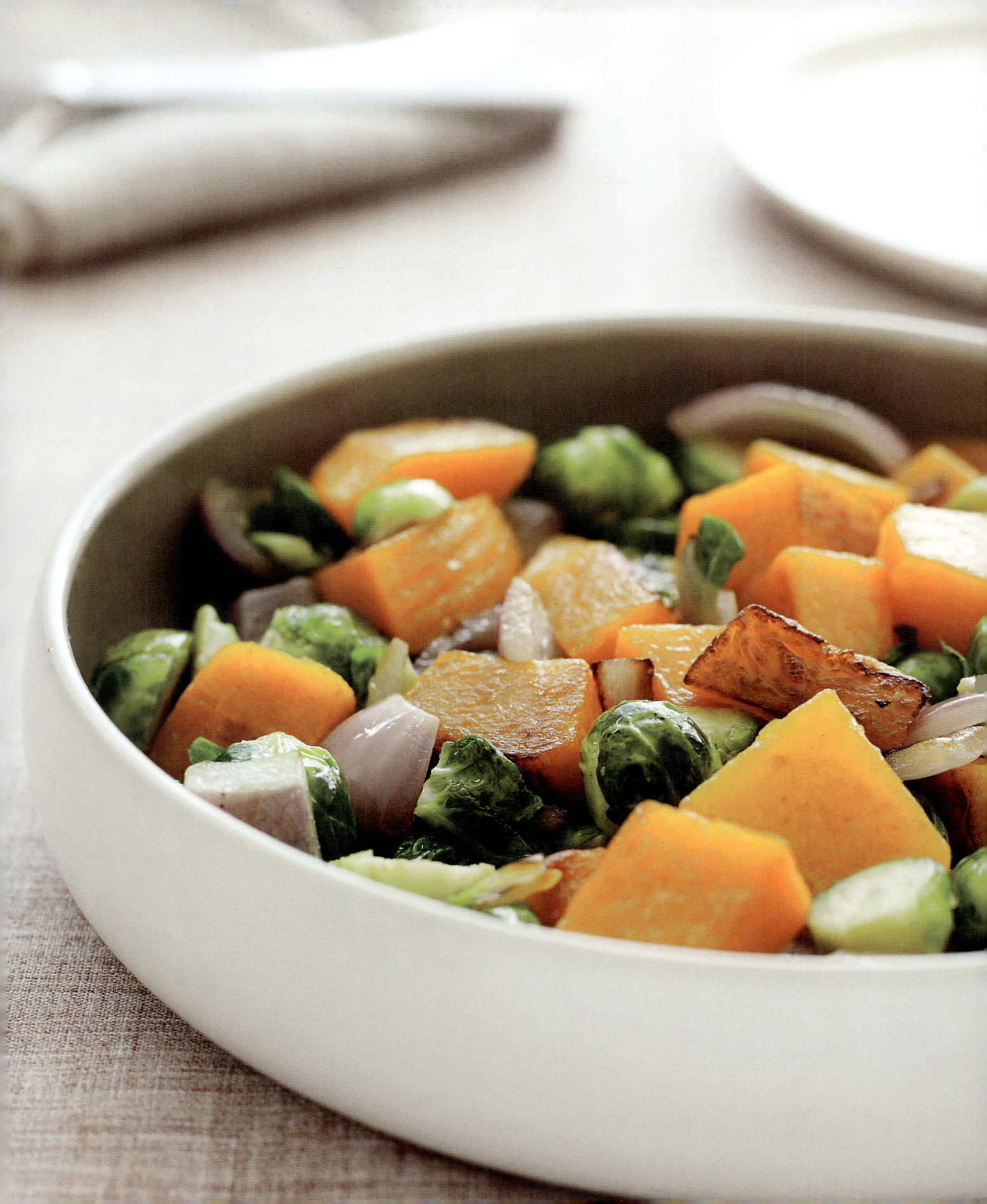

Ratatouille

FÜR 2 PORTIONEN

VORBEREITUNGSZEIT: 20 Minuten

GARZEIT: 35 Minuten

INSGESAMT: 55 Minuten

60 ml Kokosöl oder Olivenöl, extra vergine

¼ Zwiebel, fein gehackt

150 g Zucchini, gewürfelt

150 g gelbfleischiger Sommerkürbis oder gelbe Zucchini, gewürfelt

150 g Aubergine, gewürfelt

½ TL Salz

½ TL schwarzer Pfeffer

100 g grüne Paprika, fein gewürfelt

100 g rote Paprika, fein gewürfelt

2 Knoblauchzehen, gehackt

250 ml Tomatensoße (Seite 320)

1 TL Balsamico-Essig

3 frische Basilikumblätter, gehackt (optional)

Falls Sie einen Vorrat brauchen, verdoppeln Sie einfach das Rezept, Ratatouille schmeckt auch kalt sehr gut. Servieren Sie es am nächsten Morgen mit Eiern oder mischen Sie für ein schnelles Abendessen Hühnerfleisch oder Garnelen darunter.

In einem Topf das Öl erhitzen. Topf schwenken, um den Boden gleichmäßig zu fetten. Zwiebel hinzufügen und 2 bis 3 Minuten anschwitzen. Zucchini, Kürbis und Aubergine hinzugeben und mit Salz und Pfeffer würzen. 2 Minuten unter häufigem Rühren braten. Grüne und rote Paprika dazugeben und weitere 2 bis 3 Minuten braten. Knoblauch dazugeben und 1 Minute braten, bis er zu duften beginnt. Mit Tomatensoße und ½ Tasse Wasser ablöschen und etwa 25 Minuten köcheln lassen, bis das Gemüse weich ist. Gelegentlich umrühren.

Mit Essig beträufeln und eventuell mit dem Basilikum garniert servieren.

ALS VOLLWERTIGE MAHLZEIT: Geben Sie die letzten 10 Minuten Frikadellen (Seite 158) oder klein geschnittene Reste von Hühnerfleisch mit in den Topf. Oder Sie servieren das Ratatouille mit pochierten Eiern (Seite 146), Hühner-Fleischbällchen (Seite 222) oder gefüllten Paprika (Seite 218).

⭐ *GEGRILLTES RATATOUILLE: Sie können das Ratatouille auch grillen. Grill auf 200 °C vorheizen und Gemüse vorbereiten: Zwiebel, grüne und rote Paprika in Viertel und Zucchini, Kürbis und Aubergine in lange, dünne Streifen schneiden. Das Gemüse in einer Schüssel mit Öl, Salz und Pfeffer vermengen. Zuerst die Aubergine auf den Grill legen und 3 Minuten grillen, dann Paprika und Zwiebel dazugeben und 2 Minuten weitergrillen. Zum Schluss Zucchini und Kürbis 5 Minuten mitgrillen, bis alles goldbraun und gar ist. Während des Grillens einmal wenden. Mit warmer Tomatensoße beträufeln und mit Basilikum servieren.*

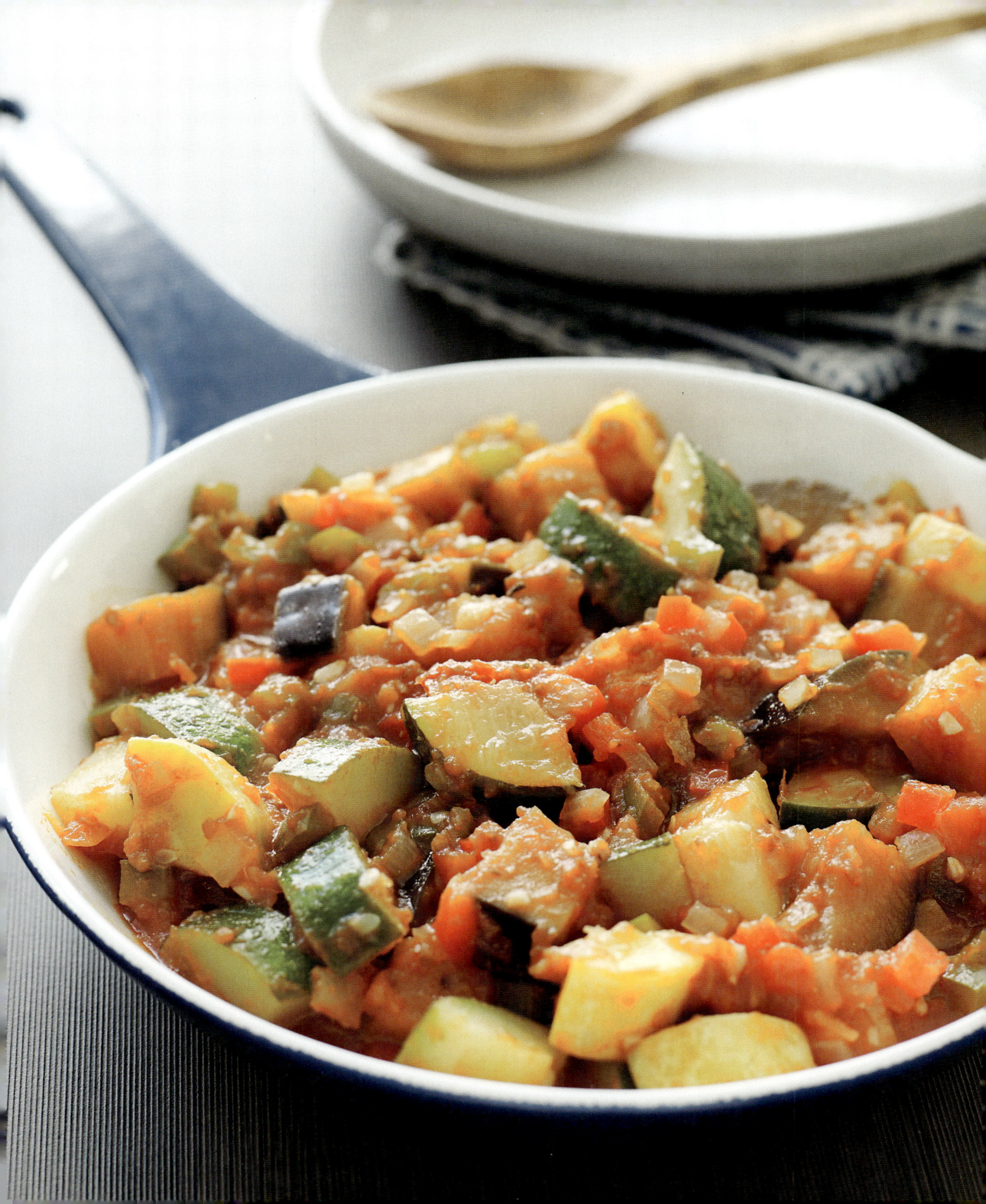

Rote-Bete-Orangen-Salat mit Avocado

FÜR 2 PORTIONEN

VORBEREITUNGSZEIT: 10 Minuten

GARZEIT: 35 bis 60 Minuten

INSGESAMT: 45 Minuten bis zu 1 Stunde 10 Minuten

---

2 mittelgroße Rote Bete

2 EL Olivenöl, extra vergine

1 EL Balsamico-Essig

1 Orange, zur Hälfte Schale abgerieben und entsaftet, andere Hälfte in Segmente geteilt

½ TL Salz

¼ TL schwarzer Pfeffer

1 Avocado, entsteint, geschält und in Würfel geschnitten

Wenn Sie dieses Rezept für Reste verdoppeln wollen, verdoppeln Sie alles außer der Avocado. Rote Bete und Orangenscheiben halten sich ein oder zwei Tage im Kühlschrank, aber die Avocado wird schnell braun und matschig. Die Avocado also vor dem Servieren hinzufügen. Mehr Textur bekommt der Salat mit zartem Grün, zum Beispiel Erbsensprossen oder Friséesalat.

Den Backofen auf 220 °C vorheizen.

Die Rote Bete gründlich abspülen und mit einer Gabel in alle Seiten kleine Löcher stechen. Dann mit einem Esslöffel Olivenöl bestreichen. Die geölte Rote Bete in Alufolie wickeln und die Folie gut verschließen. In die Mitte eines Backblechs legen und 35 Minuten im Backofen garen. Dann die Folie vorsichtig öffnen und ein dünnes Messer in die Mitte einer Knolle stecken; gleitet es leicht hinein, ist sie gar. Sind sie noch zu fest, Alupäckchen wieder verschließen und weitere 10 Minuten backen. Rote Bete etwas abkühlen lassen.

Die Schale der Roten Bete entfernen – tragen Sie eine Schürze und Gummihandschuhe, da sie stark färben. Rote Bete in 2 cm große Stücke schneiden und in eine Schüssel geben.

In einer kleinen Schüssel das übrige Olivenöl mit dem Essig, Orangensaft, Salz und Pfeffer vermischen und schlagen, bis alles gut verbunden ist.

Orangensegmente und Avocado zur Roten Bete geben, mit dem Dressing beträufeln, die Orangenzeste darüberstreuen, umrühren und servieren.

ALS VOLLWERTIGE MAHLZEIT: Dieser frische Salat schmeckt zu jeder Jahreszeit. Servieren Sie ihn mit unserem Brathuhn (Seite 153), der geschmorten Rinderbrust (Seite 210) oder dem Heilbutt mit Zitrus-Ingwer-Glasur (Seite 236).

⭐ **ROTE BETE:** *Vor dem Backen eventuell die Blätter der Roten Bete entfernen. Schneiden Sie sie etwa 2 cm über der Wurzelknolle ab, damit während des Backens kein Saft ausläuft. Rote Bete kann unterschiedliche Garzeiten haben, wundern Sie sich also nicht, wenn sie eine ganze Stunde braucht. Planen Sie im Voraus oder backen Sie sie an Ihrem Vorbereitungstag – gegart halten sie sich im Kühlschrank drei bis vier Tage. Entfernen Sie die Schale, bevor Sie sie als Vorrat in den Kühlschrank stellen – sie lassen sich leichter schälen, wenn sie noch warm sind.*

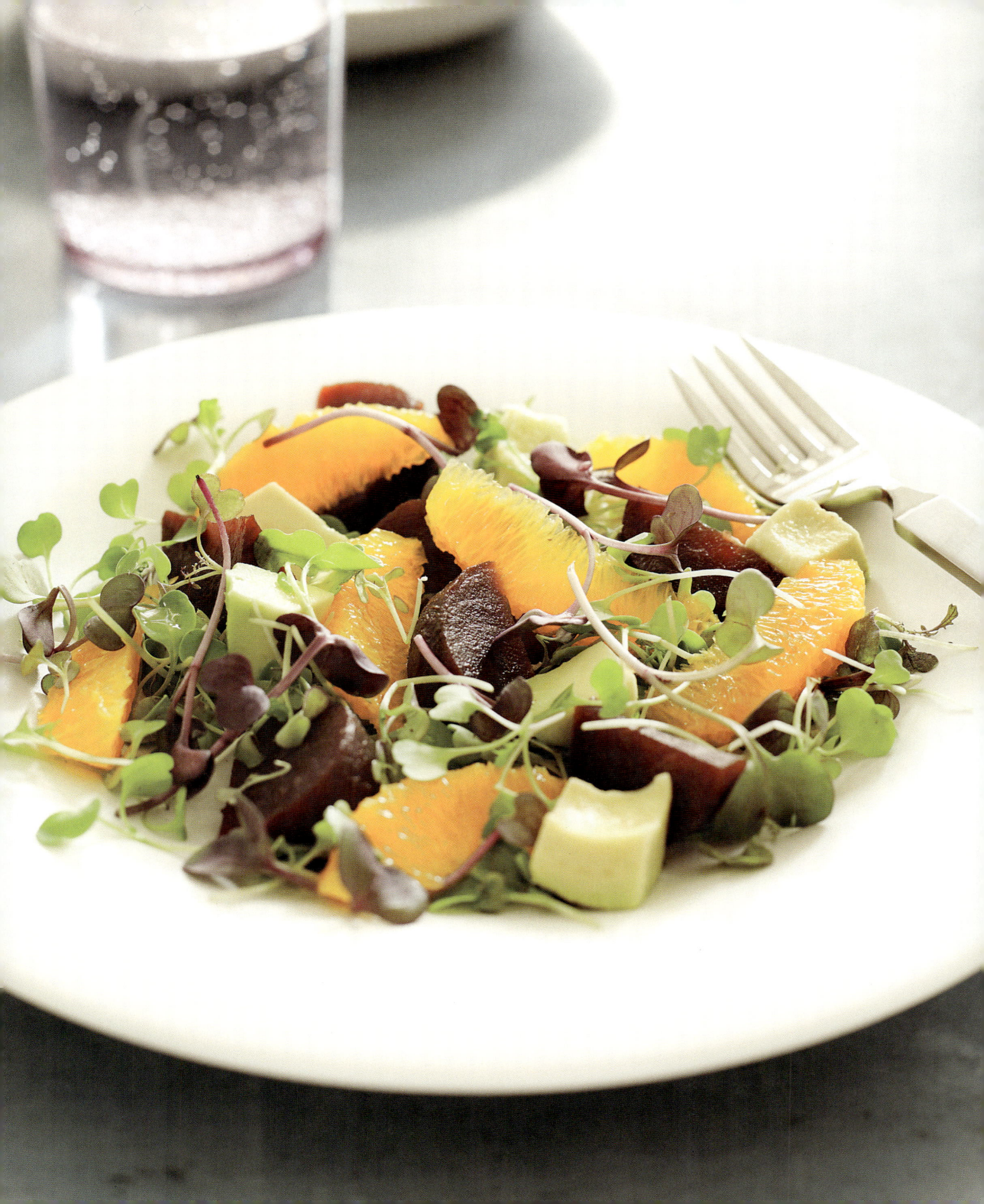

Wurzelgemüse in Currysoße

FÜR 2 PORTIONEN
VORBEREITUNGSZEIT: 15 Minuten
GARZEIT: 35 Minuten
INSGESAMT: 50 Minuten

---

150 g Kartoffeln (alle Arten), gewürfelt

150 g Kohlrüben, gewürfelt

150 g Speiserüben, gewürfelt

150 g Pastinaken, gewürfelt

150 g Karotten, gewürfelt

60 ml Bratfett

125 ml Currysoße (Seite 303)

Für dieses Gericht nehmen Sie am besten festere Gemüsesorten der Saison, die Ihr Gemüsehändler im Angebot hat oder nach denen Ihnen gerade ist. Es muss auch kein Wurzelgemüse sein! Die Currysoße passt auch gut zu Roter Bete, Knollensellerie, Kohlrabi, Auberginen, Rosenkohl, Brokkoli, Blumenkohl, Schwarzwurzel oder Maniok.

Den Backofen auf 200 °C vorheizen. Zwei Backbleche mit Backpapier auslegen.

Das Bratfett schmelzen (wenn nötig) und mit dem Gemüse in eine große Schüssel geben. Gut vermengen, dann das Gemüse auf beide Backbleche verteilen. Nicht übereinanderlegen, sonst dämpft es, anstatt zu backen.

30 bis 40 Minuten backen, bis das Gemüse goldbraun und weich ist. Mit der Currysoße servieren.

ALS VOLLWERTIGE MAHLZEIT: Sie können vor dem Servieren gebratene Frikadellen, Geflügelwurst, Hühnerfleisch oder Rindfleisch in Scheiben zur Gemüsemischung geben – erhitzen Sie Ihr Protein einfach in der Mikrowelle, bevor Sie es dem heißen Gemüse beifügen. Das Gemüse passt auch gut zu gebratenen Eiern (Seite 145), gebratener Hühnerbrust (Seite 153) oder Hühner-Fleischbällchen (Seite 222).

⭐ **STECKRÜBEN SCHÄLEN:** *Zum Schälen einer Steckrübe ist Ihr Sparschäler nicht geeignet, verwenden Sie ein scharfes Gemüsemesser. Schneiden Sie die Steckrübe in der Mitte durch, dann legen Sie die Hälften mit der flachen Seite auf ein Schneidebrett. Nun schneiden Sie mit dem Messer vorsichtig von oben nach unten die Schale in etwa 2 cm großen Stücken ab. Schalenreste entfernen Sie in einem zweiten Durchgang. Mit der zweiten Rübenhälfte genauso verfahren.*

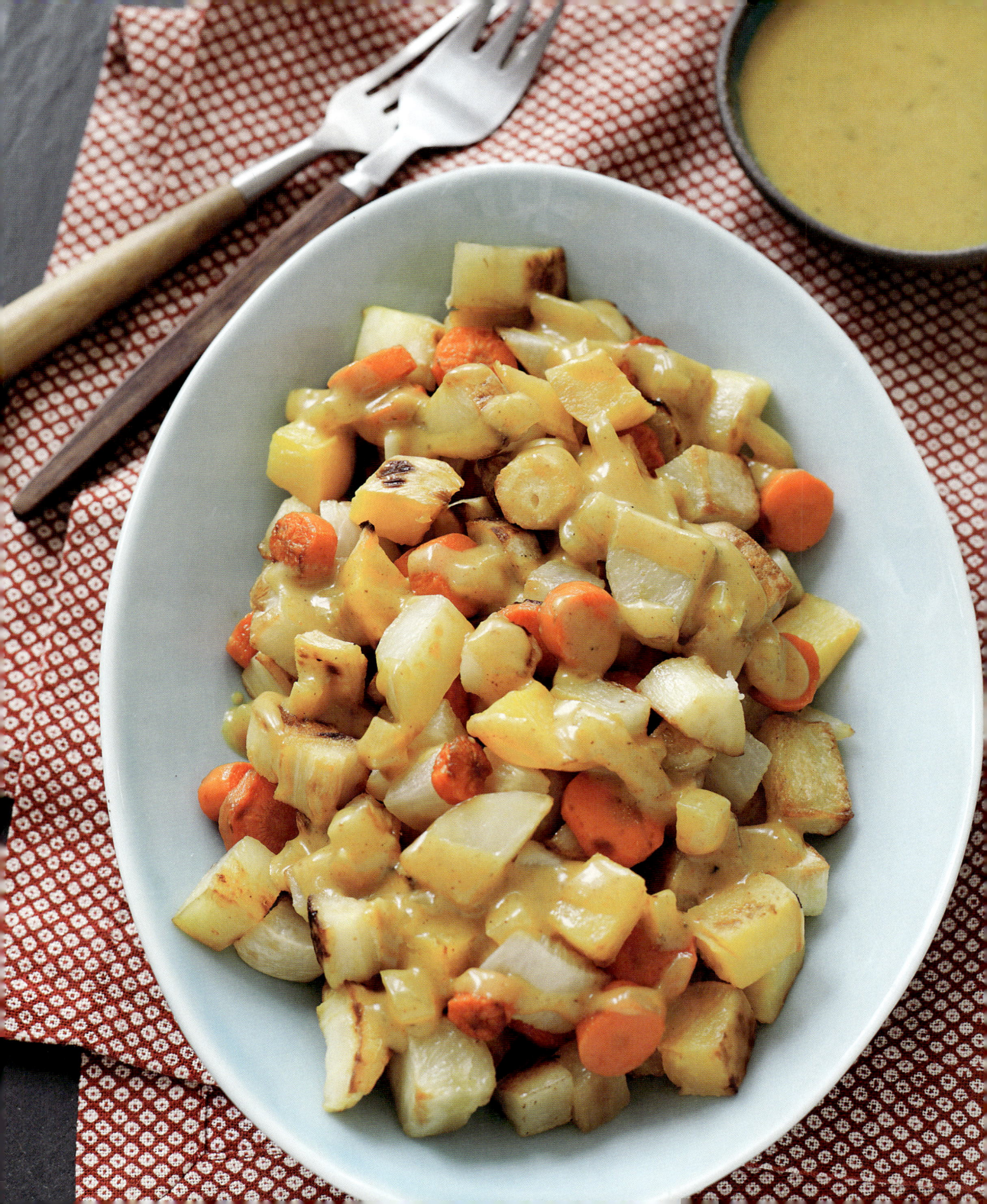

Gebackener Spaghetti-Kürbis

FÜR 2 PORTIONEN

VORBEREITUNGSZEIT: 10 Minuten
GARZEIT: 1 Stunde
INSGESAMT: 1 Stunde 10 Minuten

---

1 Spaghetti-Kürbis

2 EL Olivenöl, extra vergine

2 TL frische Thymianblättchen (oder ¼ TL getrocknete)

½ TL Salz

¼ TL schwarzer Pfeffer

Sie können den Kürbis auch ganz backen, wenn Sie ihn vorher mit der Gabel einstechen. Aber so werden die »Spaghetti« weicher und feuchter, daher empfehlen wir, den Kürbis zu halbieren und so lange zu backen, dass die Spaghetti noch al dente sind. Den Gargrad können Sie überprüfen, indem Sie mit einem Messer in die Schale stechen – wenn es leicht hindurchgleitet, ist das Kürbisfleisch gar. Sie können auch eine Kürbishälfte mit einem Ofenhandschuh umdrehen und mit einer Gabel an der Seite des Kürbisfleisches entlangfahren. Wenn das Fleisch sich leicht in Spaghettiform ablöst, ist es gar. Ist es noch zu fest, drehen Sie die Kürbishälfte wieder um und backen sie noch einmal für 5 bis 10 Minuten. (Der beste Test? Probieren! Die Spaghetti sollten zart, nicht fest oder matschig sein.)

Backofen auf 220 °C vorheizen. Ein Backblech mit Backpapier auslegen.

Kürbis längs halbieren und Kerne entfernen. Innenseiten gleichmäßig mit dem Olivenöl bestreichen. Mit dem Fleisch nach unten auf das Backblech legen.

Kürbis 1 Stunde backen, bis das Fleisch weich ist. Kürbishälften vorsichtig umdrehen und etwas abkühlen lassen.

Mit einer Gabel behutsam das Fleisch herauskratzen, dabei bildet es dünne Spaghettistreifen. Mit Thymian, Salz und Pfeffer würzen und sofort servieren.

ALS VOLLWERTIGE MAHLZEIT: Geben Sie einfach eine Tomatensoße mit Hackfleisch darüber (Seite 320), servieren Sie es mit Bratwurst, gebackenen Tomaten, sautierten Zwiebeln und unserem Pesto (Seite 311); oder mischen Sie die Reste mit gedämpftem Spinat und legen Sie für ein einfaches und schnelles Frühstück noch gebratene Eier darauf.

⭐ **KÜRBIS HALBIEREN:** *Den Kürbis zu halbieren ist vielleicht der schwierigste Teil dieses Rezepts. Stechen und schneiden Sie zunächst mit einem kleinen Messer dort eine Ritze in die Kürbisschale, wo der Kürbis geteilt werden soll. Nun nehmen Sie ein großes Küchenmesser und halbieren den Kürbis, indem Sie diese Ritze als Ausgangspunkt nehmen.*

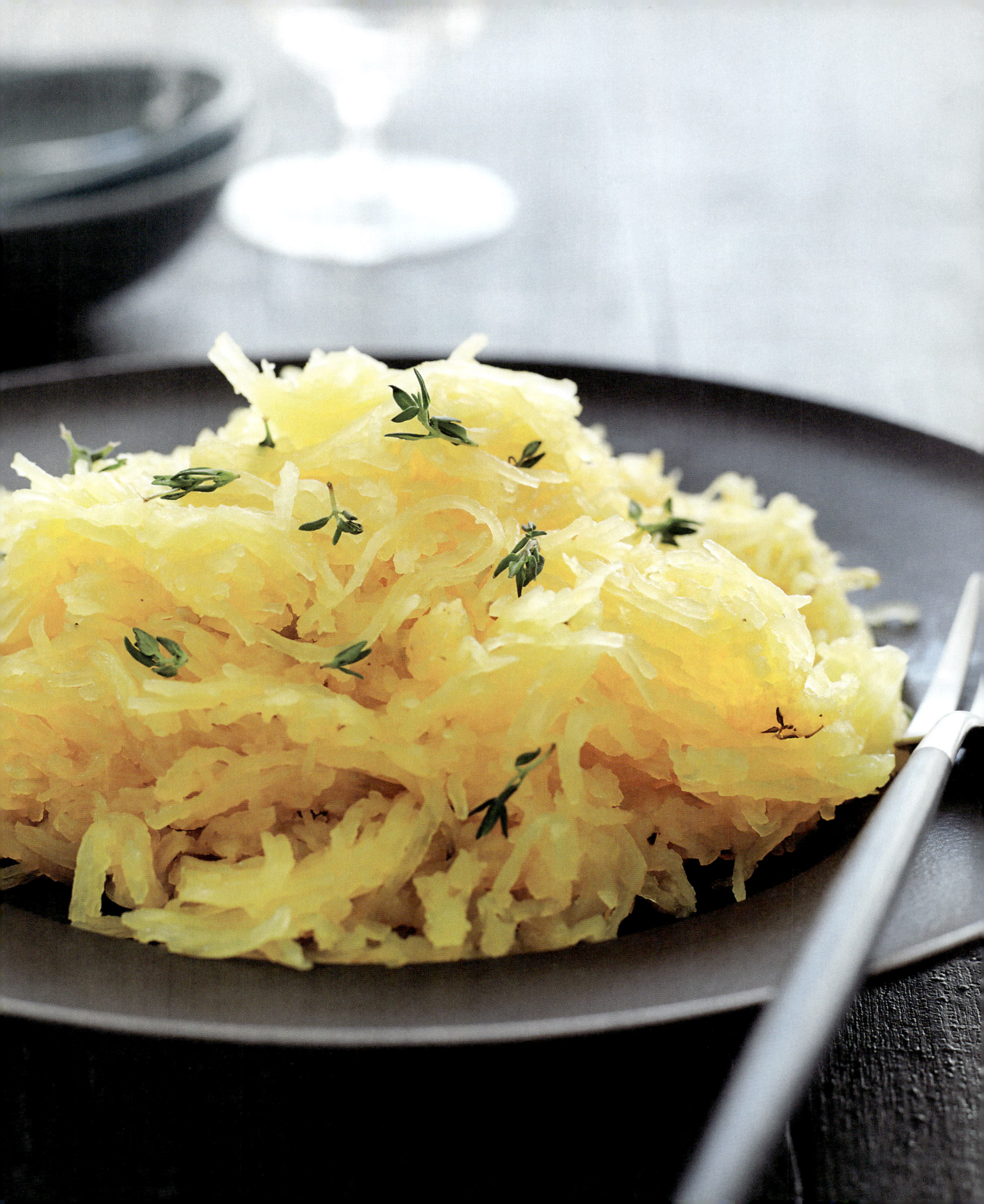

Gebackene Süßkartoffeln

FÜR 2 PORTIONEN

VORBEREITUNGSZEIT: 10 Minuten
GARZEIT: 30 bis 60 Minuten
INSGESAMT: 40 bis zu 1 Stunde 10 Minuten

2 mittelgroße Süßkartoffeln

2 EL Olivenöl, extra vergine

2 EL geklärte Butter, Ghee oder Kokosbutter

Salz und schwarzer Pfeffer

Sie können die Süßkartoffeln auch vor dem Backen in lange Stäbe schneiden – perfekt zum Dippen! Legen Sie die Stäbe in eine Schüssel mit dem Olivenöl und mischen Sie beides, bis die Stäbe von Öl überzogen sind. Dann in einer Lage auf einem mit Backpapier ausgelegten Backblech ausbreiten und etwa 40 Minuten backen, bis die Ränder braun, aber nicht verbrannt sind. Dazu passt als Dip ausgezeichnet Ranch-Dressing (Seite 312), Aioli (Seite 305) oder Sunshine-Soße (Seite 316).

Den Backofen auf 190 °C vorheizen.

Die Süßkartoffeln gründlich waschen und trocken tupfen. Mit einer Gabel oder einem kleinen Messer alle Seiten der Kartoffel einstechen und gleichmäßig mit Olivenöl einreiben.

Jede Kartoffel einzeln in Alufolie wickeln, Folie verschließen. Auf ein Backblech legen und 30 Minuten backen. Um zu überprüfen, ob die Kartoffel gar ist, mit einer Gabel oder einem Messer in die Mitte der Kartoffel stechen, das Fleisch sollte so weich sein, dass das Messer leicht hineingleitet. Diesen Prozess eventuell alle 5 Minuten wiederholen. (Je nach Dicke der Kartoffel kann es bis zu 1 Stunde dauern, bis sie gar ist.)

Folie entfernen, längs aufschneiden und mit einer Gabel leicht einritzen. Dann auf jede Kartoffel 1 Esslöffel Butter geben. Nach Geschmack mit Salz und Pfeffer würzen.

ALS VOLLWERTIGE MAHLZEIT: Dieses einfache Gericht passt zu fast allem. Ergänzen Sie es zum Beispiel mit geschmorter Rinderbrust (Seite 210), Kokos-Curry-Hühnchen (Seite 226), Kabeljau mit Pilz-Paprika-Soße (Seite 238) oder Schweinekoteletts mit würziger Apfelsoße (Seite 254). Oder füllen Sie die Süßkartoffeln mit Carnitas (Seite 250) und träufeln Sie Avocado-Mayonnaise darauf (Seite 306).

⭐ **WÜRZBUTTER:** *Mit Würzbutter (Seite 177) können Sie dieses köstliche Gericht noch verfeinern. Unsere Würzvorschläge: 2 Teelöffel gehackte Rosmarinblättchen und 50 g gehackte geröstete Pekannüsse; je ½ Teelöffel Zimt und Muskatnuss, 50 g gehackte geröstete Walnüsse und 50 g gehackte Rosinen; oder 2 gehackte Knoblauchzehen mit je 2 Teelöffel gehacktem Rosmarin, Thymian und Salbei.*

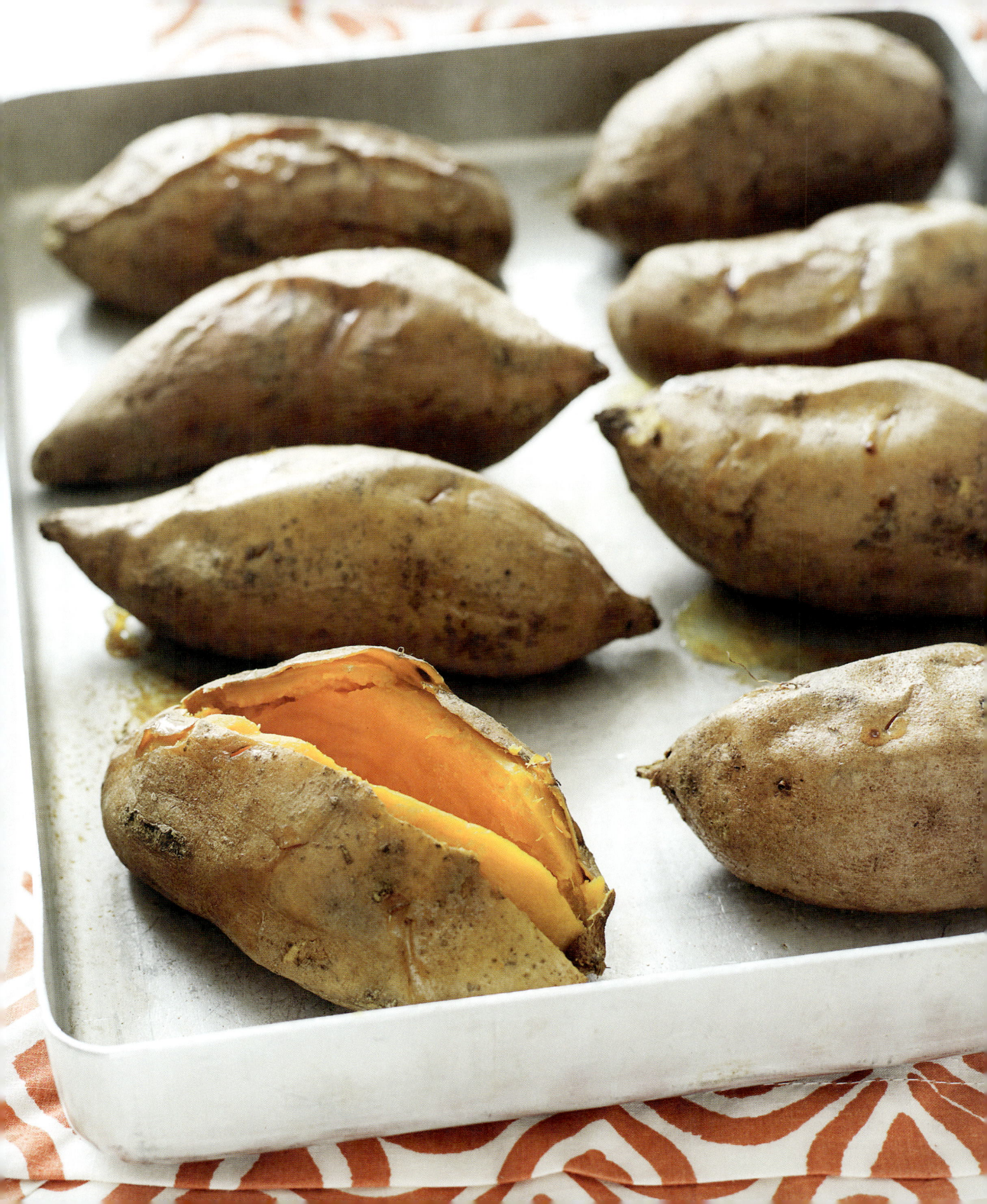

Sautierter Grünkohl mit Mandeln

FÜR 2 PORTIONEN

VORBEREITUNGSZEIT: 10 Minuten

GARZEIT: 5 Minuten

INSGESAMT: 15 Minuten

---

1 Grünkohl, Blattstiele entfernt, in 2 cm breite Streifen geschnitten

3 EL Bratfett

1 Knoblauchzehe, gehackt

50 g Mandelblättchen

½ TL Salz

½ TL schwarzer Pfeffer

abgeriebene Schale und Saft von ½ Zitrone

Grünkohl müssen Sie vor der Zubereitung sehr gründlich waschen, da es sonst zwischen den Zähnen knirschen könnte. Danach in einer Salatschleuder schleudern, bis die Blätter wirklich trocken sind. Das ist besonders wichtig bei Grünkohl-Chips (siehe Tipp). Sie können die Blätter auch waschen und mit einem Geschirrtuch oder einem Küchentuch gut trocken tupfen.

In einem großen Topf eine Tasse Wasser zum Kochen bringen. Einen Dämpfeinsatz in den Topf stellen, den Kohl einfüllen, Topf zudecken und etwa 3 bis 5 Minuten dämpfen, bis der Kohl zart, aber nicht weich ist. Dämpfeinsatz aus dem Topf nehmen und auf ein Küchentuch stellen, um Wassertropfen aufzufangen.

In einer großen Pfanne bei mittlerer Temperatur das Bratfett erhitzen. Pfanne schwenken, um den Boden gleichmäßig zu fetten. Wenn das Fett heiß ist, Knoblauch und Mandelblättchen hinzugeben und etwa 1 Minute anschwitzen, bis der Knoblauch zu duften beginnt. Temperatur erhöhen, Kohl zugeben und 1 Minute mitdünsten, dabei die Pfanne schwenken, damit sich der Kohl mit Knoblauch und Mandelblättchen vermischt. Mit Salz, Pfeffer und Zitronensaft würzen, abgeriebene Zitronenschale darüberstreuen und servieren.

ALS VOLLWERTIGE MAHLZEIT: Dieses herzhafte grüne Gemüse ist der perfekte Begleiter für unsere Spinat-Frittata (Seite 202), gefüllte Paprika (Seite 218) oder Schweinerippchen (Seite 252).

⭐ **GRÜNKOHL-CHIPS:** *Verdoppeln Sie heute Ihren Grünkohlverzehr! Während das Gericht auf dem Herd gart, machen Sie im Backofen Grünkohl-Chips. Backofen auf 150 °C vorheizen. Ein großes Backblech mit Backpapier auslegen. Die Blattstiele von einem Grünkohl entfernen und die Blätter in große Stücke reißen. In einer großen Schüssel die Blätter gründlich mit ½ Esslöffel Olivenöl vermengen. Auf dem Backblech ausbreiten und mit Salz bestreuen. (Wenn Sie zu viel Kohl für ein Blech haben, nehmen Sie zwei. Kohl nicht übereinanderlegen, da die Blätter sonst dämpfen und nicht kross werden.) 20 bis 25 Minuten backen, bis die Ränder braun, aber nicht verbrannt sind. Vor dem Servieren 5 Minuten auf dem Backblech abkühlen lassen.*

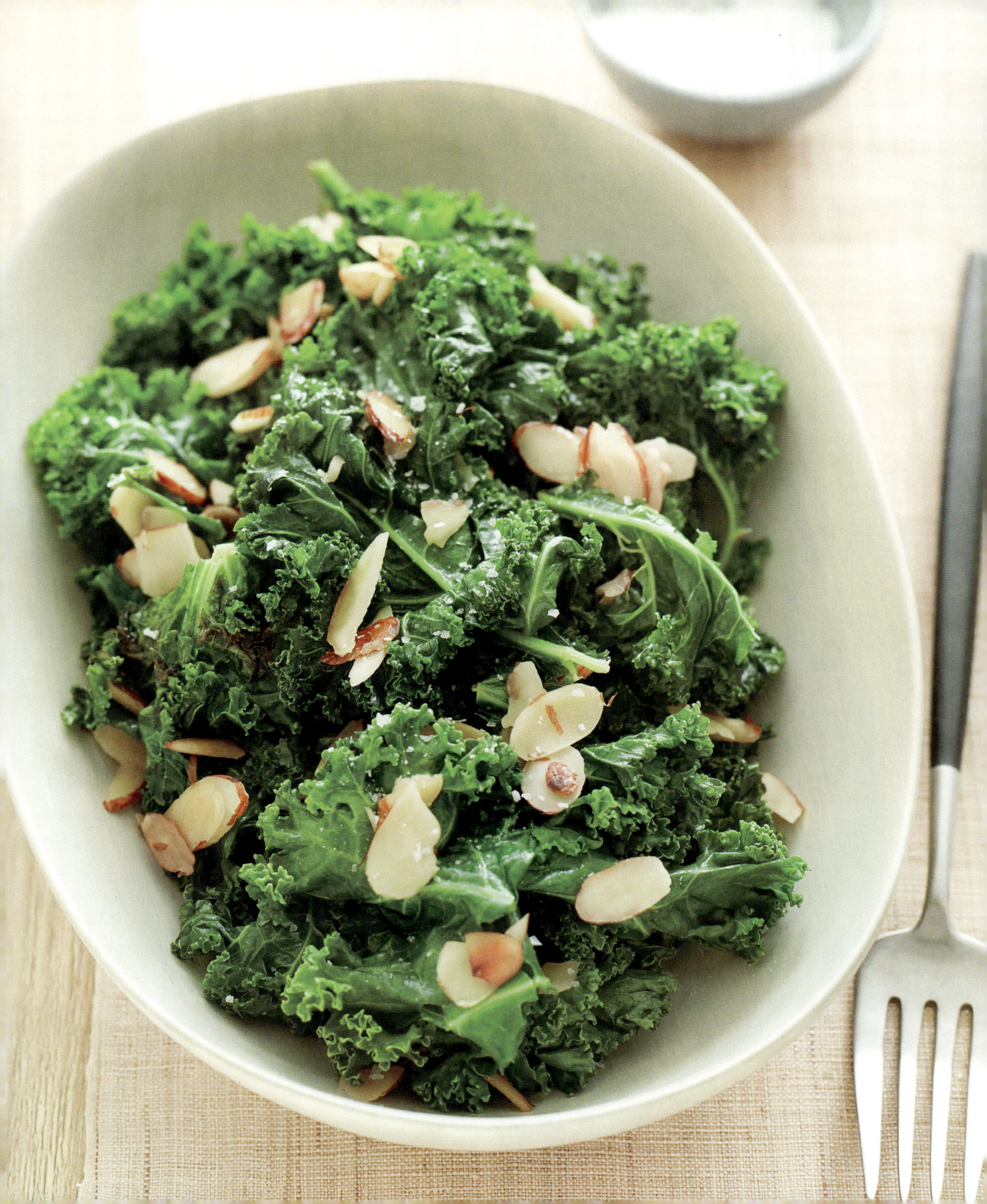

Süßkartoffelsuppe

FÜR 2 PORTIONEN

VORBEREITUNGSZEIT: 10 Minuten
GARZEIT: 25 Minuten
INSGESAMT: 35 Minuten

---

2 EL Bratfett

2 Süßkartoffeln ohne Schale, in große Würfel geschnitten

½ TL Ingwer, gemahlen (oder 2 EL frischen Ingwer, gehackt)

1 Prise gemahlener Zimt + ein wenig zum Garnieren

250 ml Kokosmilch

½ TL Salz

¼ TL schwarzer Pfeffer

Für eine herzhaftere Suppe anstatt des Zimts ½ Teelöffel Knoblauchpulver, ½ Teelöffel Zwiebelpulver und 1 Esslöffel frische Thymianblättchen nehmen, und wenn die Suppe zum letzten Kochvorgang wieder auf den Herd kommt, noch eine Handvoll in Scheiben geschnittene Pilze dazugeben. Für einen traditionellen Herbstgeschmack anstatt der Prise Zimt mit ¼ Teelöffel Zimt und je einer Löffelspitze Piment, Muskatnuss, Ingwer und Kardamom würzen und zum letzten Kochvorgang eine klein gehackte süße Zwiebel und einen Apfel hinzugeben und vor dem Servieren die Suppe mit gehackten Pekannüssen bestreuen. Für eine dünnere Suppe nur 1 bis 2 Minuten köcheln lassen, nach und nach löffelweise Hühnerbrühe einrühren, bis die gewünschte Konsistenz erreicht ist.

In einem großen Topf oder einem Schmortopf das Bratfett erhitzen. Topf schwenken, um den Boden gleichmäßig zu fetten. Süßkartoffelwürfel hineingeben und mit dem Fett vermengen. Ingwer und Zimt hinzufügen und 15 Sekunden rühren. Mit 750 ml Wasser und Kokosmilch aufkochen. Etwa 15 Minuten köcheln lassen, bis die Süßkartoffeln weich sind. Topf vom Herd nehmen.

Kartoffelmischung in der Küchenmaschine oder dem Mixer pürieren, bis sie eine sämige Konsistenz hat – eventuell in zwei Durchgängen. Oder die Kartoffeln mit einem Stabmixer gleich im Topf pürieren. Die Suppe wieder in den Topf geben und bei mittlerer Hitze bis zur gewünschten Dicke einkochen – je länger sie kocht, desto dicker wird sie. Mit Salz und Pfeffer abschmecken, dann mit etwas Zimtpulver bestreut servieren.

ALS VOLLWERTIGE MAHLZEIT: Dieser Suppe können Sie bereits gegartes Fleisch hinzufügen – zum Beispiel gegrilltes Hühnchen, Wurst, gebratenes Hackfleisch oder Muscheln. Oder servieren Sie sie mit unseren gefüllten Paprika (Seite 218), gefüllten Gurkenbechern (Seite 230) oder mexikanischen Thunfisch-Booten (Seite 234).

⭐ **FRISCHER INGWER:** *Ingwer zu schälen und klein zu hacken, kann etwas schwierig sein – geben Sie acht auf Ihre Fingerspitzen! Zuerst schälen Sie das Ingwerstück, indem Sie die dünne Schale mit einem Löffel abkratzen oder mit einem Gemüseschäler abschälen (es macht nichts, wenn etwas Schale dranbleibt). Dann schneiden Sie den Ingwer mit einem kleinen Messer in Scheiben, diese in Streifen und die Streifen in kleine Stückchen. Oder Sie reiben den Ingwer auf einer feinen Reibe (über einer Schüssel oder einem Teller, um den Saft aufzufangen).*

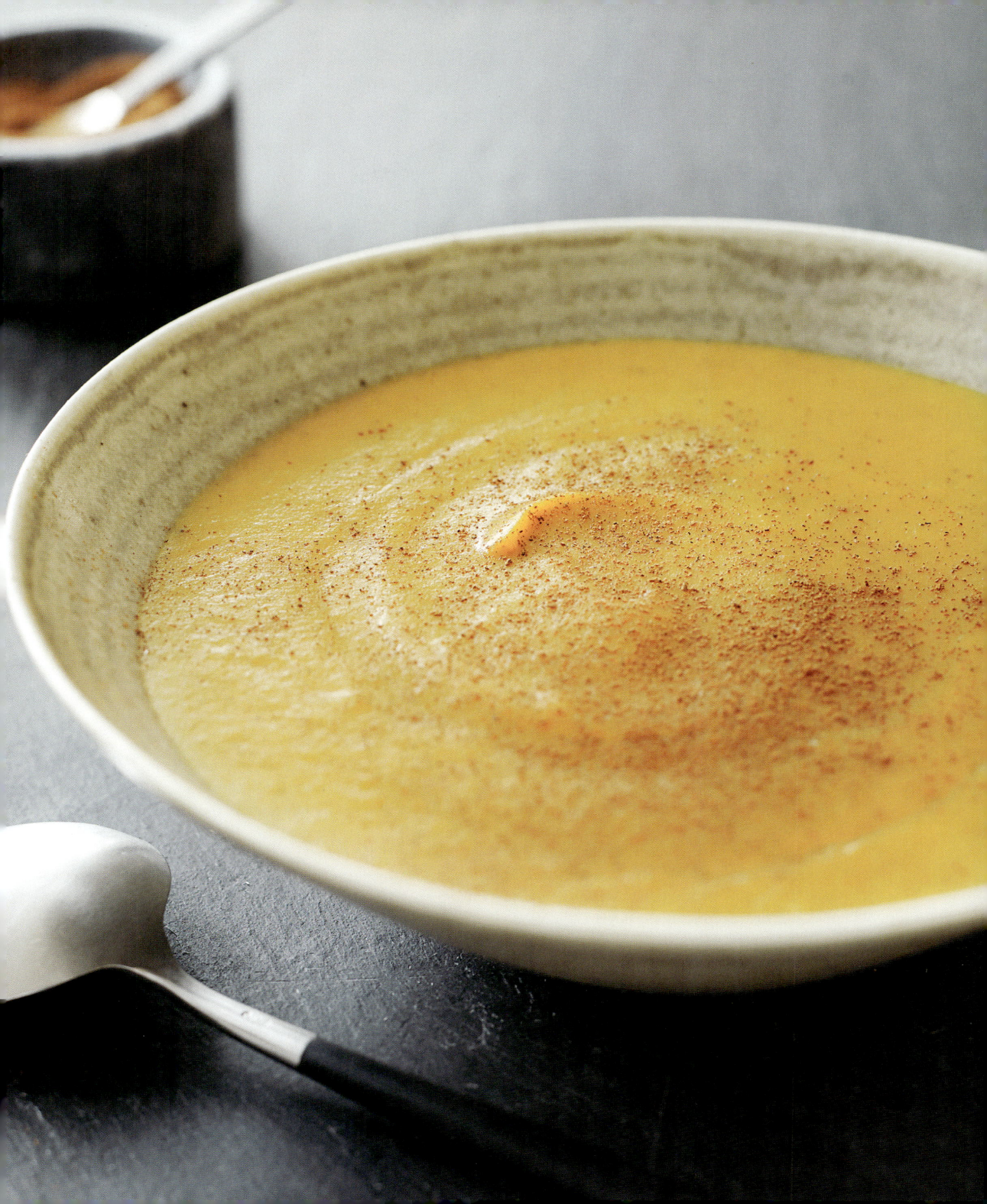

DRESSINGS, DIPS UND SOSSEN

WENN ES EIN KAPITEL IN DIESEM BUCH GIBT, mit dem Sie sich wirklich gut vertraut machen sollten, dann ist es dieses. Denn wenn Sie diese Dips, Dressings und Soßen mit den Basic-Rezepten im Buch kombinieren, können Sie für 30 Tage kochen, ohne dass Ihr Essen jemals langweilig wird.

Dressings, Dips und Soßen sind die Würze Ihrer Reset-Ernährung – sie verwandeln ein einfaches Nebeneinander von Fleisch und Gemüse in ein vollständiges Gericht mit vielfältigsten Geschmacksnuancen. Mit nur zwei Dressings verwandeln Sie ein mexikanisch inspiriertes Abendessen am nächsten Tag in ein Mittagessen asiatischen Stils. Aus einem Brathähnchen können Sie mit Dressings, Dips und Soßen an drei Tagen nacheinander komplett verschiedene Gerichte zaubern.

Nehmen wir das Rezept mit Brokkoli, Pilzen und Kürbis auf Seite 260. Ohne die Paprikasoße ist dieses Gericht vielleicht etwas fade – eben gekochtes Gemüse mit Knoblauch, Salz und Pfeffer. Wenn Sie es dabei beließen, würde Sie das Essen während der 30 Programmtage ziemlich schnell langweilen. Aber mit unseren Dressings, Dips und Soßen werden Fleisch und Gemüse zu Köstlichkeiten aus unterschiedlichen Farben, Texturen und Aromen.

Je mehr Sie die folgenden Rezepte ausprobieren, desto mehr werden Sie merken, dass die Möglichkeiten nahezu grenzenlos sind! Nehmen Sie nur die Variationen unserer Basis-Mayonnaise (Seite 175). Dieses 5-Minuten-Rezept kann auf vielfältige Art abgewandelt werden (auch ohne Ei) und dadurch mehr Intensität, einen anderen Geschmack oder eine cremigere Konsistenz erhalten.

Sie mögen keine Mayonnaise? Dann haben Sie unsere Mayonnaise noch nicht probiert!

Gekaufte Mayonnaise hat oft eine irgendwie klebrige oder schleimige Konsistenz und schmeckt nicht besonders. Aber unsere Mayonnaise, die nur aus fünf natürlichen Zutaten besteht, ist leicht und locker. Sie schmeckt pur und hinterlässt keinen Nachgeschmack. Und wenn Sie sie erst einmal mit scharfer Soße, Avocado, frischen Kräutern oder Wasabi mischen, dann werden Sie die Schüssel auskratzen und den Löffel ablecken, nachdem Sie vor Begeisterung gleich eine zweite Portion zusammengerührt haben.

Dressings, Dips und Soßen haben noch einen weiteren Vorteil: Die meisten können im Voraus hergestellt werden und halten sich ein paar Tage im Kühlschrank. Manche können Sie auch einfrieren.

Wir möchten denjenigen, die noch keine Kochprofis sind, einen Beispielplan für drei Mahlzeiten geben, die sich an Dressings und Soßen orientieren.

Wählen Sie drei oder vier Rezepte aus, die Ihnen besonders köstlich erscheinen, und bereiten Sie diese im Voraus zu. In unserem Beispiel nehmen wir Mayonnaise, Chimichurri, Sunshine-Soße und Currysoße. Als Nächstes planen Sie Ihre Abendessen für die folgende Woche. Suchen Sie sich hier

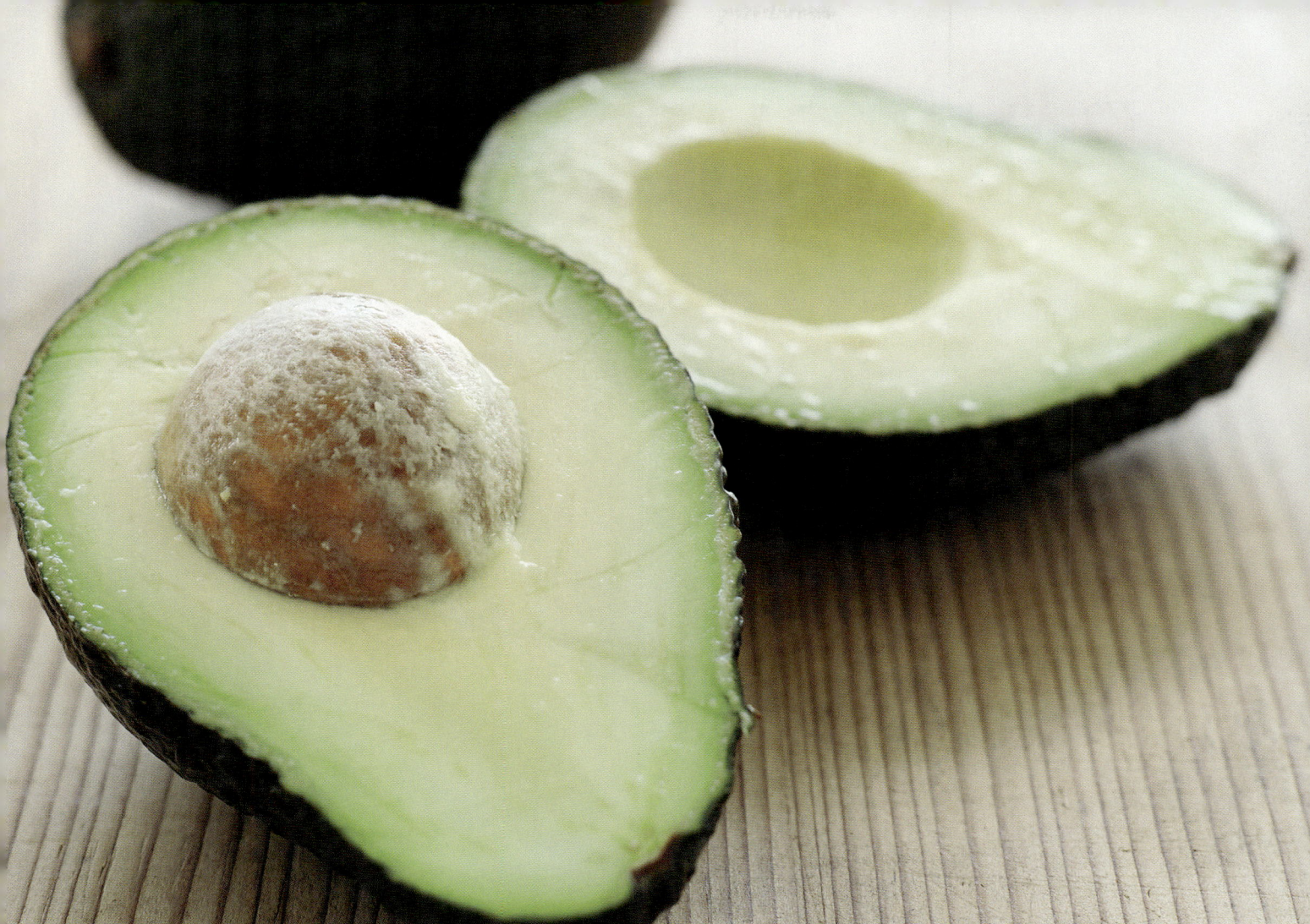

einfache Protein- und Gemüsegerichte aus unseren Kochbasics aus (ab Seite 142) und kaufen Sie die Zutaten ein, die Sie für diese Gerichte brauchen.

Ihre drei Abendessen könnten beispielsweise so aussehen: Gegrilltes Steak mit Süßkartoffelpüree und gedämpftem Spinat; gebratene Hühnerbrust mit gebackenen Karotten und frischem Gartensalat; Lachsfilet aus dem Backofen mit sautiertem Brokkoli, Paprika, Zwiebeln und Pilzen.

Und nun kommt der Zauber! Vervollkommnen Sie Ihr Fleisch und Ihr Gemüse mit einer Ihrer Soßen oder Dressings; zum Steak passt wunderbar Chimichurri; die gebratene Hühnerbrust schmeckt noch besser, wenn man Sunshine-Soße darüberträufelt, den Gartensalat verfeinern Sie mit cremigem Balsamico (Seite 324) und aus dem Lachs mit Gemüse macht unsere Currysoße ein Gourmetgericht.

So haben Sie in weniger als 20 Minuten ein köstliches Abendessen fertig, und Ihre Familie wird Sie als Kochgenie feiern. Außerdem haben Sie jedes Mal noch Soße übrig für weitere aufregende Mahlzeiten – Eier mit Chimichurri zum Frühstück, Sellerierohkost mit Sunshine-Soßendip zum Mittagessen und Rinderhack mit Currysoße zum Abendessen. Auch Mayonnaise ist noch übrig – verwenden Sie sie für einen großen Proteinsalat.

Buffalo-Soße

FÜR 500 MILLILITER
VORBEREITUNGSZEIT: 5 Minuten
GARZEIT: 2 Minuten
INSGESAMT: 7 Minuten

---

125 g Kokosöl

125 g Ghee oder geklärte Butter

250 ml scharfe Soße Ihrer Lieblingsmarke

2 EL Apfelessig

1 Knoblauchzehe, gehackt

Sie mögen's noch schärfer? Fügen Sie der Mischung ¼ Teelöffel Cayennepfeffer hinzu oder auch mehr, wenn Ihnen danach ist. Sie können die Buffalo-Soße auch Gehacktem untermischen, um einen besonders scharfen Burger herzustellen. Toppen Sie den Burger mit einem Spiegelei und etwas Avocado und träufeln Sie noch ein bisschen von der Soße darüber.

Kokosöl und Ghee in einem kleinen Topf auf niedriger Temperatur langsam schmelzen, bis alles flüssig ist.

Die scharfe Soße, den Essig und den Knoblauch in eine Schüssel geben und mit einem Schneebesen gut verschlagen, bis alle Zutaten verbunden sind. Während des Schlagens nach und nach die geschmolzene Kokosöl-Ghee-Mischung hinzufügen, bis die Soße eine gleichmäßige, sämige Konsistenz hat.

Die Soße hält sich in einem luftdichten Behälter im Kühlschrank bis zu sieben Tage. (Das Kokosöl und das Ghee verfestigen sich in der Kälte, nehmen Sie die Soße also vor Verwendung aus dem Kühlschrank und lassen Sie sie auf Raumtemperatur anwärmen. Vor dem Servieren noch einmal durchrühren.)

⭐ **BUFFALO-CHICKENWINGS:** *Für perfekte Buffalo-Chickenwings den Grill auf 200 °C vorheizen. 500 g Chickenwings auf den Grill legen und Grill schließen. Die Chickenwings etwa 15 bis 20 Minuten grillen, bis sie gut gebräunt sind und die Haut anfängt, Blasen zu schlagen. Dabei alle paar Minuten umdrehen. Die fertigen Chickenwings sofort nach der Entnahme aus dem Grill in eine große Schüssel mit der Buffalo-Soße legen und ein paar Minuten in der Soße ziehen lassen, bevor sie mit einer Beilage aus Sellerie und Karotten und unserem Ranch-Dressing (Seite 312) serviert werden. (Sie können die Chickenwings auch im Backofen garen: Backofen auf 190 °C vorheizen, in einer Stunde sind Ihre Chickenwings goldbraun und knusprig.)*

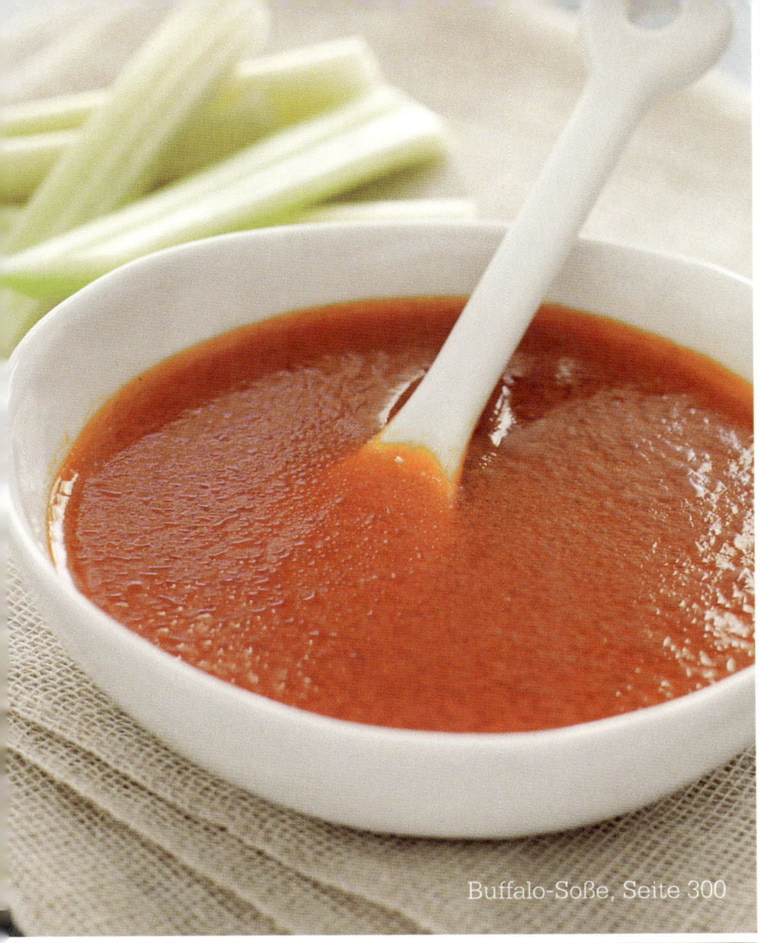

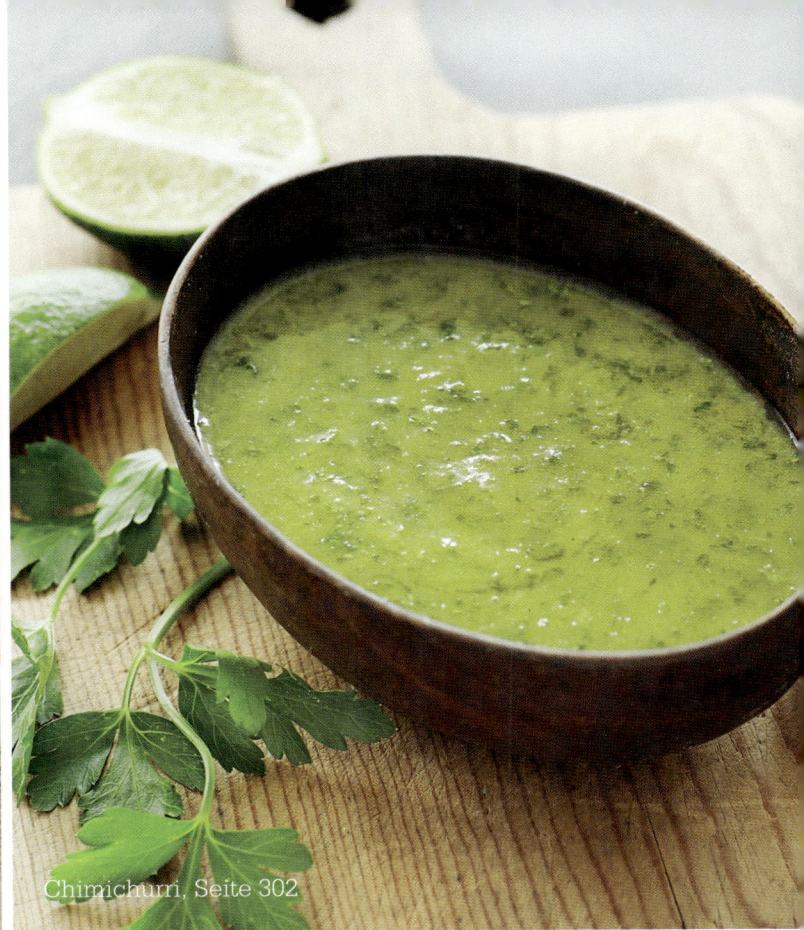

Buffalo-Soße, Seite 300

Chimichurri, Seite 302

Currysoße, Seite 303

Guacamole, Seite 304

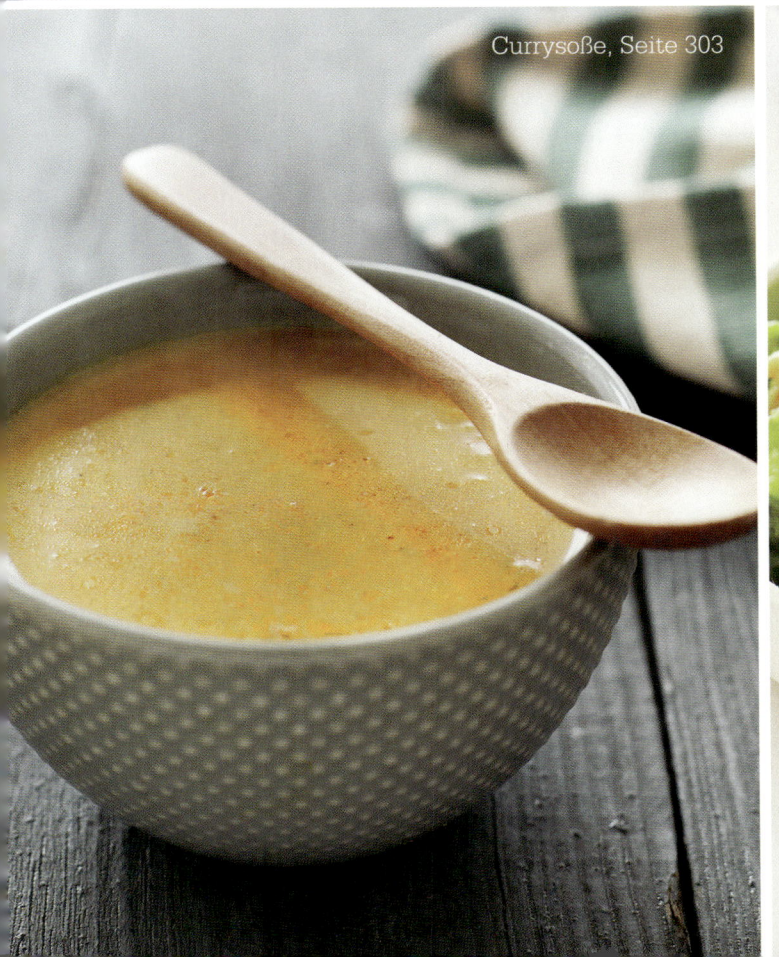

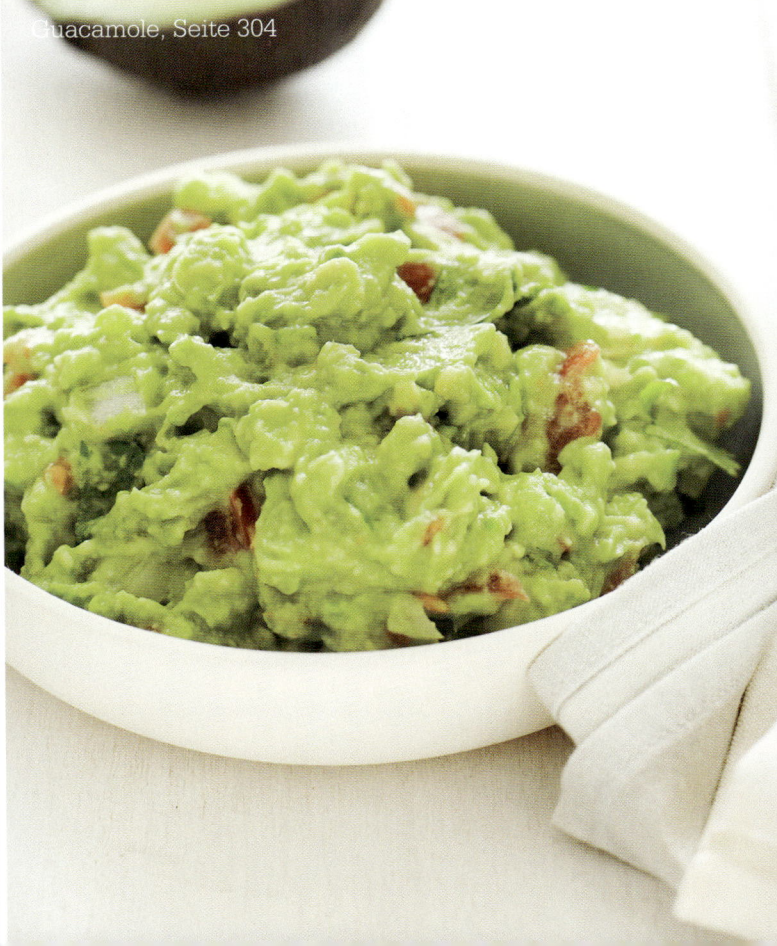

Chimichurri

FÜR 500 MILLILITER

VORBEREITUNGSZEIT: 10 Minuten

---

60 ml Rotweinessig

60 ml Limettensaft

2 Knoblauchzehen, gehackt

½ Schalotte, gehackt

375 ml Olivenöl, extra vergine

1 Bund Koriander

1 Bund Petersilie

½ TL Salz

½ TL schwarzer Pfeffer

Chimichurri ist eine scharfe argentinische Grillsoße und sehr vielseitig verwendbar. Sie können sie über Steaks, Lammkoteletts, Hühnerfleisch und Eier träufeln. Gegrilltem Gemüse verleiht Chimichurri besonderen Pep. Man kann auch Fleisch damit marinieren, bevor man es grillt.

Essig, Limettensaft, Knoblauch und Zwiebel in eine Küchenmaschine füllen und auf niedriger Stufe pürieren. Das Öl langsam einfließen lassen, dabei wird das Dressing langsam sämig. Koriander, Petersilie, Salz und Pfeffer hinzufügen und weiter auf niedriger Stufe pürieren, bis das Dressing eine gleichmäßige Textur hat und die Kräuterstückchen sehr klein sind.

Chimichurri hält sich im Kühlschrank zwei bis drei Tage. Wenn Sie es im Voraus zubereiten, muss es vor der Verwendung auf Raumtemperatur aufgewärmt werden. Sollten sich die Zutaten wieder voneinander getrennt haben, rühren Sie es noch einmal durch, bis alles wieder gut vermischt ist.

⭐ **CHIMICHURRI AUFBEWAHREN:** *Wenn Sie gleich eine große Menge Chimichurri machen, können Sie es für später in Eiswürfelboxen einfrieren. Füllen Sie das Chimichurri mit einem Löffel in die Eiswürfelbox (nicht überfüllen) und decken Sie diese gut mit Haushaltsfolie ab. Wenn das Chimichurri gefroren ist, Folie entfernen, Würfel herausdrücken und in einem wiederverschließbaren Plastikbeutel aufbewahren. Im Tiefkühlfach halten sich die Chimichurri-Würfel sechs Monate.*

Currysoße

FÜR 500 MILLILITER
VORBEREITUNGSZEIT: 15 Minuten
GARZEIT: 15 Minuten
INSGESAMT: 30 Minuten

1 EL Bratfett

½ Zwiebel, gewürfelt

1½ TL frischer Ingwer, gehackt

1 Knoblauchzehe, gehackt

2 TL Currypulver

500 ml Kokosmilch

abgeriebene Schale und Saft von ½ Zitrone

½ TL Salz

¼ TL schwarzer Pfeffer

Sie mögen Ihre Currysoße sehr scharf? Ersetzen Sie ½ Teelöffel des Currypulvers durch Cayennepfeffer oder geben Sie den Cayennepfeffer zu allen anderen Gewürzen hinzu. Diese Soße schmeckt köstlich zu Lachs, weißem Fisch, Huhn und gebackenem Gemüse.

Bratfett in einer mittelgroßen Pfanne erhitzen. Zwiebel darin 2 bis 3 Minuten glasig dünsten. Ingwer hinzufügen und 1 Minute mitdünsten, dabei kräftig rühren. Knoblauch hinzufügen und eine weitere Minute mitdünsten, dabei stets rühren.

Currypulver zu der Mischung geben und 30 Sekunden verrühren, damit sich die Aromen des Gewürzes entfalten. Wenn es beginnt zu duften, mit Kokosmilch ablöschen. Temperatur reduzieren und die Mischung 8 bis 10 Minuten simmern lassen, bis sie etwas eindickt. (Wenn sie abkühlt, wird sie noch dicker.) Mit Limettenschale und -saft, Salz und Pfeffer würzen.

Sofort warm servieren oder in den Kühlschrank stellen, wo sich die Aromen noch weiter entfalten. Im Kühlschrank hält sich die Currysoße etwa fünf Tage. (Die Kokosmilch wird in der Kälte fest, holen Sie die Soße also eine Weile vor dem Servieren aus dem Kühlschrank.)

⭐ **ZITRUSSCHALE:** *Sie werden bemerkt haben, dass in vielen unserer Rezepte abgeriebene Zitrusschale, auch Zeste genannt, vorkommt. Damit ist immer nur die äußerste farbige Schicht der Schale gemeint. Lassen Sie diese Zutat nicht weg! Zitronen-, Limetten-, Grapefruit- oder Orangenschale gibt Ihrem Gericht ein besonderes Aroma, ist eine schöne Garnierung und enthält sogar mehr Mikronährstoffe als der Saft. Wenn Sie sich zum Abreiben der Schale einen Zestenreißer anschaffen (er kostet nicht viel), können Sie damit Zeit sparen und je nach Druck auch längere Streifen der Schale für Garnierungen abschaben. Sie können die Schale aber auch mit einer feinen Reibe abraspeln. Oder Sie schälen mit dem Gemüseschäler ein dünnes Stück Schale ab und schneiden dieses dann mit einem Messer in sehr kleine Stücke. Achten Sie immer darauf, nur den leuchtend farbigen Teil der Schale abzureiben oder abzuschälen, die weiße Schicht darunter schmeckt bitter.*

Guacamole

VORBEREITUNGSZEIT: 15 Minuten

---

3 reife Avocados, längs halbiert, entsteint und
geschält

Saft von 1 Limette

1 TL Salz

½ Zwiebel, fein gewürfelt

1 Tomate, fein gewürfelt

½ Jalapeño, entkernt und fein gehackt

3 EL frischer Koriander, gehackt

1 Knoblauchzehe, gehackt

Guacamole ist äußerst vielseitig verwendbar;
dippen Sie Karotten-, Sellerie- und Paprikasticks in die grüne Creme, geben Sie einen
Löffel davon auf Steaks, Hühnerbrust oder
Eier, rühren Sie einen Thunfisch- oder Hühnersalat mit Guacamole anstatt Mayonnaise
an, oder mischen Sie die Creme mit Salsa zu
einem mexikanisch inspirierten Salatdressing. Verändern Sie unser Rezept nach Lust
und Laune – mit mehr Limettensaft und etwas
Limettenschale, schärfer mit ¼ Teelöffel
Kumin und ¼ Teelöffel Cayennepfeffer oder
einmal ganz anders mit klein gehackter
Mango und Ananas, Erdbeeren, Granatap-
felkernen oder mit in Streifen geschnittenem
Grünkohl.

In einer Schüssel die Avocados, den Limettensaft und das Salz
mischen. Mit einer Gabel oder einem Kartoffelstampfer zerdrückt wird die Guacamole etwas stückig; cremiger wird sie,
wenn man sie mit einem Pürierstab oder in der Küchenmaschine püriert. Nach dem Pürieren Zwiebel, Tomate, Jalapeño,
Koriander und Knoblauch untermischen.

Sofort servieren oder in einen luftdichten Behälter füllen und
bis zu drei Tage im Kühlschrank aufbewahren.

⭐ **GUACAMOLE AUFBEWAHREN:** *Auch wenn Sie die Guacamole in einem luftdichten Behälter aufbewahren, wird die
Oberfläche sich nach einem Tag im Kühlschrank braun verfärbt haben. Die Bräune ist nichts Ungesundes und beeinflusst
auch den Geschmack nicht, sieht aber unschön aus. Sie können nun die obere Schicht vor dem Servieren abnehmen, oder
Sie rühren die Guacamole durch, bis das Braun nicht mehr zu
sehen ist. Damit die Guacamole sich gar nicht erst braun färbt,
können Sie folgenden Trick anwenden: Drücken Sie sie in dem
Behälter mit einem Löffelrücken fest nach unten, sodass alle
eventuell vorhandenen Luftbläschen herausgedrückt werden.
Dann gießen Sie eine dünne Schicht lauwarmes Wasser auf
die Guacamole, sodass die Oberfläche vollständig bedeckt ist.
Das Wasser verhindert, dass die Guacamole mit Luft in Kontakt kommt, und ohne Luftkontakt wird sie auch nicht braun.*

Mayonnaise-Variationen

Die Grundlage dieser Dressings, Marinaden und Dips ist immer unsere Basis-Mayonnaise (Seite 175) oder die Mayonnaise ohne Ei (Seite 176). Indem Sie diese mit anderen Zutaten mischen, können Sie den Geschmack und die Konsistenz von fast jedem Gericht verändern. Für die Zubereitung der Variationen brauchen Sie nur fünf Minuten, und die Rezepte ergeben alle etwa 250 ml.

Mayonnaise hält sich im Kühlschrank etwa noch eine Woche nach dem Ablaufdatum der verwendeten Eier, zählen Sie zu diesem Datum also sieben Tage hinzu und schreiben Sie es auf Ihr Mayonnaiseglas.

Aioli

250 ml Basis-Mayonnaise (Seite 175)
2 Knoblauchzehen, fein gehackt
Saft von ½ Zitrone

Um diese Aioli noch geschmacksintensiver zu machen, rösten Sie den Knoblauch, bevor Sie ihn der Mayonnaise hinzufügen. Aioli ist der perfekte Dip für rohe oder gebratene Gemüse. Sie können die Aioli auch in einen Proteinsalat oder in unser Blumenkohlpüree (Seite 266) mischen oder sie etwas verdünnen und als cremiges Dressing für unseren griechischen Salat (Seite 274) einsetzen.

Alle Zutaten in einer Schüssel vermischen, bis sie völlig miteinander verbunden sind.

Wasabi-Mayonnaise

1½ TL Wasabipulver
250 ml Basis-Mayonnaise (Seite 175)

Wasabi-Mayonnaise ist ein tolles Topping für Lachs, Thunfisch und andere Fischarten, eine köstliche Salatsoße für Thunfisch- oder Kartoffelsalat und ein herrlicher Dip für gebackene Süßkartoffelpommes. Sie können sie auch als Geschmacksergänzung über gegrillten Spargel mit Zitronenzeste (Seite 280) träufeln.

Das Wasabipulver mit 1½ Teelöffel Wasser in einer kleinen Schüssel zu einer Paste verrühren. (Wenn sie noch zu trocken ist, geben Sie etwas mehr Wasser hinzu.) Die Wasabipaste und die Mayonnaise in einer Schüssel gründlich miteinander verrühren. Wenn Sie es schärfer mögen, fügen Sie noch mehr Wasabi hinzu. Aber lassen Sie vor Ihrem Geschmackstest die Wasabi-Mayonnaise 5 bis 10 Minuten stehen, da der Geschmack von Wasabi sich dann erst voll entfaltet.

Koriander-Limetten-Mayonnaise

180 ml Basis-Mayonnaise (Rezept auf Seite 175, aber anstatt des Zitronensafts Limettensaft verwenden)

1 Bund Koriander, gehackt

1 Knoblauchzehe, gehackt

Diese Variante verwenden wir für unseren Steaksalat (Seite 216), sie passt auch gut zu Garnelen und Muscheln, eignet sich als Dip für rohes oder geröstetes Gemüse und als Topping für den perfekten Burger (Seite 149). Auch als cremiges Dressing für unseren Thai-Salat (Seite 270) ist sie köstlich.

Alle Zutaten in einer Schüssel vermischen und gut durchrühren.

Avocado-Mayonnaise

1 Avocado, entsteint und geschält

125 ml Basis-Mayonnaise (Seite 175)

Saft von ½ Limette

Wenn Sie eine glatte, cremige Konsistenz bevorzugen, arbeiten Sie mit der Küchenmaschine oder dem Pürierstab; wenn Sie die Mayonnaise lieber stückig mögen, zerdrücken Sie die Avocado und vermengen die Zutaten mit einer Gabel. Diese Mayonnaise ist ein tolles Dressing für Thunfisch-, Lachs-, Hühner- oder Eiersalat, ein köstlicher Dip für rohes und geröstetes Gemüse und ein leckeres Topping auf mexikanisch inspiriertem perfektem Hackfleisch (Seite 148).

Die Avocado entweder mit einer Gabel zerdrücken oder in der Küchenmaschine oder mit dem Pürierstab pürieren. Mayonnaise und Limettensaft hinzufügen und verrühren oder pürieren, bis alles gut vermischt ist.

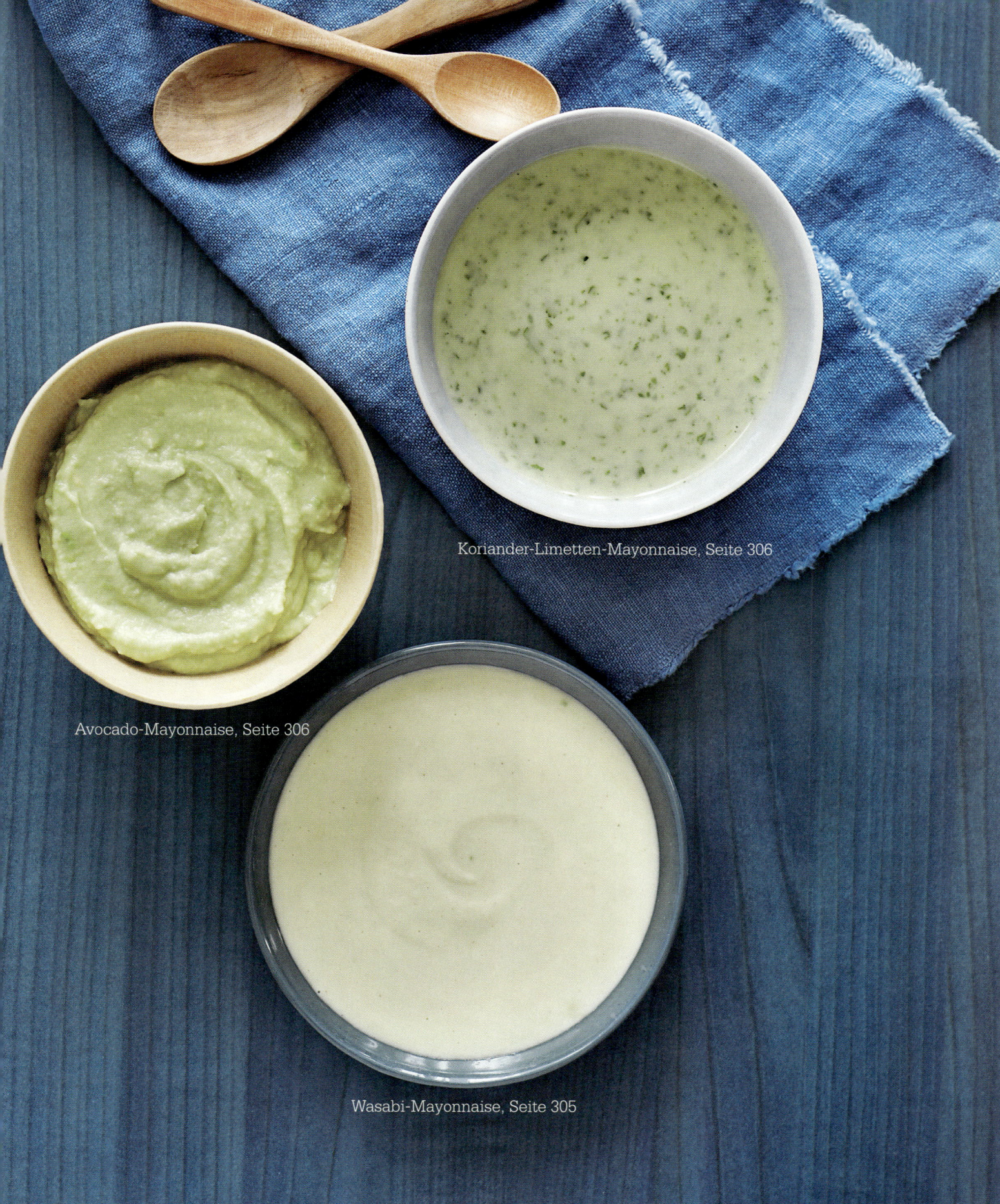

Koriander-Limetten-Mayonnaise, Seite 306

Avocado-Mayonnaise, Seite 306

Wasabi-Mayonnaise, Seite 305

Kräuter-Mayonnaise

250 ml Basis-Mayonnaise (Seite 175)

2 EL gehackte gemischte Kräuter

1 Knoblauchzehe

Saft von ½ Zitrone

⅛ TL Cayennepfeffer

Mischen Sie Ihre Lieblingskräuter unter (wir nehmen gern Rosmarin, Basilikum, Thymian, Petersilie und Schnittlauch) und geben Sie die Kräuter-Mayonnaise auf eine gebratene Hühnerbrust (Seite 153) oder mischen Sie sie unter einen Thunfisch-, Lachs- oder Eiersalat. Auch zu unseren gebackenen Süßkartoffeln (Seite 292) passt sie prima. Oder Sie verlängern sie mit ein wenig Wasser zu einem cremigen Salatdressing.

Alle Zutaten in eine Schüssel geben und gründlich verrühren.

Paprika-Mayonnaise

180 ml Basis-Mayonnaise (Seite 175)

60 ml Paprikasoße (Seite 312)

Auf diese Art können Sie gut einen kleinen Rest einer Soße oder eines Dressings verwerten. Die Variante mit Paprikasoße ist köstlich auf einem Burger (Seite 149), einem gegrillten Steak (Seite 150), über Rührei (Seite 146) und als Dip für rohes oder geröstetes Gemüse.

Die Mayonnaise und die Soße in einer Schüssel verrühren, bis alles gut vermischt ist.

Tatarensoße

250 ml Basis-Mayonnaise (Seite 175)

2 EL Dillblättchen, gehackt

1 EL Gewürzgurken, gehackt

2 TL Schnittlauchröllchen

Saft von ½ Zitrone

¼ TL schwarzer Pfeffer

Tatarensoße wird traditionell zu Fisch gereicht (zum Beispiel zu unserem Lachsfilet auf Seite 156), aber sie ist auch ein schönes Dressing für Proteinsalat oder ein leckerer Dip für Süßkartoffelpommes (siehe Seite 292).

Alle Zutaten in einer Schüssel verrühren, bis alles gut vermischt ist.

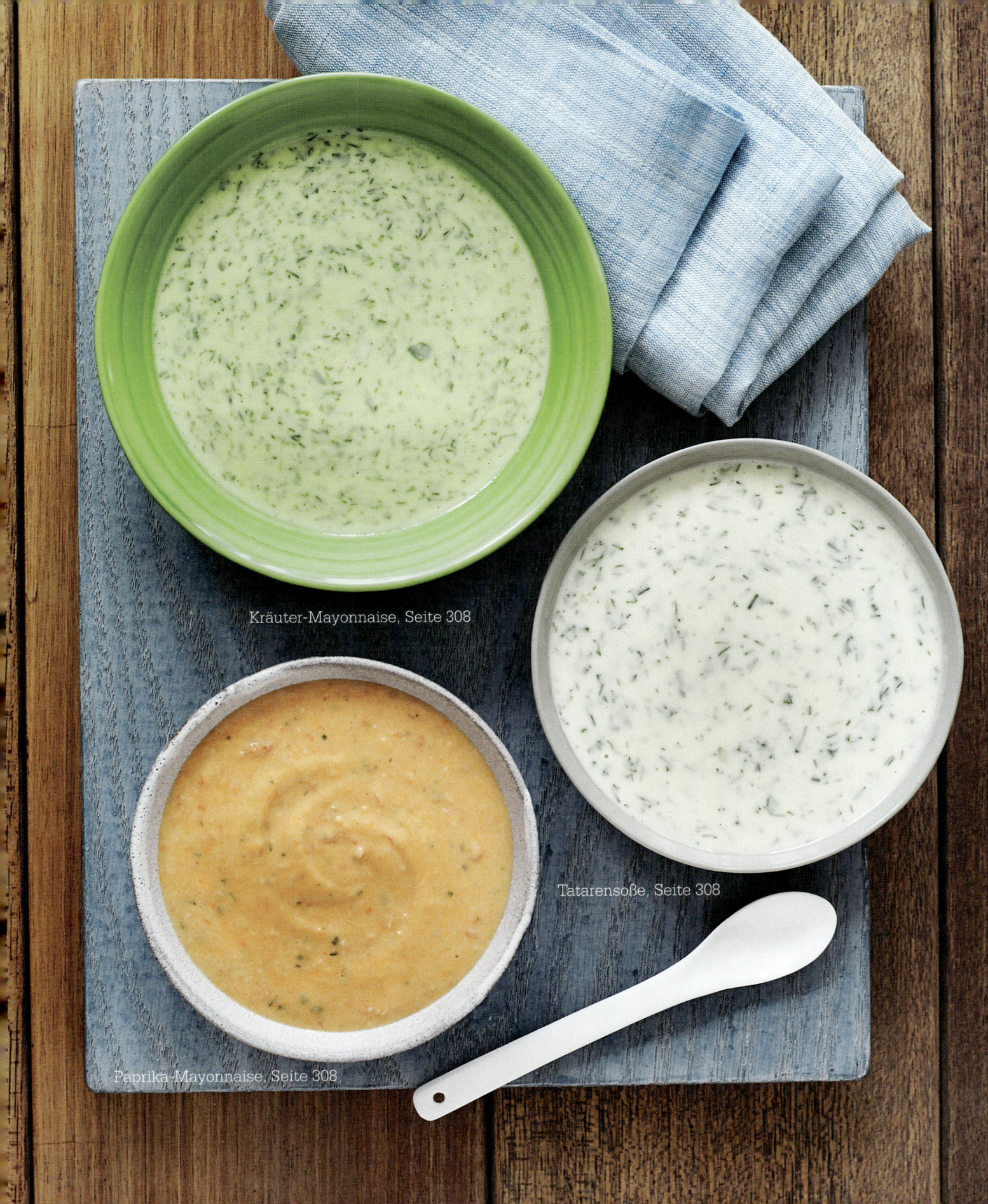

Kräuter-Mayonnaise, Seite 308

Tatarensoße, Seite 308

Paprika-Mayonnaise, Seite 308

Sauce hollandaise

FÜR 500 MILLILITER
VORBEREITUNGSZEIT: 15 Minuten

---

375 g geklärte Butter oder Ghee

4 Eigelb von großen Eiern

2 EL Zitronensaft

1 TL Salz

⅛ TL Cayennepfeffer (optional)

Sauce hollandaise ist ein schönes Topping für pochierte Eier (siehe Seite 146), gegrillten Fisch, geräucherten Lachs und Gemüse wie Spargel, grüne Bohnen, Rosenkohl und Kartoffeln.

Butter oder Ghee in einem mittelgroßen Topf auf kleiner Temperatur zum Schmelzen bringen, sodass das Fett warm wird, aber nicht kocht.

Eigelb, Zitronensaft, Salz und Cayennepfeffer (falls gewünscht) in einer Küchenmaschine oder einem Mixer vermischen, dafür 10- bis 15-mal den Pulsschalter drücken. Nun auf niedriger Stufe pürieren, dabei die warme Butter langsam einfließen lassen, bis die Soße zu einer dicken Emulsion wird. Wenn sie zu dick geworden ist, einfach 1 Esslöffel warmes Wasser hinzugeben.

Die Soße sofort servieren oder in einem kleinen, zugedeckten Topf bei niedrigster Temperatur bis zu einer Stunde stehen lassen. Die Sauce hollandaise muss immer frisch zubereitet werden, da sie sich nicht gut hält.

⭐ **ES IST WICHTIG,** *dass die Butter oder das Ghee warm, aber nicht heiß ist – sonst würde die Soße gerinnen. Falls Ihre geklärte Butter aus gesalzener Butter hergestellt ist, lassen Sie das Salz im Rezept weg. Sie können am Ende beim Abschmecken immer noch nachsalzen.*

Pesto

FÜR 500 MILLILITER

VORBEREITUNGSZEIT: 10 Minuten

200 g Walnüsse

3 Knoblauchzehen, gehackt

3 Bund Basilikum

100 g Spinatblätter

Saft von ½ Zitrone

375 ml Olivenöl, extra vergine

½ TL Salz

½ TL schwarzer Pfeffer

Dieses Pesto können Sie anstatt Tomatensoße verwenden; vermischen Sie es zum Beispiel mit unserem italienisch inspirierten Hackfleisch (Seite 149) oder beträufeln Sie damit unsere gefüllten Paprika (Seite 218). Eins unserer aus einfachen Zutaten zusammengestellten Lieblingsessen ist gebackener Spaghetti-Kürbis (Seite 290) mit getrockneten Tomaten und Reset-konformer Wurst, darauf etwas Pesto und Pinienkerne. Auch zu Eiern oder in einen Proteinsalat gemischt passt Pesto gut.

Eine Pfanne ohne Fett erhitzen. Wenn sie heiß ist (Probe mit einem Wassertropfen, der zischend zerstäubt), die Walnüsse hineingeben und etwa 2 Minuten bräunen. Dabei häufig umrühren oder die Pfanne schütteln, damit die Nüsse nicht anbrennen.

Walnüsse und Knoblauch in die Küchenmaschine geben und ein paarmal den Pulsschalter drücken, um sie zu vermischen. Basilikum und Spinat hinzufügen und alles grob zerkleinern. Zitronensaft dazugeben. Nun auf niedriger Stufe pürieren, derweil das Olivenöl in einem dünnen Strahl einfließen lassen, bis alle Zutaten völlig miteinander verbunden sind. Salz und Pfeffer zu der Mischung geben und noch ein paarmal pulsen, damit sich alles vermischt.

Das Pesto hält sich im Kühlschrank bis zu drei Tage. Sie können es aber auch in Eiswürfelboxen einfrieren (Technik siehe Seite 302).

⭐ NUSSSORTEN: *Für das klassische Pesto werden Pinienkerne verwendet, die jedoch ziemlich teuer sind. Wir haben stattdessen Walnüsse genommen, aber Sie können nehmen, was Sie gerade dahaben – Pekannüsse oder Mandeln schmecken genauso gut.*

Ranch-Dressing

FÜR 375 MILLILITER

VORBEREITUNGSZEIT: 15 Minuten

---

250 ml Mayonnaise (Seite 175)

60 ml Kokoscreme (Seite 174)

2 EL Rotweinessig

1 EL frische Petersilie, fein gehackt

½ TL Knoblauchpulver

½ TL Zwiebelpulver

½ TL schwarzer Pfeffer

¼ TL Paprikapulver

Dieses cremige Dressing eignet sich wunderbar zum Anrichten von Huhn, Fisch oder Schweinefleisch, als Dip für rohes Gemüse und für einen frischen, grünen Salat.

Mayonnaise, Kokoscreme und Essig in einer kleinen Schüssel gut verrühren. Petersilie, Knoblauchpulver, Zwiebelpulver, Pfeffer und Paprikapulver hinzufügen und rühren, bis alles gut vermischt ist.

Das Dressing hält sich im Kühlschrank zwei bis drei Tage.

⭐ **SUPERSNACK:** *Bereiten Sie unsere Buffalo-Soße zu (Seite 300), wälzen Sie unsere Buffalo-Chickenwings (Seite 300) darin, schneiden Sie ein paar Karotten- und Selleriestangen, die Sie mit Ranch-Dressing servieren, und schon haben Sie die perfekten Appetithappen für gemeinsame Fernsehabende, für Silvester oder die Einweihungsparty Ihrer neuen Wohnung.*

Paprikasoße

FÜR ETWA 500 MILLILITER

VORBEREITUNGSZEIT: 10 Minuten

---

2 Gläser geröstete Paprika, je 250 g, Flüssigkeit abgegossen

60 ml Olivenöl, extra vergine

¼ Zwiebel, grob gehackt

2 Knoblauchzehen, fein gehackt

2 EL frische Petersilie, gehackt

1 EL Kapern, abgegossen

Saft von ½ Zitrone

½ TL Salz

½ TL schwarzer Pfeffer

Eigentlich wollten wir Ihnen diese Soße zu Brokkoli, Pilzen und Kürbis (Seite 260) empfehlen, aber als wir sie probierten, haben wir die Paprikasoße schließlich überall dazugegeben – auf Spiegeleier am Morgen, auf unseren Burger zum Mittag und abends auf gebackenen Blumenkohl. Am besten verdoppeln Sie das Rezept gleich!

Alle Zutaten in eine Küchenmaschine füllen und ein paarmal kurz den Pulsschalter drücken, um alles zu vermengen, dann mit hoher Geschwindigkeit pürieren, bis eine sämige Soße entsteht.

Die Soße kann man bis zu fünf Tage im Kühlschrank aufbewahren.

⭐ **DEN GESCHMACK** *der Soße können Sie leicht verändern, indem Sie die gerösteten Paprika durch die gleiche Menge getrocknete Tomaten oder geröstete Auberginen ersetzen. Oder probieren Sie stattdessen schwarze Oliven, dann erhalten Sie eine leckere Tapenade für Gemüse oder Fleisch.*

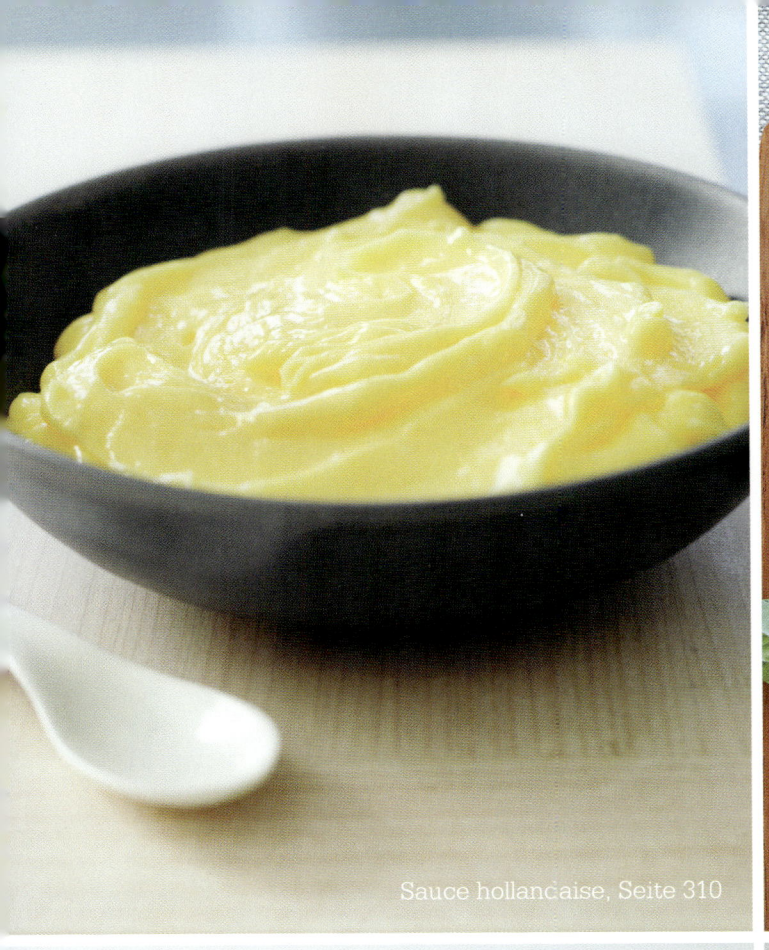

Sauce hollandaise, Seite 310

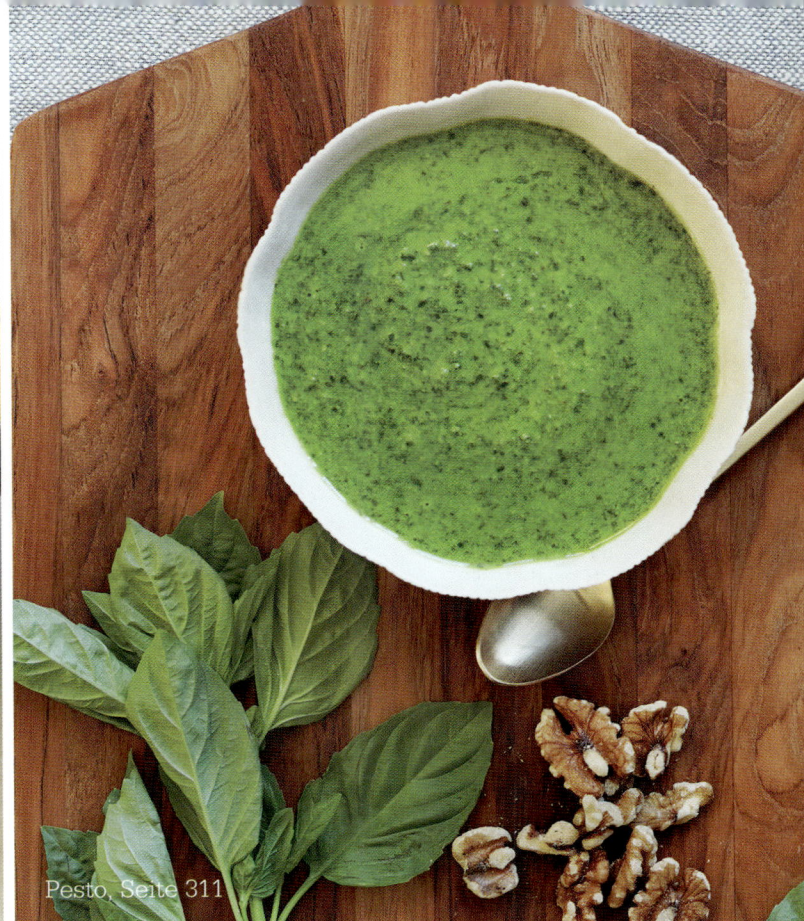

Pesto, Seite 311

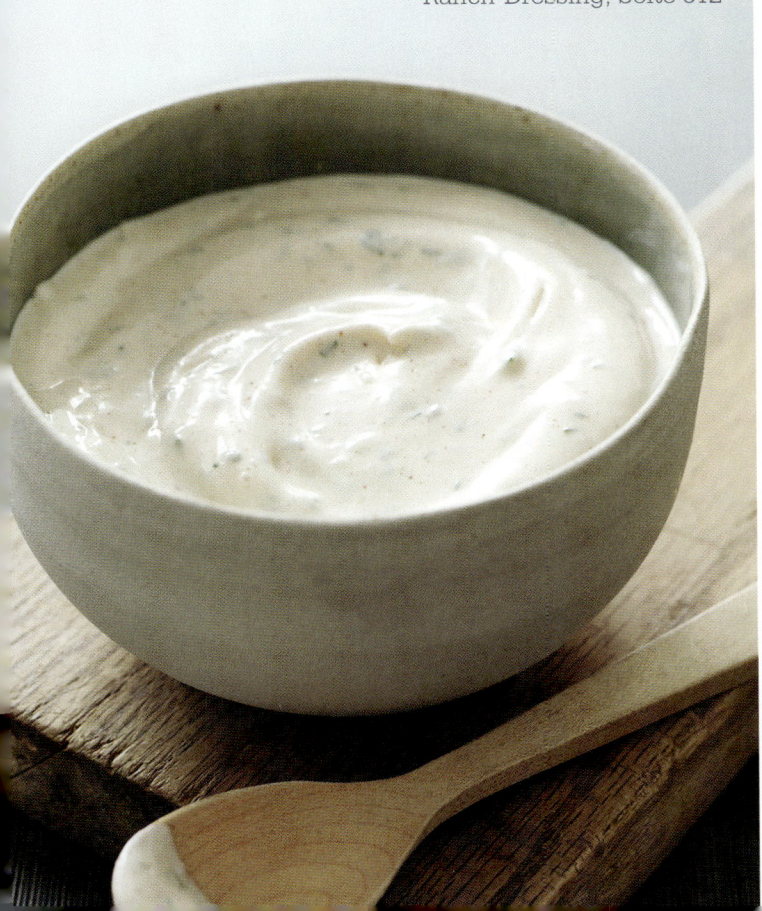

Ranch-Dressing, Seite 312

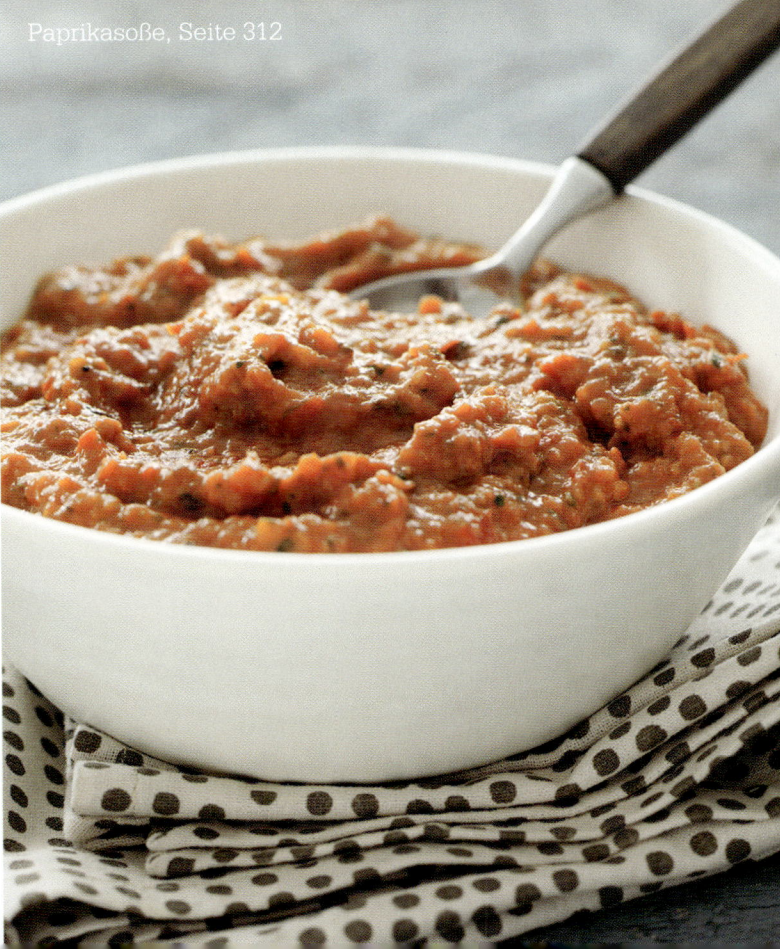

Paprikasoße, Seite 312

Romesco-Soße

FÜR 500 MILLILITER

VORBEREITUNGSZEIT: 15 Minuten
GARZEIT: 10 Minuten
INSGESAMT: 25 Minuten

2 EL Bratfett

200 g gehackte Mandeln

1 kleine Zwiebel, gewürfelt

3 Knoblauchzehen gehackt

1 TL Chilipulver

1 TL Paprikapulver

2 Tomaten, entkernt und klein gehackt

2 EL Olivenöl, extra vergine

1 ½ TL Rotweinessig

1 TL Salz

½ TL schwarzer Pfeffer

Romesco-Soße ist eine Soße spanischen Ursprungs, die traditionell mit Nüssen, roten Paprika und viel Knoblauch hergestellt wird. Wir wandeln sie etwas ab, indem wir anstatt der Paprika nur Tomaten verwenden. Sie passt perfekt zu unseren Knoblauchgarnelen mit Zucchini-Spaghetti (Seite 240), aber auch zu gegrilltem Fleisch oder Fisch. Servieren Sie sie zu gebackenem Blumenkohl, Brokkoli oder Rosenkohl oder streichen Sie sie auf einen Burger.

In einer großen Pfanne das Bratfett erhitzen. Wenn es heiß ist, Mandeln darin unter Rühren etwa 3 Minuten anrösten. Die Zwiebeln hineingeben und unter Rühren 2 Minuten mitdünsten, dann den Knoblauch für 1 Minute, bis er zu duften beginnt. Chilipulver und Paprikapulver in die Pfanne geben und etwa 30 Sekunden unter Rühren mit anrösten, damit sich die Aromen entfalten. Nun die Tomaten unterrühren, am Boden der Pfanne entlangfahren, damit sich kleine Stückchen lösen, und etwa 2 Minuten köcheln lassen, bis die Tomaten heiß sind.

Die Soßenmischung in eine Küchenmaschine geben, die restlichen Zutaten hinzufügen und bei niedriger Geschwindigkeit pürieren, bis die Soße eine sämige Konsistenz erreicht hat. In ein Serviergefäß oder zum Aufbewahren in einen Glasbehälter füllen.

Wenn die Soße in den Kühlschrank gestellt wird, vorher abkühlen lassen. Sie hält sich dort bis zu fünf Tage.

⭐ **TOMATEN ENTKERNEN:** *Wenn Sie Tomaten erst würfeln und dann entkernen, kann das eine ziemlich matschige Angelegenheit werden. Versuchen Sie diese Methode: Legen Sie sie mit dem Stielansatz nach oben auf ein Schneidebrett und schneiden Sie sie quer in der Mitte durch. Dann kratzen Sie mit einem kleinen Löffel die Kerne und den hellen Mittelteil heraus. Nun bleibt nur noch festes Tomatenfleisch übrig, das sich viel leichter schneiden und würfeln lässt.*

Salsa

FÜR 625 MILLILITER

VORBEREITUNGSZEIT: 15 Minuten

6 Tomaten, entkernt und in Würfeln

1 Bund frischer Koriander, gehackt

½ Zwiebel, fein gehackt

3 Knoblauchzehen, gehackt

1 Jalapeño, fein gehackt

½ TL Salz

¼ TL schwarzer Pfeffer

abgeriebene Schale und Saft von ½ Limette

Salsa kann man gut statt Ketchup verwenden; eine Salsa verleiht fast allen Gerichten zusätzlichen Pep. Toll schmeckt sie auf Rührei (Seite 146), mit Hühnerbrust (Seite 153) oder auf einem Burger (Seite 149) oder als Dip für rohen Sellerie und rohe Karotten. Auch zu Guacamole passt Salsa sehr gut.

Alle Zutaten in einer Schüssel vorsichtig verrühren, sodass sie gut vermischt sind. Sofort servieren oder 1 bis 3 Stunden in den Kühlschrank stellen, wo sich die Aromen weiter miteinander verbinden.

Die Salsa kann bis zu einer Woche im Kühlschrank aufbewahrt werden.

⭐ **SCHNELLE VORBEREITUNG:** *Ein Gemüsehacker verkürzt Ihre Arbeitszeit bei diesem Rezept um die Hälfte und sorgt dafür, dass alle Würfel dieselbe Größe haben. Diese Anschaffung ist nicht allzu teuer und lohnt sich wirklich. Sie könnten auch jede Zutat einzeln mit der Pulsfunktion in einer Küchenmaschine zerkleinern, aber geben Sie nicht alle Zutaten auf einmal in die Schüssel, weil die Salsa sonst matschig wird.*

Sunshine-Soße

(aus: *Well Fed* von Melissa Joulwan)

FÜR 250 MILLILITER

VORBEREITUNGSZEIT: 10 Minuten

---

125 g ungesüßte Sonnenblumenkern-Butter

125 ml Kokosmilch

Saft von 1 Limette

1 EL Coconut Aminos (optional)

1 Knoblauchzehe, gehackt

½ TL Chiliflocken

½ TL Reis- oder Apfelessig

Dieser Dip schmeckt fantastisch zu frischem rohem Gemüse (Karotten, Paprika, Sellerie oder Brokkoli), über gebackenes Gemüse geträufelt (Karotten, Pastinaken, Süßkartoffeln), als Soße zu unserer gebratenen Hühnerbrust (Seite 153) und als Dressing für unseren Thai-Salat (Seite 270) und den Weißkohlsalat (Seite 278). Wenn Sie keine Sonnenblumenkern-Butter finden, können Sie stattdessen Mandelbutter oder Mandelmus nehmen.

Alle Zutaten in einer Schüssel gut verrühren. In einem luftdichten Behälter aufbewahren, hält sich bis zu drei Tage.

⭐ **COCONUT AMINOS:** *Coconut Aminos ist eine Soße, die als Ersatz für Sojasoße dient. Coconut Aminos wird aus dem fermentierten Saft der Kokospalme hergestellt. Diese Soße ist der Sojasoße im Geschmack erstaunlich ähnlich und eröffnet eine ganz neue Welt für asiatisch inspiriertes Essen. Man bekommt Coconut Aminos im Bio-Laden oder übers Internet. Coconut Aminos ist für die Sunshine-Soße nicht unbedingt notwendig, aber wir finden, dass sie die Ausgabe wert sind.*

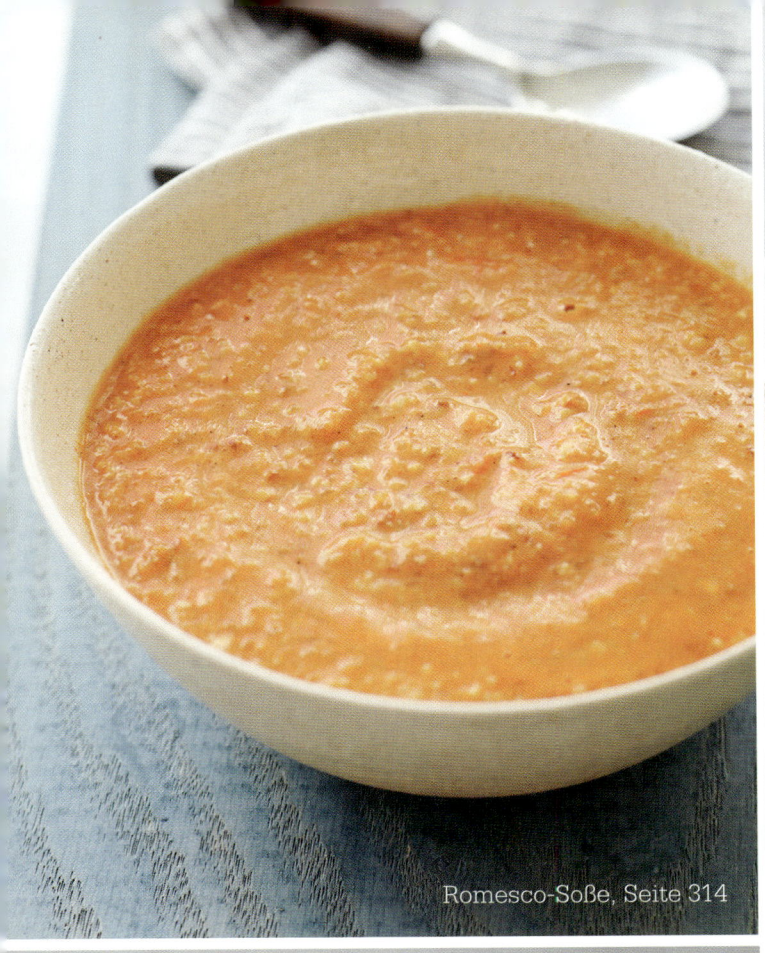
Romesco-Soße, Seite 314

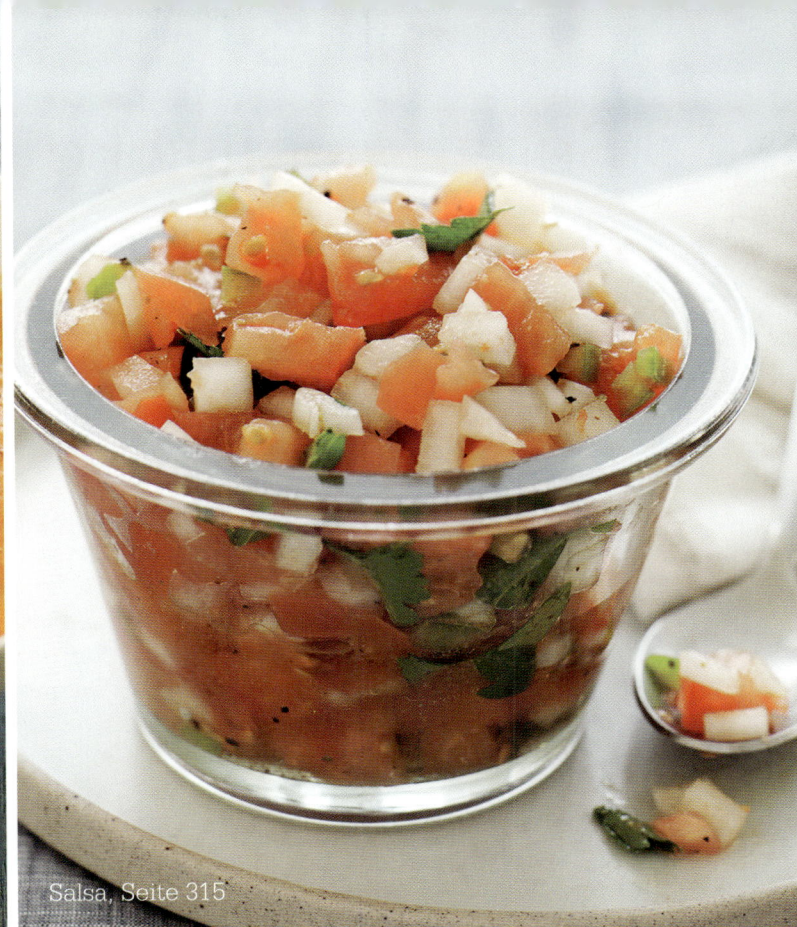
Salsa, Seite 315

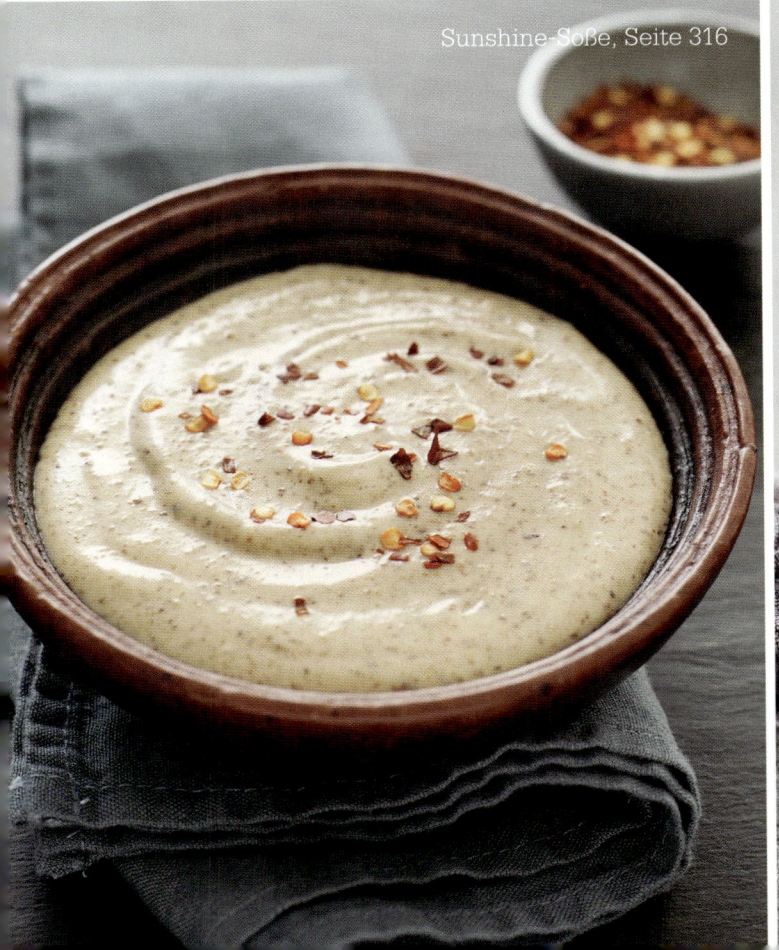
Sunshine-Soße, Seite 316

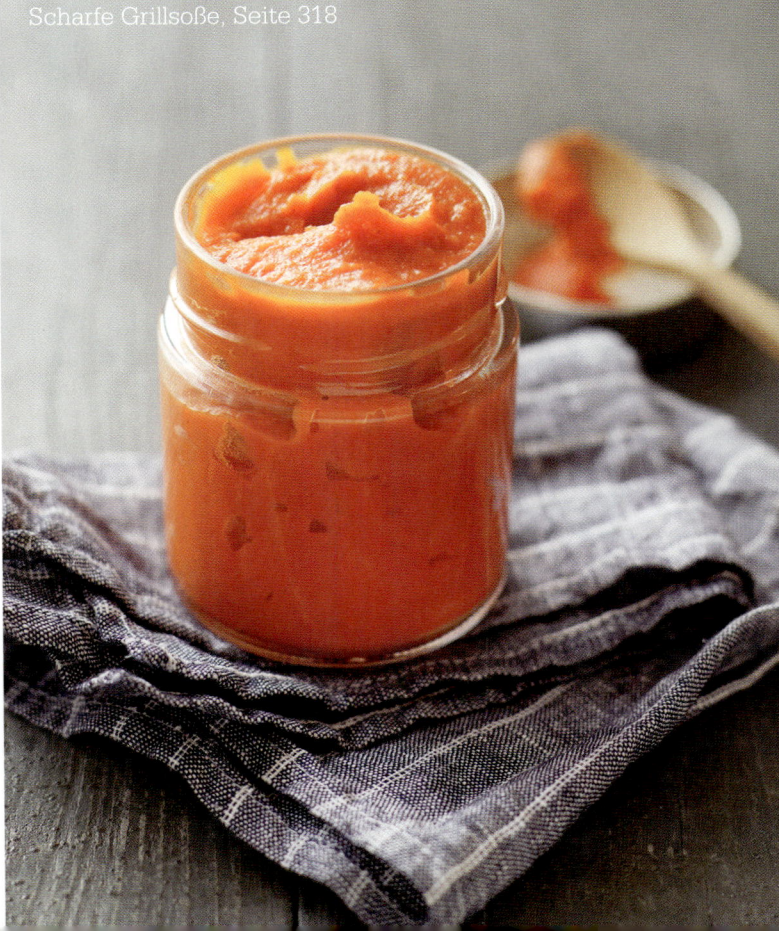
Scharfe Grillsoße, Seite 318

Scharfe Grillsoße

FÜR 500 MILLILITER

VORBEREITUNGSZEIT: 15 Minuten
GARZEIT: 1 Stunde 10 Minuten
INSGESAMT: 1 Stunde 25 Minuten

2 EL Ghee oder geklärte Butter

1 kleine Zwiebel, gewürfelt

3 gebackene Knoblauchzehen (siehe Tipp)

1 große Süßkartoffel, geschält und in 2 cm große Würfel geschnitten

125 ml naturtrüber Apfelsaft

1 Dose Tomatenmark (85 g)

1 EL Apfelessig

1 TL Paprikapulver

1 TL Salz

½ TL scharfes Chilipulver

Wenn Sie eine ganze Knoblauchknolle backen, können Sie die Reste für andere Rezepte verwenden. Entfernen Sie von den übrig gebliebenen Knoblauchzehen die Haut und füllen Sie sie in einen luftdichten Behälter. Gießen Sie so viel Olivenöl darüber, dass der Knoblauch bedeckt ist. So hält er sich im Kühlschrank eine Woche.

Ghee in einer Pfanne bei mittlerer Temperatur erhitzen. Die Zwiebel hineingeben und 15 bis 20 Minuten andünsten, bis sie goldbraun ist. Gelegentlich umrühren.

Derweil den gebackenen Knoblauch, die Süßkartoffel und den Apfelsaft in einem Topf mit so viel Wasser angießen, dass die Süßkartoffeln knapp bedeckt sind. Aufkochen, dann Temperatur reduzieren und etwa 15 Minuten köcheln lassen, bis die Süßkartoffel weich ist. Abgießen und die Flüssigkeit aufbewahren.

Die gedünstete Zwiebel und die Süßkartoffelmischung in eine Küchenmaschine oder einen Mixer geben und Tomatenmark, Essig und Gewürze dazugeben. Mit 125 ml der aufbewahrten Kochflüssigkeit bei niedriger bis mittlerer Geschwindigkeit pürieren. Wenn die Mischung noch zu dick ist, mehr Flüssigkeit hinzugeben, jedes Mal 125 ml, bis die Soße die Konsistenz von Ketchup erreicht hat.

Im Kühlschrank bis zu drei Tage aufbewahren.

⭐ **GEBACKENER KNOBLAUCH:** *Sie könnten bei diesem Rezept auch rohen Knoblauch verwenden, aber dann würde Ihnen der süßere, weichere Geschmack des gebackenen Knoblauchs entgehen. Zum Rösten den Backofen auf 200 °C vorheizen. Die äußere Haut von der Knolle entfernen. Knoblauch in Alufolie wickeln und diese gut verschließen. Auf einem Backblech 45 Minuten backen, bis die Knolle an der Spitze leicht gebräunt ist und sich beim Drücken weich anfühlt. Aus der Folie nehmen und etwas abkühlen lassen. Vorsichtig mit der Spitze eines kleinen Messers die Haut jeder Zehe einritzen und abziehen – oder die Knoblauchzehe nach dem Einritzen der Haut hinausdrücken.*

Reset-Ketchup

FÜR 250 MILLILITER

VORBEREITUNGSZEIT: 5 Minuten
GARZEIT: 10 Minuten
INSGESAMT: 15 Minuten

200 g Tomatenmark

125 ml Apfelsaft

125 ml Apfelessig

1 TL Knoblauchpulver

½ TL Salz

⅛ TL gemahlene Nelken (optional)

Erwarten Sie von diesem Rezept nicht Ihren üblichen Ketchup – fertig gekaufter Ketchup ist dick und süß aufgrund des zugesetzten Zuckers (oder Fructose oder Glucose oder Glucose-Fructose-Sirup). Wir hätten unseren Ketchup mit Dattelmus süßen können, aber das hätte unseren Reset-Prinzipien nicht entsprochen. Unser Ketchup hat einen leichten Essiggeschmack und ist sehr lecker zu Eiern, Burgern oder auch zu gebackenen Süßkartoffeln.

Einen mittelgroßen Topf bei mittlerer Temperatur erhitzen. Tomatenmark, Apfelsaft und Apfelessig in den Topf geben, gut verrühren und heiß werden lassen, aber nicht kochen.

Knoblauchpulver, Salz und Nelken hinzufügen und simmern lassen, dabei dauernd rühren, damit die Masse nicht anbrennt. Etwa 5 bis 8 Minuten simmern, bis der Ketchup so weit eingedickt ist, dass er am Rücken eines Löffels gleichmäßig hängen bleibt. Vom Herd nehmen und abkühlen lassen. Kalt servieren oder in einem luftdichten Behälter bis zu zwei Wochen im Kühlschrank aufbewahren.

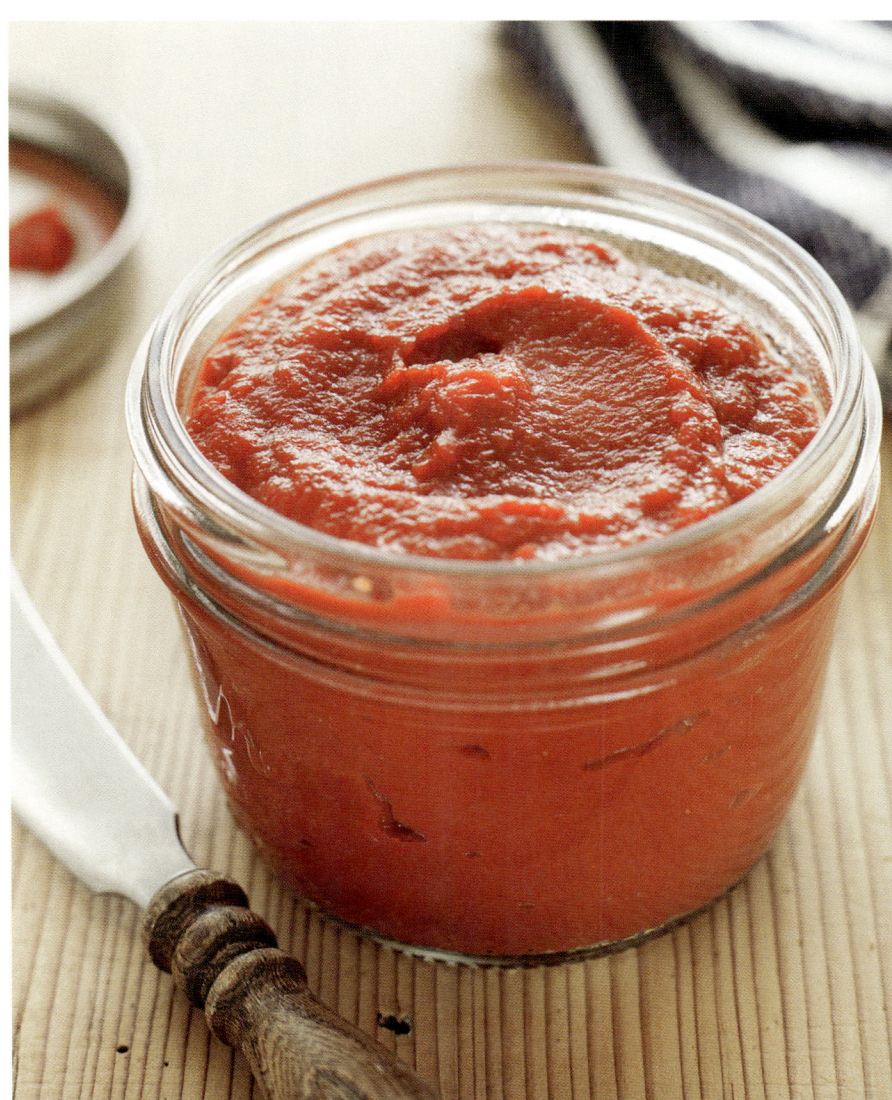

Tomatensoße

FÜR 750 MILLILITER

VORBEREITUNGSZEIT: 15 Minuten

GARZEIT: 1 Stunde

INSGESAMT: 1 Stunde 15 Minuten

---

1 EL Bratfett

1 Zwiebel, fein gehackt

2 Stangen Sellerie, fein gehackt

1 Karotte, fein gehackt

2 Knoblauchzehen, gehackt

2 Dosen gehackte Tomaten (je 400 g)

1 TL frischer Thymian

1 TL frischer Oregano

1 Lorbeerblatt

1 TL Salz

1 TL schwarzer Pfeffer

Sie können die Dosentomaten auch durch etwa sechs frische Tomaten ersetzen. Oder Sie wandeln die Tomatensoße in eine Sauce bolognese um: Geben Sie in den letzten 10 Minuten des Köchelns 500 g übrig gebliebenes gebratenes Hackfleisch (Seite 148) und 250 ml Rinderbrühe hinzu. Für eine schnelle und vollwertige Mahlzeit servieren Sie die Sauce bolognese auf gebackenem Spaghetti-Kürbis (Seite 290), gedämpften Zucchini-Spaghetti (Seite 240) oder gedünstetem Spinat.

Bratfett in einem großen Topf bei mittlerer Temperatur erhitzen. Zwiebel, Sellerie und Karotte darin unter Rühren 2 bis 3 Minuten andünsten, bis die Zwiebel glasig wird. Knoblauch hinzufügen und etwa 1 Minute mitdünsten, bis er zu duften beginnt. Tomaten, Thymian, Oregano, Lorbeerblatt, Salz und Pfeffer dazugeben.

Temperatur etwas herunterschalten und bei zugedecktem Topf etwa 1 Stunde köcheln lassen, bis die Soße dick und sämig ist. Dabei gelegentlich umrühren. Das Lorbeerblatt entfernen.

Die Soße hält sich im Kühlschrank bis zu sieben Tage.

⭐ **AUFBEWAHREN DER SOSSE:** *Wenn die Soße eingefroren wird, schmecken Tomaten aus der Dose besser als frische. Im Tiefkühlfach hält sie sich drei bis vier Monate, aber weil Eiskristalle in die Soße gelangen, kann sie dünnflüssiger sein als vorher. Sie können sie wieder andicken, indem Sie beim Aufwärmen noch eine Dose Tomaten hinzugeben.*

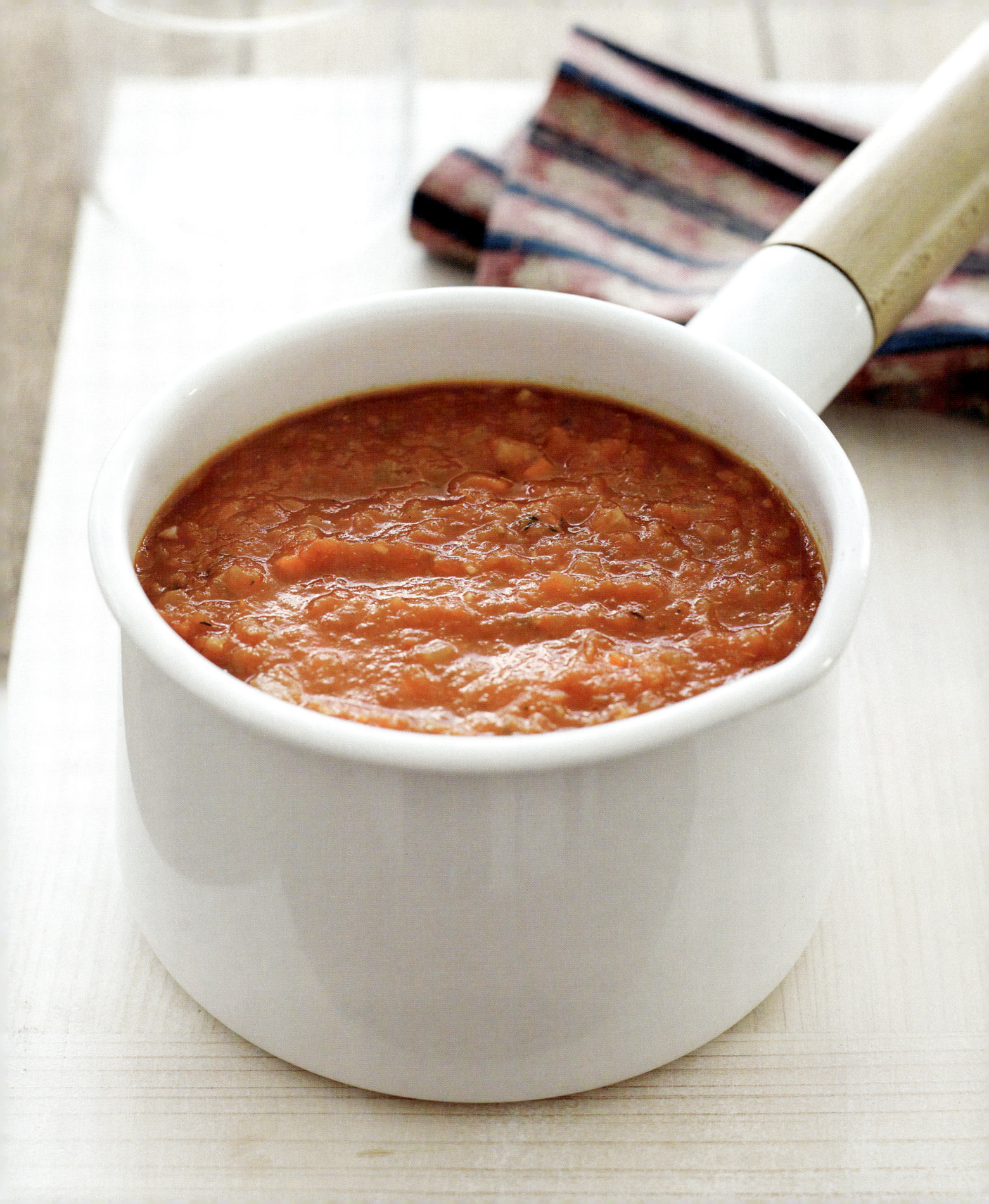

Vinaigrette-Variationen

Diese Variationen haben unsere Basis-Vinaigrette (Seite 180) als Grundlage. Durch das Hinzufügen weiterer Zutaten erhalten Dressings und Marinaden immer wieder einen anderen Geschmack. Für eine cremige Vinaigrette verwenden Sie anstatt des in den Rezepten angegebenen Olivenöls unsere Basis-Mayonnaise (Seite 175). Die Zubereitung jeder Variation dauert 5 bis 10 Minuten und alle Rezepte ergeben etwa 250 ml.

Aufgrund der frischen Zutaten sollten die Salatsoßen nicht länger als drei bis vier Tage im Kühlschrank aufbewahrt werden. Da das Olivenöl bei Kälte etwas fester wird, sollten Sie die Vinaigrette eine halbe Stunde vor dem Servieren aus dem Kühlschrank nehmen und noch einmal kräftig durchschütteln.

Kräuter-Zitrus-Vinaigrette

1 ½ EL Orangensaft

1 ½ EL Zitronensaft

1 ½ EL Limettensaft

2 Knoblauchzehen, gehackt

2 TL Senfpulver

175 ml Olivenöl, extra vergine

1 TL frische Thymianblättchen

1 TL frischer Koriander, gehackt

1 TL frische Petersilie, gehackt

½ TL Salz

½ TL schwarzer Pfeffer

Dieses Dressing passt wunderbar zu unserer Hähnchen-Gemüse-Pfanne (Seite 336) und eignet sich sehr gut als Marinade oder Topping für Fisch, Garnelen oder Muscheln oder als Dressing für einen frischen grünen Salat.

Orangensaft, Zitronensaft, Limettensaft, Knoblauch und Senfpulver in einer kleinen Schüssel vermengen. Das Olivenöl hineinträufeln, derweil ständig rühren, um eine Emulsion herzustellen. Thymian, Koriander, Petersilie, Salz und Pfeffer hinzufügen und noch einmal gut durchrühren, bis alles gut vermischt ist.

Italienische Vinaigrette

60 ml Rotweinessig

2 EL frischer Oregano, gehackt (oder 2 TL getrockneter)

1 Knoblauchzehe, gehackt

1 TL Senfpulver

175 ml Olivenöl, extra vergine

½ TL Salz

¼ TL schwarzer Pfeffer

Dies ist eine wunderbare Marinade für Huhn oder Garnelen. Oder Sie können sie in unserem Weißkohlsalat (Seite 278) anstatt des Zitronenöls verwenden.

Essig, Oregano, Knoblauch und Senfpulver in einer kleinen Schüssel vermengen. Das Olivenöl in einem dünnen Strahl hinzugeben, während Sie ständig rühren, um eine Emulsion herzustellen. Mit Salz und Pfeffer abschmecken und noch einmal gut durchrühren.

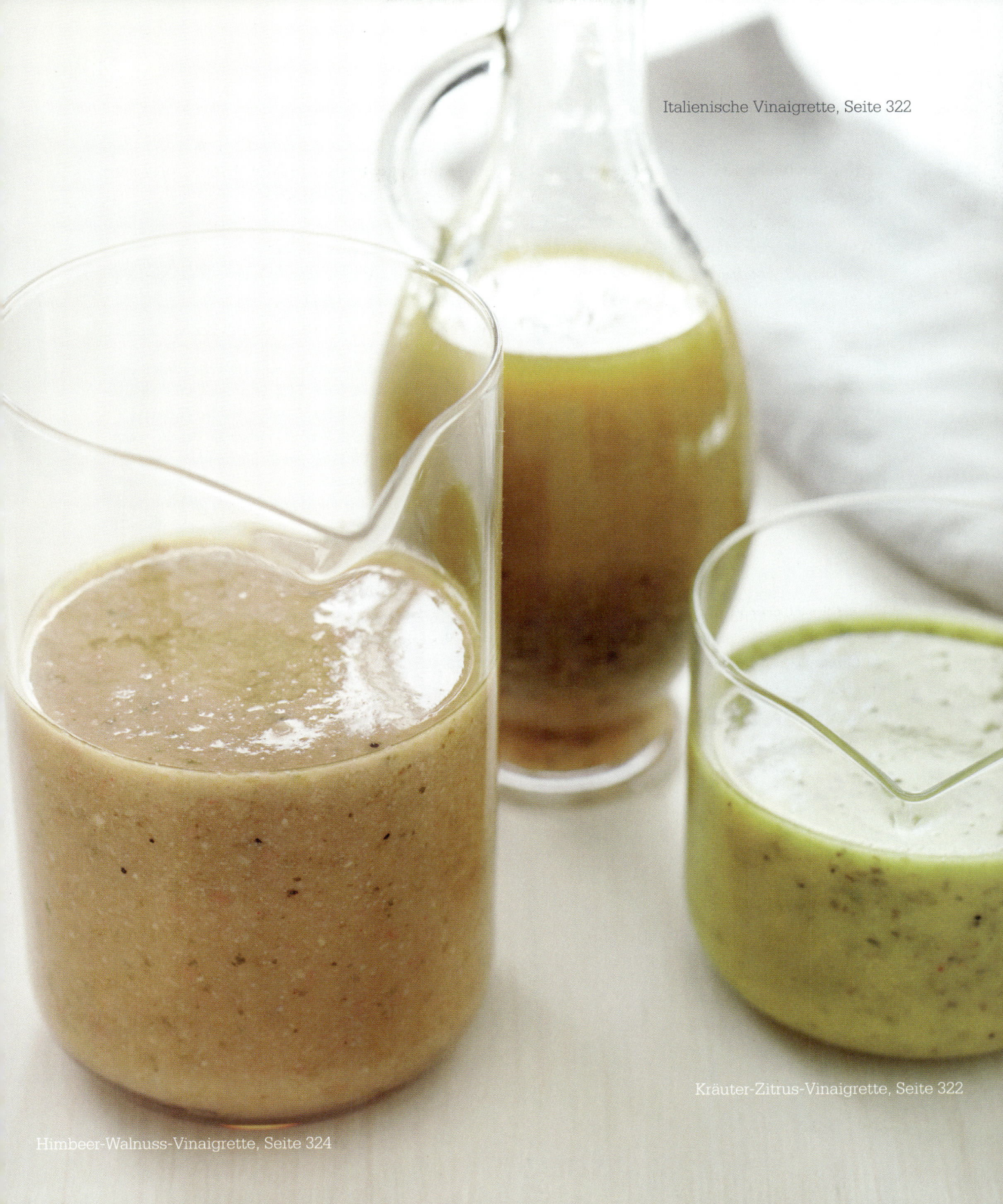

Italienische Vinaigrette, Seite 322

Kräuter-Zitrus-Vinaigrette, Seite 322

Himbeer-Walnuss-Vinaigrette, Seite 324

Himbeer-Walnuss-Vinaigrette

50 g frische Himbeeren, fein gehackt oder zerdrückt

60 ml Apfelessig

2 EL Walnüsse, fein gehackt

1 TL frischer Koriander, gehackt (oder ¼ TL getrockneter)

175 ml Olivenöl, extra vergine

Salz und schwarzer Pfeffer

Dieses Dressing verwenden wir für unseren grünen Hühnersalat (Seite 228), und es schmeckt auch köstlich mit einem Sommersalat aus Babyspinat, gehackten Beeren (Heidelbeeren, Brombeeren, Erdbeeren und Himbeeren) und Gurkenstückchen. Oder Sie verfeinern damit Ihren Proteinsalat. Die Himbeeren in diesem Rezept können Sie auch gegen eine andere Beerenart austauschen oder im Winter gegen gehackte Granatapfelkerne.

Himbeeren, Essig, Walnüsse und Koriander in einer Schüssel verrühren. Das Olivenöl einträufeln und dabei ständig rühren, um eine Emulsion herzustellen. Mit Salz und Pfeffer abschmecken und noch einmal kräftig durchrühren.

Balsamico-Vinaigrette

60 ml Balsamico-Essig

2 Knoblauchzehen, gehackt

2 TL Senfpulver

175 ml Olivenöl, extra vergine

1 TL frischer Koriander, gehackt (oder ¼ TL getrockneter)

Salz und schwarzer Pfeffer

Dieses Dressing verwenden wir für unsere Schweinelende mit Walnusskruste (Seite 248). Es ist auch ein wunderbares Topping für gegrilltes Gemüse, weißen Fisch und Salate. Eine cremige Version machen Sie daraus, wenn Sie anstatt des Olivenöls unsere Basis-Mayonnaise (Seite 175) verwenden. Dippen Sie dann Gemüse hinein, träufeln Sie es über die Rosenkohl-Kürbis-Pfanne (Seite 282) oder mischen Sie es in einen Proteinsalat (Seite 157).

Essig, Knoblauch und Senfpulver in einer Schüssel verrühren. Das Olivenöl einträufeln und derweil rühren, um eine Emulsion herzustellen. Koriander hinzufügen, mit Salz und Pfeffer abschmecken und kräftig verrühren.

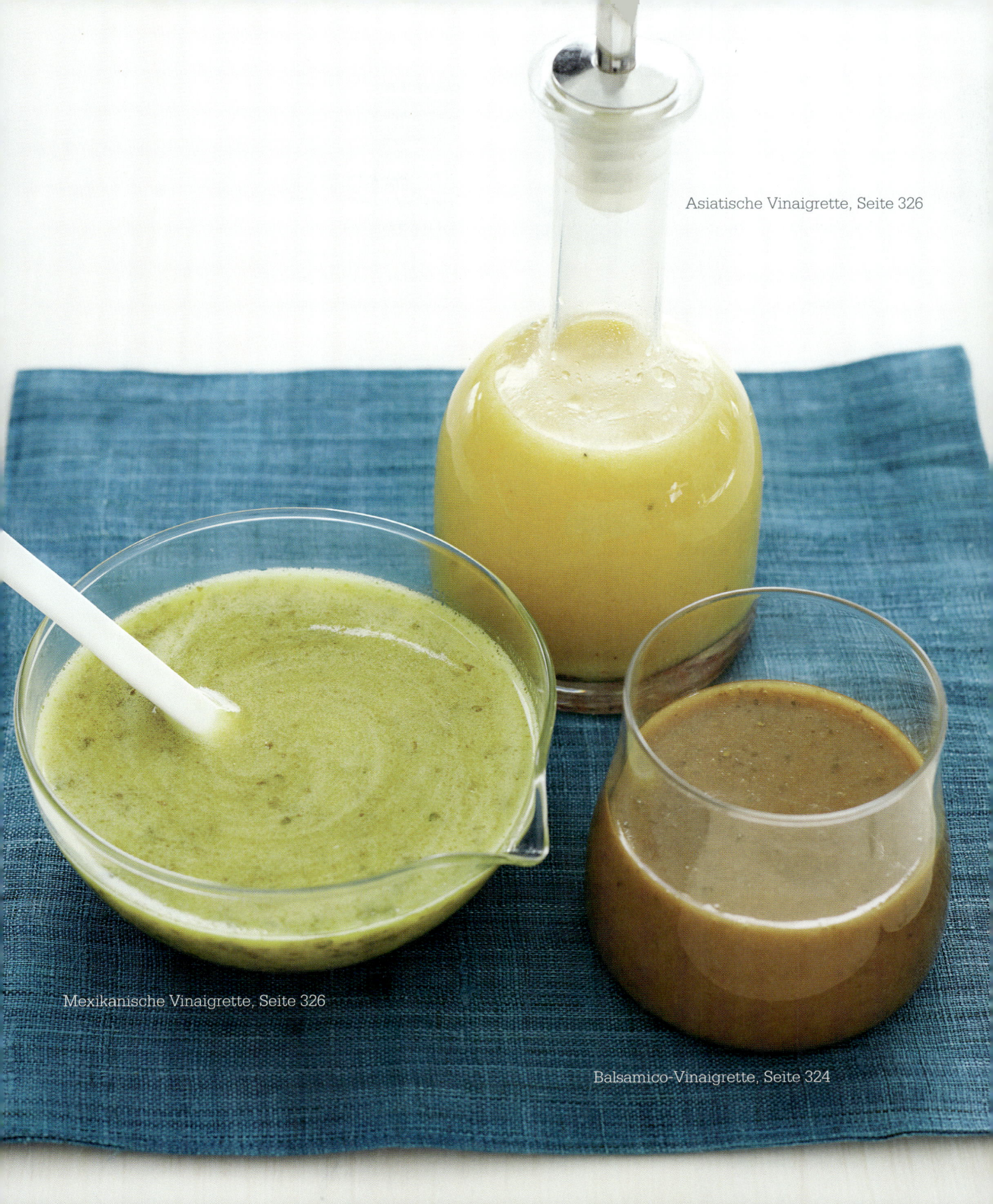

Asiatische Vinaigrette, Seite 326

Mexikanische Vinaigrette, Seite 326

Balsamico-Vinaigrette, Seite 324

Asiatische Vinaigrette

---

60 ml Reisessig

1 EL Sesamöl

1 Knoblauchzehe, gehackt

½ TL frischer Ingwer, gehackt

175 ml Olivenöl, extra vergine

Chiliflocken

Salz und schwarzer Pfeffer

Dies ist ein tolles alternatives Dressing für den Thai-Salat (Seite 270). Eine cremige Version davon (verwenden Sie anstatt des Olivenöls unsere Basis-Mayonnaise) macht sich gut unter Blumenkohlreis gemischt (Seite 268) oder über das Lachsfilet aus dem Backofen geträufelt (Seite 156).

Reisessig, Sesamöl, Knoblauch und Ingwer in einer kleinen Schüssel vermischen. Das Olivenöl in einem dünnen Strahl einfließen lassen und dabei ständig rühren, um eine Emulsion herzustellen. Mit einer Prise Chiliflocken, Salz und Pfeffer abschmecken und kräftig verrühren.

Mexikanische Vinaigrette

---

2 Knoblauchzehen, gehackt

1 Jalapeño, entkernt und gehackt

Saft von 5 Limetten

175 ml Olivenöl, extra vergine

2 EL frischer Koriander, gehackt

2 EL frische Petersilie, gehackt

½ TL Salz

¼ TL schwarzer Pfeffer

Knoblauch, Jalapeño und Limettensaft in einer kleinen Schüssel vermischen. Das Olivenöl einträufeln und derweil ständig rühren, um eine Emulsion herzustellen. Koriander, Petersilie, Salz und Pfeffer in die Mischung geben und alles gut verschlagen.

Diese Marinade schmeckt köstlich auf dem gegrillten Steak (Seite 150), der gebratenen Hühnerbrust (Seite 153) oder den gegrillten Garnelen (Seite 154).

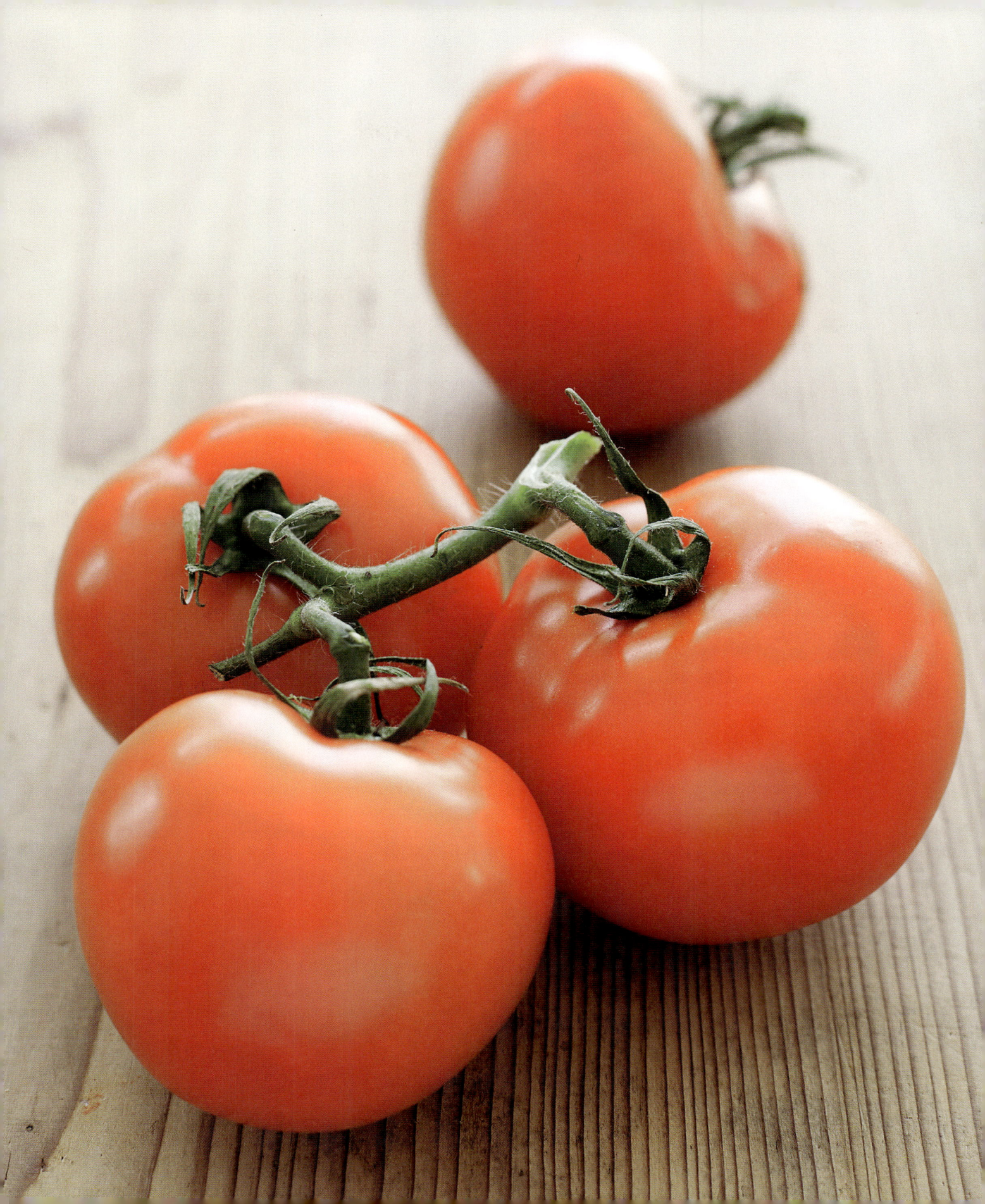

IDEALTELLER-REZEPTE

HIER GEHT ES DARUM, dass Sie mit nur einem Rezept aus gesunden Proteinen, Gemüse und natürlichen Fetten eine vollwertige Mahlzeit zubereiten, die unserem Idealteller entspricht (siehe Seite 190), ohne dass Sie noch Beilagen oder Dressings brauchen.

Damit machen wir es Ihnen leichter, aber Ihre Spülmaschine muss vielleicht genauso viel arbeiten. Falls Sie das Gefühl haben, während des Programms an Ihrem Schneidebrett, Ihrem Herd oder Ihrem Spülbecken zu kleben, geben wir Ihnen jetzt ein paar Tipps, wie Sie die Vorbereitungen, das Kochen und das Aufräumen effektiver gestalten können.

Nehmen Sie sich am Sonntag ein paar Stunden oder an einem Abend in der Woche 30 Minuten Zeit, um einiges im Voraus zu erledigen. Mischen Sie eine Marinade oder eine Gewürzmischung zusammen, von der Sie wissen, dass Sie sie bald brauchen werden, machen Sie gleich drei oder vier Dressings oder schneiden Sie schon mal Gemüse klein (in einem geschlossenen Behälter kann es auch klein geschnitten ein paar Tage im Kühlschrank stehen). Je weniger Sie zu tun haben, wenn Sie eilig Ihr Essen auf den Tisch bekommen wollen, desto sauberer wird Ihre Küche danach aussehen.

Stellen Sie einen Abfallbehälter auf Ihre Arbeitsplatte, um dort gleich Abfälle wie Zwiebelschalen, Apfelkerngehäuse oder Kräuterstiele hineinwerfen zu können. Wenn Sie nicht andauernd zum Mülleimer laufen müssen, spart das Zeit und Flecken auf dem Boden.

Benutzen Sie Küchengeräte mehrere Male. Wenn Sie nur Gemüse klein schneiden, reicht ein Schneidebrett für alle – wischen Sie die Reste des einen Gemüses einfach ab und schneiden Sie das nächste Gemüse auf demselben Brett. Das Gleiche gilt für Messer und Messbecher – manchmal müssen Sie sie zwischendurch abspülen, aber Sie brauchen sicher nicht für jede Zutat ein neues Werkzeug. (Bei rohem Fleisch allerdings sollten Sie sehr vorsichtig sein – Fleisch muss ein eigenes Schneidebrett haben, und alle Werkzeuge, die mit dem Fleisch in Berührung kommen, müssen vor dem nächsten Gebrauch gründlich gewaschen werden.)

Fassen Sie Zutaten zusammen, wann immer es geht. Wenn Zwiebeln, Paprika und Pilze zusammen in den Topf kommen, lassen Sie sie auf demselben Schneidebrett liegen – Sie brauchen nicht noch etwas schmutzig zu machen. Dasselbe gilt für Gewürzmischungen; wenn alle Gewürze zusammen zum Gericht gegeben werden, verwenden Sie bei der Vorbereitung nur eine einzige kleine Schüssel.

Wenn vor dem Backen Gemüse mit Öl überzogen werden soll, können Sie es in eine Schüssel geben, das Öl hineingießen und alles vermischen. Sie können aber auch so verfahren wie wir: Wir legen das Gemüse gleich auf das mit Backpapier ausgelegte Backblech, träufeln das Öl gleichmäßig darüber und mischen alles mit den Händen gut durch, bis das Gemüse gleichmäßig mit Öl be-

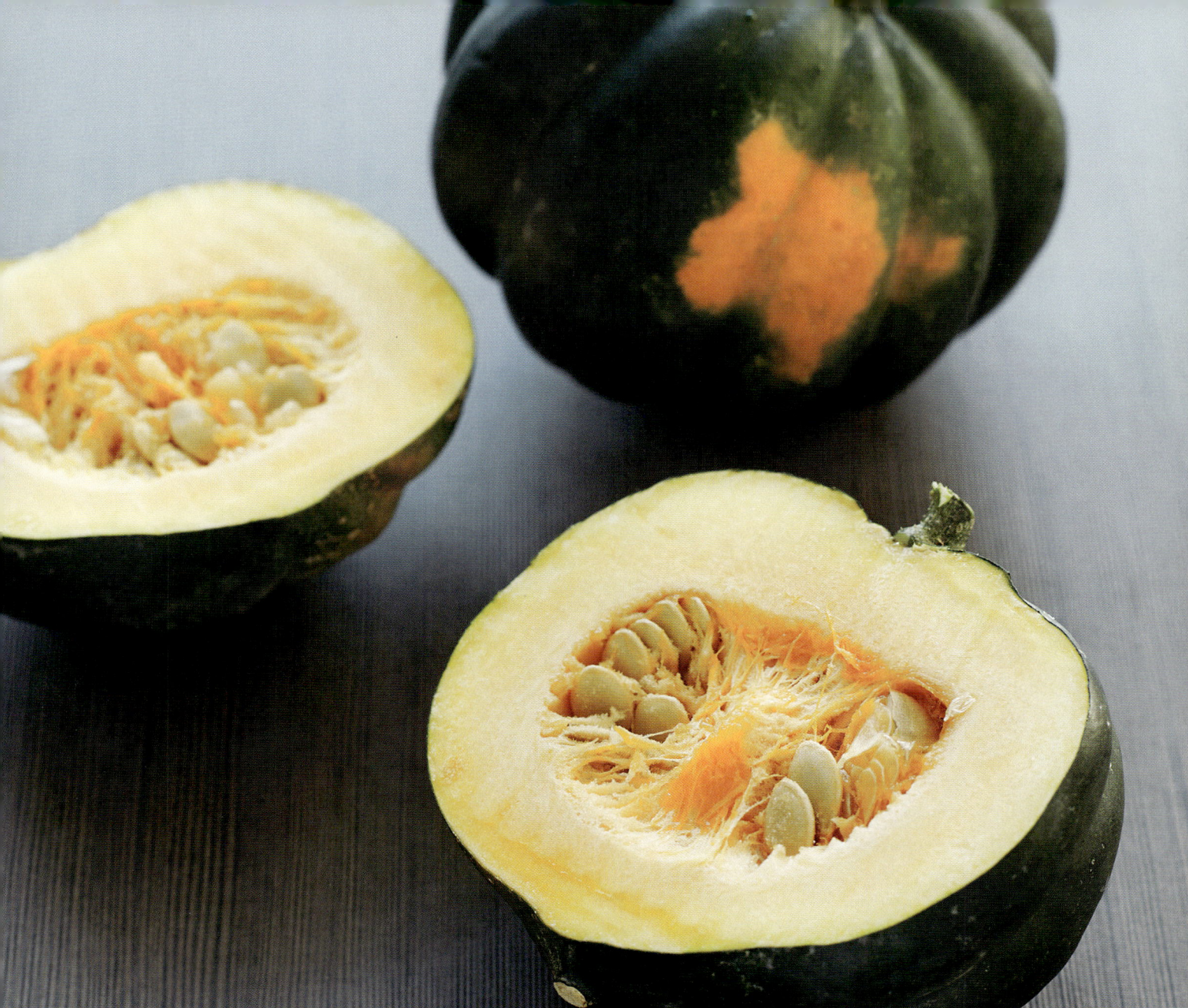

deckt ist. Eine fettige Schüssel weniger abzuwaschen!

Und schließlich: Wir wissen, dass in jedem Kochbuch empfohlen wird, während der Vorbereitungen schon möglichst viel wieder abzuwaschen. Wir sagen Ihnen nun das Gleiche: Waschen Sie während Ihrer Vorbereitungen möglichst viel ab! Während etwas ein paar Minuten auf dem Herd

köchelt, waschen Sie ein oder zwei Schüsseln ab, wischen Sie die Arbeitsplatte sauber oder stellen Sie die Gewürze zurück an ihren Platz. Wenn Ihre Küche nach dem Kochen schon relativ sauber aussieht, ist das Aufräumen und Abwaschen nach dem Essen nur noch eine Kleinigkeit.

Besonders dann, wenn Sie es mit Ihrem Partner, Ihren Kindern oder Ihren Mitbewohnern machen.

Pollo Cacciatore

FÜR 2 PORTIONEN

VORBEREITUNGSZEIT: 15 Minuten

GARZEIT: 40 Minuten

INSGESAMT: 55 Minuten

---

4 EL Bratfett

1 Pfund Hühnerunterkeule (mit Knochen und Haut)

½ Pfund Hühnerschenkel (ohne Knochen)

½ TL Salz

½ TL schwarzer Pfeffer

½ Zwiebel, gehackt

½ rote Paprikaschote, klein geschnitten

100 g Pilze, in Scheiben geschnitten

2 Knoblauchzehen, gehackt

1 EL Kapern, abgegossen

1 Dose Tomaten in Stücken, 400 ml

250 ml Hühnerbrühe oder Wasser

1 EL frische Basilikumblätter, grob gehackt

Sie könnten dieses Gericht auch mit Hühnerfleisch ohne Haut und Knochen machen, aber dann würde Ihnen etwas entgehen. Die Hühnerhaut hält das Fett im Hühnchen, und Fett bedeutet Geschmack. Und Hühnerfleisch mit Haut hält auch die Soße besser und gibt dem Gericht außerdem ein warmes, rustikales Aussehen. Es ist keine Reset-Regel, aber wir empfehlen, Fleisch vom Biohühnchen zu kaufen, vor allem bei Gerichten, bei denen auch die Haut verwendet wird.

In einer großen Pfanne mit hohem Rand bei mittlerer bis hoher Temperatur 2 Esslöffel des Bratfetts erhitzen und die Pfanne schwenken, um den Boden zu fetten. Hühnerfleisch mit Salz und Pfeffer würzen und in der Pfanne etwa 3 Minuten auf jeder Seite goldbraun anbraten. Aus der Pfanne nehmen und beiseitestellen.

In derselben Pfanne bei mittlerer bis hoher Temperatur die übrigen 2 Esslöffel Bratfett erhitzen, Zwiebeln und Paprika dazugeben und 2 bis 3 Minuten andünsten. Pilze hinzufügen und etwa 2 Minuten weiterdünsten, dabei umrühren. Nun noch den Knoblauch in die Pfanne geben und etwa 1 Minute unter Rühren weiterdünsten, bis er zu duften beginnt. Schließlich Kapern und Tomatenstücke hinzufügen.

Hühnerfleisch zum Gemüse in die Pfanne geben und alles mit Hühnerbrühe oder Wasser bedecken. Bei niedriger Temperatur etwa 30 Minuten köcheln lassen, bis das Hühnerfleisch eine Kerntemperatur von 70 °C erreicht.

Mit dem gehackten Basilikum bestreuen und servieren.

⭐ **GUT GEPLANT:** *Sie können ein ganzes Huhn von etwa 2 bis 2 ½ Pfund kaufen und daraus dieses Gericht machen. Zuerst braten Sie das Huhn (siehe Seite 153), dann lösen Sie das Fleisch von Unterkeule und Schenkel (mit der Haut!) und bewahren es für später im Kühlschrank auf. Aus den Knochen können Sie nun Hühnerbrühe machen (siehe Seite 173). Wenn Sie Ihr Hähnchen alla cacciatore zubereiten wollen, geben Sie das gegarte Fleisch in die köchelnde Gemüsemischung und lassen es noch 10 Minuten mitköcheln. Damit verkürzen Sie die Garzeit auf nur 15 Minuten.*

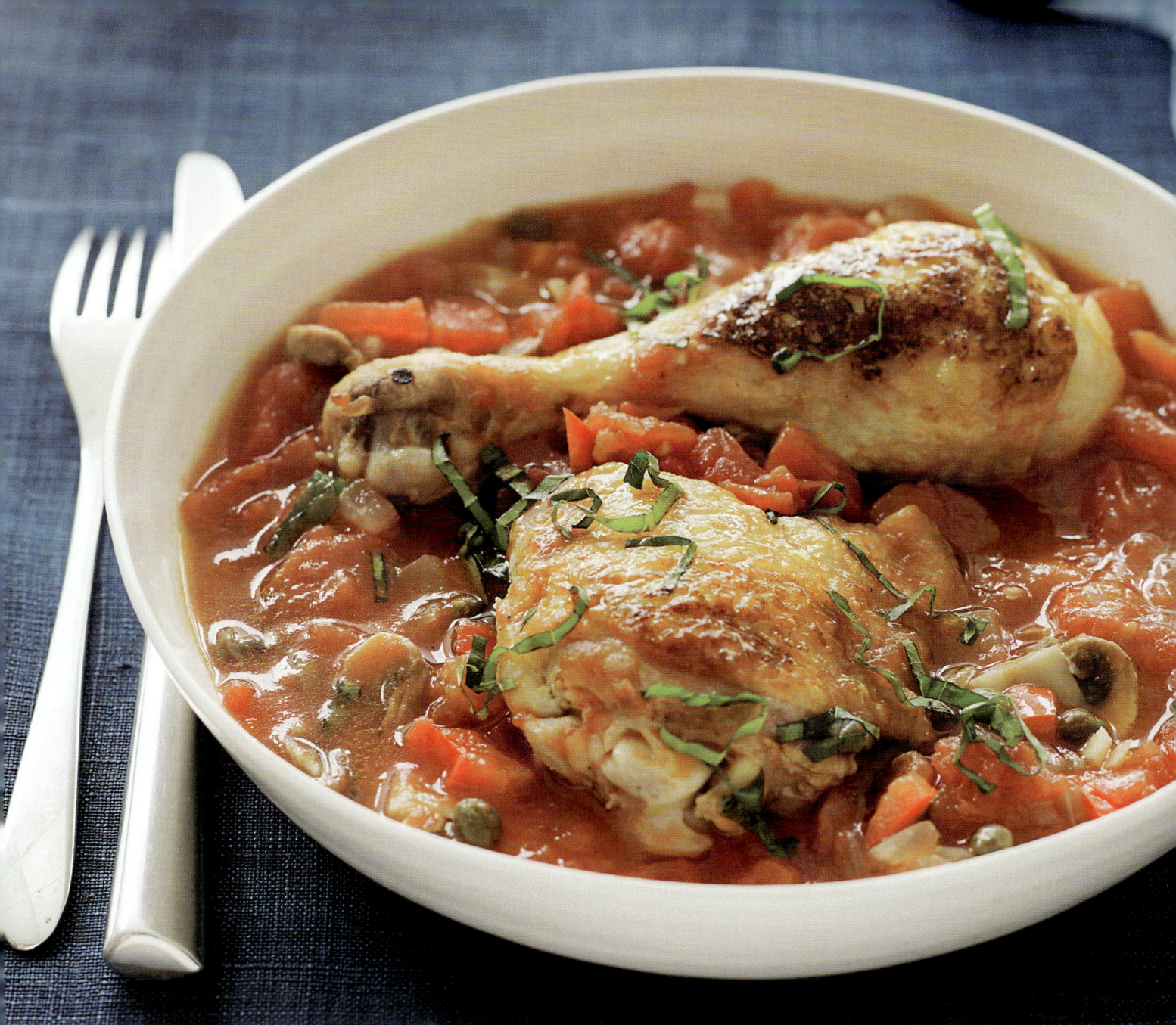

ALS VOLLWERTIGE MAHLZEIT: Dieses Gericht ist eine komplette Mahlzeit, aber wenn Sie noch mehr Nährwertpower hinzufügen möchten, servieren Sie es mit Blumenkohlreis (Seite 268), einem Teller frischem Babyspinat oder einer kleinen Portion Kartoffelpüree. Eine italienische Note bekommt es mit Zucchini-Spaghetti (Seite 240) oder dem gebackenen Spaghetti-Kürbis (Seite 290).

Dicke Hühnersuppe

FÜR 2 PORTIONEN (UND VORRAT)

VORBEREITUNGSZEIT: 20 Minuten

GARZEIT: 25 Minuten

INSGESAMT: 45 Minuten

½ TL Salz

½ TL Kumin

¼ TL Paprikapulver

1/8 TL Cayennepfeffer

500 g Hühnerschenkel ohne Knochen

1 l Hühner- oder Gemüsebrühe

2 mittelgroße Süßkartoffeln, in 2 cm großen Würfeln

1 Brokkoli, in 2 cm großen Stücken (Stiel aufheben)

2 Knoblauchzehen, fein gehackt

1 Jalapeño, fein gehackt (optional)

1 Dose Kokosmilch, 400 ml

1 EL frischer Koriander, gehackt

Saft von 1 Limette

½ kleine rote Zwiebel, fein gehackt

Sie möchten dieses Gericht geschmacklich abwandeln? Grillen Sie das Hühnerfleisch, anstatt es zu braten, ersetzen Sie es durch Garnelen oder hart gekochte Eier oder nehmen Sie statt Brokkoli Blumenkohl. Sie können auch eine Hühner-»Nudel«- oder Hühner-»Reis«-Suppe daraus machen, indem Sie vor dem letzten Erhitzen vorgekochten Blumenkohlreis (Seite 268), gebackenen Spaghetti-Kürbis (Seite 290) oder Zucchini-Spaghetti (Seite 240) hinzufügen.

Backofen auf 180 °C vorheizen.

Salz, Kumin, Paprikapulver und Cayennepfeffer in einer kleinen Schüssel vermischen und die Hühnerschenkel gleichmäßig damit einreiben. Hühnerschenkel in eine Backform legen und 20 Minuten im Backofen rösten. Herausnehmen und auf einem Schneidebrett abkühlen lassen, dann in 2 cm große Würfel schneiden.

Während das Hühnerfleisch gart, Brühe in einem Topf aufkochen. Süßkartoffeln hinzufügen und bei starker Hitze etwa 10 Minuten kochen, bis die Kartoffeln gabelweich sind. Mit einem Schaumlöffel Süßkartoffeln aus der Brühe heben und beiseitestellen.

Brokkolistiele, Knoblauch und Jalapeño (wenn Sie es scharf mögen) in die Brühe geben und 15 Minuten kochen. Brokkoliröschen und Kokosmilch hinzufügen und noch etwa 5 Minuten köcheln lassen, bis die Röschen zart sind. Topf vom Herd nehmen.

Brühe und Gemüse in eine Küchenmaschine oder einen Mixer füllen und zu einer glatten Suppe pürieren. Wieder in den Topf geben und das gekochte Hähnchenfleisch, die Süßkartoffeln und den Koriander hinzufügen. Bei mittlerer Hitze erwärmen, gut umrühren und 2 bis 3 Minuten köcheln lassen, bis das Hühnerfleisch und die Kartoffeln heiß sind. Sofort servieren.

Die Suppe mit dem Limettensaft und der fein gehackten roten Zwiebel garnieren.

⭐ **DIESES GERICHT** *können Sie gut mit zur Arbeit nehmen, auch wenn Sie dort kein Mikrowellengerät haben. Erwärmen Sie am Morgen die Suppe bei mittlerer Hitze, bis sie heiß ist, aber nicht kocht, und füllen Sie sie in eine doppelwandige Thermosflasche. So bleibt sie bis mittags heiß.*

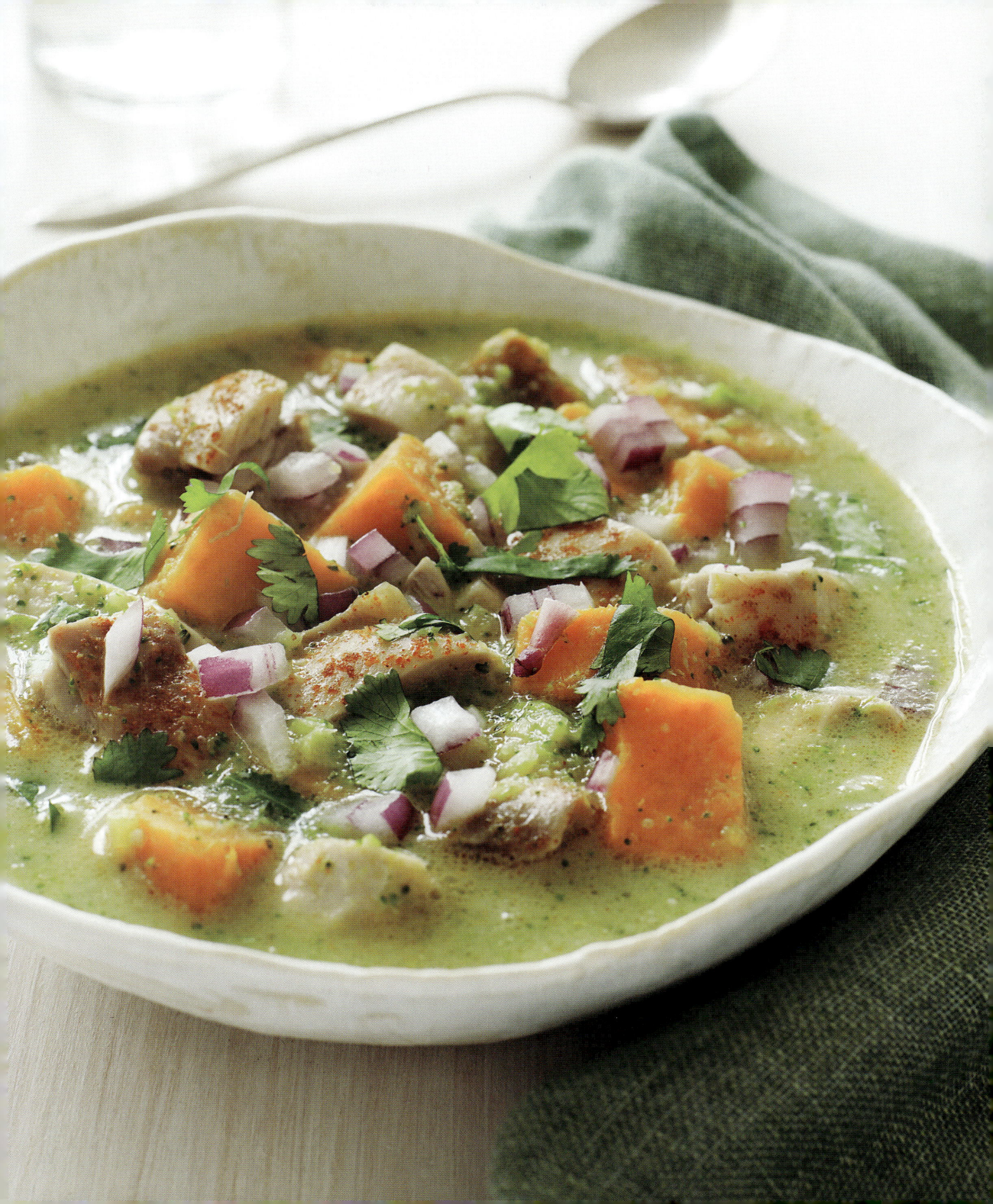

Hühnertopf Primavera

FÜR 2 PORTIONEN (UND VORRAT)

VORBEREITUNGSZEIT: 15 Minuten

GARZEIT: 27 Minuten

INSGESAMT: 42 Minuten

2 EL Bratfett

½ Zwiebel, gehackt

2 Knoblauchzehen, fein gehackt

1 TL frischer Oregano, gehackt

1 TL frischer Thymian

3 große Tomaten, entkernt und in Stücke
geschnitten

1 Pfund Hühnerschenkel ohne Haut und
Knochen, in 2 cm große Würfel geschnitten

200 g grüne Bohnen, in 2 cm lange Stücke
geschnitten

200 g Zucchini, in mittelgroße Stücke
geschnitten

200 g gelbfleischiger Kürbis, in mittelgroße
Stücke geschnitten

¼ TL Chiliflocken

1 TL Salz

½ TL schwarzer Pfeffer

1 bis 2 EL frische Basilikumblätter, gehackt

**Dieses Gericht kann man wunderbar über
Gemüsenudeln servieren. Verwenden Sie da-
für gebackenen Spaghetti-Kürbis (Seite 290),
Zucchini-Spaghetti (Seite 240) oder greifen
Sie zu Ihrem Spiralschneider und dämpfen
Sie Süßkartoffel- oder Karottennudeln.**

In einem großen Topf oder Schmortopf das Bratfett bei mittlerer bis hoher Temperatur erhitzen und den Topf schwenken,
um den Boden gleichmäßig mit Fett zu überziehen. Zwiebel,
Knoblauch, Oregano und Thymian hinzugeben und 2 bis
3 Minuten dünsten, bis die Zwiebel glasig ist und der Knoblauch duftet.

Tomaten und Hühnerschenkel in den Topf geben und 3 bis
4 Minuten kochen, bis die Tomaten weich werden. Grüne
Bohnen, Zucchini und Kürbis hinzufügen und unter gelegent-
lichem Rühren 5 bis 6 Minuten kochen, bis das Gemüse al
dente ist und das Hühnerfleisch durchgegart (es darf in der
Mitte nicht mehr rosa sein). Mit Chiliflocken, Salz und Pfeffer
würzen und 30 Sekunden rühren, damit die Gewürze durchziehen. Mit Basilikum garnieren und sofort servieren.

⭐ **ZEITERSPARNIS:** *Sparen Sie 5 Minuten, indem Sie statt
frischer Tomaten eine 400-g-Dose gehackte Tomaten kaufen.
(Gießen Sie sie nicht ab – geben Sie den ganzen Doseninhalt
in Schritt 2 in den Topf.) Und auch wenn frische Kräuter
anders schmecken, wenn Sie wenig Zeit haben, ersetzen Sie
sie durch je ½ Teelöffel getrockneten Oregano und Thymian
und 1 bis 2 Teelöffel getrocknetes Basilikum.*

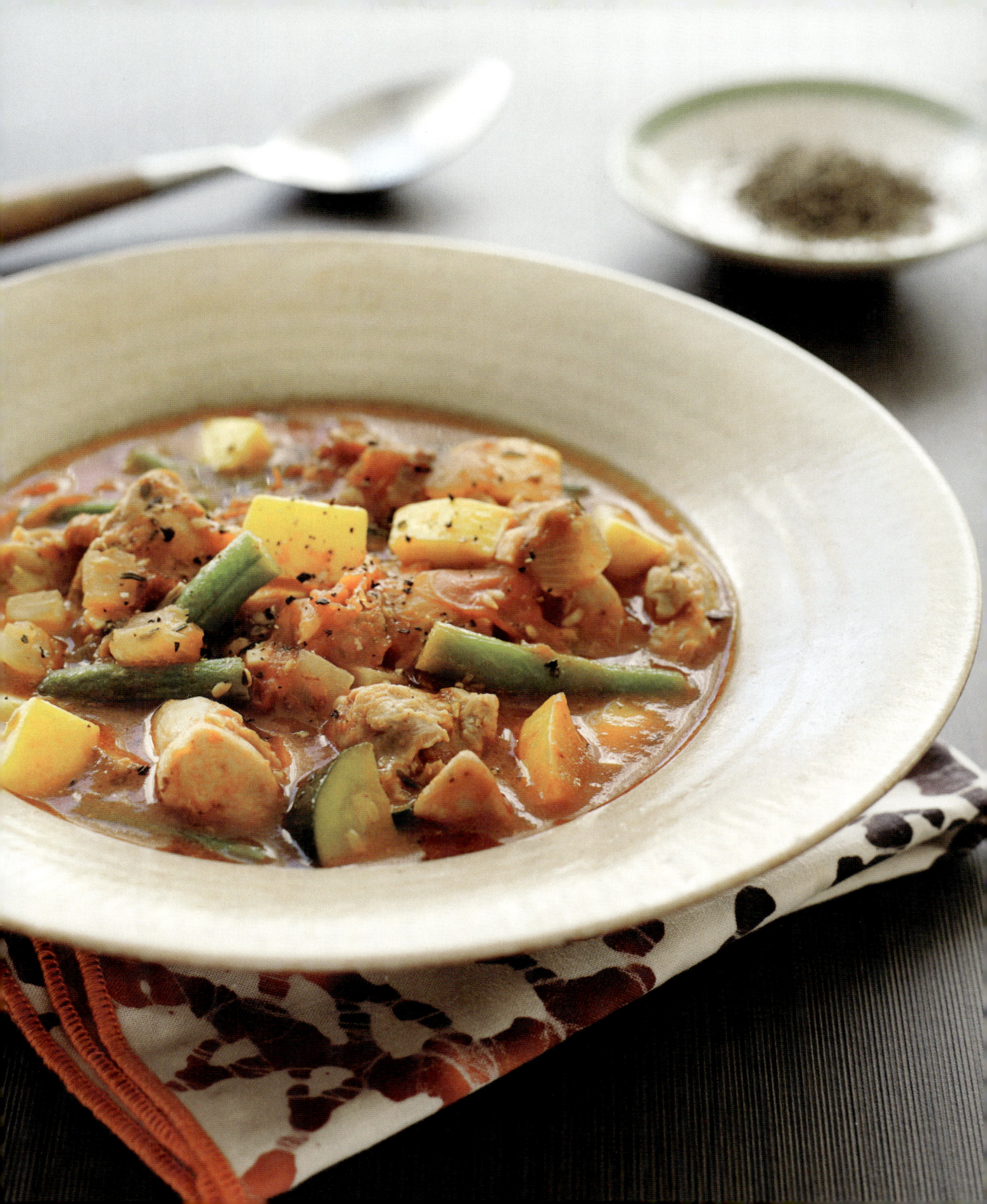

Hähnchen-Gemüse-Pfanne

FÜR 2 PORTIONEN

VORBEREITUNGSZEIT: 10 Minuten

GARZEIT: 10 Minuten

INSGESAMT: 20 Minuten

3 EL Bratfett

½ kg Hühnerbrust oder -schenkel (ohne Haut und Knochen)

1 Knoblauchzehe, gehackt

1 EL frischer Ingwer, gerieben

1 Brokkoli, in Röschen gebrochen

200 g Pilze, in Scheiben geschnitten

2 Karotten, in Julienne geschnitten

250 g grüne Bohnen, in 2 cm lange Stücke geschnitten

2 Frühlingszwiebeln, in dünne Ringe geschnitten

Saft von ½ Limette

1 EL frischer Koriander, gehackt

Dieses einfache Gericht eignet sich perfekt für Ihr Lieblingsdressing. Verdoppeln Sie das Rezept, wählen Sie zwei verschiedene Dressings, und schon haben Sie ein Abendessen und noch ein Mittagessen für den nächsten Tag. Dazu passt auch sehr gut ein frischer, knackiger Salat. Wählen Sie Ihre Lieblingssorte grünen Salat, in dünne Streifen geschnittenen Grünkohl oder kaufen Sie einen Beutel fertig geschnittenen Weißkohl und mischen Sie den Salat mit unserer Kräuter-Zitrus-Vinaigrette (Seite 322) oder mit der mexikanischen Vinaigrette (Seite 326).

Sie haben keine Lust auf Hühnchen? Ersetzen Sie es durch dünn geschnittene Steakscheiben oder Garnelen.

In einer großen Pfanne 2 Esslöffel des Bratfetts bei mittlerer Temperatur erhitzen und die Pfanne schwenken, um den Boden gleichmäßig zu fetten. Das Huhn in der Pfanne etwa 3 Minuten auf jeder Seite scharf anbraten, bis es gut gebräunt ist und sich leicht vom Pfannenboden löst. Knoblauch und Ingwer hinzugeben, unter Rühren etwa 1 Minute weiterbraten, bis der Knoblauch zu duften beginnt. Huhn mit Gewürzen aus der Pfanne nehmen, in dünne Streifen schneiden und beiseitestellen.

Die Pfanne säubern und trocknen.

Den übrigen Esslöffel Bratfett bei mittlerer Temperatur in der Pfanne erhitzen. Brokkoli, Pilze, Karotten und grüne Bohnen 2 bis 3 Minuten in die Pfanne geben und rühren, bis sie beginnen, weich zu werden. Dann die Hühnerfleischstreifen hinzufügen, alles vermischen und weitere 2 bis 3 Minuten unter Rühren braten, bis alles gut durchgewärmt ist.

Mit dem Limettensaft beträufeln und mit Frühlingszwiebeln und Koriander garnieren und sofort servieren.

⭐ **HALBIEREN SIE IHRE VORBEREITUNGS- UND GARZEIT,** *indem Sie bereits gekochtes Hühnchen oder Garnelen verwenden und das frische Gemüse mit einer tiefgefrorenen Gemüsemischung ersetzen. Lassen Sie das tiefgefrorene Gemüse im Kühlschrank auftauen, während Sie im Büro sind – abends folgen Sie der Anleitung und rühren alles in der Pfanne so lange, bis es heiß ist.*

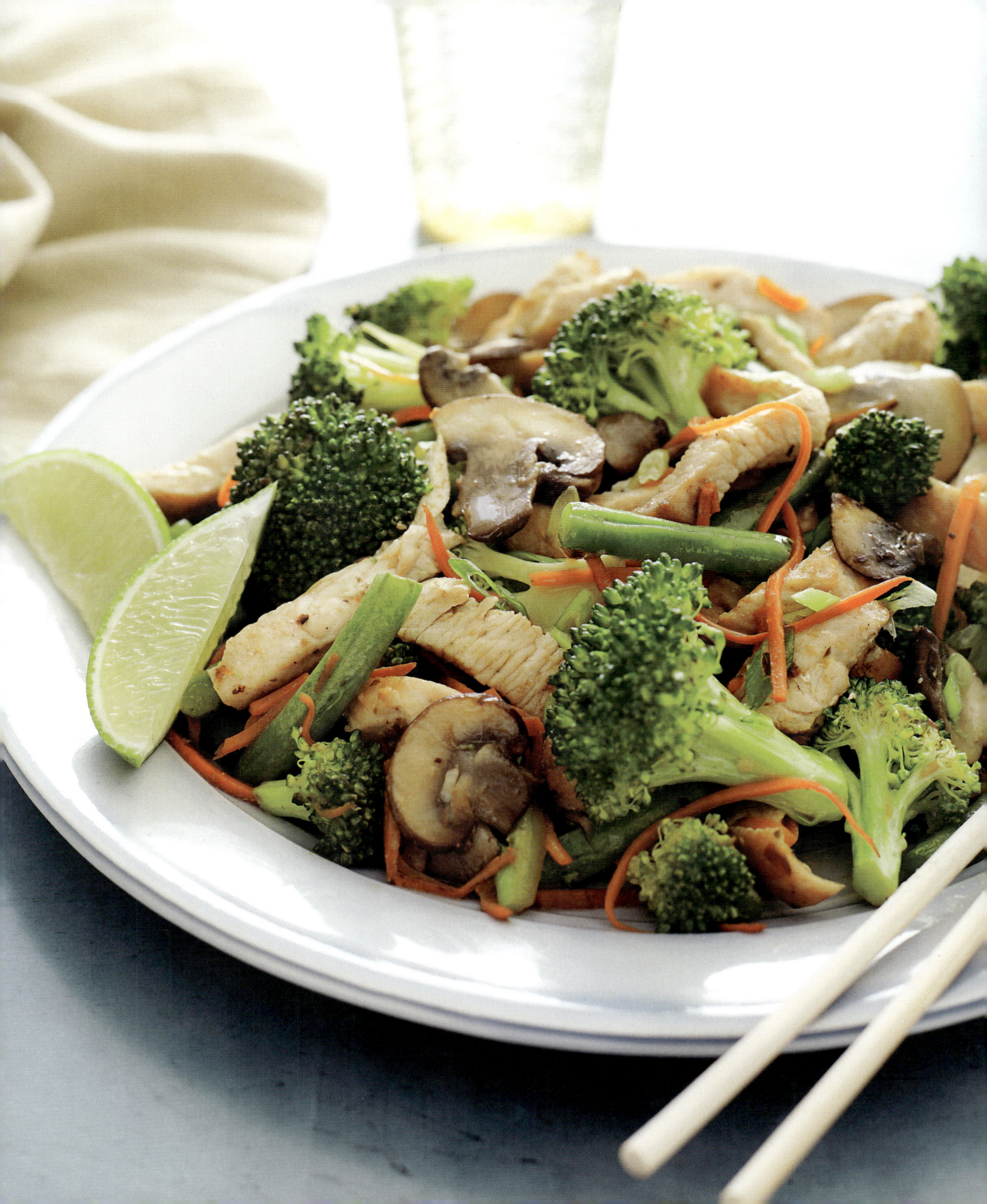

Klassisches Chili

FÜR 2 PORTIONEN (UND VORRAT)

VORBEREITUNGSZEIT: 20 Minuten

GARZEIT: 1 Stunde 15 Minuten

INSGESAMT: 1 Stunde 35 Minuten

---

500 g Hackfleisch (Rind, Schwein, Lamm)

1 Zwiebel, fein gehackt

3 Knoblauchzehen, fein gehackt

1 TL Kumin

1 TL Chilipulver

½ TL Paprikapulver

½ TL Senfpulver

½ TL Salz

1 rote Paprikaschote, fein gehackt

1 grüne Paprikaschote, fein gehackt

1 Dose gehackte Tomaten (400 ml)

500 ml Rinderbrühe

Mit verschiedenen Garnierungen können Sie das Gericht geschmacklich variieren, probieren Sie zum Beispiel frischen Koriander, Jalapeños, zerdrückte rote Pfefferkörner oder einen Schuss Ranch-Dressing (Seite 312). Wenn Sie sehr aktiv sind und mehr Kohlenhydrate brauchen, schneiden Sie Kartoffeln oder Kürbis in kleine Würfel und fügen sie dem Chili vor der Phase des Köchelns hinzu, oder servieren Sie Ihr Chili in einer »Schüssel« aus gebackenen Kürbishälften.

Einen großen Topf oder eine Pfanne mit hohem Rand bei mittlerer Temperatur ohne Fett erhitzen. Das Hackfleisch hinzufügen und etwa 7 bis 10 Minuten braten, bis es ganz gebräunt ist. Mit einem Schaumlöffel das Fleisch aus der Pfanne heben, auf einem Teller beiseitestellen und das übrige Fett in der Pfanne lassen.

Zwiebel, Knoblauch, Kumin, Chilipulver, Paprikapulver, Senfpulver und Salz in die Pfanne geben. Auf niedriger Temperatur 4 bis 5 Minuten dünsten, bis die Zwiebel glasig ist.

Nun die Paprika, die Tomaten und die Brühe hinzufügen. Die Temperatur hochstellen. Wenn das Chili anfängt zu kochen, Temperatur herunterschalten und das Chili ohne Deckel eine Stunde köcheln lassen.

⭐ **DIESES REZEPT** *können Sie auch im Schongarer zubereiten. Anleitung bis zu dem Punkt befolgen, an dem die Zwiebeln glasig sind. Nun den Pfanneninhalt in den Schongarer geben, Paprika, Tomaten und Brühe hinzufügen und bei niedriger Temperatur 6 bis 8 Stunden garen.*

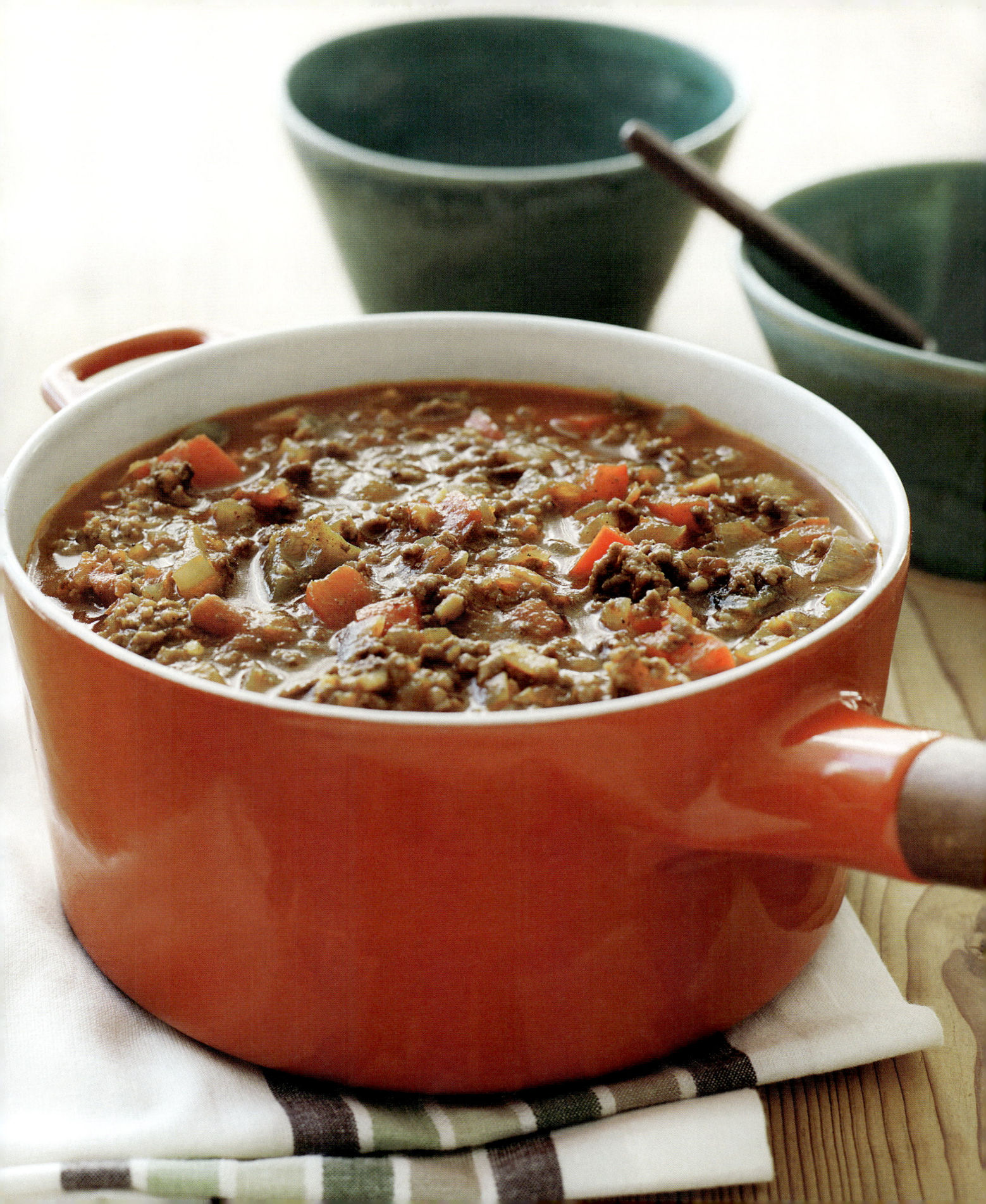

Schweineschulter mit Kürbis, Grünkohl und Tomaten

FÜR 2 PORTIONEN (UND VORRAT)

VORBEREITUNGSZEIT: 10 Minuten

GARZEIT: 3 Stunden

INSGESAMT: 3 Stunden 10 Minuten

2 TL Paprikapulver

1 TL Chilipulver

1 TL Knoblauchpulver

1 TL Zwiebelpulver

1 TL Salz

½ TL schwarzer Pfeffer

Saft von ½ Limette

700 g Schweineschulter (ohne Knochen)

1 Butternut-Kürbis, in 2 cm großen Würfeln

1 Grünkohl, Stiele entfernt, Blätter gehackt

2 Tomaten, gewürfelt

Wenn vom Fleisch etwas übrig bleibt oder Sie gleich eine doppelte Menge machen, frieren Sie es am besten portionsweise ein, damit Sie es leicht für andere Mahlzeiten verwenden können, zum Beispiel mit unserer scharfen Grillsoße (Seite 318) auf Salat, mit einem Salat und unserer mexikanischen Vinaigrette (Seite 326), mit einem gebratenen Ei und Chimichurri (Seite 302) oder mit einer Gemüse-Frittata (Seite 202). Wenn gerade keine Kürbissaison ist, ersetzen Sie ihn durch zwei Süßkartoffeln.

Backofen auf 150 °C vorheizen.

Paprika-, Chili-, Knoblauch- und Zwiebelpulver und Salz und Pfeffer in einer kleinen Schüssel vermischen. Limettensaft hinzufügen und verrühren. Die Schweineschulter in einen Schmortopf oder einen Bräter legen und alle Seiten mit der Gewürzmischung bedecken. 250 ml Wasser angießen und den Topf fest mit dem Deckel oder Alufolie verschließen. Im Backofen schmoren, dabei das Fleischstück alle 45 Minuten im Topf umdrehen.

Nach 2 Stunden und 15 Minuten den Kürbis mit in den Topf geben und noch 125 ml Wasser angießen. Weitere 30 Minuten schmoren lassen, dann auch den Grünkohl und die Tomaten in den Topf geben und weitere 15 Minuten im Backofen schmoren.

Den Topf aus dem Ofen nehmen und bis zum Servieren zugedeckt stehen lassen. Mit einer Küchenzange oder einem Schaumlöffel das Gemüse auf Teller verteilen, dann das Fleisch in große Stücke auseinanderzupfen und auf dem Gemüse anrichten. Die Schmorflüssigkeit aus dem Topf über das Fleisch gießen.

⭐ **ALS SCHWEINESCHULTER** *oder Schweinebug wird das Vorderbein des Schweins bezeichnet, für das auch die Begriffe Vorderkeule und Vorderschinken verwendet werden. Teile davon können wiederum anders benannt werden, zum Beispiel als dickes Bugstück, Schaufelstück oder Kamm. Wenn Sie sich nicht sicher sind, sagen Sie Ihrem Metzger einfach, was Sie mit dem Fleisch vorhaben, dann wird er Sie beraten.*

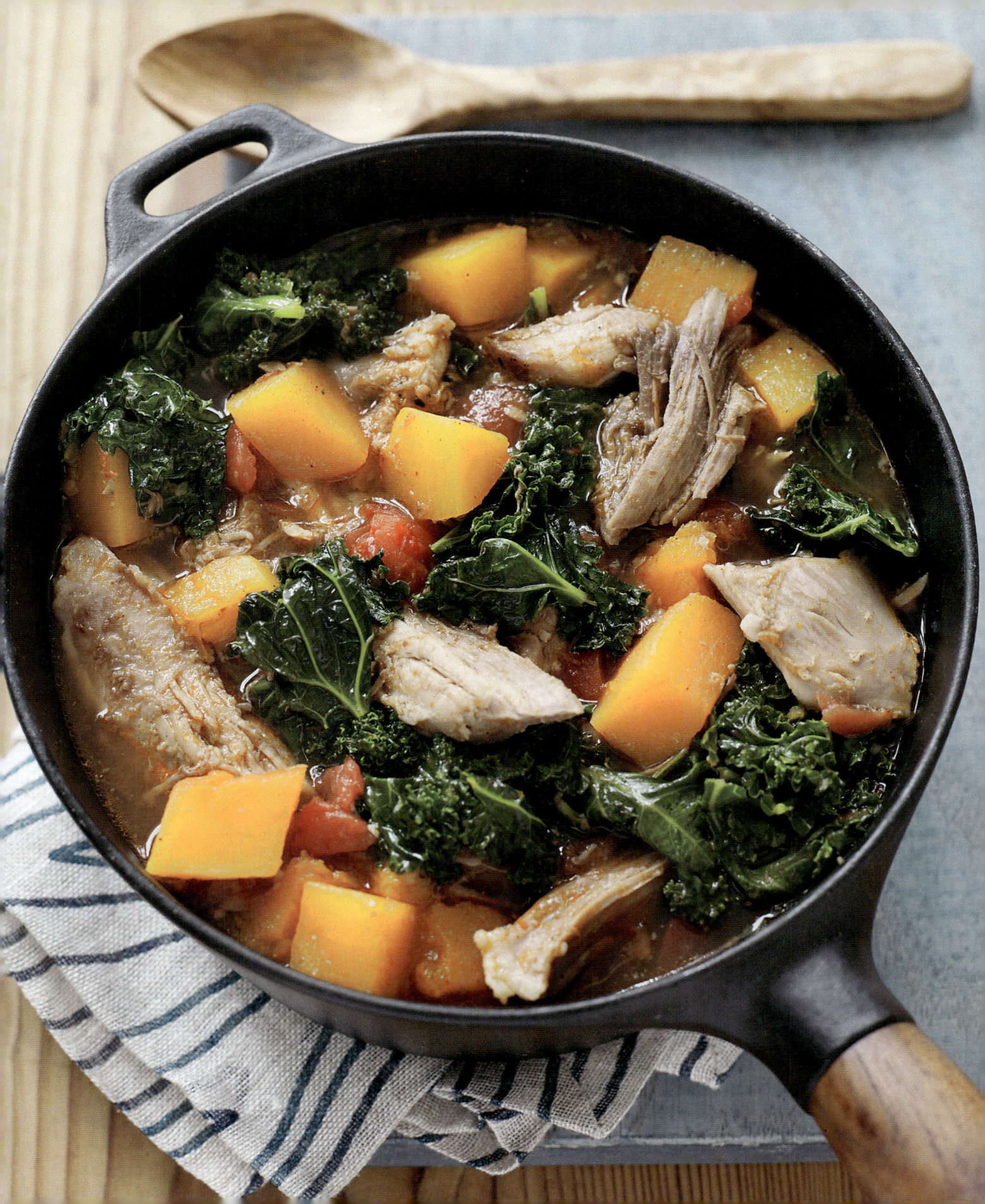

Lachsfrikadellen

von Melissa Joulwan

FÜR 2 PORTIONEN

VORBEREITUNGSZEIT: 15 Minuten

GARZEIT: 30 Minuten

INSGESAMT: 45 Minuten

---

3 Dosen Lachs aus Wildfang, grätenfrei (je 180 g)

200 g Kürbis (aus der Dose oder gebacken)

1 Ei

60 g Mandelmehl

2 Frühlingszwiebeln, in feine Ringe geschnitten (plus Ringe zum Garnieren)

2 EL frische Petersilie, gehackt (oder 2 TL getrocknete)

2 EL frischer Dill, gehackt (oder 2 TL getrockneter)

1 TL Salz

½ TL Paprika

¼ TL schwarzer Pfeffer, frisch gemahlen

2 EL geklärte Butter, Ghee oder Kokosöl, geschmolzen

Zitronenspalten zum Garnieren (optional)

Diese Lachsfrikadellen sind bereits eine komplette Mahlzeit (vor allem zusammen mit der Tatarensoße auf Seite 308), aber sie passen auch hervorragend zu gedünsteten grünen Bohnen, einem frischen Gartensalat, unserem gegrillten Spargel mit Zitronenzeste (Seite 280) oder den gebackenen Süßkartoffeln (Seite 292). Auch aufgewärmt schmecken sie sehr gut, machen Sie also gleich eine doppelte Menge und genießen Sie sie noch einmal am nächsten Morgen zum Frühstück mit einem Spiegelei.

Den Backofen auf 220 °C vorheizen und ein großes Backblech mit Backpapier auslegen.

Die Flüssigkeit aus der Dose abgießen und den Fisch in einer großen Schüssel mit einer Gabel zerrupfen. Süßkartoffel, Ei, Mandelmehl, Frühlingszwiebeln, Petersilie, Dill, Salz, Paprika und Pfeffer hinzugeben und mit einem Holzlöffel alles gut vermischen.

Das Backpapier mit dem geschmolzenen Fett bestreichen. Aus der Fischmischung kleine Frikadellen formen und auf das Backblech legen. Mit der Hand etwas flach drücken, sodass alle gleich dick sind.

20 Minuten backen, dann jede Frikadelle mit einem Pfannenwender umdrehen und das Blech wieder in den Ofen stellen. Etwa 10 Minuten backen, bis die Frikadellen goldbraun sind.

Mit Frühlingszwiebelröllchen garnieren und nach Belieben Zitronenspalten servieren.

⭐ **KAUFEN SIE** *Lachs aus Wildfang, wenn Sie ihn finden, um sich mit so vielen Nährstoffen wie möglich zu versorgen, vor allem mit den entzündungshemmenden Omega-3-Fettsäuren. Diese Fettsäuren stammen aus der Nahrung wild lebender Lachse, zum Beispiel aus Algen und kleinen Krebstieren. Lachs aus Aquakultur bekommt diese Nahrung nicht, daher enthält er auch nicht die gleichen gesunden Fettsäuren.*

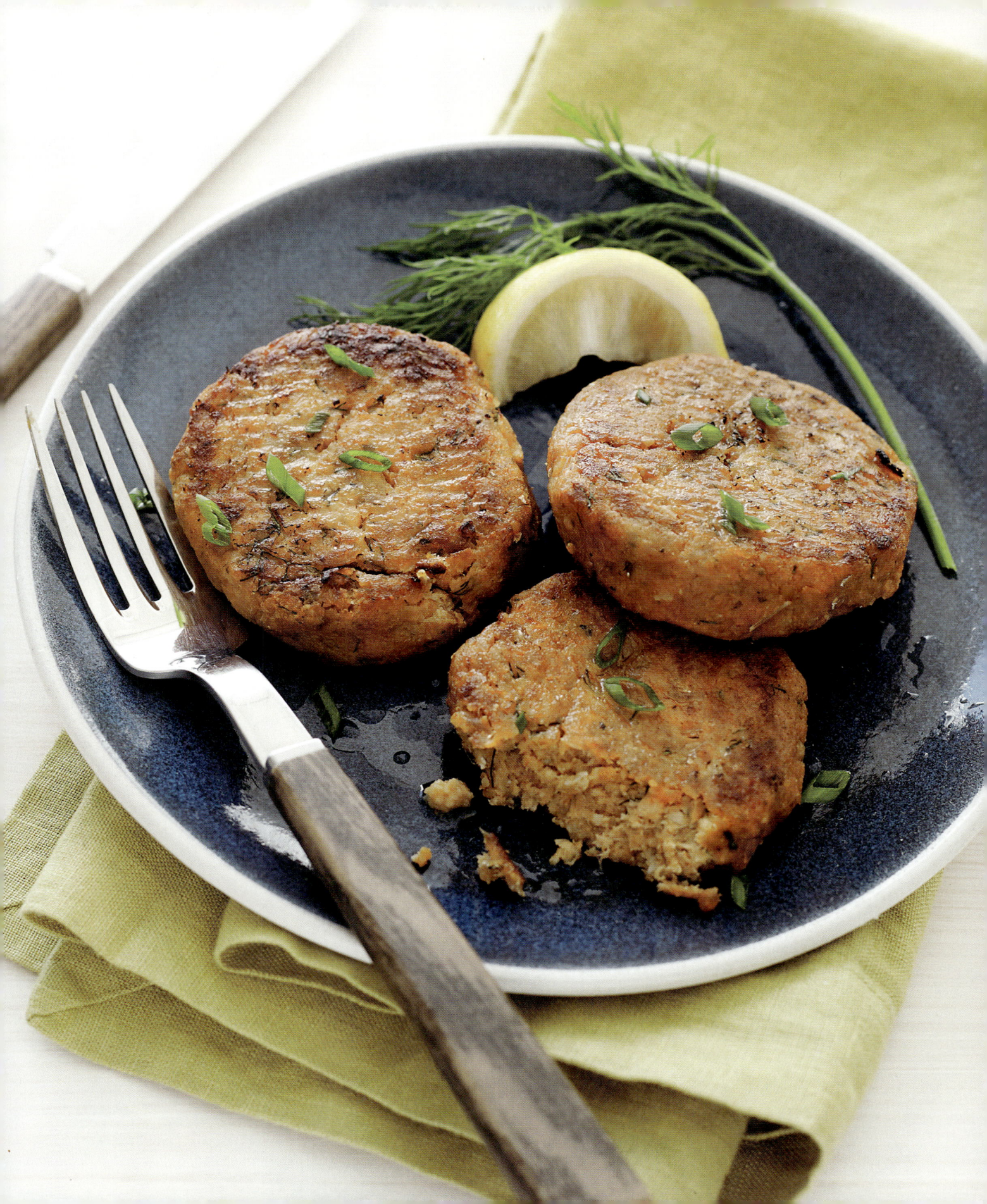

Rinderbraten aus dem Topf

FÜR 2 PORTIONEN (UND VORRAT)
VORBEREITUNGSZEIT: 15 Minuten
GARZEIT: 6 bis 8 Stunden
INSGESAMT: 6 bis 8 Stunden

700 g Rinderbraten (Rinderkamm, Rinderbrust, Oberschale, Rumpsteak)

1 TL Salz

½ TL schwarzer Pfeffer

1 Zwiebel, in Scheiben geschnitten

3 Karotten, in 5 cm großen Stücke geschnitten

3 Stangen Sellerie, in 2 cm große Stücke
geschnitten

1 kleiner Butternut-Kürbis, geschält und in
große Stücke geschnitten

2 Knoblauchzehen

2 Zweige Thymian

500 ml Rinderbrühe oder Wasser

Sie können Ihrem Braten noch mehr Geschmack verleihen, indem Sie Fleisch, Zwiebel und Karotten anbraten, bevor Sie sie in
den Schongarer geben. Stellen Sie den
Schongarer auf niedrige Stufe und würzen
Sie Ihren Braten mit Salz und Pfeffer. Schmelzen Sie bei mittlerer Temperatur in einem
großen Topf 2 bis 3 Esslöffel geklärte Butter
oder Kokosöl. Schwitzen Sie die Zwiebel
darin 1 Minute lang an. Wieder herausnehmen und Karotten im Topf anbräunen und
herausnehmen. Einen Esslöffel Bratfett in den
Topf geben und den Braten hineinlegen. Jede
Seite etwa 1 Minute anbraten, bis das Fleisch
angebräunt ist. Dann der Anleitung folgen.

Schongarer auf niedrige Stufe einstellen. Braten mit Salz und
Pfeffer würzen.

Braten, Zwiebel, Karotten, Sellerie, Kürbis, Knoblauch und
Thymianzweige in den Schongarer füllen. Brühe oder Wasser
angießen (genug, um die Hälfte des Bratens zu bedecken),
und den Braten 6 bis 8 Stunden garen, bis das Fleisch zart ist.

Braten aus dem Schongarer nehmen, auf eine Servierplatte
legen und mit Folie bedecken. Vor dem Servieren 15 Minuten
ruhen lassen.

Thymianzweig aus der Schmorflüssigkeit entfernen und weg-
werfen. Den Braten gegen den Faserverlauf aufschneiden,
Fleisch und Gemüse auf einzelnen Tellern anrichten und die
Soße aus dem Topf darübergießen.

⭐ **ZARTES FLEISCH:** *Fleisch hat eine Maserung oder einen
Faserverlauf. Diese Muskelfaserbündel sind in härter arbeiten-
den Muskeln dicker – wie bei diesem Bratenfleisch. Wenn man
das Fleisch in Faserrichtung anschneidet, lässt es sich weniger gut kauen. Schneidet man gegen den Faserverlauf, wird es
etwas zarter.*

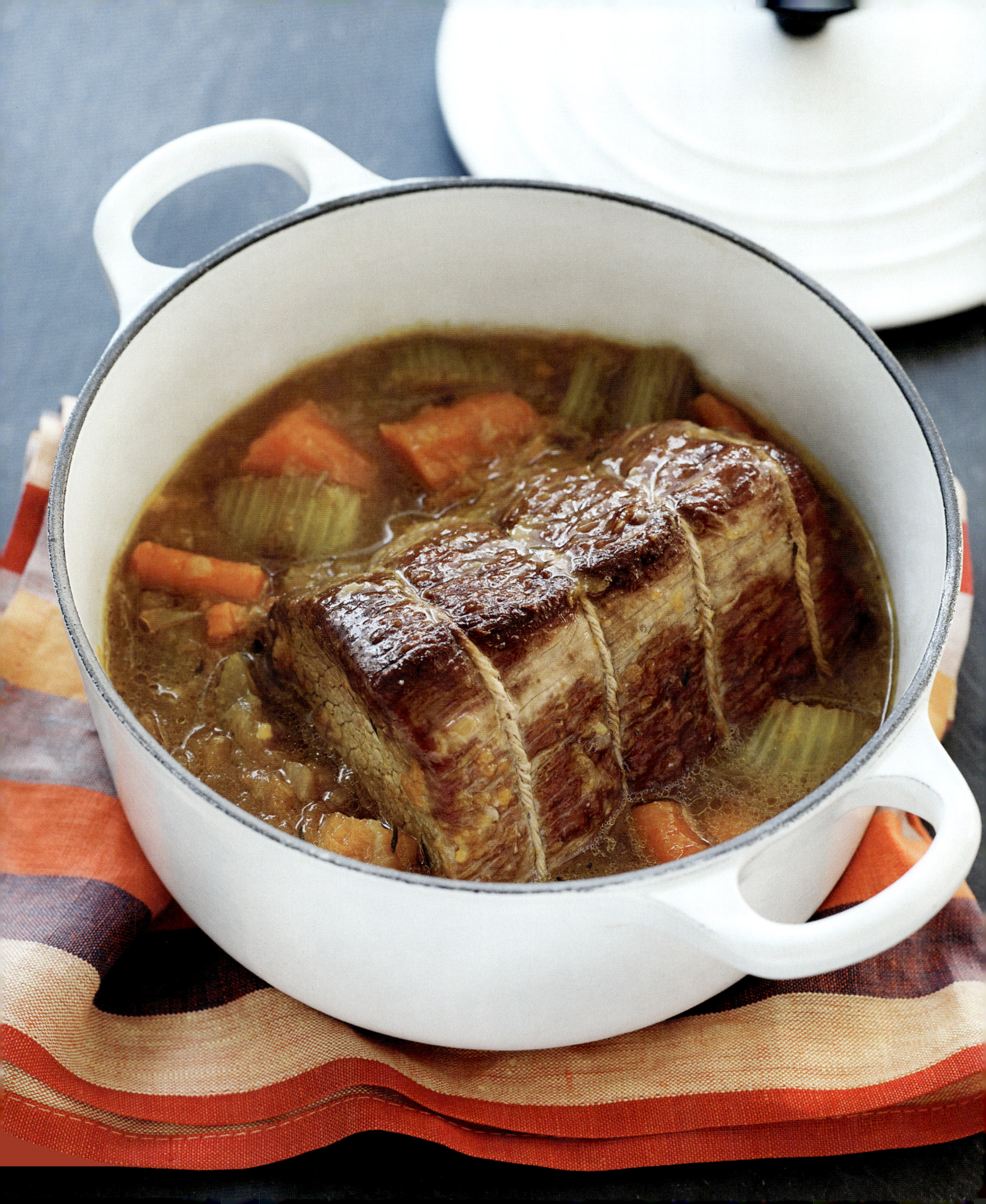

Shepherd's Pie

FÜR 2 PORTIONEN (UND VORRAT)
VORBEREITUNGSZEIT: 10 Minuten
GARZEIT: 50 Minuten
INSGESAMT: 1 Stunde

- 2 mittelgroße Süßkartoffeln, geschält und in große Würfel geschnitten
- 4 EL geklärte Butter oder Ghee
- 125 ml Kokosmilch
- 1 Zwiebel, fein gehackt
- 2 Stangen Sellerie, fein gehackt
- 1 Karotte, fein gehackt
- 500 g Hackfleisch (Rind, Lamm, Schwein)
- 2 Knoblauchzehen, fein gehackt
- 1 TL Salz
- ½ TL schwarzer Pfeffer
- frische Thymianblätter von 1 Zweig (oder ¼ TL getrocknete)
- 2 TL frische Oreganoblätter (oder ½ TL getrocknete)

Für ein leichteres Gericht nehmen Sie als oberste Schicht statt der Süßkartoffeln Blumenkohlpüree (Seite 266). Sie können auch auf traditionellere Art normale Kartoffeln verwenden. Krümeln Sie etwas knusprig gebratenen Schinken oder Frühstücksspeck darüber oder servieren Sie den Pie mit unserem Reset-Ketchup (Seite 319). Das Gericht lässt sich sehr gut einfrieren und wieder aufwärmen, vielleicht verdoppeln Sie das Rezept also gleich – für einen Pie zum Essen und einen zum Einfrieren.

Backofen auf 190 °C vorheizen.

Die Süßkartoffeln in einen großen Topf mit einem Liter kaltem Wasser legen und aufkochen. Etwa 10 Minuten kochen, bis die Süßkartoffeln weich sind. Das Wasser abgießen, Topf auf die Arbeitsplatte stellen und 2 Esslöffel der Butter und die Kokosmilch zu den Kartoffeln geben. Alles mit einem Kartoffelstampfer, einer großen Küchengabel oder einem Pürierstab pürieren. Für ein cremigeres Püree die Küchenmaschine verwenden. Süßkartoffelpüree in eine Schüssel füllen und beiseitestellen.

Den Topf zurück auf den Herd stellen und bei mittlerer Temperatur darin die übrigen 2 Esslöffel Butter schmelzen. Zwiebel, Sellerie und Karotten hinzugeben und 5 Minuten unter Rühren dünsten. Das Hackfleisch und den Knoblauch hinzufügen und unter häufigem Rühren weitere 7 bis 10 Minuten braten, bis das Fleisch ganz gebräunt ist. Mit Salz, Pfeffer, Thymianblättchen und Oregano würzen, den Topf vom Herd nehmen und das Fleisch und das Gemüse darin 5 Minuten abkühlen lassen.

Die Mischung gleichmäßig in einer Auflaufform verteilen und vorsichtig das Süßkartoffel-Püree darauf verstreichen. 30 Minuten im Ofen backen, bis die Oberfläche leicht gebräunt ist. In Stücke schneiden und servieren.

⭐ **FÜR EINE GOLDBRAUNE KRUSTE** *können Sie den Rost im Backofen eine Schiene höher stellen. Und um den Pie noch zu verschönern, zeichnen Sie mit den Zinken einer Gabel vor dem Backen ein Muster in das Kartoffelpüree.*

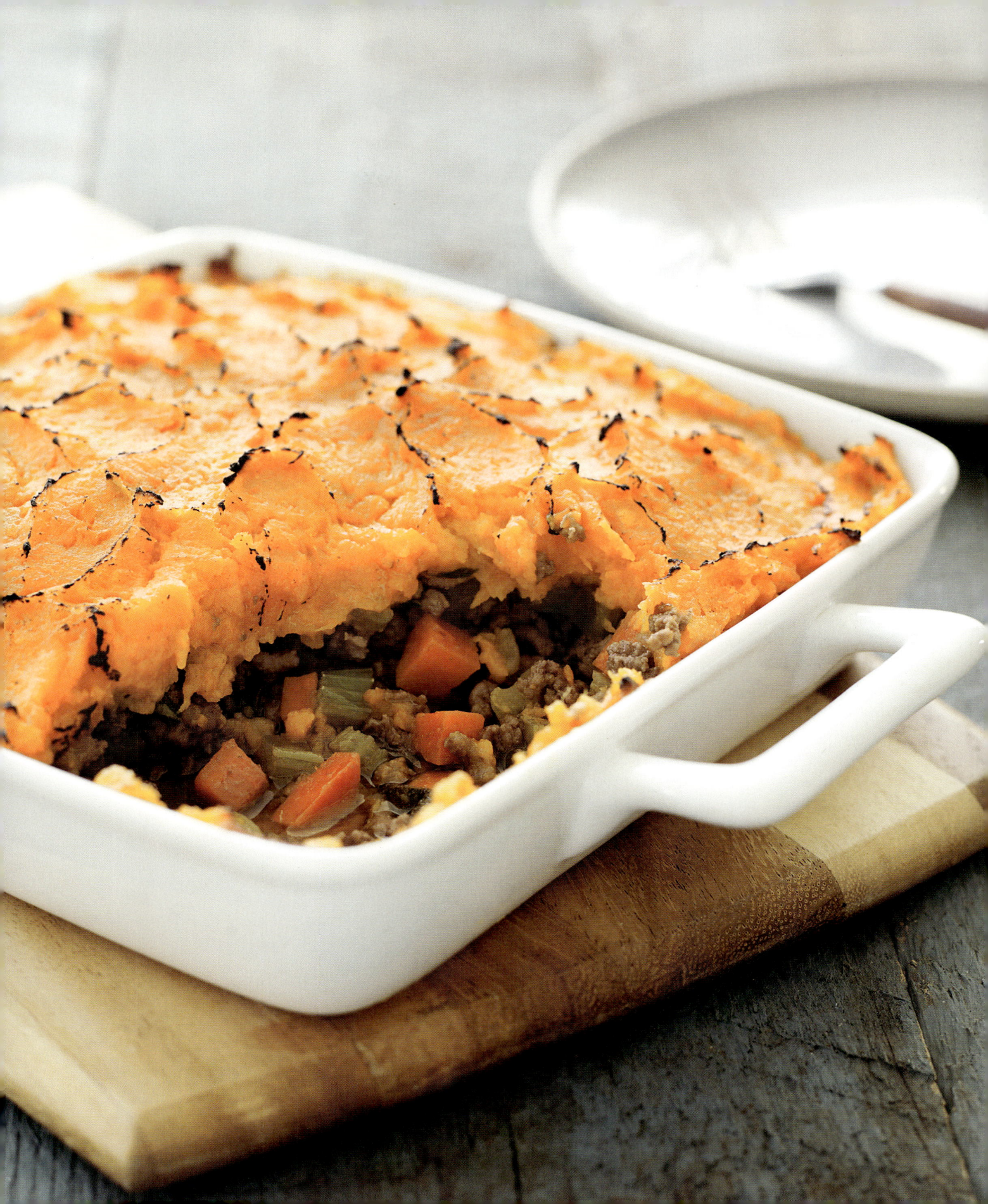

Thailändische Kokossuppe

FÜR 2 PORTIONEN

VORBEREITUNGSZEIT: 20 Minuten
GARZEIT: 40 Minuten
INSGESAMT: 1 Stunde

---

2 l Hühner- oder Gemüsebrühe (siehe Seiten 173 und 174)

1 Stängel Zitronengras, in 5 cm lange Stücke geschnitten

1 kleine Ingwerwurzel, in 2 cm große Stücke geschnitten

1 Schalotte oder 1 kleine rote Zwiebel, klein gewürfelt

1 Jalapeño, entkernt und halbiert

4 Limetten, Schale abgerieben und Früchte halbiert

500 g Hühnerschenkel (ohne Knochen), in 1 cm große Würfel geschnitten

1 Dose Kokosmilch, 400 ml

300 g Champignons, in Viertel geschnitten

1 rote Paprikaschote, in kleine Würfel geschnitten

1 Pastinake, in ½ cm dicke Scheiben geschnitten

1 Karotte, in ½ cm dicke Scheiben geschnitten

1 TL Salz

1 Frühlingszwiebel, fein gehackt

1 EL frischer Koriander, fein gehackt

Sie mögen es schärfer? Entkernen Sie noch eine Jalapeño, hacken Sie sie fein und geben Sie sie mit dem Hühnerfleisch in die Suppe. Ist Ihnen nach Meeresfrüchten? Verwenden Sie statt Huhn Garnelen, Muscheln oder einen festen weißen Fisch. Sie möchten mehr grünes Gemüse? Fügen Sie der fertigen Suppe eine Tüte Babyspinat oder ein paar Handvoll Zucchini-Spaghetti hinzu und lassen Sie die Suppe vor dem Garnieren und Servieren noch 2 Minuten ziehen.

In einem großen Topf die Brühe mit dem Zitronengras, dem Ingwer, der Schalotte, der Jalapeño und sechs der Limetten-hälften zum Kochen bringen. Hitze reduzieren und ohne Deckel 15 Minuten köcheln lassen.

Brühe abseihen und Zitronengras, Ingwer, Schalotte, Jalapeño und Limetten entfernen, dann Hühnerfleisch, Kokosmilch, Pilze, Paprika, Pastinake, Karotte und Salz zur Brühe hinzufügen. Etwa 25 Minuten köcheln lassen, bis das Hühnerfleisch gar ist und Karotte und Pastinake weich sind.

In Suppenschalen füllen, mit dem Saft der übrigen zwei Limettenhälften beträufeln und mit Frühlingszwiebel, Koriander und abgeriebener Limettenschale garnieren.

⭐ **KEINE BANGE VOR ZITRONENGRAS:** *Die hölzerne Pflanze mit dem zitronigen Duft ist eine übliche Zutat bei Thai-Rezepten. Vor Verwendung die untere Zwiebel und die harten äußeren Blätter entfernen, sodass nur das gelbliche Innere übrig bleibt. Zitronengras finden Sie im Bio-Laden oder im Asia-Supermarkt. Wenn Sie es nicht bekommen, geben Sie mehr Ingwer und nur die Hälfte der Limettenschale zur Suppe.*

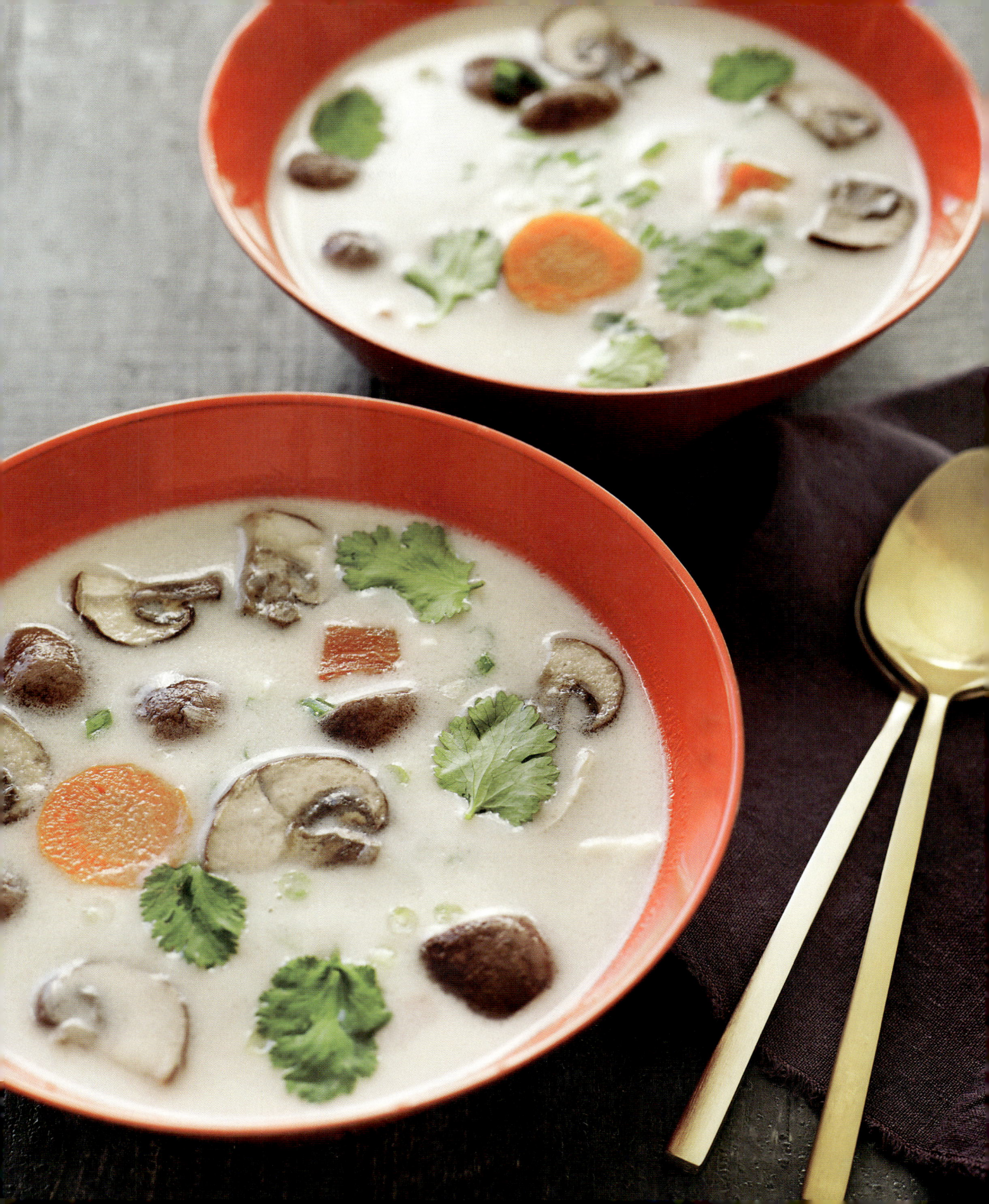

DRINKS

EINE DER HÄUFIGSTEN FRAGEN, die wir von neuen Reset-Teilnehmern gestellt bekommen, ist: »Was mache ich bei gesellschaftlichen Anlässen, bei denen alle Alkohol trinken?«

Zunächst unsere strenge Antwort: Sagen Sie einfach »Nein, danke« und fertig, denn Sie sind erwachsen und treffen Ihre eigenen Entscheidungen. Aber wir verstehen, dass Sie für manche Situationen wie ein Abendessen mit Kunden, Partys oder Hochzeiten vielleicht etwas mehr Unterstützung brauchen.

Als Erstes machen Sie sich klar: Sie sind genauso interessant und witzig, wenn Sie kein Glas in der Hand haben. Und zweitens denken Sie immer daran: Wenn Sie eine große Sache daraus machen, dass Sie keinen Alkohol trinken, werden die anderen es auch tun. Machen Sie kein Aufsehen darum, wird sich niemand groß darum scheren – oder es vielleicht nicht einmal bemerken. (Wenn Sie sich ohne Glas in der Hand unwohl fühlen, holen Sie sich ein Glas Wasser mit einer Limettenscheibe – wer weiß denn, dass es kein Wodka Tonic ist?)

Im konkreten Fall sollte sich Ihre Strategie, soziale Situationen nüchtern zu überstehen, danach richten, wie die anderen Ihnen gegenübertreten. Wenn jemand Ihnen ein alkoholisches Getränk anbietet, sagen Sie zunächst einfach »Nein, danke« oder »Oh, ich habe schon Wasser, danke«. Sollte Ihr Gegenüber darauf noch etwas erwidern, bleiben Sie einfach bei Ihrem Nein und wechseln das Thema; den Hinweis sollte eigentlich jeder verstehen und nicht weiter insistieren.

Wenn Sie trotzdem jemand zu überreden versucht, denken Sie sich keine Ausrede aus. Ausreden führen nur dazu, dass der andere das nächste Gegenargument findet.

Wenn Sie Ihr Gegenüber als verantwortungsbewusst und respektvoll einschätzen, können Sie sagen: »Ich hab mich für ein 30-tägiges Gesundheitsprogramm verpflichtet und will dabei bleiben«. Oder wenn Sie über das Programm nicht sprechen wollen, sagen Sie noch einmal »Nein, danke«, aber sehr betont und mit Augenkontakt. Nun werden die meisten wohl Ruhe geben, es sei denn, sie sind betrunken.

Dann kommt die letzte Strategie: Es bleibt Ihnen jetzt nichts mehr übrig, als ihn vor den anderen zu beschämen. Sie sagen zum Beispiel: »Warum drängen Sie mich so? Ich möchte keine Margarita, das heißt ja nicht, dass Sie keine trinken können. Können wir es jetzt bitte dabei belassen?« Dann gehen Sie mit einem höflichen ›Entschuldigen Sie mich bitte‹ zu jemand anderem.

Auf jeden Fall brauchen Sie wegen Reset Ihr soziales Leben nicht zu vernachlässigen; wenn Sie nach einem Abend der geglückten Alkoholabstinenz aufwachen, werden Sie froh sein und sich selbst gratulieren. Jetzt machen wir Ihnen noch ein paar Vorschläge für köstliche alkoholfreie Cocktails, um einen erfolgreichen Arbeitstag zu feiern oder sich bei einem Familientreffen etwas Besonderes zu gönnen. Zum Wohl!

Ingwer-Cocktail

FÜR 2 PORTIONEN
VORBEREITUNGSZEIT: 5 Minuten

Saft von ½ **Zitrone**

Saft von ½ **Limette**

1 TL **Ingwer**, fein gerieben

350 ml **Sodawasser**

Garnieren Sie Ihren Cocktail mit frischen Himbeeren oder Erdbeeren – das gibt dem Drink zusätzlichen Pep.

Zitronen- und Limettensaft in ein Glas ausdrücken und die Ingwerraspeln dazugeben. Eiswürfel hinzufügen und das Sodawasser aufgießen. Vor dem Servieren kurz umrühren.

⭐ **EIN INGWER-COCKTAIL** *kann mit den verschiedensten Säften gemischt werden, zum Beispiel: ½ ausgepresste Zitrone, ½ ausgepresste Limette, 1 ausgepresste Orange und 2 Esslöffel Granatapfelsaft, Eiswürfel und Sodawasser. Für Saft aus der Flasche: 125 ml Ananassaft und 1 Teelöffel geraspelter Ingwer, Eiswürfel und Sodawasser. Weniger süß: 125 ml ungesüßter Cranberry-Saft und ½ ausgepresste Zitrone, Eiswürfel und Sodawasser.*

Rosmarin-Beeren-Cocktail

FÜR 2 PORTIONEN
VORBEREITUNGSZEIT: 5 Minuten

---

60 ml **Himbeeren** (frisch oder tiefgefroren)

Nadeln von 1 Zweig **Rosmarin**

½ **Zitrone**, ausgepresst

350 ml **Sodawasser**

Zum Herstellen von Cocktails benutzt der Fachmann einen Barstößel oder Caipirinha-Stößel. Mit ihm werden frische Zutaten am Boden oder an der Seite des Glases zerstoßen, damit sie mehr Geschmack abgeben. Sie können sich einen anschaffen (kostet nicht viel) oder auch das schwere Ende eines Messers oder das Stielende eines Holzlöffels für das Zerstoßen verwenden.

Die Himbeeren und Rosmarinnadeln in einem großen Glas zerstoßen. Zitronensaft und Sodawasser hinzugeben und gründlich schütteln oder rühren. Den Cocktail in ein anderes Glas abgießen, Rosmarinnadeln wegwerfen. Wenn gewünscht, mit Eiswürfeln servieren.

⭐ **UM DIE ROSMARINNADELN** *vom Stiel zu befreien, das starke Ende des Stiels zwischen Daumen und Zeigefinger halten und mit Daumen und Zeigefinger der anderen Hand in einer abwärts gerichteten Bewegung die Nadeln abstreifen.*

Blutorangen-Paloma

FÜR 2 PORTIONEN
VORBEREITUNGSZEIT: 5 Minuten

1 Blutorange, ausgepresst
½ Limette, ausgepresst
350 ml Sodawasser

Sie servieren den Drink zu einem besonderen Anlass? Garnieren Sie ihn noch mit einer Grapefruit- oder Limettenscheibe. Um ihm eine andere Geschmacksnuance zu geben, fügen Sie etwas frisch gepressten Grapefruitsaft hinzu; er verträgt sich sehr gut mit der Blutorange und der Limette.

Orangen- und Limettensaft in ein Glas füllen. Eiswürfel dazugeben und mit Sodawasser auffüllen.

⭐ **BLUTORANGEN** *halten sich im Kühlschrank bis zu zwei Wochen, bei Raumtemperatur nur ein paar Tage. Sie haben von Dezember bis Mai Saison, wollen Sie diesen Drink im Sommer servieren, nehmen Sie statt der Blutorangen eine andere Orangenart. (Und wenn Sie Orangensaft aus dem Tetrapack verwenden, nehmen Sie 85 ml.)*

Sangria mit weißem Tee

FÜR 2 PORTIONEN
VORBEREITUNGSZEIT: 5 Minuten
INSGESAMT: 40 Minuten

1 Teebeutel weißer Tee
1 Teebeutel Ingwertee
250 ml heißes Wasser
10 grüne Weintrauben, halbiert
½ Apfel (Golden Delicious), in kleinen Würfeln
250 ml Sodawasser
Zitronenscheiben

Zu diesem Drink passen auch gut Pfirsiche, Aprikosen und Nektarinen. In Scheiben schneiden und zu den Weintrauben und Äpfeln geben oder als Garnierung verwenden.

250 ml Wasser zum Kochen bringen und 5 Minuten abkühlen lassen. Teebeutel in das heiße Wasser hängen und 7 bis 10 Minuten ziehen lassen. Teebeutel aus dem Wasser nehmen und wegwerfen. Tee im Kühlschrank 25 Minuten kühlen.

Die Früchte in ein großes Glas füllen und falls gewünscht Eiswürfel dazugeben. Den Tee darübergießen und mit Sodawasser auffüllen. Mit Zitronenscheiben garnieren.

⭐ **EINE ANDERE DIMENSION** *bekommt der Drink, wenn sich die verschiedenen Aromen längere Zeit vermischen. Verdreifachen Sie dafür das Rezept und stellen Sie die Sangria über Nacht in einem Glasgefäß in den Kühlschrank. Zum Servieren über Eiswürfel gießen.*

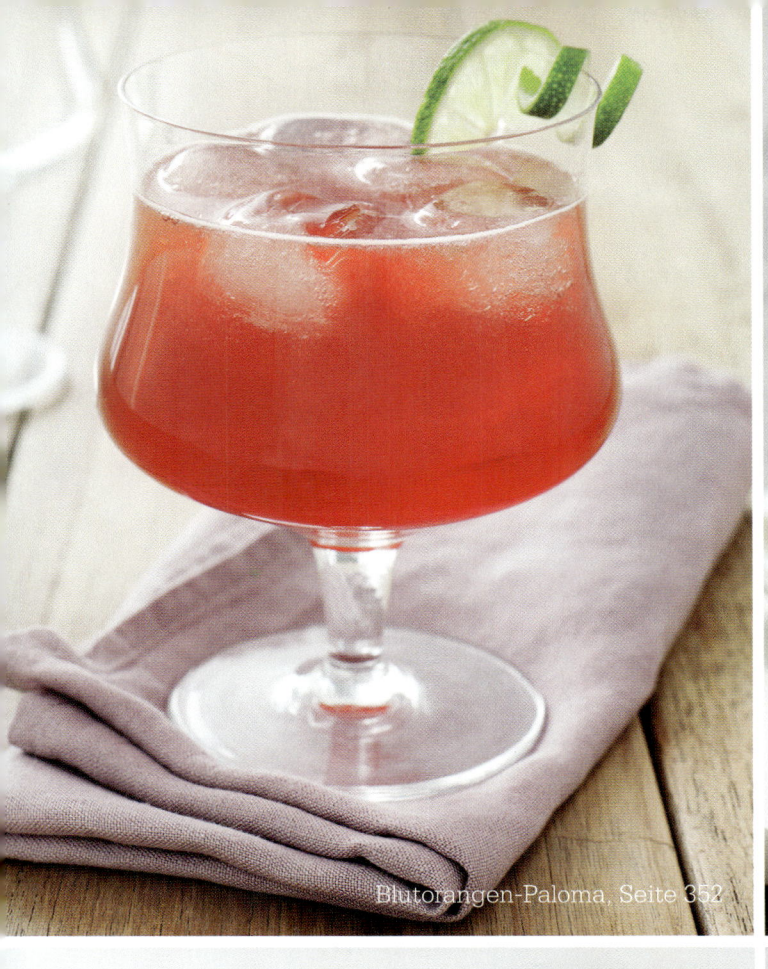
Blutorangen-Paloma, Seite 352

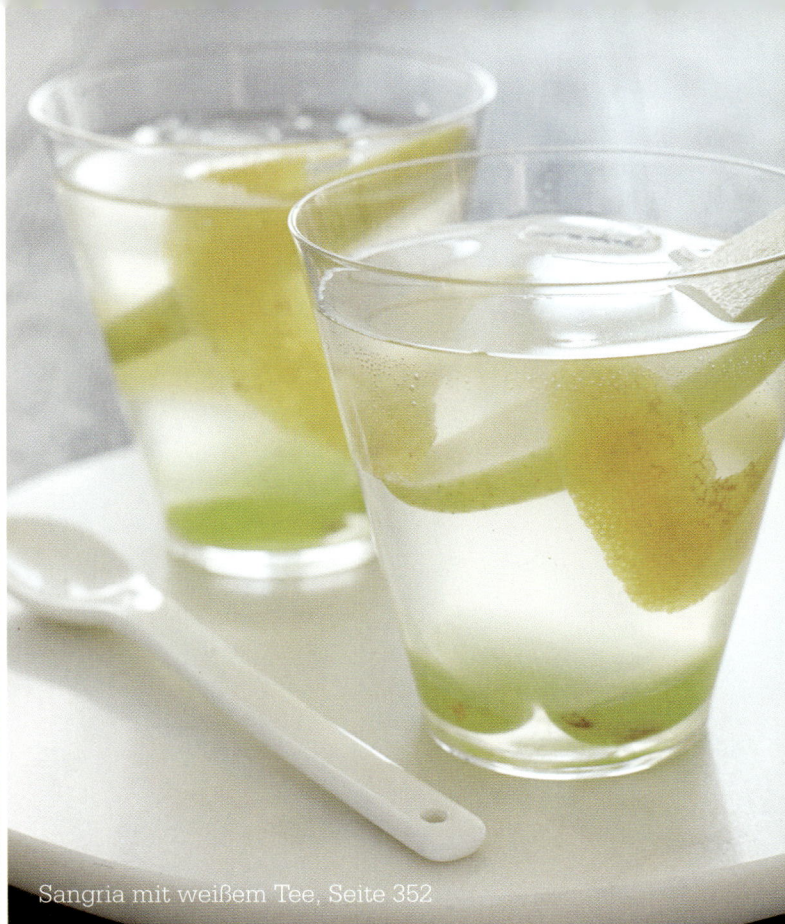
Sangria mit weißem Tee, Seite 352

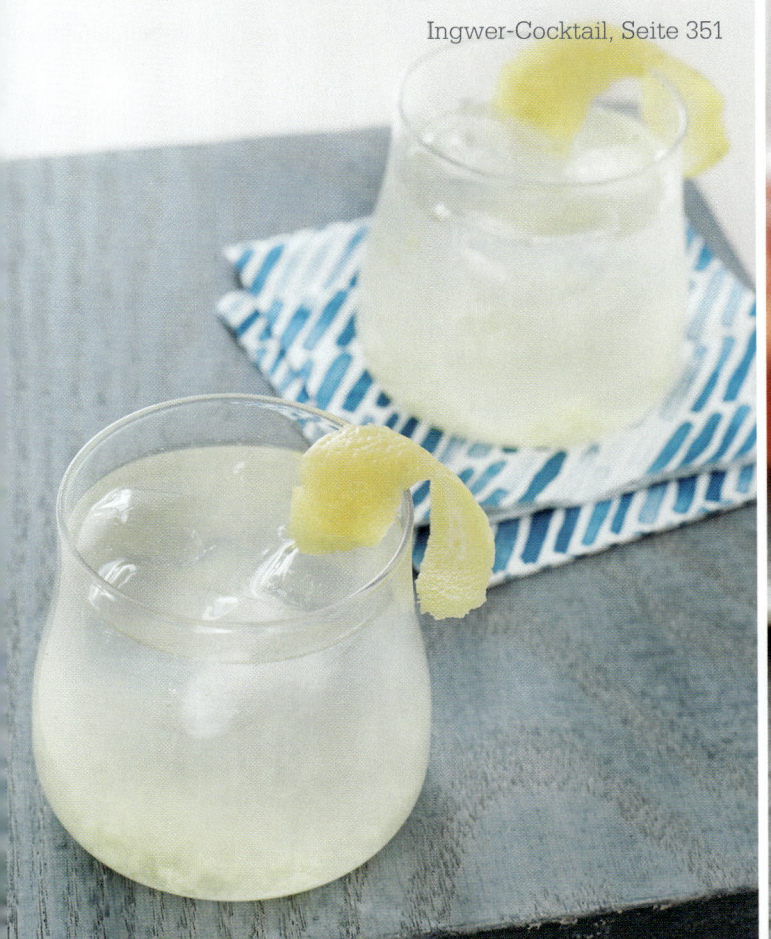
Ingwer-Cocktail, Seite 351

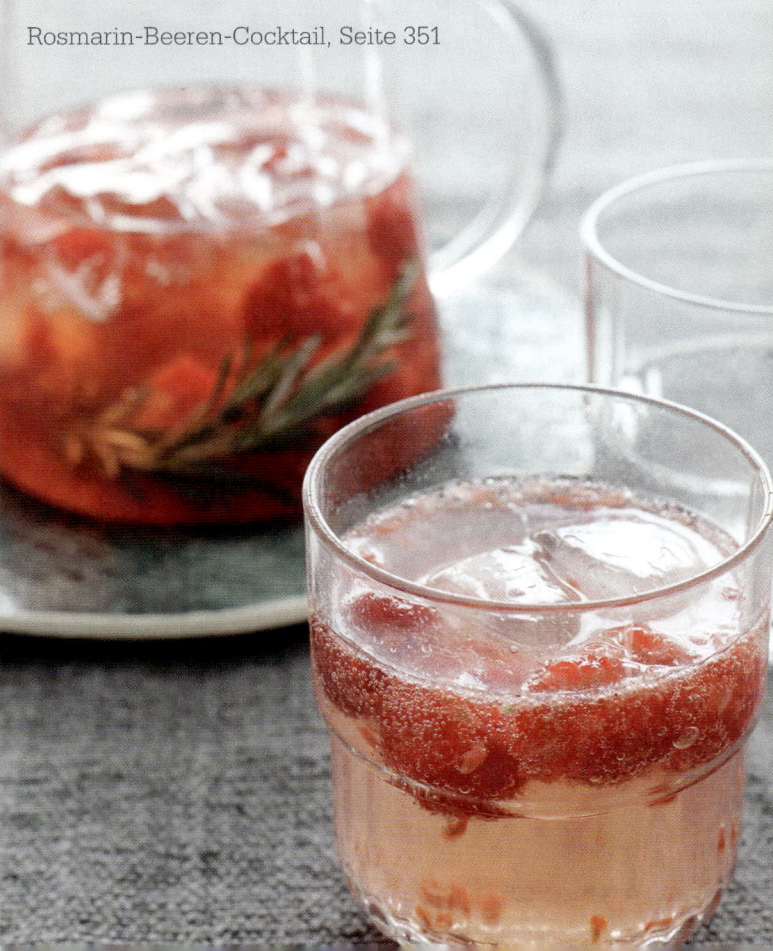
Rosmarin-Beeren-Cocktail, Seite 351

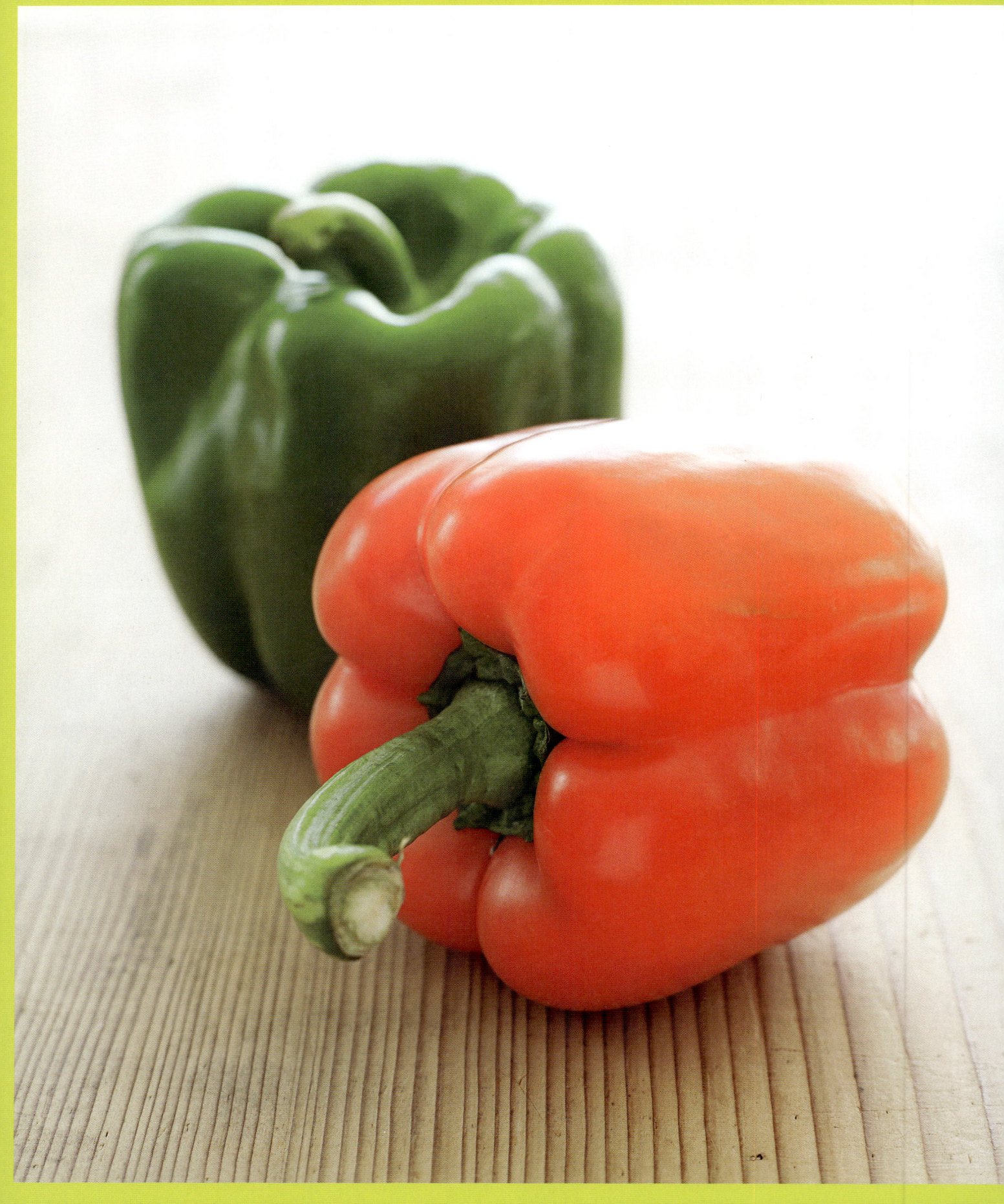

Teil 5

Zum Schluss

»Vor fast genau zehn Monaten starb meine Mutter bei einem Autounfall. Seitdem veränderte sich meine Ernährung. Vorher ernährte ich mich hauptsächlich nach Paleo-Grundsätzen, plötzlich trank ich exzessiv Alkohol, aß massenhaft Eis und Teigwaren oder lange Zeit gar nichts. Ich nahm 25 Pfund zu, hasste mein Leben und saß manchmal stundenlang nur da, zu depressiv und erschöpft, um überhaupt irgendetwas zu tun. Mal konnte ich gar nicht schlafen, mal schlief ich fast nur noch. Als ich von Reset hörte, beschloss ich, es zu versuchen. Jetzt sagen alle, dass ich mich sehr verändert habe, und ich merke es auch. Nicht nur was mein Gewicht angeht (ich passe schon fast wieder in Kleidung, die ich vor dem Tod meiner Mutter getragen hatte), sondern auch in Bezug auf meine Energie und mein ganzes Verhalten. Ich sitze nicht mehr stundenlang da und starre vor mich hin. Ich lächle wieder und singe in der Wohnung. Ich möchte wieder Freunde sehen und mit anderen zusammen sein. Ich weine nicht mehr jeden Tag. Ich schlafe jede Nacht neun Stunden. Zum ersten Mal nach zehn Monaten habe ich das Gefühl, das Leben wieder genießen zu können, und ich habe auch die Energie dafür. Meine Familie und meine Freunde finden meine Verwandlung so großartig, dass sie sich das auch wünschen – viele von ihnen fangen jetzt mit Reset an! Ich fühle mich, als hätte ich mein Leben zurückbekommen.«

– MORGAN, KALIFORNIEN

Etwas mehr als 30 Tage lang haben Sie sich zu großen Umstellungen verpflichtet, Sie haben Ihre Widerstände überwunden, um Reset durchzuziehen, und Sie haben nun Ihr Leben verändert, indem Sie das Essen auf Ihrem Teller verändert haben.

Aber nun haben Sie eine letzte Frage.

Und was jetzt?

Ihr Reset-Programm ist vorbei, Sie haben die Wiedereinführung hinter sich, und Sie haben gelernt, welchen Einfluss das Essen auf Ihr Aussehen, Ihre Gesundheit und Ihre Lebensqualität hat. Ihr Geschmack hat sich verändert, Ihre Heißhungerattacken sind weniger geworden oder ganz verschwunden, und Sie haben die Liebe zum Kochen entdeckt. Sie haben neue, gesunde Angewohnheiten, haben alte Muster und Gewohnheiten abgelegt und neue Wege gefunden, um sich zu belohnen, sich zu trösten und sich mit etwas Besonderem zu verwöhnen.

Aber was jetzt?

Jetzt werden Sie sich von Ihrem neu entwickelten Bewusstsein und Ihren neuen, gesunden Gewohnheiten leiten lassen. Das Leben, das Sie von nun an führen werden, nennen wir »Ihr eigenes Fahrrad fahren«.

Sie werden sicher nicht überrascht sein, dass wir Sie nun bitten, einen Plan für Ihr Leben nach Reset aufzustellen. Wir stellen Ihnen den Rahmen zur Verfügung, aber Sie müssen ihn ausfüllen; denn nur Sie können wissen, was Sie während Reset gelernt haben, welches Ihre Ziele und Ihre Zusammenhänge sind und was für Sie so wichtig ist, dass es eine Abweichung wert ist.

Denjenigen unter Ihnen, die die langsame Wiedereinführung gemacht haben, wird dieser Plan schon vertraut sein.

STÜTZRÄDER

Die Regeln des Programms sind sehr eindeutig und absolut unverhandelbar. Sie haben Ihnen etwas Entscheidungsstress erspart, Ihnen deutliche Anweisungen gegeben und ein klares Ziel gesetzt. Auf das Programm konnten Sie sich auch stützen, wenn Sie sozialem Druck ausgesetzt waren – Sie hatten immer einen Grund, warum Sie dieses Stück Kuchen oder dieses Glas Wein nicht wollten. Die Reset-Regeln ähneln den Stützrädern bei einem Fahrrad – Sie geben Ihnen die Hilfe, die Sie brauchen, während es gleichzeitig Sie sind, der das Programm durch die Kraft Ihrer Tritte in die Pedale durchführt. Aber wenn Sie Ihre 30 Tage beendet haben, werden diese Stützräder abgenommen! Jetzt müssen Sie Ihre eigenen Essensentscheidungen fällen, ohne die Bequemlichkeit von Stützrädern, ohne eine eingebaute Ausrede – und das ist das selbstständige Fahren auf Ihrem eigenen Rad.

SCHRITT 1: Essen Sie fast immer nach den Reset-Regeln.

Gehen Sie mit einigen Regeln locker um und nehmen Sie ein paar für Sie wichtige Zutaten, Lebensmittel oder Getränke wieder in Ihre Ernährung auf. Voraussetzung ist, dass Sie jetzt wissen, dass diese höchstens einen ganz geringen negativen Einfluss auf Ihr Aussehen, Ihr Befinden und Ihr Leben haben. Das könnte heißen, dass Sie nun ab und zu Speck essen, der mit Zucker hergestellt ist, Schlagsahne in Ihren Morgenkaffee nehmen, Sushi mit weißem Reis bestellen oder die Maistortillas genießen, die zu Ihren Fisch-Tacos gehören.

Wir können nicht sagen, worum es dabei bei jedem Einzelnen von Ihnen geht, denn das hängt davon ab, was Sie während der Einführungsphase gelernt haben. Doch hauptsächlich sollte Ihr Essen immer noch aus Lebensmitteln bestehen, die Sie gesund erhalten, auch wenn sie nicht alle und nicht immer den Reset-Regeln entsprechen.

Planen Sie, bei jeder Mahlzeit auf diese Art zu essen, immerzu und für alle Zeiten. Das sollte kein Problem sein, denn es fühlt sich gut an, macht Sie zufrieden, ist überhaupt nicht stressig und sorgt dafür, dass Sie sich stets wohl und gesund fühlen.

SCHRITT 2: Drücken Sie den Pausenknopf, wenn Sie plötzlich von etwas Verführerischem gelockt werden.

Eines Tages – es kann heute sein, in einer Woche oder in einem Monat – kreuzt etwas Ihren Weg, von dem Sie denken, dass es wert ist, von Ihrem schönen, bekömmlichen Plan abzuweichen. Wer weiß, was es sein wird; eine Flasche Ihres Lieblingsweins, die von Ihrer Freundin gebackenen Brownies, eine Tafel Schokolade … nur Sie selbst wissen, was für Sie besonders köstlich ist.

Wenn das passiert, drücken Sie erst einmal die Pausentaste. Greifen Sie nicht gleich zu, halten Sie inne. Atmen Sie tief durch, überlegen Sie und denken Sie an das, was Sie bei Reset gelernt haben und was Ihnen hilft, die richtige Entscheidung zu treffen.

Seien Sie ehrlich zu sich selbst: Ist dies wirklich etwas so Besonderes, Symbolisches, kulturell Bedeutendes oder Köstliches? Wird es mich aus der Bahn werfen, wenn ich das esse oder trinke – psychisch oder körperlich? Glaube ich wirklich, dass es die Folgen wert ist?

Möchte ich es wirklich? Unbedingt?

Die letzte ist die wichtigste Frage. Oft essen oder trinken wir etwas nur, weil es gerade da ist, oder weil wir uns gesagt haben, dass wir es schließlich können, oder weil wir traurig/einsam/bekümmert/gelangweilt sind. Aber nach Reset sind Sie in der Lage, eine Distanz zwischen sich und diesem Essen oder Getränk herzustellen und ehrlich zu beurteilen, ob Sie es wirklich wollen und ob die Folgen es tatsächlich wert sind.

Nehmen Sie sich Zeit für diese Einschätzung. Wenn Sie entscheiden, dass es gar nicht so etwas Besonderes ist, dass es Sie zu negativ beeinflussen würde, dass es die Folgen nicht wert ist oder dass Sie es gar nicht wirklich wollen – lassen Sie es liegen! Warum sollten Sie sonst etwas essen, das Sie weniger gesund macht? In dem Moment werden Sie erkennen, dass Sie nicht wirklich etwas ver-

passen, und damit haben Sie genau einen dieser kleinen Siege errungen, die Ihre neuen gesunden Essgewohnheiten und Ihr Selbstvertrauen stärken.

Wenn Sie entscheiden, dass es etwas ganz Besonderes, die Folgen wert ist und Sie es wirklich wollen, lesen Sie weiter.

SCHRITT 3: Essen Sie es, genießen Sie es und dann machen Sie weiter wie zuvor.

Sie haben die bewusste Entscheidung getroffen, diese besondere Sache, die es wert ist und die Sie wirklich wollen, zu konsumieren. Dann essen oder trinken Sie sie – aber verderben Sie sich den Moment nicht, indem Sie sie in zwei Bissen herunterschlingen oder nebenher verzehren, während Sie fernsehen. Das wäre eine schändliche Verschwendung einer Köstlichkeit, die Sie sich ausnahmsweise gönnen.

Nehmen wir an, es geht um die Brownies, die Ihre Freundin vorbeigebracht hat. Wir möchten, dass Sie die Aufmerksamkeit und Achtsamkeit, die Sie bei Reset gelernt haben, nun auf diese Brownies richten. Tun Sie Folgendes: Legen Sie eins auf einen schönen Teller. Begeben Sie sich irgendwohin, wo Sie sich auf diesen Brownie konzentrieren können – mit Ihrer Familie nach dem Abendessen aufs Sofa, allein an einen Tisch, in ein Schaumbad, während Ihre Lieblingsmusik spielt.

Und jetzt essen Sie den Brownie.

Nehmen Sie kleine Bissen. Kauen Sie gründlich. Genießen Sie den Geschmack, den Geruch, die Textur. Spüren Sie nach und teilen Sie die Erfahrung mit Ihrer Freundin oder Ihrer Familie oder genießen Sie es allein. Da wir uns Sachen auch gönnen, um eine mentale Befriedigung daraus zu ziehen, holen Sie so viel Befriedigung aus dem Brownie, wie Sie können.

Wenn Sie sich zufrieden fühlen, hören Sie auf zu essen – nach der Hälfte des Brownies oder nach zweien. Darauf kommt es nicht an, solange Sie ganz bewusst jeden Schritt dieses Prozesses wahrnehmen.

Und wenn Sie gegessen haben und zufrieden sind, dann war's das. Kein Schuldbewusstsein, kein schlechtes Gewissen. Sie haben eine bewusste, absichtliche Entscheidung getroffen. Sie haben aufmerksam verfolgt, was mit Ihnen passiert. Sie hatten Ihr Vergnügen. Sie haben entschieden, wann Sie zu essen aufhören.

Es gibt kein schlechtes Gewissen.

Vielleicht gibt es Folgen, aber das ist nicht das Gleiche. Folgen sind, wenn Sie einen Ausschlag bekommen, wenn Ihr Bauch sich aufgebläht anfühlt, wenn Ihr Energiepegel sinkt. Diese möglichen Folgen waren Ihnen bewusst, jetzt kommen Sie damit klar und dann machen Sie weiter wie vorher. Wenn Sie am nächsten Tag aufwachen, gehen Sie zurück zu Schritt 1.

Vielleicht stolpern Sie erst nach Wochen über etwas, von dem Sie meinen, dass es eine Abweichung wert ist. Vielleicht entscheiden Sie bewusst und absichtlich acht Tage nacheinander, jeden dieser Tage weniger gesundes Essen und/oder weniger gesunde Getränke zu sich zu nehmen. Aber solange Sie bei diesen drei Schritten bleiben, werden Sie Ihre neuen, gesunden Gewohnheiten

beibehalten, auch Ihre derzeitige Taille, und die ausgezeichnete Lebensqualität, die Sie durch Reset gewonnen haben.

Entgleist

Wir sind ehrlich: Früher oder später werden Sie wahrscheinlich in Ihre alten Gewohnheiten zurückfallen. Wir wären erstaunt, wenn es nicht so wäre. Schließlich ist Ihr Gehirn seit Jahren (oder Jahrzehnten) an weniger gesunde Essgewohnheiten gewöhnt, an emotionale Beziehungen zu bestimmten Nahrungsmittel und an mächtige Heißhunger-Belohnungs-Kreisläufe. Erwarten Sie wirklich, dass 30 Tage Reset diese Gewohnheiten für immer durch neue, gesunde Gewohnheiten ersetzen können?

Wir erwarten es nicht. Also tun wir nicht so, als wenn Ihr neuer Taillenumfang nun für alle Zeiten erhalten bliebe.

Aber geraten Sie nicht in Panik, denn wir haben auch dafür einen Plan.

Wenn Sie merken, dass Ihre Essensentscheidungen wieder »weniger gesund« sind, wenn Ihr Zuckerdrache brüllt, Ihre Symptome wieder aufbrechen, Ihre Energie weniger wird, und wenn Sie

VORSICHT, ZUCKERDRACHE!

Nach Ihrer Entscheidung für den Brownie kann es passieren, dass Sie am nächsten Morgen aufwachen und das starke Bedürfnis haben, weitere fünf zu essen. Darauf sollten Sie vorbereitet sein und für die Einschätzung Ihres Bedürfnisses nun noch eine zusätzliche Pause einlegen. Ihr Plan: Wenn ich am nächsten Tag mit einem Heißhunger auf Süßes aufwache, mache ich erst einen Reset-Tag und überprüfe ein oder zwei Tage später wieder, ob der Brownie es wert ist. Wollen Sie aber unbedingt gleich morgens Ihr Bedürfnis überprüfen und entscheiden Sie dann, dass er es wert ist, dann los! Genießen Sie ihn! Aber seien Sie sich klar darüber, dass Ihr Zuckerdrache mit jeder süßen Nascherei an Kraft gewinnt; machen Sie schon mal einen guten Plan, wie Sie wieder in die Spur kommen, wenn die Brownies alle sind.

ES PASSIERT

Am häufigsten passiert es nach einem Urlaub, nach Feiertagen, nach emotionalen Erlebnissen wie der Geburt eines Babys, einem Arbeitswechsel oder einer Zeit vieler Reisen. Aber es kann auch ohne besonderen Grund passieren – obwohl Sie natürlich wissen, wie es dazu kam. Die Achtsamkeit lässt nach, plötzlich tröstet man sich wieder mit Essen, ein paar Abende mit Alkohol führen zu ungesunden Essensentscheidungen, und bevor man sichs versieht, fühlt man sich schlecht, man ist fünf Pfund schwerer und fragt sich, wieso die Schulter wieder wehtut.

spüren, dass Sie nicht mehr die Kontrolle über Ihre Essensentscheidungen haben, dann … kommen Sie zurück zu Reset.

Es ist einfach. Sie haben schon einen Plan, wie Sie gegen Heißhungerattacken vorgehen, Ihre Symptome verringern, Ihre Energie stärken und Ihre Essensfreiheit wiedergewinnen. Kommen Sie also zurück. Machen Sie noch ein Reset-Programm, von Anfang bis Ende, nach dem Buch, genau wie es beschrieben ist – einschließlich der Wiedereinführung. Lernen Sie diesmal noch mehr darüber, wie das, was Sie essen, Einfluss auf Sie nimmt.

Dann montieren Sie die Stützräder ab und fahren wieder Ihr eigenes Fahrrad.

Mit jedem Programm, das Sie durchführen, mit jeder Periode der Achtsamkeit und Aufmerksamkeit werden die Tage und Monate, die Sie ein gesundes Leben führen, mehr werden und Entgleisungen immer weniger.

Es wird Ihnen immer leichter fallen, auf Reset-Art zu essen, es wird Sie immer weniger Mühe kosten, sich an den gesunden Plan zu halten, den Sie selbst für sich aufgestellt haben.

Und das ist unser Wunsch – dass Sie all das, was Reset Ihnen zur Verfügung stellt, dazu nutzen, wirkliche und dauerhafte Essensfreiheit zu erreichen. Wir haben es geschafft, Hunderttausende andere haben es geschafft, und wir wissen, dass Sie es auch schaffen können.

Wir wünschen Ihnen allerbeste Gesundheit.

Danksagung

Unsere Liste ist so lang, dass sie eigentlich ein eigenes Buch erfordert. Denn dass wir so viele Leben verändern können, schulden wir der Liebe, der Unterstützung und der Ermutigung so vieler Menschen.

Zunächst gilt unser übergroßer Dank Justin Schwartz, unserem furchtlosen Redakteur, dafür, dass er seine unschätzbare Erfahrung, sein hartnäckiges Streben nach Perfektion mit uns und diesem Projekt geteilt hat. Wir bitten ihn, alles zu redigieren, was wir jemals von heute an und in Ewigkeit machen werden. Danke.

Bruce Nichols, Natalie Chapman, Cynthia Brzostowski, Rebecca Liss, Allison Renzulli, Brad Thomas Parsons, Jessica Gilo, Marina Padakis und dem gesamten Houghton-Mifflin-Harcourt-Team (einschließlich Brianne Halverson) sagen wir Dank! Danke dafür, dass ihr an uns und unsere Botschaft geglaubt habt; dafür, dass ihr das Programm genauso unterstützt habt, wie es entworfen war; danke für eure unermüdliche Hingabe, euer unglaubliches Talent und eure immerwährende gute Laune. Wir sind glücklich und stolz und dankbar, Teil der Verlagsfamilie zu sein.

Wir danken auch Liz Gough von Yellow Kite/Hodder und Andrea Magyar von Penguin Canada. Danke für die Unterstützung für dieses Buch und unsere Botschaft. Ihr Glaube an uns bedeutet uns so viel; aufgrund Ihrer harten Arbeit und Ihres Engagements können wir noch mehr Leben verändern.

Dank an Christy Fletcher, Lisa Grubka, Grainne Fox, Melissa Chinchillo, Rachel Crawford, Hillary Black und das Team von Fletcher and Company, dieses Buch ist eures genauso wie unseres. Ihr wart unsere Fürsprecher, unsere Cheerleader, unsere Mentoren und unsere Freunde, und wir sind so dankbar, dass wir nicht einmal versuchen wollen, davon zu schwärmen. Danke. Für alles. Euch zu Partnern zu wählen war die beste Entscheidung, die wir je getroffen haben.

Dank an Alexandra Grablewski, Suzanne Lenzer und Nidia Cueva, unser unglaublich talentiertes, leidenschaftliches und sorgfältiges Fotografen-, Fooddesigner- und Stylistenteam. Ihr habt Geschmack, Freude und Schönheit der Reset-Rezepte zum Leben erweckt, und wir sind total verliebt in jede einzelne Fotografie in diesem Buch.

Wir sind jeden Tag dankbar für unsere Familie und unsere Freunde. Ihr habt an uns geglaubt, als wir unsere festen Anstellungen aufgaben, um für unsere Passion zu arbeiten, und ihr habt für uns gebetet, bis wir wieder eine Krankenversicherung hatten. Dank an unsere Eltern, Schwestern und Brüder, danke für eure unendliche Unterstützung, eure Ermutigung und euren Rat. Für die eine Verweigerin in unserer Familie (du weißt schon, wer gemeint ist) – es wird wirklich Zeit, dass du Reset machst. Und von Melissa an Mel Joulwan, Stephanie Gaudreau, Michelle Tam und Julie Mayfield: Unsere kleine E-Mail-Gruppe hat mein Leben und meine geistige Gesundheit mehr als einmal gerettet. Ich liebe euch alle, danke.

Wir haben das Glück, einige extrem kluge Freunde und Kollegen zu haben, und wir sind dankbar, dass sie bereit waren, ihre Gehirne, ihre Namen und ihr Engagement diesem Projekt zu widmen, um Leben zu verändern. Danke an Jamie Scott und Dr. Anastasia Boulais, danke für Ihre Wissenschaft, Ihre abfälligen Bemerkungen und Ihre andauernde Bereitschaft, den Anwalt des Teufels zu spielen. Sie sind unsere Partner im tiefsten Wortsinn, und wir sind dankbar dafür. Danke an Dr. Emily Deans, danke, dass Sie sich immer die Zeit genommen haben, eine Frage zu beantworten, einen Absatz zu lesen und Ihre eigene perfekte Sichtweise beizusteuern. Sie sind eine gute Freundin und die klügste Frau, die wir kennen. Danke an Dr. Luc Readinger, danke dafür, dass Sie unser größter Reset-Unterstützer in der ärztlichen Gemeinde sind. Wir (und Ihre Patienten) haben

Glück, Sie zu kennen, und wir sind glücklich, Sie als Freund zu haben. Danke an Stephanie Greunke, Sie sind die perfekte Kombination aus Sonnenschein, Klugheit und gesundem Menschenverstand. Danke für Ihre Beiträge, die weit über dieses Buch hinausgehen.

Und danke an unser unglaublich talentiertes und absolut loyales Reset-Team. Dank an Robin Strathdee, hervorragende Journalistin und Herrin über die sozialen Medien von Reset – ihr ist das Gedeihen unserer Online-Community zu verdanken.

Danke an Tom Denham, unseren Reset-Lektor, Reset-Experten und unseren I-Aah. Du *bist* Reset. Danke, danke, danke. Dank an Erin Tandley, du hast hart an diesem Buch gearbeitet, und wir danken dir. Dank an Crystal Ellefsen und Kristen Crandall; eure Hilfe, euer Feedback und eure Unter-stützung waren unschätzbar. Wir sind so dankbar, dass ihr zum Team gehört.

An die Pioniere, die den Weg für Paleo geebnet haben – Robb Wolf, Mark Sisson, Loren Cordain und viele mehr, danke, dass ihr die Idee, wirkliches Essen zu verzehren, allgemein bekannt gemacht und damit die Grundlage für so viele von uns gelegt habt, unsere gemeinsame Botschaft von Gesundheit, Glück und Vitalität zu verbreiten.

Und schließlich, aber am allerwichtigsten, danke an unsere Community. Danke an Sie, die Reset-Leser und -Leserinnen, Programmteilnehmer und -teilnehmerinnen und unsere virtuellen Freunde … Sie sind *alles* für uns. Sie sind unsere Motivation, unsere Unterstützung, unsere Ermutigung, unsere Verantwortung. Ohne Sie gäbe es Reset nicht. Wir sind ewig dankbar für Ihre Gegenwart in unserem Leben.

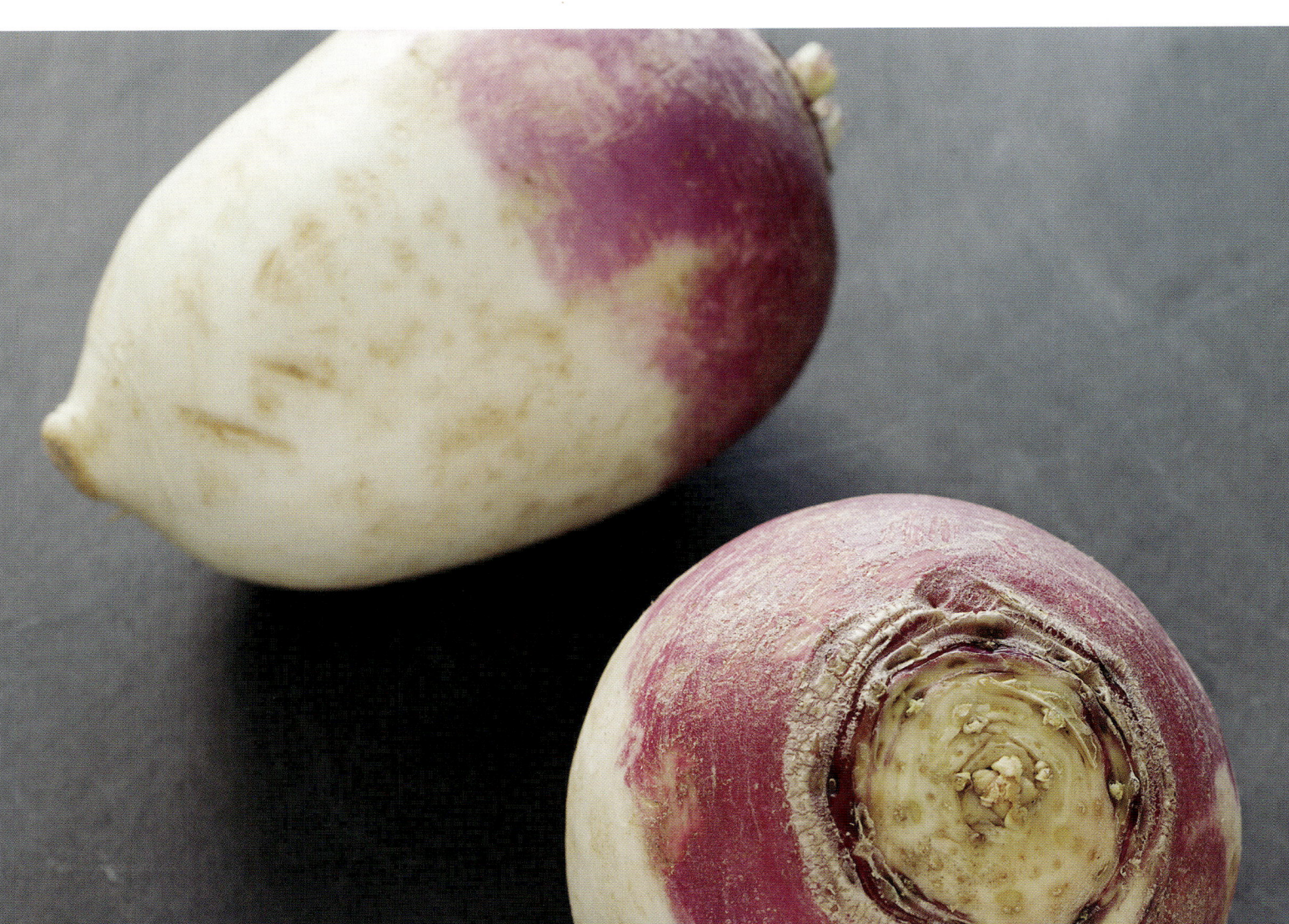

Register

Rezeptverzeichnis